B. Kienzle-Müller, G. Wilke-Kaltenbach

Babys in Bewegung

Birgit Kienzle-Müller, Gitta Wilke-Kaltenbach

Babys in Bewegung

Spielerisch bis zum ersten Schritt

5. Auflage

Mit einem Geleitwort von:
Martin Feuerstein, Bad Wimpfen; Dr. Ulf Kaiser, Tauberbischofsheim

ELSEVIER

Elsevier GmbH, Bernhard-Wicki-Str. 5, 80636 München, Deutschland
Wir freuen uns über Ihr Feedback und Ihre Anregungen an kundendienst@elsevier.com

ISBN 978-3-437-45034-1 eISBN 978-3-437-05631-4

Wichtiger Hinweis für den Benutzer
Die medizinischen Wissenschaften unterliegen einem sehr schnellen Wissenszuwachs. Der stetige Wandel von Methoden, Wirkstoffen und Erkenntnissen ist allen an diesem Werk Beteiligten bewusst. Sowohl der Verlag als auch die Autorinnen und Autoren und alle, die an der Entstehung dieses Werkes beteiligt waren, haben große Sorgfalt darauf verwandt, dass die Angaben zu Methoden, Anweisungen, Produkten, Anwendungen oder Konzepten dem aktuellen Wissensstand zum Zeitpunkt der Fertigstellung des Werkes entsprechen.

Der Verlag kann jedoch keine Gewähr für Angaben zu Dosierung und Applikationsformen übernehmen. Es sollte stets eine unabhängige und sorgfältige Überprüfung von Diagnosen und Arzneimitteldosierungen sowie möglicher Kontraindikationen erfolgen. Jede Dosierung oder Applikation liegt in der Verantwortung der Anwenderin oder des Anwenders. Die Elsevier GmbH, die Autorinnen und Autoren und alle, die an der Entstehung des Werkes mitgewirkt haben, können keinerlei Haftung in Bezug auf jegliche Verletzung und/oder Schäden an Personen oder Eigentum, im Rahmen von Produkthaftung, Fahrlässigkeit oder anderweitig übernehmen. Obwohl alle Werbemittel mit ethischen (medizinischen) Standards übereinstimmen, stellt die Erwähnung in dieser Publikation keine Garantie oder Anerkennung der Qualität oder des Wertes dieses Produkts oder der Aussagen der Herstellerfirmen dar.

Für die Vollständigkeit und Auswahl der aufgeführten Medikamente übernimmt der Verlag keine Gewähr.
Geschützte Warennamen (Warenzeichen) werden in der Regel besonders kenntlich gemacht (®). Aus dem Fehlen eines solchen Hinweises kann jedoch nicht automatisch geschlossen werden, dass es sich um einen freien Warennamen handelt.

Die Deutsche Nationalbibliothek verzeichnet diese Publikation in der Deutschen Nationalbibliografie; detaillierte bibliografische Daten sind im Internet über https://www.dnb.de abrufbar.

25 26 27 28 29 5 4 3 2 1

In ihren Veröffentlichungen verfolgt die Elsevier GmbH das Ziel, genderneutrale Formulierungen für Personengruppen zu verwenden. Um jedoch den Textfluss nicht zu stören sowie die gestalterische Freiheit nicht einzuschränken, wurden bisweilen Kompromisse eingegangen. Selbstverständlich sind **immer alle Geschlechter** gemeint.

Planung: Laura Eichhorn, München
Projektmanagement: Christine Kosel, München
Redaktion: Anne Wiehage, Fröndenberg
Herstellung: Kadja Gericke, Dürnau
Satz: STRAIVE, Puducherry/Indien; TnQ, Chennai/Indien
Druck und Bindung: Drukarnia Dimograf Sp. z o. o., Bielsko-Biała/Polen
Umschlaggestaltung: SpieszDesign, Neu-Ulm
Titelfotografie: Andrea Mössinger, Talheim

Aktuelle Informationen finden Sie im Internet unter www.elsevier.de

Geleitworte

Kinder sind ein Grund zur Freude. Kaum etwas ist schöner als die erste Bewegung eines Babys im Bauch, als der erste Schrei, das erste Lächeln, der erste Zahn. Die ganze Familie, die Freunde und Verwandten fragen nach dem ersten Wort, dem ersten Schritt.

Sobald das Baby geboren und zu Hause ist, wird die Entwicklung voller Freude beobachtet. Nicht selten stellen sich jetzt aber auch Zweifel ein, wenn das eigene Kind im Vergleich mit anderen Babys nicht mithalten zu können scheint, wenn es noch nicht kann, was andere Babys schon können.

Babys entwickeln sich nicht gleich. Während es in der Karibik normal ist, dass Kinder mit 10 Monaten laufen, setzen Kinder in Grönland ihre ersten freien Schritte erst im Alter von 20 Monaten. In der einen Familie entwickeln sich Kinder motorisch viel schneller als in einer anderen. Genetik und Umfeld spielen eine große Rolle, und der Übergang von einer langsamen, noch normalen Entwicklung zu einer behandlungsbedürftigen, verzögerten Entwicklung ist fließend.

Täglich werde ich in der Praxis mit Kindern unterschiedlicher Reife konfrontiert, von Eltern gefragt und um Hilfe gebeten. Den Eltern fehlen häufig die Erfahrungen, die man früher hatte, als einem in der Großfamilie erfahrene Ratgeber zur Seite standen und man zudem ständig Kinder jeden Alters um sich hatte. Heute sind Eltern häufig allein mit ihrem Säugling, machen sich nicht selten Sorgen und stellen Fragen wie: „Entwickelt sich mein Kind normal? Darf ich es schon hinsetzen? Müsste es nicht schon dieses und jenes können, und wie kann ich es gezielt fördern, ohne es zu überfordern?“

Zu diesen Fragen finden Sie in diesem Buch eine kompetente Antwort. Es schildert die frühe kindliche Entwicklung und gibt Orientierung, wann ein Kind welche Meilensteine der Entwicklung erreichen sollte, wie Sie spielerisch die Entwicklung Ihres Babys fördern können und wie schön Babymassage sein kann. Aber Sie erfahren auch, wann berechtigte Sorgen Sie nicht zögern lassen sollten, Ihren Kinderarzt oder Ihre Kinderärztin um Rat zu fragen.

Bad Wimpfen, Februar 2024
Martin Feuerstein
Facharzt für Kinderheilkunde

Im alltäglichen Umgang mit Babys beeindrucken die zahllosen Varianten von Haltung und Bewegungen, denen man einen Sinn zuordnen möchte. Ganz genau betrachtet unterscheiden sich allein darin schon alle Babys voneinander, und jeder Tag zeigt andere Spielformen, Äußerungen, Varianten. Immer wieder bin ich angenehm überrascht, wie gut es den Autorinnen gelungen ist, die fast unübersehbare Zahl von Verhaltensdetails und Bewegungsausdrücken übersichtlich einzuordnen und ihnen mit den „12 Meilensteinen“ eine Richtung zu geben – und damit den Eltern Sicherheit und Vertrauen.

Neben der Aufmerksamkeit, die wir den uns ungewohnten Bewegungsformen des unbeholfenen Säuglings zollen, hat tatsächlich jede seiner motorischen Äußerungen auch den Charakter einer Mitteilung – Mimik, Gestik, Laute. Diese zu erkennen und zu entschlüsseln – dafür hat die Natur bei Müttern (und Vätern) in unserem zentralen Nervensystem ein Programm eingerichtet, nämlich mütterliche Intuition und beschützende bedingungslose Liebe (überwiegend in der rechten Hirnhälfte, wie der amerikanische Bindungsforscher Allan Schore 2003 zusammenfasst).

Das Vertrauen in die Fähigkeit, Signale austauschen zu können, sich über vielgestaltige Lebensinhalte mitteilen zu können, über Befinden und Affekte wie Angst, Unsicherheit, Verlassenheit, aber auch Neugier, Aufregung, Freude und Glück, den Wunsch nach Nähe, Gemeinsamkeit und Symbiose (Verschmelzung) fördert die Entwicklung von Bewegungsmustern, Persönlichkeit, Bewusstsein und sozialer Kompetenz.

Eltern, die auf eine gelingende Absprache vertrauen, haben glücklichere Babys, und sind selbst beglückt.

Die veranschaulichenden Bilder zu den „Meilensteinen" lassen erkennen, ob diese Absprache gelungen ist – oder nicht.

Aus der gemeinsamen praktischen Arbeit bei der Betreuung bewegungsgestörter Säuglinge in den letzten 5 Jahren ist deutlich geworden, wie groß die Bedeutung dieser gelungenen Absprache für eine gesunde Entwicklung ist.

Spielen ist dabei nicht nur „Üben für den Ernstfall", sondern dient vielmehr dazu, Erregungen und Spannungen auszugleichen und widerstreitende Gefühle ertragen zu können. Die Feinabstimmung und Resonanz in diesem Miteinander stärkt schon im 1. Lebensjahr die Verbundenheit.

Möge dieses Buch allen Eltern und ihren Babys das große Glück gelungenen Zusammenseins bescheren!

Tauberbischofsheim, Januar 2024
Dr. Ulf Kaiser
Facharzt für Orthopädie

Vorwort zur 5. Auflage

Bewegung ist das Ziel oder Lernen durch Bewegung – dies ist das Motto des Ihnen vorliegenden Buches. Eltern wollen für ihr Kind das Beste. Dabei stehen sie vor vielen Fragen: Wie kann ich mein Kind von Geburt an gut begleiten? Kann ich schon im Säuglingsalter Einfluss auf das Lernen meines Kindes nehmen? Ist ein Kind, welches früh läuft, intelligenter? Was hat das Krabbeln im Säuglingsalter mit der Schule zu tun? Was mache ich, wenn sich mein Kind langsam entwickelt? „Das verwächst sich!" – Stimmt das?

Babys in Bewegung – spielerisch bis zum ersten Schritt zeigt, dass sich Bewegung und Lernen nicht voneinander trennen lassen, im Gegenteil: Bewegung *ist* Lernen! Dabei sind alle sich entwickelnden Fähigkeiten des ersten Jahres – der Blickkontakt, das erste Lächeln, die Kopfkontrolle, der symmetrische Ellenbogenstütz, der Einzel-Ellenbogenstütz, das Greifen, der Handstütz, das Drehen, Robben und Krabbeln, der Halbkniestand, der Stand und der erste Schritt – wichtige Meilensteine in der Entwicklung eines Kindes. Diese Bewegungsabschnitte nehmen von Anfang an Einfluss auf das Kind, auf sein Lernen, auf seine Gesundheit und auf seine zukünftige Entwicklung. Dabei hat jedes Kind seine individuelle Art und Weise, Fähigkeiten zu lernen und auszubauen.

Als junge Oma durfte ich meine zwei Enkelkinder, Theresa und Lara, durch ihr erstes Lebensjahr begleiten. Welch eine wunderbare Erfahrung, ganz hautnah zu erleben, wie Entwicklung, von alleine geschieht. Jeden Tag aufs Neue ein Wunder.

Glück und Erfolg wünschen wir unseren Kindern auf ihrem Weg. Erfahren Sie, wie Sie Ihr Kind oder Enkelkind dabei unterstützen können, sei es durch die richtige Lagerung in der Neugeborenenzeit, sei es durch das praktische Handling des Kindes im Alltag und neue anregende Spielideen für jeden sich entwickelnden Meilenstein im ersten Lebensjahr.

Herzlich bedanken möchten wir uns bei den kleinen Stars, die sich für unsere neuen Bilder der 4. Auflage vor die Kamera gestellt haben, dazu gehören – tief Luft holen: Greta, Luca, Lionel, Marie, Noah, Lucia, Majvi, Hannah, Jannis, Pepe, Paul, Emilia, Hana, Sarah, Dominik. Natürlich geht immer noch unser Dank an die Kinder, die während des Erstellens der ersten bis dritten Auflage mit von der Partie waren: Nele, Judith, Jonas, Laurin, Matheo, Max, Miriam, Julian, Thorben, Mia, Klara, Linus, Philine, Carlos, Charlotte, Lotta, Katharina, Lisa, Leo und Linda.

Auch bei unserer 5. Auflage hatten wir wieder tolle kleine Stars: Matilda, Ben, Theresa und Lara. Danke Euch und Euren Eltern, ihr seid spitze.

Herzlich bedanken möchten wir uns auch bei der Fotografin Andrea Mössinger für ihre Fähigkeit, den richtigen Moment des kindlichen Spiels einzufangen, sowie bei Elisa Imbery, und Christine Kosel, Laura Eichhorn, Anne Wiehage aus dem Elsevier-Verlag, die uns mit Rat und Tat bei der Entstehung der 5. Auflage unseres Buches zur Seite standen.

Bretzfeld-Adolzfurt und Wittlingen, April 2024
Birgit Kienzle-Müller
Gitta Wilke-Kaltenbach

Abbildungsnachweis

Der Verweis auf die jeweilige Abbildungsquelle befindet sich bei allen Abbildungen im Werk am Ende des Legendentextes in eckigen Klammern. Alle nicht besonders gekennzeichneten Fotos sind von der Autorin Gitta Wilke-Kaltenbach, Wittlingen.

K382	A. Mössinger, Talheim
P 657	B. Kienzle-Müller, Bretzfeld-Adolzfurt
K405	M. Puhlfürst, Möckmühl
L138	M. Kosthorst, Borken

Fehler gefunden?

An unsere Inhalte haben wir sehr hohe Ansprüche. Trotz aller Sorgfalt kann es jedoch passieren, dass sich ein Fehler einschleicht oder fachlich-inhaltliche Aktualisierungen notwendig geworden sind.
Sobald ein relevanter Fehler entdeckt wird, stellen wir eine Korrektur zur Verfügung. Mit diesem QR-Code gelingt der schnelle Zugriff. https://else4.de/978-3-437-45034-1
Wir sind dankbar für jeden Hinweis, der uns hilft, dieses Werk zu verbessern. Bitte richten Sie Ihre Anregungen, Lob und Kritik an folgende E-Mail-Adresse: kundendienst@elsevier.com

Autorinnen

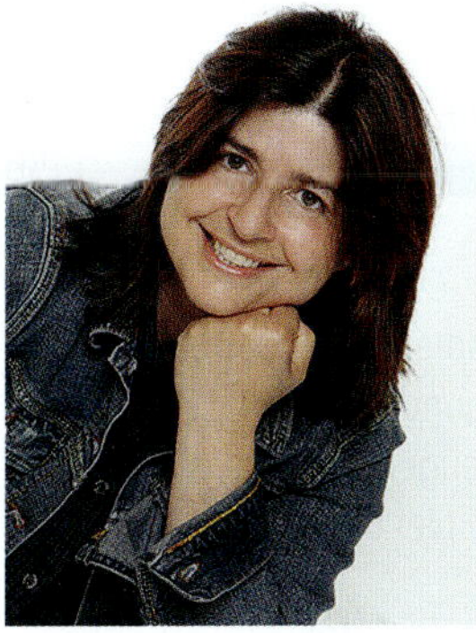

Birgit Kienzle-Müller, verheiratet, zwei Kinder, zwei Enkelkinder. Ausbildung zur Physiotherapeutin 1981 an der Physiotherapieschule Heidelberg. Seitdem zahlreiche Fortbildungen in der Säuglings- und Kinderbehandlung (Vojta, Bobath, Manuelle Therapie, Osteopathie, Skoliosetherapie, Hippotherapie, Babys verstehen, Dunsten Babysprache, Wie wir denken, handeln und fühlen uvm). Sie ist im medizinischen Beirat der Dresdner Trageschule und im Ausbilderteam der Babykursleiterinnen LEFino. Seit 1990 in eigener Praxis in Bad Friedrichshall tätig. Ihr besonderes Interesse gilt der Förderung der natürlichen Entwicklung des Kindes. Nähere Informationen über ihre Praxis finden Sie unter www.kienzle-mueller.de.

Seit 2011 veröffentlichte sie im Bereich der Säuglingsentwicklung mehrere Fachbücher und Ratgeber für Eltern: „Schau, was ich schon kann" (zusammen mit G. Wilke-Kaltenbach); „Baby in Balance"; „Babys im Gleichgewicht" (zusammen mit S. Hartz und U. Höwer); „Leitfaden der Pädiatrie in der Physiotherapie" (Mitautorin).

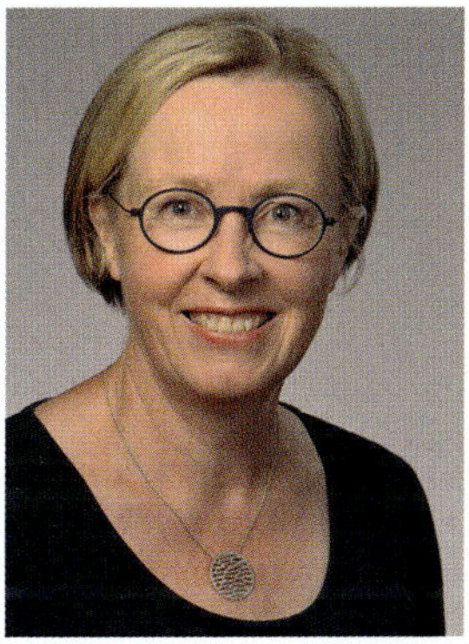

Gitta Wilke-Kaltenbach, verheiratet, drei Kinder, eines mit Trisomie 21. Studium der Archäologie (M. A.). Danach Ausbildung zur Physiotherapeutin an der Physiotherapieschule Wittlich; 1994–2008 in Physiotherapiepraxis bei Hamburg tätig, seitdem in Lörrach (Schwerpunkt Kontinenztherapie für Kinder und Erwachsene). Seit 1998 arbeitet sie zudem als externe Redakteurin für den Elsevier-Verlag im Bereich Fachberufe/Physiotherapie.

Inhaltsverzeichnis

Einleitung

Jedes Kind ist einmalig. Es kommt als Individuum auf die Welt und wird die Herausforderungen seines Lebens auf die ihm eigene Weise angehen. Die Zeit vom ersten Schrei über das erste Lächeln bis zum ersten Schritt ist abgesehen von der Entstehung im Mutterleib derjenige Lebensabschnitt, der für uns Menschen das meiste Entwicklungspotenzial bereithält und in dem wir am intensivsten lernen.

Bis zum freien Laufen entwickelt sich das Kind in vielen Bereichen. Die Bewegungsentwicklung ist vielleicht am augenfälligsten: Aus dem hilflosen Säugling, der sich in unseren Armen am wohlsten fühlt, wird ein abenteuerlustiges Kind, das überall auf Entdeckung geht. Die Greifentwicklung ermöglicht es ihm, die Dinge gezielt zu untersuchen und einzusetzen. Sie ist von großer Bedeutung für die geistigen Fähigkeiten des Kindes: Greifen bedeutet Begreifen!

Das Schreien, anfänglich die einzige sprachliche Ausdrucksmöglichkeit, differenziert sich in vielfältiger Weise; und je nachdem, was das Kind möchte, spricht, plappert, schreit oder flüstert es. Die Sprachentwicklung und die kognitive Entwicklung sind so weit fortgeschritten, dass das Kind einzelne Worte sinnbezogen einsetzen kann.

Auch das emotionale und soziale Verhalten reift im Schatten der motorischen Entwicklung heran, in Abhängigkeit von den vielen Erfahrungen, die das Kind in der ersten Zeit seines Lebens sammelt. Die Persönlichkeitsentwicklung eines Kindes schließlich beginnt mit seiner genetischen Veranlagung während der Zeugung und schreitet bis ins hohe Lebensalter fort.

Als Eltern eines jungen Säuglings sind Sie zunächst einmal mit einem „fremden" Wesen konfrontiert. Es ist ein Abenteuer, dieses kleine Wesen, das Ihnen anvertraut wurde, mit all seinen Besonderheiten kennenzulernen und über viele Jahre zu begleiten.

Dieses Buch möchte Ihnen beim Kennenlernen und bei der Begleitung Ihres Kindes eine Hilfestellung sein. Wir hoffen, dass verunsicherte Eltern sicherer im Umgang mit ihrem Kind werden und es dadurch besser kennenlernen und liebevoller begleiten können. Wir hoffen auch, dass Eltern, die sich wegen einer vermeintlich verzögerten Entwicklung ihres Kindes Sorgen machen, gelassener werden und ihrem Kind die Zeit lassen, die es braucht. Andererseits sollten eher unerfahrene Eltern zu genauerem Beobachten ihres Kindes angeregt werden, sobald sich Entwicklungsprobleme abzeichnen.

Das Buch ist folgendermaßen aufgebaut:

- In ➤ Kap. 1 können Sie nachlesen, dass die motorische Entwicklung Ihres Kindes nur z. T. genetisch festgelegt ist und warum es deshalb sinnvoll ist, es in seiner Bewegung spielerisch zu unterstützen.
- ➤ Kap. 2 widmet sich dem Handling, d. h. dem alltäglichen, sicheren Umgang mit dem Säugling, durch den es wichtige Bewegungsimpulse erhält. Außerdem kommen verschiedene Lagerungsmöglichkeiten zur Sprache.
- Die Neugeborenenzeit mit all ihren Herausforderungen ist Thema von ➤ Kap. 3.
- ➤ Kap. 4 ist der Hauptteil des Buches und widmet sich ausführlich den 12 Meilensteinen der kindlichen Entwicklung. Sie erfahren, auf welch vielfältige Weise sich Ihr Kind vom ersten Lächeln bis zum ersten freien Schritt entwickelt und wie Sie es dabei unterstützen können.
- Für weitere schöne Momente wird in ➤ Kap. 5 die Babymassage beschrieben.

Die Bewegungsentwicklung des Kindes unterliegt einer großen Schwankungsbreite, manche Kinder laufen mit 9 Monaten, andere brauchen doppelt so lange. Wir orientieren uns daher bewusst an den Meilensteinen der kindlichen Entwicklung und nicht an den Monaten, in denen diese oder jene Fähigkeit i. d. R. zu beobachten ist.

Die Meilensteine allerdings sind von großer Bedeutung für die motorische Entwicklung. Wenn Sie Ihrem Kind genügend Zeit lassen, so kann es einen nach dem anderen selbst und in aller Gründlichkeit entdecken. Dabei ist die Bewegungsqualität weitaus wichtiger als das Entwicklungstempo.

Die Orientierung an den Meilensteinen legt mehr Gewicht auf das Entwicklungsalter des Kindes als auf sein tatsächliches Alter. Dieser Ansatz schließt auch die entwicklungsverzögerten Kinder mit ein, denn sie erreichen – wenn auch später – dieselben Meilensteine. Er gilt auch für zu früh geborene Kinder sowie für Kinder mit solchen Behinderungen, die mit Entwicklungsverzögerungen einhergehen. Natürlich ersetzt das Buch keine Therapie! Deutlich entwicklungsverzögerte und behinderte Kinder benötigen darüber hinaus eine spezielle Förderung.

In diesem Buch erhalten Sie für jeden Meilenstein zahlreiche Spiel- und Bewegungsanregungen, die Sie zusammen mit Ihrem Kind ausprobieren können. Die Spiele und Übungen haben keinen Beschleunigungseffekt auf die motorische Entwicklung, sie können sie aber intensivieren und in ihrer Qualität verbessern. Sie sollen weder eine Pflichtübung für Sie noch ein „Leistungssport" für Ihr Kind sein, sondern eine schöne Beschäftigung, die Spaß macht, Eltern und Kind enger verbindet und „nebenbei" die Motorik, das Gleichgewicht, das Körpergefühl, die Wahrnehmung und das Selbstbewusstsein des Kindes fördert.

Wenn Ihr Kind mit Spaß und Neugier dabei ist, können Sie sicher sein, dass das Spiel bzw. die Übung zu seinem Entwicklungsalter passt und es auf seinem Weg in die Aufrichtung unterstützt.

KAPITEL

1 Die Bewegungsentwicklung des Kindes

Die Entwicklung des Kindes ist ein ständig fortschreitender Prozess, der mit der Entstehung des Lebens bei der Zeugung einsetzt und das gesamte Leben des Menschen begleitet. Dabei ist die Entwicklung im Mutterleib ein genetisch festgelegter *Reifungsprozess:* Bei jedem Fötus entwickeln sich die Gestalt und die Organe in derselben Reihenfolge und annähernd zur gleichen Zeit. Auch die Bewegungen des Kindes entwickeln sich nach einem festgelegten Muster; schon im Mutterleib kann es z. B. zuerst seinen Kopf drehen, bevor es die Hand zum Mund führt.

Auch nach der Geburt gehorcht die Entwicklung einem inneren Bauplan, der in jedem Kind in der gleichen Weise angelegt ist. Das Kind bewegt sich zuerst unkoordiniert, bevor es zu gezielten Bewegungen in der Lage ist; es greift erst mit dem ganzen Körper, dann mit der Hand, dann mit einzelnen Fingern; es brabbelt, bevor es spricht. Auch Kinder, die später eine Behinderung aufweisen, evtl. durch Komplikationen bei der Geburt, tragen das vollständige, korrekte Bewegungsmuster in sich.

Die kindliche Bewegungsentwicklung vollzieht sich innerhalb eines bestimmten Zeitrahmens in einer bestimmten Reihenfolge. Bis zum ersten Schritt muss das Kind etliche Meilensteine der Entwicklung bewältigen, es muss seinen Kopf halten, um sich aufstützen zu können, es muss stützen können, um robbend vorwärts zu kommen, es muss auf die Knie kommen, um sich hochziehen und stehen zu können. Diese *Entwicklungsrichtung* des Kindes ist genetisch vorgegeben und bei jedem Kind gleich. Sie verläuft in folgenden Schritten:

- Von oben nach unten, d. h. vom Kopf bis zu den Füßen. Zuerst beherrscht das Kind die Kopfkontrolle, dann den Handstütz, erst viel später den Stand. Auch die Koordination entwickelt sich von oben nach unten: Das Kind bringt immer zuerst seine Hände zum Mund, dann erst seine Füße. Während der Entwicklung von oben nach unten erfolgen ständig Impulse von unten nach oben: Nur wenn das Kind in Bauchlage die Füße in die Unterlage stemmt, kann es den Kopf anheben.
- Von der Mitte nach außen, d. h. vom Rumpf zu den Extremitäten. Zuerst entfaltet und streckt sich die Wirbelsäule, dann erst öffnet sich die Hand, um zu greifen. Auch hier erfolgen aber auch Impulse von außen nach innen: Der Mund ertastet die Finger, die Finger den Mund.
- Abwechselnd zwischen stabilen (symmetrischen) und instabilen (asymmetrischen) Positionen bzw. Bewegungen (➤ Kap. 1.2).

Die frühe Entwicklung des Kindes ist zwar genetisch bedingt und ein Prozess der Reifung, der bestimmten Regeln gehorcht, aber sie ist nicht unabhängig von äußeren Einflüssen. Schon mit der Geburt – und nach neueren Forschungen sogar noch früher – ist die kindliche Entwicklung nicht nur von Reifungsprozessen abhängig, sondern auch von einem weiteren wichtigen Prozess, dem *Lernprozess.*

In vielen Entwicklungsbereichen, so auch in der motorischen Entwicklung, greifen diese beiden Prozesse – Reifen und Lernen – ständig ineinander. Die motorische Entwicklung des Kindes ist beeinflussbar und daher besser mit dem Begriff des motorischen Lernens umschrieben: Das Kind beginnt erst dann zu krabbeln, wenn der entsprechende Reifegrad besteht, aber danach gewinnt es durch ständige Übung und konkretes Lernen mehr Sicherheit und Qualität in der Bewegung. Daher verläuft die Bewegungsentwicklung auch nicht stereotyp, sondern ist von Kind zu Kind unterschiedlich.

BEACHTE

Jedes Kind hat sein eigenes Entwicklungstempo. Manche Entwicklungsphasen werden schnell, manche langsam und ausführlich durchlaufen. Zudem hat jedes Kind je nach Charakter unterschiedliche Vorlieben und Abneigungen und eine ganz individuelle Art, Fähigkeiten zu erlernen und auszubauen. Eltern können die Entwicklung des Kindes weder gestalten noch wirklich beschleunigen, aber sie können das motorische *Lernen* ihres Kindes durch Anregungen bereichern. Und sie können gut gemeinte „Hilfen" unterlassen, die die Entwicklung eher behindern und den Lernprozess hemmen.

Warum bewegt sich ein Kind?

Was ist der Motor der kindlichen Entwicklung? Warum nimmt ein Kind über viele Monate die Mühe auf sich, laufen zu lernen? Warum kämpft es so sehr für seine Selbstständigkeit, möchte mit zunehmendem Alter alles alleine machen und reagiert wütend, wenn man ihm hilft?

Entwicklung zielt auf Selbstständigkeit. Gesunde Kinder kommen mit unverzichtbaren Überlebensstrategien auf die Welt. Dazu gehören zunächst die primitiven Reflexe, v. a. der Such-, Saug- und Schluckreflex, durch die das Kind ausreichend Nahrung zu sich nehmen kann (➤ Kap. 3.2.8). Das Drehen des Köpfchens zu derjenigen Wange, die berührt wird, ist so lange auf den Suchreflex zurückzuführen, bis das Kind „weiß", wie es zur Milchquelle gelangt. Die frühen Reflexe lassen nach und das Kind wendet den Kopf, wenn es trinken möchte. In dem Moment trifft es die ersten selbstständigen Entscheidungen.

Zu den Überlebensstrategien des Kindes gehört zudem eine unerschöpfliche Neugier. Schon junge Säuglinge sind bestrebt, unbekannte Reize einordnen zu können. Zunächst reagieren sie reflexgesteuert, z. B. auf plötzliches Bewegtwerden mit dem Moro-Reflex (➤ Kap. 3.2.8). Sobald sich die Reize jedoch wiederholen und dem Kind vertrauter werden, wird es in seinen Reaktionen freier. Kinder beginnen schon früh, Spielzeug neugierig mit dem Blick zu verfolgen, bald darauf greifen sie nach allen erreichbaren Gegenständen, um sie intensiv mit allen Sinnen zu erforschen. Etwas später drehen sie sich oder beginnen zu robben, weil sich ihr Erkundungsdrang in der unmittelbaren Umgebung erschöpft hat und auf unbekanntem Terrain ein interessantes Spielzeug lockt.

Schließlich – und auch das ist überlebenswichtig – hat das Kind von Geburt an ein vitales soziales Interesse: Es möchte kommunizieren. Nichts fasziniert es zu Beginn seines Lebens so sehr wie ein menschliches Gesicht. Das Neugeborene ahmt intuitiv die Mimik nach. Es kann zunehmend länger Blickkontakt halten. Das erste soziale Lächeln schenkt es einem vertrauten Menschen. Dieses Interesse an sozialer Begegnung und Kommunikation ist ein kindliches Grundbedürfnis. Wenn Eltern der Begegnung aus dem Weg gehen, verkümmert das Kind.

Ohne diese drei Überlebensstrategien – Reflexe, Motivation und Kommunikation – ist Entwicklung undenkbar. Sie sind von Beginn an die Grundlagen unserer Bewegung. Säuglinge mit wenig Interesse an ihrer Umwelt fallen mit zunehmendem Alter durch Entwicklungsstörungen auf. Auch blinde Kinder entwickeln sich zunächst deutlich langsamer als ihre Altersgenossen, deren Sehvermögen ihre natürliche Neugier und ihr soziales Interesse verstärkt. Erst später sind normal intelligente blinde Kinder in der Lage, den Entwicklungsrückstand über das Hörvermögen auszugleichen.

Als Eltern liegt es in Ihrer Verantwortung, Ihrem Kind nicht nur körperliche Nahrung zu verabreichen. Bieten Sie ihm auch „Futter" für seinen Erkundungsdrang und teilen Sie seine Neugier. Auch wenn Ihr Kind noch nicht spricht, es kommuniziert von Beginn an auf seine Weise und über all seine Sinne. Seien Sie ihm ein offenes Gegenüber!

Entwicklung endet nicht mit dem ersten freien Schritt, sie schreitet ein Leben lang fort. Auch wenn wir längst erwachsen sind, ist unsere Weiterentwicklung auf das Ausmaß unserer Motivation und Kommunikation angewiesen.

1.1 Die Aufrichtung: Aus der Mitte in die Mitte

Die Aufrichtung eines Kindes lässt sich mit einer Drehbewegung vergleichen, die mit der Geburt beginnt und sich aus anfänglich kleinen Bewegungen in Bauch- und Rückenlage immer weiter nach oben schraubt. Zu Beginn nimmt das Kind wenig Platz ein und entwickelt dann zunehmend Bewegung und Raum. Bis zum Stand, der höchsten Aufrichtung gegen die Schwerkraft, durchläuft das Kind viele Positionen, in denen sich die statische Symmetrie der Haltung und die dynamische Asymmetrie der Bewegung immer wieder abwechseln.

Ausgangspunkt der Bewegungsentwicklung ist die Rückenlage des Neugeborenen, die von asymmetrischen Massenbewegungen geprägt ist (➤ Abb. 1.1).

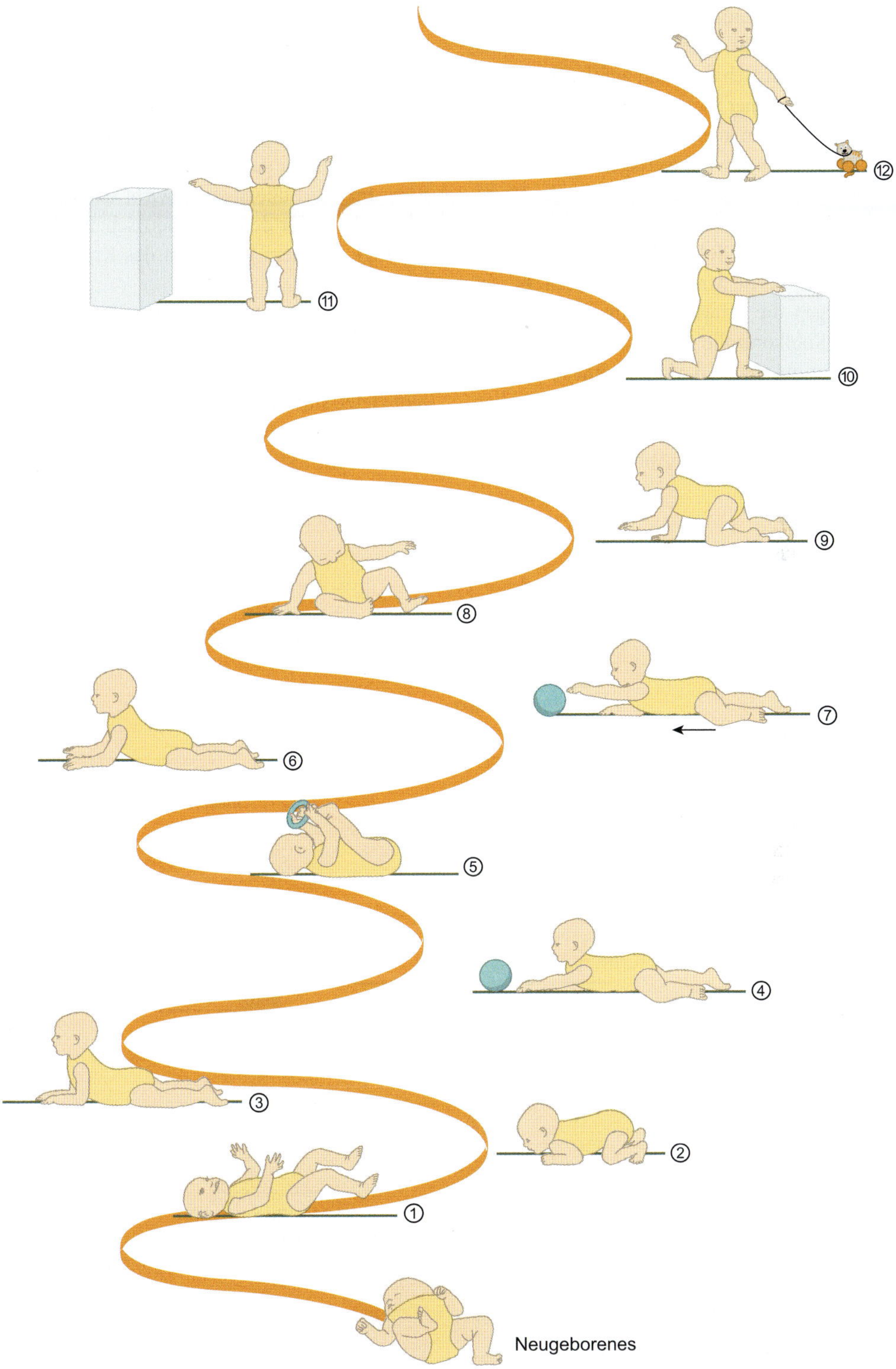

Abb. 1.1 Entwicklungsband des Kindes: Aus der Mitte in die Mitte [L138]

Von dort findet das Kind zur stabilen, symmetrischen Rückenlage. Ist die Sicherheit einer Position annähernd erreicht, lässt sich das Kind auf das Risiko ein, die Position beweglicher zu gestalten und die statische Symmetrie mehr und mehr aufzugeben. Auf diese Weise wagt es eine Gewichtsverlagerung und kippt vom Rücken auf die Seite. Dies ist bereits die Vorbereitung zur Bauchlage.

Für die Aufrichtung des Kindes ist die Bauchlage unverzichtbar. Nur in der Bauchlage lernt es, seinen Kopf gegen die Schwerkraft anzuheben. Diese beginnende Kopfkontrolle in Bauchlage ist die Voraussetzung für die weiteren Meilensteine, den Ellenbogenstütz, den Einzel-Ellenbogenstütz, das Drehen, den Handstütz, den Zwergensitz, das Robben und schließlich das Krabbeln (> Abb. 1.2).

Auch in der Bauchlage gehen die symmetrischen Positionen in die asymmetrischen über, die dem Kind zu mehr Mobilität verhelfen. Auf den symmetrischen Ellenbogenstütz folgt der Einzel-Ellenbogenstütz, bei dem das Kind schon nach Spielzeug greifen kann. Dasselbe gilt ein paar Monate später für den Handstütz. Im Vierfüßlerstand erwirbt das Kind die Stabilität, die es für den asymmetrischen schrägen Sitz benötigt, aus dem wiederum das Krabbeln hervorgeht.

Von dort gelangt das Kind eine Ebene höher wieder in eine symmetrische Position: den Kniestand, der wiederum in den einbeinigen Kniestand übergeht. Jetzt sind die Voraussetzungen gegeben, dass sich das Kind erstmals in den Stand hochzieht. Es hält sich gut fest und wippt hoch und runter, bis es

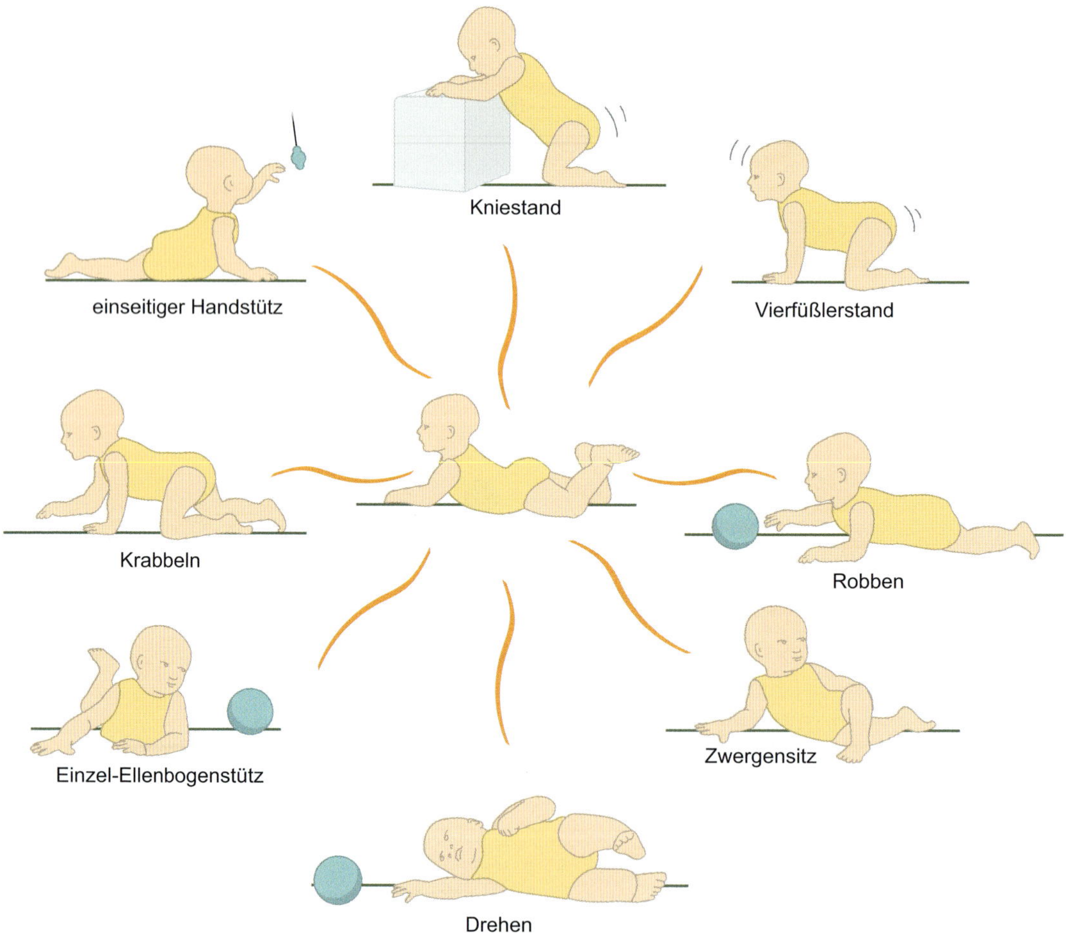

Abb. 1.2 Die Bauchlage ist unverzichtbar! [L138]

sicher genug ist, eine Hand loslässt und den ersten Schritt wagt.

Damit sich die Bewegung im Laufe der kindlichen Entwicklung immer mehr dem Willen unterordnen kann, ist sie auf ein gutes Gleichgewicht, auf Koordination, auf eine ausgeglichene Muskelspannung und schließlich auf einen stabilen „Haltungshintergrund" angewiesen. Haltung und Bewegung sind nicht voneinander zu trennen, sie bedingen einander. Das Kind kann sich nur dann zielgerichtet und kontrolliert bewegen, wenn ihm seine Haltung genug Stabilität gibt, d. h., wenn es genügend *Haltungshintergrund* besitzt.

Für die Bewegung der Arme und Beine muss der Rumpf ausreichend Stabilität bieten. Ein guter Haltungshintergrund im Körperzentrum ist Voraussetzung dafür, dass sich die Hände allmählich vom Stützen am Boden lösen können. Nur so kann der Mensch seine typische aufrechte Haltung und die freie Verfügbarkeit seiner Hände erlangen.

Im ersten Jahr zeigt die Bewegungsentwicklung zugleich den Verlauf der geistigen, sozialen und mentalen Entwicklung. Motorik und mentale Entwicklung gehören untrennbar zusammen.

1.2 Die Meilensteine: Schritt für Schritt in die Aufrichtung

Bis ein Kind schließlich laufen kann, muss es viele andere Bewegungen beherrschen: Stützen, Drehen, Robben, Sitzen, Krabbeln, Hochziehen, Stehen. Nahezu unverzichtbare Bewegungen bzw. Haltungen der motorischen Entwicklung werden als Meilensteine bezeichnet. Es sind Momente einer gesunden Bewegungsentwicklung, die auf das Entwicklungsalter des Kindes hinweisen und erkennen lassen, ob sich das Kind in zeitlicher, körperlicher und geistiger Hinsicht normal entwickelt.

Die Meilensteine entsprechen bei einer normgerechten Entwicklung den ersten 12–14 Lebensmonaten, mit Ausnahme des ersten Meilensteins (soziales Lächeln), den die Kinder i. d. R. nach 6 Wochen erreichen. Das Laufen lernen die meisten Kinder, wenn sie ein gutes Jahr (bis 14 Monate) alt sind.

Beachtet man aber die natürliche Schwankungsbreite der kindlichen Entwicklung, so können die Meilensteine auch einen kürzeren oder einen wesentlich längeren Zeitraum umfassen. Einige wenige Kinder laufen schon mit 9 Monaten, andere benötigen bis zu zwei Jahre für ihre ersten Schritte. Auch kann das Kind manche Meilensteine annähernd gleichzeitig erreichen, z. B. den schrägen Sitz, das Krabbeln, den Langsitz und das Hochziehen an Möbeln.

Vielleicht gehört Ihr Kind zu denjenigen – es sind etwa 50 % der Kinder – die sich „an die Norm halten", dann brauchen Sie nur das Kapitel des entsprechenden Monats aufzuschlagen. Vielleicht weicht Ihr Kind aber auch mehr oder weniger deutlich von der Norm ab, sei es, dass es sich schneller oder sei es, dass es sich langsamer entwickelt. Es ist auch nicht unwahrscheinlich, dass es in einzelnen Entwicklungsbereichen seinen Altersgenossen voraus ist und sich gleichzeitig in anderen Bereichen noch Zeit lässt.

BEACHTE

Um das Entwicklungsalter Ihres Kindes richtig einzuschätzen, schauen Sie ihm am besten aufmerksam zu, wenn es in Rücken- oder Bauchlage auf der Krabbeldecke liegt, wenn es spielt, wenn es sich fortbewegt oder an Möbeln hochzieht. Beobachten Sie, welche Fähigkeiten Ihr Kind in letzter Zeit entdeckt und gezeigt hat:

- Zeigt Ihr Kind das „soziale Lächeln", d. h. ahmt es Ihr Lächeln nach? (➤ Kap. 4.1, erster Meilenstein)
- Kann es, wenn es auf dem Bauch liegt, sein Köpfchen schon einen Moment lang von der Unterlage abheben? (➤ Kap. 4.2, zweiter Meilenstein)
- Stützt sich Ihr Kind in Bauchlage symmetrisch auf beide Ellenbogen? (➤ Kap. 4.3, dritter Meilenstein)
- Kann es bei diesem Stütz schon einen Arm etwas nach vorne schieben und dabei nach Spielzeug greifen? (➤ Kap. 4.4, vierter Meilenstein)
- Greift es über die Mitte nach Spielzeug? (➤ Kap. 4.5, fünfter Meilenstein)
- Stützt es sich, wenn es auf dem Bauch liegt, symmetrisch auf beide Hände? (➤ Kap. 4.6, sechster Meilenstein)
- Kann Ihr Kind robben? (➤ Kap. 4.7, siebter Meilenstein)
- Setzt es sich schon in den schrägen Sitz? (➤ Kap. 4.8, achter Meilenstein)
- Kann Ihr Kind krabbeln? (➤ Kap. 4.9, neunter Meilenstein)

- Zieht sich Ihr Kind an Möbeln hoch und zeigt es dabei den Halbkniestand? (➤ Kap. 4.10, zehnter Meilenstein)
- Kann Ihr Kind frei stehen? (➤ Kap. 4.11, elfter Meilenstein)
- Macht es seine ersten Schritte? (➤ Kap. 4.12, zwölfter Meilenstein)

Orientieren Sie sich bei der Auswahl der Spiele grundsätzlich an dem Entwicklungsstand Ihres Kindes und nicht an seinem tatsächlichen Alter, sonst besteht die Gefahr, dass Sie Ihr Kind überfordern oder dass Sie selbst frustriert sind, weil die Spiele nicht „funktionieren". Dagegen eignen sich viele der frühen Spielanregungen auch für ältere Babys.

1.3 Die verzögerte Entwicklung: ein Grund zur Beunruhigung?

In vielen Ratgebern finden Eltern Entwicklungstabellen, in denen mehr oder weniger differenziert aufgezeigt wird, welche Fähigkeiten ein Kind i. d. R. in welchem Monat beherrscht. Auf die Schwankungsbreite der kindlichen Entwicklung, d. h. auf die sog. Normvarianten, wird dabei nicht immer ausführlich genug hingewiesen. Daher sind v. a. Erstlingseltern, die gespannt die Entwicklungsschritte ihres Kindes beobachten, schnell zu verunsichern, wenn sich ihr Kind vermeintlich langsamer entwickelt als es der Norm entspricht.

Entwicklungsnormen dürfen Sie kritisch betrachten. Die „verzögerte Entwicklung" kann wie die schnelle Entwicklung eine Variante innerhalb der Norm darstellen und durchaus „normal" sein. Kinder, die z. B. spät laufen, haben meist ein Elternteil, das auch erst spät das Laufen erlernt hat. Kinder, die nicht krabbeln, wurden unter Umständen viel zu früh hingesetzt. Dass sich auch zu früh geborene Kinder nicht an die Norm halten, ist verständlich, da sie Entwicklungsschritte nachholen müssen.

Bei der Beurteilung der kindlichen Entwicklung sollte man sich immer um einen Gesamteindruck des Kindes bemühen und die unterschiedlichen Entwicklungsbereiche im Auge behalten. Da Entwicklung in verschiedenen Bereichen sowohl neben- als auch nacheinander stattfindet, sagt ein einziges Merkmal wenig über die Gesamtentwicklung des Kindes aus. Stagnationen in Teilbereichen der Entwicklung (z. B. der Motorik) sind durchaus normal, weil sich dann ein anderer Bereich besonders intensiv entwickeln kann (z. B. die Sprache). Kinder können auch einmalig Fähigkeiten zeigen, sie dann wieder für ein paar Wochen „vergessen" und erst später wieder aufgreifen.

Zudem ist die Qualität der Bewegung wichtiger als das Tempo der Entwicklung. Die Drehung vom Rücken auf den Bauch sollte das Kind z. B. über eine gute Rumpfbeugung vollziehen, auch wenn ihm dies vielleicht erst mit 7 Monaten gelingt. Dann erst hat es sich die nötigen Voraussetzungen für die Bewältigung der weiteren Meilensteine erarbeitet. Anders das Kind, das sich schon mit 3 oder 4 Monaten – aber mit Hilfe einer Überstreckung des gesamten Körpers – dreht; dieses Kind wird Mühe haben, die weiteren Entwicklungsetappen zu meistern. Es ist nicht leicht, die Qualität der kindlichen Bewegung richtig einzuschätzen. Aber auch dabei wird Ihnen dieses Buch eine Hilfe sein.

BEACHTE

Wenn sich Ihr Kind in einzelnen Bereichen mehr Zeit lässt als andere Kinder, lassen Sie sich nicht beunruhigen. Lassen Sie Ihrem Kind die Zeit, die es braucht. Forcieren Sie nicht das Entwicklungstempo Ihres Kindes auf Kosten einer guten Bewegungsqualität.

Um die Qualität der Entwicklung zu erkennen, ist es wichtig genau hinzusehen. Nicht immer verläuft die Entwicklung gradlinig, sondern nimmt manchmal „Umwege" über Ersatzbewegungsmuster. Das ist normal und kein Grund, sich zu ängstigen. Nur wenn Ihr Kind ständig Ersatzmuster und Abweichungen der idealen Motorik zeigt, sollten Sie reagieren.

Wenn Ihr Kind allerdings in *allen* Entwicklungsbereichen mehr als 3 Monate „hinterher" ist, braucht es wahrscheinlich spezielle therapeutische Unterstützung. Auch wenn Merkmale aus früheren Meilensteinen zu lange bestehen bleiben (z. B. Reflexe), kann die Entwicklung gestört sein. Auf diese speziellen Auffälligkeiten in der Bewegungsentwicklung wird weiter unten bei der Beschreibung der Meilensteine eingegangen (➤ Kap. 4).

Allgemeine Auffälligkeiten in der Bewegungsentwicklung

Die Beurteilung, ob die Entwicklungsverzögerung des Kindes doch ein Anlass zur Beunruhigung ist, ist Aufgabe des Kinderarztes/der Kinderärztin, der sie im Zuge der U-Untersuchungen regelmäßig wahrnimmt.

Die Entwicklung Ihres Kindes kann durch innere oder auch äußere Einflüsse gestört werden. Wenn Sie viel mit ihrem Kind zusammen sind, sich mit ihm beschäftigen und es aufmerksam beobachten, werden Ihnen leichter folgende allgemeine Auffälligkeiten oder veränderte Verhaltensweisen auffallen, die Sie auch außerhalb der U-Untersuchungen umgehend ärztlich abklären lassen sollten:

- *Übermäßige Spannung:* Beim Versorgen des Kindes schmiegt es sich nicht an, sondern macht sich übermäßig steif und überstreckt sich stark nach hinten. Seine Haltung ist starr und seine Bewegungen wirken eckig, unharmonisch und angestrengt.
- *Zu wenig Spannung:* Das Kind ist besonders schlaff, „hängt" in seinen Gelenken und hat Mühe, seinen Kopf zu halten und eine angemessene Körperspannung aufzubauen. Es bewegt sich wenig und wirkt eher schwerfällig.
- *Asymmetrische Haltung in jedem Alter:* Auch nach der Neugeborenenzeit weist das Kind in Rücken- oder Bauchlage eine Schieflage auf und wendet seinen Kopf vorwiegend auf eine Seite.
- *Unterschiedliche Entwicklung der Körperseiten (Halbseitensymptomatik):* Eine Körperseite entwickelt sich langsamer als die andere. Meistens ist dies an der einseitigen Handbenutzung zu erkennen.
- *Mögliche Krampfanfälle (Epilepsie):* Das Kind zeigt zuckende gleichmäßige Bewegungen, oft verbunden mit überstarkem Augenblinzeln oder abnormen Augenbewegungen.
- *Große Unruhe und Übererregbarkeit bzw. im Gegenteil Teilnahmslosigkeit und Bewegungsarmut*
- *Mögliche mentale Störung:* Das Kind verdreht ständig und übermäßig seine Zunge im Mund.
- *Mögliche Akutkrankheiten:* Fieber, starkes Spucken, starker Husten, starke Bauchschmerzen (übermäßig starke Dreimonatskolik, langes abendliches Weinen), starkes Schwitzen, Apathie und Teilnahmslosigkeit
- *Deutlich verzögerte Entwicklung:* Kinder, die sich nicht altersgemäß entwickeln, werden normalerweise im Zusammenhang der regelmäßig stattfindenden U-Untersuchungen auffällig und können nachfolgend therapeutisch begleitet werden. Nehmen Sie deshalb die U-Untersuchungen unbedingt wahr, denn hier werden die Quantität und die Qualität der Bewegungsentwicklung beurteilt.

HINWEIS

Grundsätzlich gilt: Verlassen Sie sich auf Ihre Beobachtungen und auf Ihr Gefühl. Bei Unsicherheiten und offenen Fragen oder wenn Sie den Eindruck haben, dass Ihr Kind Auffälligkeiten in seiner Entwicklung zeigt, suchen Sie Ihren Kinderarzt/Ihre Kinderärztin auf.

KAPITEL

2 Der alltägliche Umgang mit dem Säugling

2.1 Handling

In den ersten Lebensmonaten ist der Säugling völlig unselbstständig und ganz auf fremde Hilfe angewiesen. Als Eltern nutzen Sie bei den täglichen, lebenswichtigen Versorgungen, beim An- und Ausziehen, Baden, Wickeln, Füttern und Tragen bestimmte Handgriffe und beeinflussen damit Haltung und Bewegung Ihres Kindes. Auch wenn es Ihnen nicht bewusst ist, haben Ihre Handgriffe Auswirkungen auf das motorische Lernen Ihres Kindes.

BEACHTE

„Handling" bedeutet der sichere Umgang mit dem Baby in allen Situationen des Alltags. Handling ist immer Interaktion zwischen Ihnen und Ihrem Kind. Gutes Handling fördert die natürliche Entwicklung Ihres Kindes und weckt sein Interesse an der Umwelt. Indem Sie Ihr Kind gut und sicher halten und bewegen, regen Sie es zu eigenem selbstständigem Bewegen an.

Durch gutes Handling wirkt eine Vielzahl von Reizen auf das Kind ein, die es zu seiner körperlichen und geistigen Entwicklung braucht. Neben der Wärme und Geborgenheit, die ihm Ihre Hände vermitteln, spürt das Kind die ständigen Veränderungen, die sich durch die Verlagerung seines Gewichts ergeben, sowie Druck und Zug. Das Kind gewinnt durch die sich täglich wiederholenden Handlungen ein zunehmend sicheres Bewegungsgefühl und entwickelt sein eigenes Körperbild. Man kann sich leicht vorstellen, dass es ein großer Unterschied ist, ob das Kind aktiv an diesen Prozessen teilhaben und mitbestimmen kann, oder ob es wie eine Puppe eher passiv gehandhabt wird.

Gutes Handling spricht das Kind in seinem jeweiligen Entwicklungsalter adäquat an. Es ist sensorische und motorische Bewegungserfahrung – gerade auch für diejenigen Kinder, deren Entwicklung verzögert abläuft oder die von einer Behinderung bedroht sind. So kann gutes Handling hemmend auf pathologische Bewegungsmuster (z. B. Spastik) wirken. Beim Tragen vor dem Körper z. B. wirkt das Spreizen der Beine hemmend auf die erhöhte Muskelspannung der Beine. Bei eher schlaffen Kindern hingegen hat das richtig angewandte Handling eine Erhöhung der Körperspannung zur Folge.

Um einer einseitigen, asymmetrischen Bewegungsentwicklung entgegenzuwirken, ist es wichtig, mit dem Kind beim Aufnehmen, Ablegen, Baden und Füttern gleichmäßig von beiden Seiten umzugehen.

Ein Beispiel für falsches Handling ist das Hochziehen des Kindes an beiden Händchen aus der Rückenlage in den Sitz. In den U-Untersuchungen führt der Arzt/die Ärztin diesen „Traktionsversuch" als Test durch; es wird ein Druck in den Handteller gegeben und auf die Reaktion des Kopfes und auf die Haltung geschaut. Im weiteren Verlauf wird darauf geachtet, wie das Köpfchen gehalten wird und wie sich die Wirbelsäule beim Hochkommen verhält. Als Übung jedoch ist dieser Test schädlich, denn die Kinder ziehen reflexartig die Schultern hoch und überstrecken die Halswirbelsäule. Generell sollten Sie Ihr Kind erst dann passiv hinsetzen, wenn es gelernt hat, in den Vierfüßlerstand zu kommen bzw. selbstständig den aktiven Sitz gefunden hat. Wenn Sie Ihr Kind früher hinsetzen, fehlen ihm das Stützen mit den Händen und die für das Sitzen nötigen Gewichtsverlagerungen (➤ Kap. 4.9). Auch das Benutzen einer Lauflernhilfe („Gehfrei") ist falsches Handling, da sich die Füße meist noch nicht auf das Stehen eingestellt haben. Dadurch gewöhnt sich das Kind daran, auf den Zehenspitzen zu laufen: Fußfehlstellungen sind oft die Folge (➤ Kap. 2.5, ➤ Kap. 4.12).

BEACHTE

Gutes Handling ...

- ... hilft Ihrem Kind, sich besser an die Schwerkraft anzupassen.
- ... gibt Ihrem Kind Geborgenheit und steigert sein Wohlbefinden.
- ... bedeutet Bewegungsförderung: Gleichgewicht, Koordination, Kraft und Ausdauer werden geschult.
- ... stärkt die Vitalfunktionen (z. B. Atmung, Darmperistaltik und Hirnleistung) durch adäquate Reize.
- ... vermittelt körperbezogene, emotionale und kognitive Erfahrungen.
- ... bedeutet Berührung und Begrenzung und fördert so die sensomotorische Entwicklung und das Gefühl für Spannung und Entspannung.
- ... unterstützt die innere Aufmerksamkeit Ihres Kindes, seine Selbstwahrnehmung und sein Körperbewusstsein.
- ... schenkt Bewegungsfreude.
- ... kann bei Bauchweh, Unruhe und Stress lindernd wirken.

2.1.1 Aufnehmen und Ablegen

Aufnehmen des Kindes aus der Rückenlage

Das Aufnehmen des Kindes aus der Rückenlage erfolgt immer über die Seitenlage, bis zur 8. Woche sogar über die Seiten- und Bauchlage (s. u.). Es erfolgt so langsam, dass das Kind den Drehvorgang und das Aufnehmen mitsteuern kann und zu eigener Bewegung angeregt wird. Wenn Sie Ihr Baby direkt aus der Rückenlage hochheben, ohne es vorher auf die Seite zu drehen, kann es seinen Kopf nicht halten. Als Schutzmechanismus wird es reflexartig seine Schultern nach oben und vorne ziehen, vielleicht fahren sogar die Arme schreckhaft auseinander (Moro-Reflex). Dieses Hochnehmen ist rein passiv und fördert die natürliche Bewegungsentwicklung nicht; es wird sie im Gegenteil eher behindern.

Damit Ihr Baby keine Lieblingsseite und damit Asymmetrien entwickelt, sollten Sie es grundsätzlich über beide Seiten hochnehmen.

Greifen Sie mit Ihren Händen flächig unter die Schulterblätter Ihres Babys, sodass es wie in einer Schale liegt. Wenn Sie Ihr Kind über die linke Seite aufnehmen möchten, legen Sie Ihren rechten Unterarm zwischen die Beine des Kindes (> Abb. 2.1a).

Jetzt können Sie Ihr Baby langsam auf seine linke Seite drehen. Sie werden sehen, dass Ihr Kind mithelfen möchte; es spannt seine Hals- und Bauchmuskeln an, und je nach Entwicklungsstand nimmt es sein Köpfchen aktiv mit nach vorne in die Bewegungsrichtung. In der Seitenlage verlängert sich dabei die

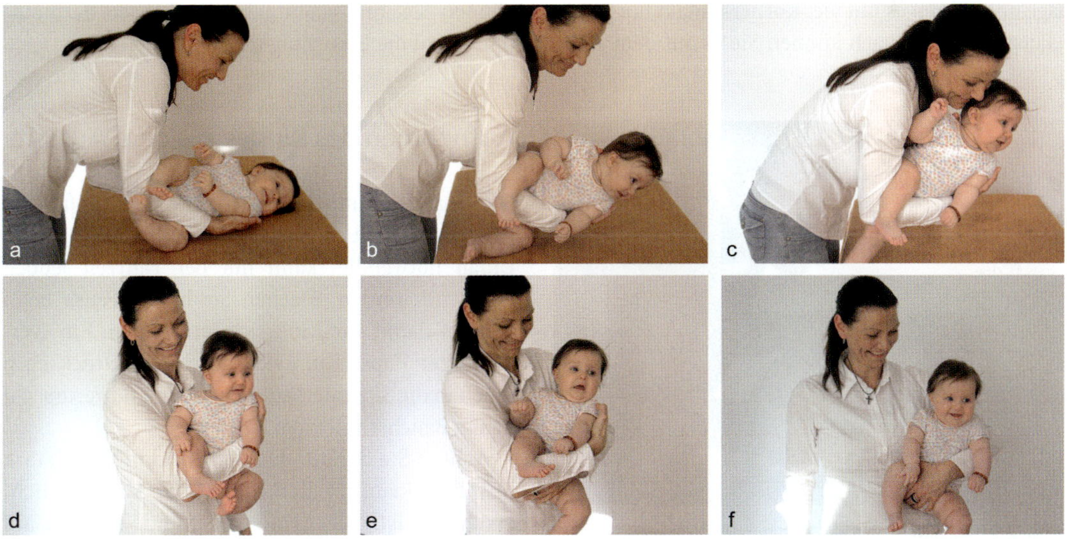

Abb. 2.1 a–f Aufnehmen des Kindes aus der Rückenlage

2

unten liegende Seite des Kindes, während sich die oben liegende Seite verkürzt (➤ Abb. 2.1b); diese Reaktion wird das Kind auch später zeigen, wenn es sich allein vom Rücken auf den Bauch dreht.

Neigen Sie sich nun zu Ihrem Kind hinunter und nehmen Sie es behutsam über die linke Seite auf. Wenn Sie sich dann aufrichten, „sitzt" Ihr Kind auf Ihrem rechten Arm (➤ Abb. 2.1c, ➤ Abb. 2.1d). Wenn Sie Ihren Tragearm wechseln möchten, greifen Sie mit Ihrem linken Arm unter der linken Schulter des Kindes hindurch, sodass Ihre Arme parallel liegen. Dann können Sie den rechten Oberschenkel des Kindes ergreifen und Ihre linke Hand lösen (➤ Abb. 2.1e, ➤ Abb. 2.1f).

Das Ablegen erfolgt in gleicher Reihenfolge rückwärts.

Dieses Aufnehmen bzw. Ablegen des Kindes eignet sich von Anfang an, da es dem physiologischen Bewegungsmuster des Kindes entspricht. Sogar Frühchen und Neugeborene kann man auf diese Weise aufnehmen, nur muss das Kind – so lange es noch keine Kopfkontrolle hat – weiter über die Seitenlage in Richtung Bauchlage gedreht werden (➤ Abb. 2.2). Der Kopf muss dabei nicht gestützt werden, er neigt sich von selbst nach vorne. Diese Vorwärtsbewegung macht der Halswirbelsäule nichts aus, anders das Nach-hinten-Fallen des Kopfes, wofür die Halswirbelsäule noch nicht stabil genug ist. Um das zu verhindern drehen Sie Ihr Kind bis in die Bauchlage und führen es mit viel Körperkontakt hoch zum „Fliegergriff". Danach können Sie es auf dem Arm, über der Schulter oder mit Blick nach vorne tragen. Weitere Tragepositionen für die ganz Kleinen werden weiter unten beschrieben (➤ Kap. 2.1.2).

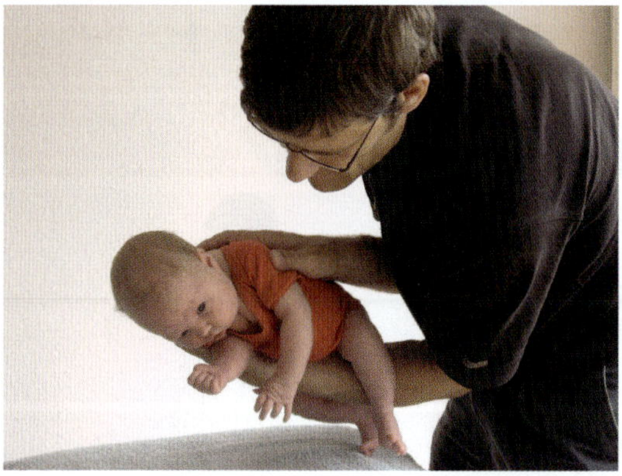

Abb. 2.2 Auch Neugeborene halten ihr Köpfchen selbst, wenn sie beim Aufnehmen über die Seite bis in die Bauchlage gedreht werden.

BEACHTE

„Babys können nicht fliegen"

Deshalb sind beim Handling der sichere Halt und der enge Körperkontakt so wichtig. Bleiben Sie bei allen Lageveränderungen mit Ihrem Körper so nah wie möglich am Körper Ihres Babys, damit es sich sicher fühlt und entspannt Ihren Bewegungen folgen kann. Je langsamer und behutsamer Ihre Bewegungen sind, desto gelöster kann sich das Kind in Ihre Hände ablegen.

Aufnehmen des Kindes aus der Bauchlage

Sie können Ihr neugeborenes Baby auch aus der Bauchlage hochnehmen. Dabei greifen Sie von beiden Seiten breitflächig unter Bauch und Brustbein. Oder Sie greifen zwischen den Beinen Ihres Kindes hindurch und stützen den Bauch von unten. Jetzt nehmen Sie Ihr Kind mit einer leichten Drehung auf und tragen es entweder in Seiten- oder auch in Bauchlage mit dem Fliegergriff (➤ Abb. 2.11, ➤ Abb. 2.12). Das Ablegen erfolgt auch hier in gleicher Reihenfolge zurück (➤ Abb. 2.3). Je weiter Sie sich zu Ihrem Kind hinabbeugen, desto mehr Halt können Sie ihm schon geben und desto harmonischer wird die Bewegung zu zweit.

Aufnehmen des Kindes aus dem Autositz

Die Enge des Autositzes lässt die Kinder häufig weinen. Die Enge ist zur Sicherheit des Kindes bei einem Unfall notwendig, kann mit der Fahrzeit jedoch belastend werden. Machen Sie häufig Pause beim Fahren, damit Ihr Kind sich lösen kann. Ein „verklemmter Pups" kann sich durch den Druck nach unten in die Sitzunterlage nicht lösen und verursacht häufig Bauchschmerzen.

Achten Sie darauf, dass Ihr Kind nicht zu stark in sich gekrümmt sitzt, damit die Atmung nicht erschwert ist. Die Arme und Hände können auf einem Kuscheltier abgelegt werden, damit sie nicht herunterhängen und an der Halswirbelsäule

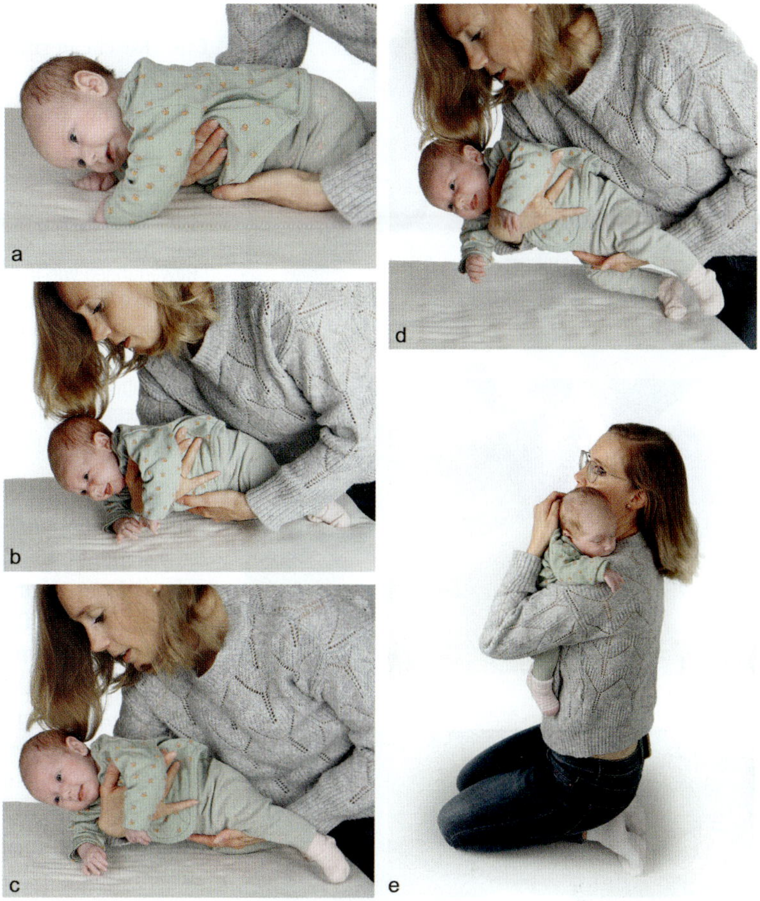

Abb. 2.3 a–e Aufnehmen eines Neugeborenen aus der Bauchlage [K382]

schmerzhaft ziehen. Auch für die Beine ist es ggf. angenehm, wenn diese mit einem größeren Moltontuch unterstützt werden. Der Autositz ist kein Aufenthaltsort außerhalb des Autos (➤ Kap. 2.4).

Zum Herausnehmen lösen Sie den Sicherheitsgurt und greifen Sie mit dem Schalengriff unter die Arme Ihres Kindes. Dabei bleiben Ihre Daumen vorne. Drehen Sie jetzt Ihr Kind auf die Seite und heben Sie es mit möglichst viel Körperkontakt aus dem Sitz. Wenn Sie die Bewegung langsam ausführen, kann sich Ihr Kind darauf einstellen und seinen Kopf halten (➤ Abb. 2.4).

Für die Kleinen kann eine Autofahrt wegen der vielen Reize sehr anstrengend sein. Eine Lichterkette am Rücksitz zieht die Aufmerksamkeit auf sich und lenkt von den vorbei huschenden Bildern ab (➤ Abb. 2.5).

2.1.2 Tragen

Die Frage, ob ein Baby viel getragen werden sollte, wird seit jeher unterschiedlich beantwortet. Grundsätzlich lassen sich keine Regeln aufstellen, da Babys ganz verschiedene Temperamente und Bedürfnisse haben – ebenso wie Sie als Eltern! Wenn Sie Ihr Kind gut kennen lernen, werden Sie bald mit seinen individuellen Bedürfnissen vertraut und das richtige Maß einschätzen können.

Tragen bedeutet immer getragen werden, gehalten werden, beschützt sein. Sie zeigen Ihrem Kind ganz körperlich: „Ich bin für dich da. Ich bin dir nah." Das Tragen ist der „Tröster in der Not"; es dient der Beruhigung, der Linderung von Schmerzen, als Hilfe zum Einschlafen. Liebe und Bindung gehören zum Tragen. Ungefähr ab dem 6. Monat lässt sich ein Kind nicht mehr von jedem tragen. Es hat Vorlieben

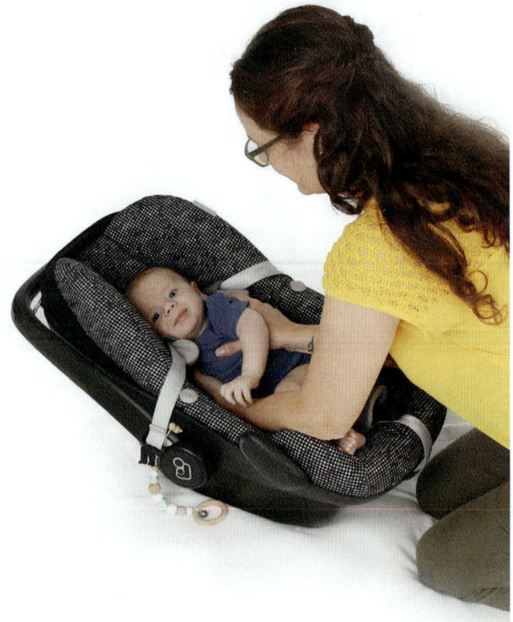

Abb. 2.4 Aufnehmen des Kindes aus dem Autositz [K382]

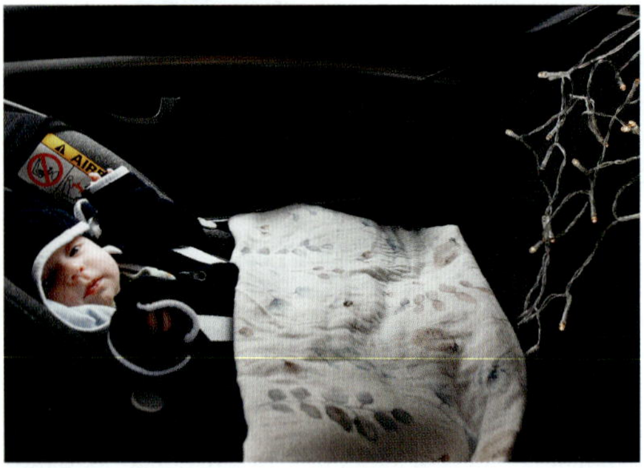

Abb. 2.5 Lichterkette zur Beruhigung [K382]

und zeigt u. U. deutlich seine Zuneigung oder auch Ablehnung.

Da Ihr Kind im ersten Lebensjahr noch nicht selbst laufen kann, muss es getragen werden, um an einen anderen Ort zu gelangen, z. B. von der Krabbeldecke auf den Wickeltisch. Durch das Tragen nimmt das Kind seine Umwelt wahr: „Schau, das ist dein Zuhause. Hier ist es schön." Aus der Bindungsforschung ist bekannt, dass Körperkontakt im Hypothalamus die Ausschüttung von Oxytozin bei Eltern und Kind anregt. Von dort wird es direkt in das zentrale Nervensystem und in die Blutbahn weitergeleitet. Das „Kuschelhormon" wirkt stressreduzierend und bindungsfördernd.

BEACHTE

Das Tragen unterstützt die natürliche Entwicklung, hat Einfluss auf die ideale Motorik und spricht das motorische Lernen des Kindes an. Das Kind reagiert auf die Bewegungen von Ihnen und Sie reagieren auf die Bewegung Ihres Kindes. Tragen ist Interaktion, Rhythmus, Bewegung, Kommunikation, Nähe und Bindung. Es hat viele Vorteile für beide Seiten. Es stimuliert die Tiefenwahrnehmung, die Sensibilität und das Gleichgewicht. Außerdem werden Ausdauer und Kraft sowohl beim Kind als auch beim Tragenden angesprochen.

Durch Tragen und Lagewechsel geben Sie Ihrem Baby ständig Impulse, die sensorisch und motorisch auf sein Lage-, Haltungs- und Bewegungsgefühl einwirken. Kopf und Rumpf müssen Haltearbeit leisten. Lagewechsel haben Gleichgewichtsreaktionen Ihres Kindes zur Folge sowie sog. Kopfstellreaktionen, d. h. die Augen lernen, sich immer wieder waagerecht im Raum einzustellen. Außerdem kommen die Gelenke in ihre natürliche Mittelstellung. Die Hüfte wird durch den sog. Dreiklang (➤ Kap. 2.1.3) zentriert und in optimaler Position gehalten. Durch die Steigbügelhaltung Ihrer Hände wird die Fußstellung unterstützt.

Dennoch sollte Tragen nicht zum Selbstzweck werden. Meist haben Eltern beim ersten Kind viel Zeit und tragen ihr Kind bei jedem Anlass, mit oder ohne Tragetuch. Doch die Bewegungserfahrungen, die Ihr Kind auf Ihrem Arm sammelt, kann es nur dann selbst „nacharbeiten", wenn Sie es auch wieder auf seiner Krabbeldecke ablegen. Dort wird es das Stützen üben, sein Gewicht verlagern und sich plötzlich das erste Mal überrascht drehen.

Tragen des Kindes ohne Kopfkontrolle

Für Frühchen und Neugeborene können Sie mit Ihren Armen ein „Nestchen" bilden (➤ Abb. 2.6). Sie legen sich Ihr Kind so auf Ihre beiden Unterarme, dass es mit seinem Po und seinen angebeugten Beinen Halt an Ihrer Brust findet und Sie ihm ins Gesicht schauen können. Dabei umschließen Sie mit

Ihren Armen das ganze Kind und umfassen seinen Kopf mit beiden Händen. Diese Tragemöglichkeit bietet Ihrem Baby Begrenzung und Geborgenheit.

Auch das körpernahe Tragen Brust an Brust, bei dem Sie Ihrem Baby großflächig Halt durch Hände, Arme und Körper geben, bietet Geborgenheit (➤ Abb. 2.7).

Bis zum 3. Monat können Sie Ihr Baby auch so tragen, dass es in Bauchlage über Ihrer Schulter liegt – weit genug, damit sein Rücken nicht gestaucht wird (➤ Abb. 2.8). Nach dieser Zeit ist das Kind wahrscheinlich zu sehr an seiner Umgebung interessiert; es dreht und überstreckt vielleicht sogar, um dasselbe wie seine Eltern sehen zu können.

Wenn Sie Ihr noch kleines Kind mehr in Sitzposition tragen möchten, ist es wichtig, dass Sie ihm mit Ihren Händen, Armen und mit Ihrem Körper einen guten Halt bieten (➤ Abb. 2.9). Diese Position ist auf dem Schoß möglich, aber auch dann, wenn Sie stehen oder gehen. Halten Sie Ihr Kind so, dass es z. B. mit seiner linken Körperseite an Ihrer Brust Halt findet. Dabei sitzt es auf Ihrer linken Handfläche wie in einer Schale. Ihr rechter Arm umgreift das gesamte Kind von hinten und hält es am vorderen Beinchen.

Aus dieser Position können Sie Ihr Kind auch etwas weiter in die sog. Wiegeposition neigen (➤ Abb. 2.10). Ihr linker Arm greift dabei etwas weiter unter den Po und stützt den Rücken. Der

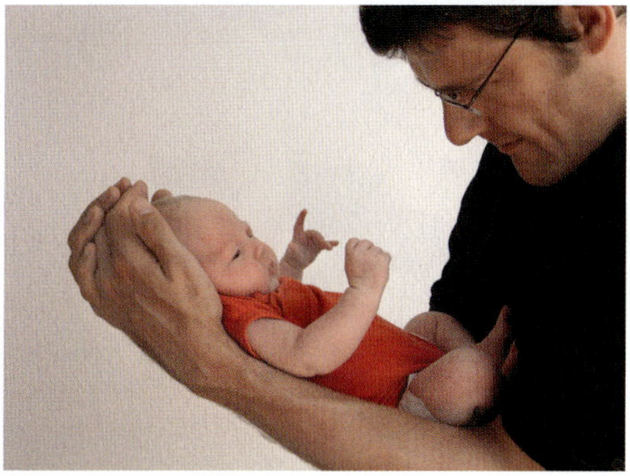

Abb. 2.6 Tragen im „Nestchen"

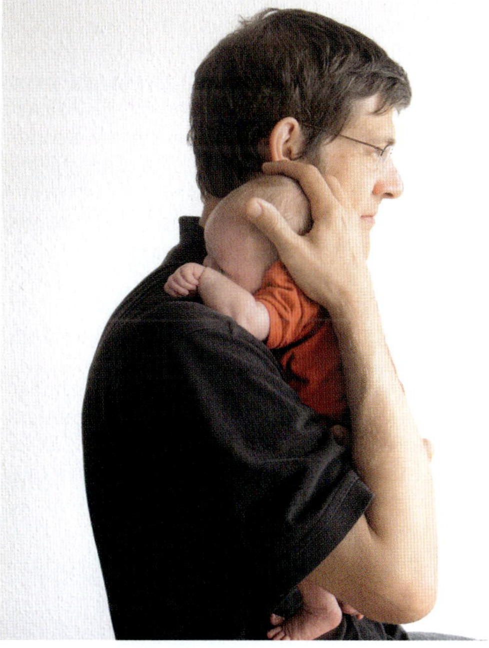

Abb. 2.7 Körpernahes Tragen, Brust an Brust

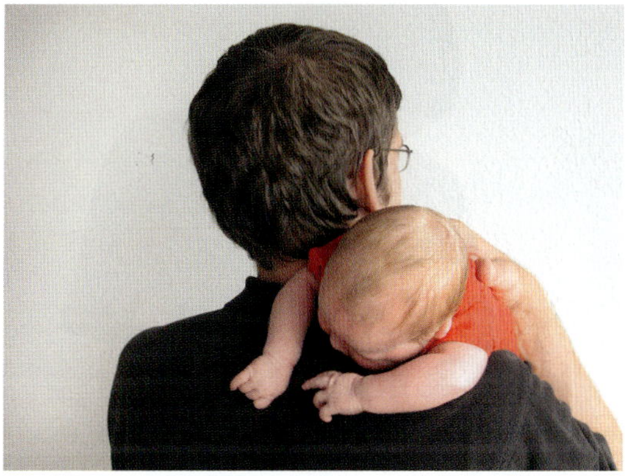

Abb. 2.8 Tragen über der Schulter

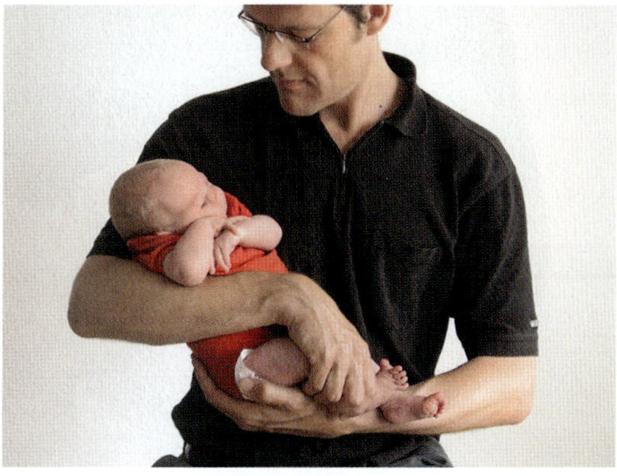

Abb. 2.9 Tragen in der Sitzposition

2

andere Arm umgreift schützend die Schultern; dabei ruht der Kopf des Kindes auf Ihrem Unterarm bzw. in Ihrer Ellenbeuge.

Kinder, die in den ersten 3 Monaten abends unter Koliken leiden, genießen das Tragen in Bauchlage. Dabei greifen Sie mit einer Hand zwischen die Beine, mit dem anderen Arm zwischen die Arme des Babys und halten es sicher vor Ihrem Körper. Wenn es Ihrem Kind gefällt, können Sie mit einer Hand leichten Druck auf die Bauchdecke ausüben. Mit dieser Trageposition gewöhnen Sie Ihr Kind auch hervorragend an die manchmal ungeliebte Bauchlage.

Wenn Sie Ihr Kind im Fliegergriff halten und es dann leicht auf die Seite kippen, liegt sein Rücken vor Ihrem Bauch. Das ist das Tragen in Seitenlage, bei dem Ihr Kind mehr von seiner Umgebung wahrnehmen kann (➤ Abb. 2.11, ➤ Abb. 2.12).

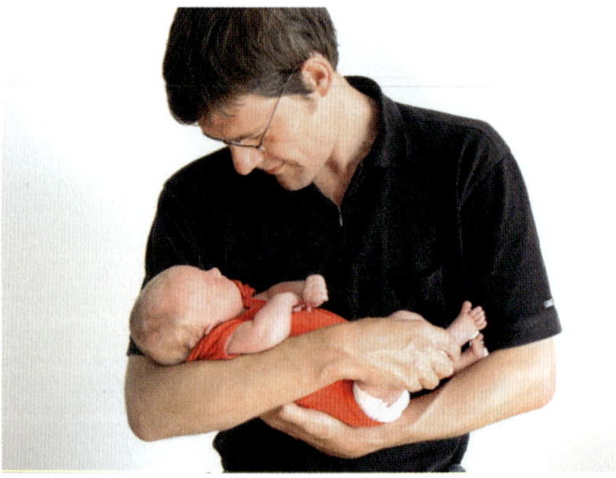

Abb. 2.10 Tragen in der Wiegeposition

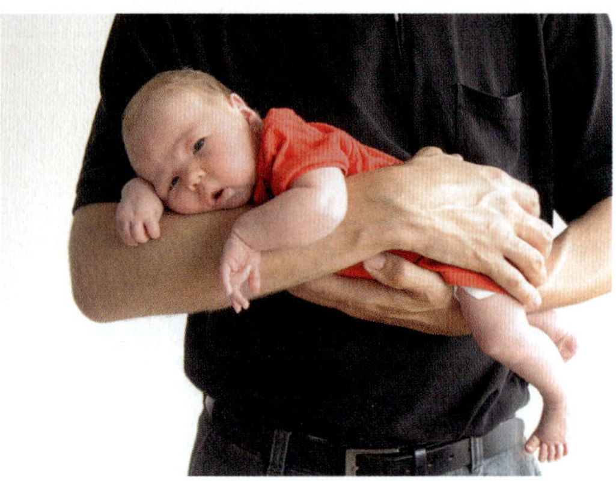

Abb. 2.11 Tragen in Bauchlage („Fliegergriff")

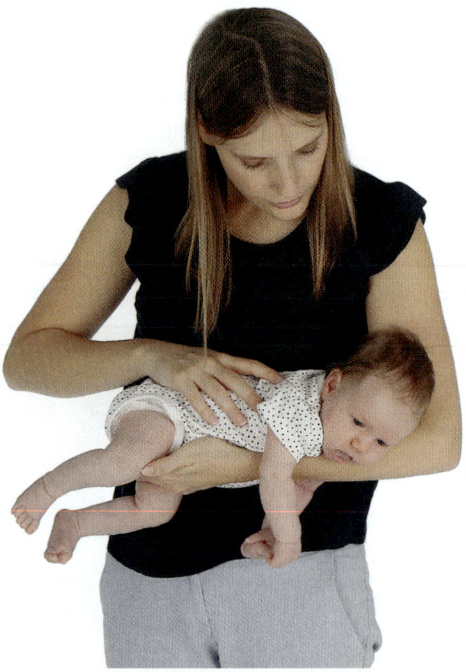

Abb. 2.12 „Fliegergriff", Variante [K382]

BEACHTE

Frühes „Sitzen" auf dem Schoß

Wenn Sie entspannt sitzen und sich Ihr kleines Baby – Rücken an Bauch – auf den Schoß legen, so dass sein ganzer Körper inklusiv Kopf gestützt wird und sogar die Füßchen eine Begrenzung haben, ist die Position unbedenklich. Es handelt sich dann eher um ein Gehaltensein als um ein Sitzen. Dieses unterstützte Halten auf dem Schoß ist physiotherapeutisch unbedenklich. Das Gehaltensein auf dem Schoß ist ein aktives Reagieren des Kindes auf Bewegung. Es reagiert mit Gleichgewicht, Koordination, Kraft und Aufrichtung. Ihr Baby kann auf diese Weise früh am Familienleben teilhaben und nach den Mahlzeiten besser aufstoßen (➤ Abb. 2.13).

Das etwas ältere Kind kann schon auf dem Oberschenkel gehalten werden, wo es mit jeder Bewegung mitgeht und viele neue Eindrücke gewinnt (➤ Abb. 2.14).

Das selbstständige freie Sitzen sollte sich Ihr Kind im Laufe vieler Monate selbst erarbeiten. Erst wenn es krabbelt, findet es selbstständig in den Sitz und wieder zurück (➤ Kap. 4.8, ➤ Kap. 4.9).

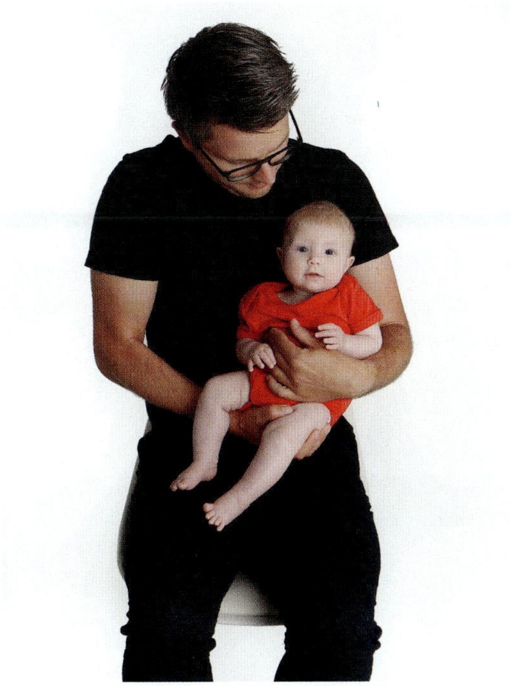

Abb. 2.13 Halten eines noch kleinen Kindes auf dem Schoß [K382]

Tragen des Kindes mit Beginn der Kopfkontrolle

Wenn Ihr Kind i. d. R. nach 3 Monaten seinen Kopf besser stabilisieren kann, können Sie zusätzlich zu Tragepositionen übergehen, bei denen Sie beide in dieselbe Richtung schauen. Ihr Kind erarbeitet sich dadurch Symmetrie und eine noch bessere Kopfkontrolle. Außerdem kann es seine Arme und Beine frei bewegen und das Überstrecken wird gehemmt (➤ Kap. 2.1).

Einarmiges Tragen Es gibt verschiedene Tragemöglichkeiten in aufrechter Position. Wichtig ist, dass sich eine Hand zwischen den Beinchen des Kindes befindet. Die Abspreizung der Beine dient der Zentrierung der Hüftgelenke. Sie können Ihr Kind – wie oben beschrieben – einarmig mit dem Rücken an Ihrem Körper tragen (➤ Abb. 2.1). Diese asymmetrischen Tragepositionen bringen Ihr Kind in eine natürliche Haltung und haben sehr viele Vorteile. Ihr Kind braucht genügend Kopf- und Rumpfstabilität – die es dadurch aber auch verbessert! Da sich Ihr Kind Ihren Bewegungen anpasst, werden Rumpfstabilität

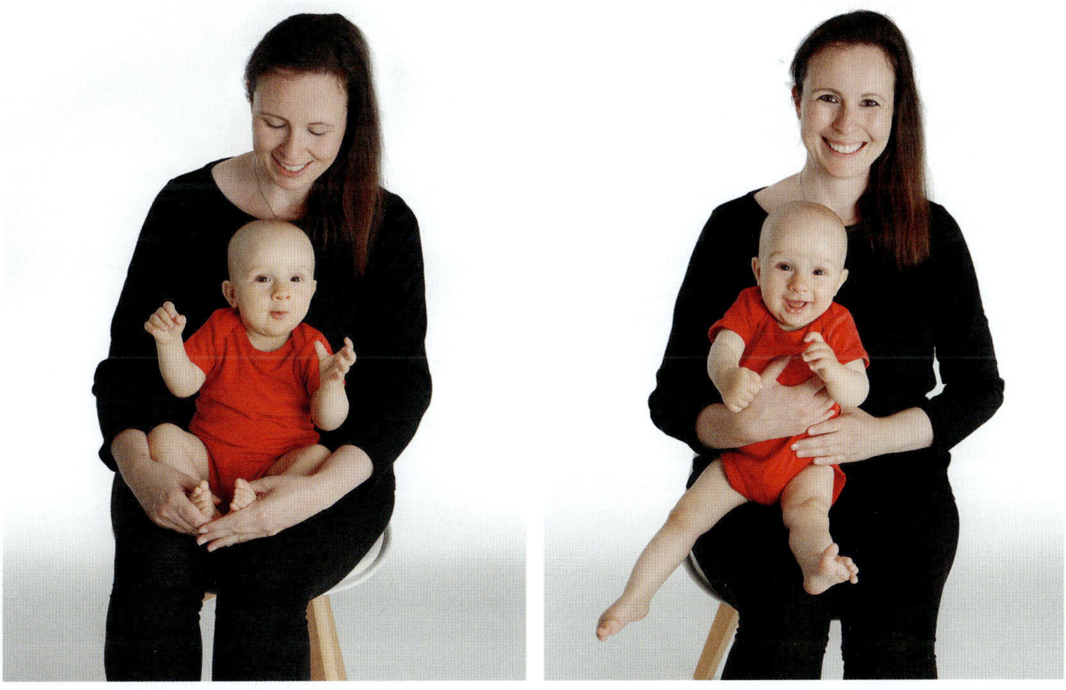

Abb. 2.14 Halten eines älteren Kindes auf dem Schoß [K382]

2

und Gleichgewicht ständig gefordert. Je nachdem, wie viel Halt Sie Ihrem Kind geben, muss es seine Haltung mehr oder weniger selbst stabilisieren.

Ein weiterer Vorteil dieser asymmetrischen Tragepositionen ist das sog. aufgebrochene Haltemuster, das bereits dem Gehen ähnelt: Ein Bein ist gebeugt (Spielbein), das andere gestreckt (Standbein), zudem wird der Rumpf wie beim Gehen rotiert und die Rumpfseiten sind unterschiedlich lang. Dadurch wird auch das Drehen angebahnt. Damit die Bewegungsmuster gleichmäßig angesprochen werden, sollten Sie Ihr Kind mal mit dem rechten, mal mit dem linken Arm halten.

Mit diesen Tragepositionen lassen Sie Ihrem Kind zudem einen großen Bewegungsfreiraum. Es kann mit seinen Händen spielen oder ein Spielzeug halten (Hand-Hand-Koordination), es kann auch leicht seine Füßchen erreichen (Hand-Fuß-Koordination). Es spürt Ihre Wärme und Ihren Herzschlag, fühlt sich sicher gehalten und kann neugierig seine Umwelt entdecken. Seine visuelle Wahrnehmung wird gefördert.

Beidarmiges Tragen Sie können Ihr Kind natürlich auch beidarmig sichern. Wenn Sie Ihr Kind aufrecht tragen möchten, greifen Sie mit dem einen Arm wie beim einarmigen Tragen (➢ Abb. 2.1) und stützen mit Ihrem anderen Arm zusätzlich den Po Ihres Kindes (➢ Abb. 2.15).

Vielleicht mag Ihr Kind auch noch den Fliegergriff aus der Neugeborenenzeit (➢ Abb. 2.11). Wenn es schon etwas mehr am Geschehen seiner Umgebung teilhaben möchte, können Sie es auch aus dem Flieger leicht in die Seitenlage kippen. Der Rücken Ihres Kindes liegt dann an Ihrem Bauch. Dann liegt der Kopf Ihres Kindes in Ihrer Armbeuge, während Ihr anderer Arm von unten zwischen den Beinchen hindurchgreift und Ihre beiden Hände sich vor dem Bauch des Kindes überlagern können (➢ Abb. 2.16).

Tragen auf dem Schoß Das Tragen auf dem Schoß entlastet auch die Eltern (➢ Abb. 2.17). Setzen Sie sich Ihr Kind eher seitlich auf den Schoß, umfassen Sie mit einem Arm seine Schultern und halten Sie es am Oberschenkel. Der andere Arm liegt zwischen den Beinen des Kindes und hält es am Becken. Auch diese Haltung fördert die unterschiedliche Beinstellung.

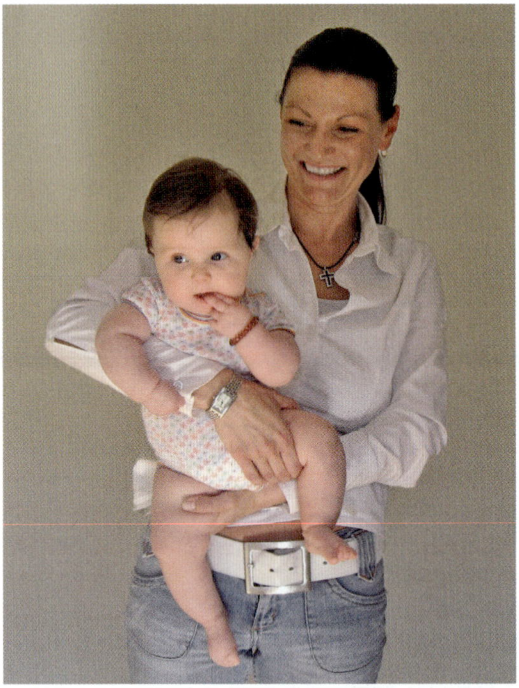

Abb. 2.15 Beidarmiges Tragen aufrecht

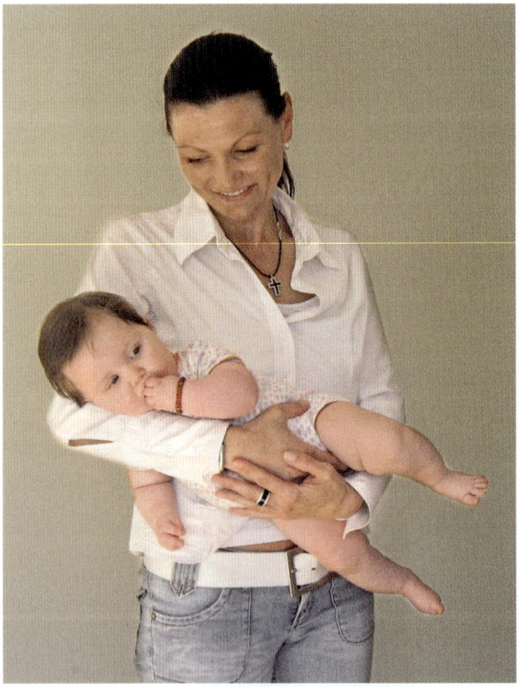

Abb. 2.16 Tragen in Seitenlage

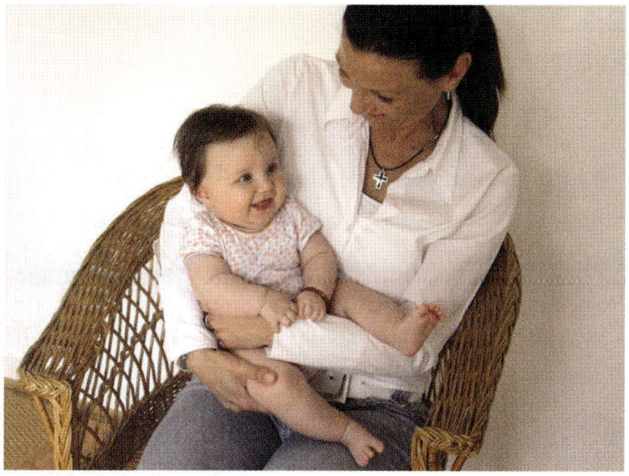

Abb. 2.17 Halten auf dem Schoß

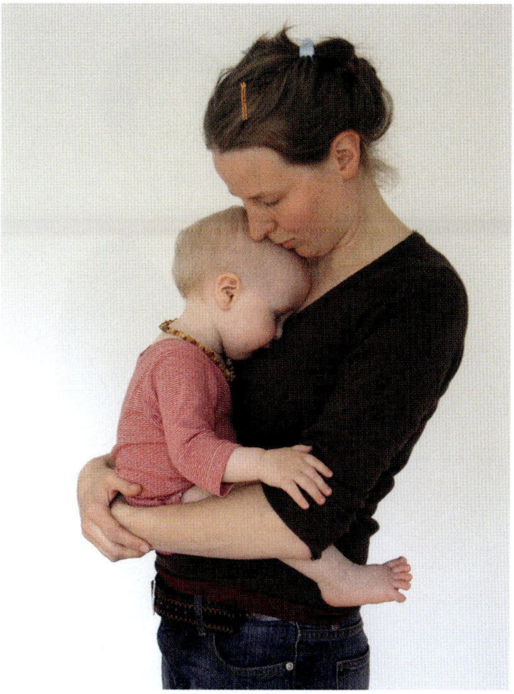

Abb. 2.18 Zugewandtes Tragen

Tragen des Kindes mit der Fähigkeit des aktiven Sitzens

Wenn Ihr Kind den Meilenstein Sitzen erreicht hat, braucht es zunehmend weniger Unterstützung beim Tragen. Sie können es so tragen, dass es symmetrisch auf Ihren Unterarmen sitzt (➤ Abb. 2.18). Geben Sie ihm Halt am Po; evtl. müssen Sie es noch am Rücken unterstützen, damit es nicht zusammensackt und seine Wirbelsäule gestaucht wird. Dies ist eine schöne und vertraute Position für Sie und Ihr Kind, Sie können schmusen, sich ausruhen oder in die Augen schauen: „Komm, ich erzähle dir eine Geschichte!"

Spätestens in der Krabbelphase ist Ihr Kind stabil genug, um aufrecht und sicher auf Ihrem Beckenkamm sitzen zu können (➤ Abb. 2.19). Ihr Kind verfügt dann auch über eine ausreichende Rumpfrotation, sodass Sie seine beiden Arme zum Spielen und Hantieren nach vorne bringen können. Das hintere Ärmchen darf nicht eingeklemmt werden, sonst sackt das Kind in sich zusammen und hängt in dieser Haltung fest. Wechseln Sie die Seite, mit der Sie Ihr Kind tragen, und achten Sie auf Ihre eigene Haltung. Versuchen Sie, Ihr Becken nicht zu weit zu der belasteten Seite zu schieben.

Jetzt darf Ihr Kind auch auf Ihren Händen sitzen, denn es kann sich weitgehend selbst stabilisieren (➤ Abb. 2.20). So bekommt es alles mit, was in seiner Umgebung passiert (➤ Abb. 2.21).

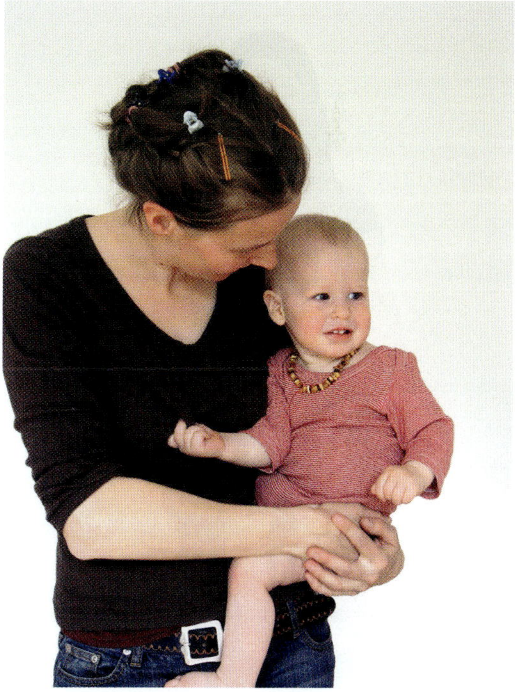

Abb. 2.19 Sitz auf dem Beckenkamm

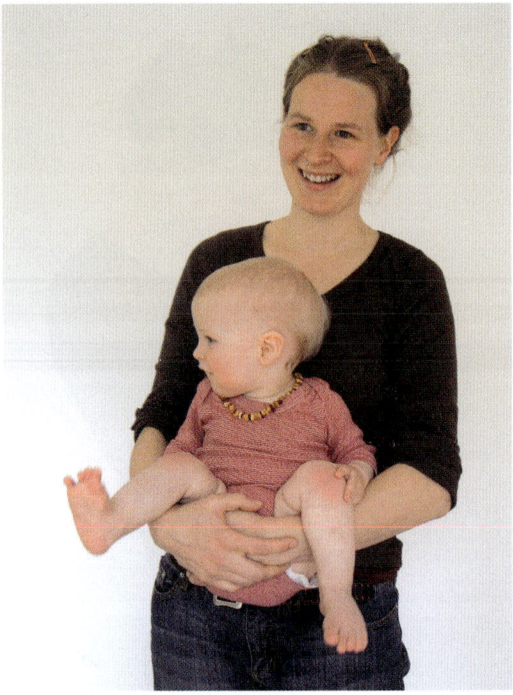

Abb. 2.20 Auf Händen getragen!

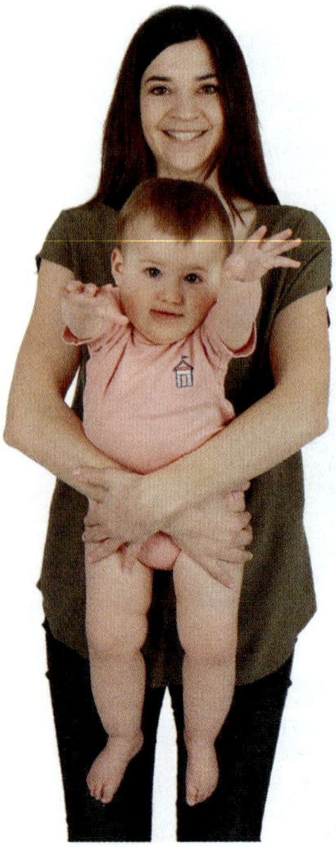

Abb. 2.21 Für kurze Strecken [K382]

2.1.3 Tragen im Tragetuch oder mit Tragehilfe

Erst seit ca. 150 Jahren gibt es Kinderwagen, seit ca. 70 Jahren sind sie für jeden erschwinglich. Kinder wurden aber immer schon getragen; Tragetücher und Bänder wurden zu allen Zeiten der Menschheitsgeschichte und in allen Kulturen genutzt. Im Zuge des Sesshaftwerdens hat die Wiege in Mitteleuropa einen besonderen Stellenwert in der Säuglingsversorgung eingenommen. Tragetücher dienten in erster Linie dem Transport auf Reisen, aber nicht der Integration des Babys in den Alltag, wie immer noch in weiten Teilen Asiens, Südamerikas oder Afrikas.

Beim Tragen im Tuch hatte die Mutter die Hände frei, konnte Arbeiten erledigen und ältere Kinder versorgen. Außerdem war das jüngste Kind – nah bei der Mutter – leicht zu beruhigen, weil die Mutter die kleinsten Signale wahrnehmen und schnell auf die Bedürfnisse des Kindes eingehen konnte.

Erst in den 1970er-Jahren wurde das Tragen als Zeichen der bindungsorientierten Elternschaft neu entdeckt. Die ersten Tragetücher und Bindetechniken wurden in Deutschland von Erika Hoffmann gewebt und verbreitet.

Das Tragetuch oder die Tragehilfe eignen sich immer noch hervorragend dazu, das Tragen des Kindes zu unterstützen. Dabei übernimmt das Tuch mehr oder weniger viel Gewicht des Kindes, es entlastet die Trageperson und gibt dem Kind genügend „Haltungshintergrund". Neugeborene, die 4 kg und mehr auf die Waage bringen, sowie Kinder mit beginnender Kopfkontrolle, haben ausreichend Stabilität, um in einem normalen Tuch bzw. einer Tragehilfe getragen zu werden. Hände und Füße des Kindes zeigen, ob dieses Ziel erreicht wurde. Sind diese entspannt, die Hände geöffnet, die Zehen nicht eingekrallt, so hat das Kind genügend Halt.

Gute gewebte Tragetücher erkennt man an ihrer Festigkeit in Kette und Schuss, Querelastizität und doppelt vernähten Kanten. Es gibt auch „elastische Tragetücher"; eine spezielle Interlockwebtechnik gibt dem Material seine Dehnbarkeit. Diese Tücher benötigen eigene Bindetechniken, um die Stabilität zu gewährleisten. Dazu braucht es immer mehrere Lagen Tuch.

Grundsätzlich gibt es für beide Tragetucharten je nach Alter und Vorliebe des Kindes unterschiedliche Tragetechniken: vor dem Bauch der Eltern, ihnen zugewandt, aufrecht auf der Hüfte sitzend oder auf dem Rücken (Huckepacktechnik).

Sollten Sie sich für das Tragen im Tuch entschieden haben, dann stellen Sie sich immer wieder neu auf die veränderten Proportionen Ihres Kindes ein und probieren Sie die unterschiedlichen Tragepositionen aus. Orientieren Sie sich immer daran, ob und wie lange Sie und Ihr Kind sich wohlfühlen. Lassen Sie sich geeignete Tragetechniken von einer Trageberaterin zeigen und individuell anpassen.

HINWEIS

Expertenwissen: Die Trageberatung

Die Trageberatung ist eine Fortbildung für Fachpersonal aller Fachrichtungen, die mit Eltern arbeiten. Ziel ist es, Eltern bei der Auswahl und Anwendung von Tragehilfen und -techniken zu unterstützen.
Tragen als Therapieergänzung setzt immer ein interdisziplinäres Arbeiten voraus: Basierend auf den Vorgaben der behandelnden Therapeuten, den Ideen der Trageberaterinnen und den Vorlieben und Bedürfnissen der Eltern und Kinder werden entlastende Lösungen gefunden. Es empfiehlt sich, sich vor dem Kauf eines Tragetuchs bzw. einer Tragehilfe von einer Trageberaterin beraten zu lassen.
Eine erfahrene Trageschule ist die Dresdner Trageschule unter der Leitung von Ulrike Höwer. Infos unter www.trageschule-dresden.de.

Wenn Sie als Eltern das Tuch oder die Tragehilfe altersgemäß und korrekt einsetzen, bietet es dem noch jungen Baby vielfältige Stimulation. Das „Umschlungensein“ durch das Tuch vermittelt dem Kind starke taktile Reize. Diese Reize geben dem Kind Informationen über seinen Körper und seine Lage. Durch die ständigen Bewegungen der Eltern werden sämtliche Tiefensinne angesprochen, Gleichgewicht, Körpergefühl und Tiefensensibilität. Der gleichmäßige Rhythmus wirkt auf die Gemütslage des Kindes, aktiviert im Wachzustand oder entspannt bei Müdigkeit. Auf diese Weise unterstützt es die Selbstregulation des Kindes und seine psychomotorische Entwicklung.

Im engen Kontakt mit den Eltern verstärkt sich die Selbstwahrnehmung des Kindes. Herzschlag und Körperwärme der Eltern sind ihm vertraut und beruhigen es. In jeder Position spürt es wie im Mutterleib den Druck und gleichzeitig die Nachlässigkeit der Umgebung. Seine Muskulatur wird kräftigend stimuliert und es kann die Geborgenheit, den Halt und die Ruhe bei Mutter oder Vater genießen. Das etwas ältere Kind nimmt durch das Tragen im Tuch an den Handlungen der Eltern teil und gewinnt so direkten Einblick in wesentliche Tätigkeiten des Alltags.

Das Tragen in Tragetuch oder Tragehilfe ist auch für Babys mit Auffälligkeiten wie Asymmetrien, Hüftdysplasien oder Fußfehlstellungen sinnvoll. Auch Babys mit Reflux profitieren von der aufrechten Position. Für Frühgeborene ist die Bindung an die vertraute Person eine Hilfe. Bei Kindern mit Trisomie 21 oder anderen Besonderheiten ist das Tragen eine Unterstützung der Basistherapie von Bobath und Vojta, ebenso bei Kindern mit neurologischen Störungen oder Stoffwechselerkrankungen. In diesen Fällen wird das Tragen mit Hilfe des/der Physiotherapeuten/-in individuell angepasst und hat therapeutische Ziele.

BEACHTE

Auswirkung des Tragens

- aktiver Halt und Sicherheit („Haltungshintergrund"), aktive Aufrichtung im Rumpf und optische Orientierung
- Verbesserung des Schluckmechanismus und Darmregulation
- Zentrierung der Hüften, dadurch natürliche Entwicklung der Hüftgelenke
- Mittelstellung der Schultern, dadurch natürliche Entwicklung der Schultern, bessere Stützfunktion der Arme durch Anbindung der Schulterblätter an die Wirbelsäule
- gute Fußstellung, Abstützmöglichkeit der Füße statt Zug durch die Schwerkraft, dadurch Vorbereitung einer gesunden Beinachse und eines physiologischen Gangbildes
- dreidimensionale Bewegungsimpulse durch die Trageperson, gangtypisches Bewegungsmuster
- Regulation des Muskeltonus und Hemmung frühkindlicher Reaktionen (z. B. Mororeflex)
- nonverbale Kommunikation, Bindung und Entspannung

Fehler beim Tragen

Fehler beim Tragen liegen nie am Tuch selbst, sondern sind immer auf eine falsche oder nicht altersgemäße Tragetechnik zurückzuführen. Das Tragetuch muss korrekt

gebunden werden, sonst können sich folgende Probleme entwickeln:
- Durch zu wenig Unterstützung der Wirbelsäule sackt das Kind zusammen. Das ist sehr belastend für das Kind, da es sich aus der Position nicht selbst befreien kann. Die Atmung wird durch das Zusammensacken des Körpers eingeschränkt.
- Ein zu fest gebundenes Tuch kann ebenfalls die Atmung einschränken und das Becken zu stark in die Aufrichtung bringen, so dass die Hüftgelenke in die Innenrotation ausweichen. Die Basis der Aufrichtung, das Becken, steht nicht mehr korrekt. Es wird für das Kind ungemütlich.
- Ein zu breiter Materialsteg zwischen den Beinen führt zu einer zu großen Abspreizung der Hüftgelenke. Ist der Steg zu schmal, zieht das Gewicht der Beine die Hüftgelenke zu sehr in die Streckung.
- Die natürliche Kopfdrehung des Neugeborenen beträgt nur 45 Grad, daher den Kopf nicht passiv drehen.
- Die Halswirbelsäule kann zu sehr überstreckt werden, die Hüfte zu sehr abgespreizt sein.

Die Mischung machts! Tragen Sie Ihr Kind in wechselnden Positionen, legen Sie es auch häufig auf flache Unterlagen ab.

Die Anhockspreizstellung („Dreiklang") der Hüftgelenke

Das Tragen in Tragetüchern und Tragehilfen entspricht dem natürlichen Bedürfnis von Säuglingen und Kindern. Sie sind in ihrer Körperhaltung dem Tragen angepasst. Der Säugling ist ein „aktiver Tragling". Sowohl am Moro- als auch am Greifreflex ist zu erkennen, dass Babys – genauso wie die uns ähnlichen Primaten aus dem Tierreich – darauf angelegt sind, getragen zu werden. Neben diesen Reflexen lädt die anfängliche Beugehaltung des Babys dazu ein, es von Anfang an zu tragen. Später ist das aktive Mithelfen beim Tragen an den spontan hochgenommenen und gespreizten Beinchen sichtbar, wobei die Knie höher als die Hüftgelenke liegen und die Füße hochgezogen werden. Diese Haltung kommt der natürlichen Anhockspreizstellung gleich.

BEACHTE

Der „Dreiklang"

Die Anhockspreizstellung wird auch als „Dreiklang" bezeichnet, denn sie umschreibt die drei Bewegungsrichtungen des Hüftgelenks, die für eine gesunde Ausreifung des Gelenks so wichtig sind:
- Beugung (Flexion)
- Abspreizung (Abduktion)
- Außenrotation

Der Dreiklang der Hüftgelenke entspricht der natürlichen Beugehaltung der Beine. Bei allen Tragetechniken im Tuch ist die Anhockspreizstellung der Hüftgelenke möglich, indem die Oberschenkel von Kniekehle zu Kniekehle mit dem Tuch unterstützt werden. Die Knie befinden sich in Höhe des kindlichen Bauchnabels, wobei die Beine abgespreizt sind. Durch die Stellung der Beine kommt der Rücken in eine leichte physiologische Rundung.

Durch die Anhockspreizstellung wird der Hüftkopf in eine ideale Stellung mittig zur Hüftpfanne platziert. Dies ist für die Ausreifung der Hüfte im 1. Lebensjahr enorm wichtig. Außerdem erhält die Hüfte durch das Getragenwerden Bewegungsreize, die zusätzlich die Entwicklung der Hüftgelenke fördern.

- Im ersten halben Lebensjahr tragen Sie Ihr Kind am besten mit Hilfe der sog. Wickelkreuztragetechnik, bei der das Kind optimalen Halt erfährt und der Dreiklang der Hüftgelenke gewährleistet ist (➤ Abb. 2.22). Halt am Becken oder an den Füßen verstärkt die Aufrichtung.

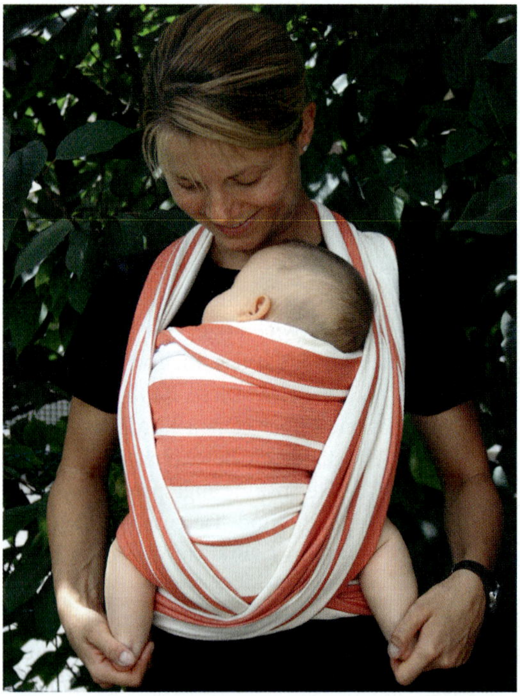

Abb. 2.22 Anhockspreizstellung („Dreiklang") im Tragetuch, Halt an den Füßen [P657]

- Nach dem ersten halben Jahr bieten sich Hüfttragetechniken an, die mehr Rumpfrotation des Kindes zulassen; auf diese Weise kann es aktiver am Geschehen teilnehmen (➤ Abb. 2.23). In jedem Alter sollte das Kind in der Anhockspreizstellung getragen werden, das gilt für das Tragetuch, den Ring Sling und ebenso für die Tragehilfe (➤ Abb. 2.24). Beim Kauf einer Tragehilfe sollte darauf geachtet werden, dass die Anhockspreizstellung überhaupt möglich ist. Hier ist eine gute Beratung sinnvoll (s. u.).

HINWEIS

Gewarnt sei vor der im ersten Lebenshalbjahr oft gebräuchlichen „Wiegentechnik", bei der das Kind in Rückenlage im Tuch liegt. Dass eine angemessene Anhockspreizstellung der Hüftgelenke hier nicht möglich ist, ist das geringste Problem. Wenn das Tuch zu eng gebunden ist und das Kinn des Kindes zu sehr auf seine eigene Brust gedrückt wird, kann es schlimmstenfalls sogar ersticken. Daher wird die „Wiegentechnik" seit einigen Jahren und aus gutem Grund nicht mehr angeleitet.

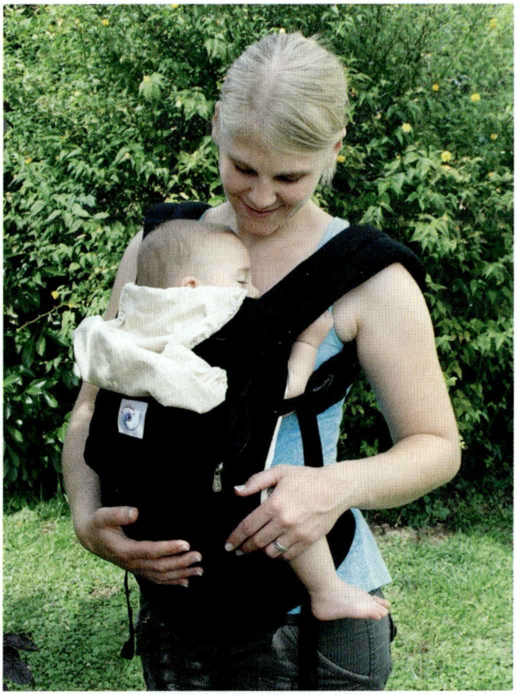

Abb. 2.24 Anhockspreizstellung in der Tragehilfe, Halt am Becken [P657]

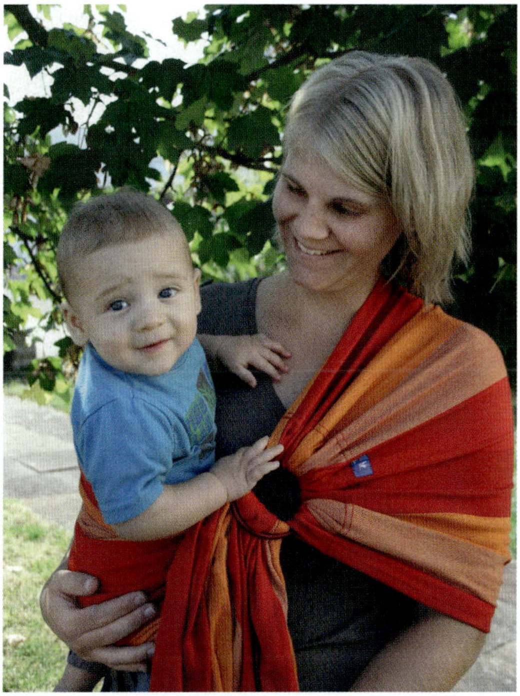

Abb. 2.23 Hüfttragetechnik mit Rotation im Ring Sling

Ab dem fünften Meilenstein möchten die Kinder meist in die gleiche Richtung sehen wie die Trageperson. Sie verdrehen und überstrecken sich, um zu sehen, welche interessanten Dinge in ihrer Umgebung passieren. Die Neugier ist einfach zu groß. Tragetechniken, bei welchen der Rücken des Kindes an der Brust der Trageperson liegt, sind aber nicht immer zu empfehlen. Zuweilen gerät der Rumpf des Kindes in eine unnatürliche Überstreckung. Die Anhockspreizstellung der Hüftgelenke ist dann nicht möglich – im Gegenteil, die Beine werden mit der Schwerkraft nach unten gezogen und die Hüftgelenke übermäßig gestreckt. Außerdem sind weder das Abstützen der Hände noch das Einstemmen der Füße am Körper der Trageperson möglich.

Das Tragen nach vorne gibt dem Kind gleichzeitig Sicherheit und Anregungen, daher ist es – in der richtigen Haltung – durchaus zu empfehlen. Die Augen sind die Organe der Neugier. Neugier streckt den Körper und erhöht den Tonus. Mehr Aufrichtung, intensive Bewegungsimpulse und Eindrücke auf Augenhöhe erhält das Kind in dieser Position.

Es gibt Komforttragen, in denen Sie Ihr Kind mit Blickrichtung nach vorne tragen können. (➤ Abb. 2.25). Sie sind so geschnitten, dass der Dreiklang der Hüftgelenke eingehalten wird und das Kind im Rumpf symmetrisch bleibt. Außerdem kann das Kind eine Hand-Hand- sowie eine Hand-Mund-Position einnehmen und mit Spielzeug hantieren. Ab dem fünften Meilenstein können die Kinder die auf sie einströmenden Reize gut verarbeiten. Wenn Sie spüren, dass es Ihrem Kind zu viel wird, drehen Sie es wieder in die zugewandte Position oder Sie legen es zum Schlafen oder Spielen ab.

Die konsequente Anhockspreizstellung im Tragetuch ist auch therapeutisch relevant, also auch für solche Kinder geeignet, deren Muskeltonus und Gelenkmobilität am Rande der Norm liegen. Denn das Tragen im Tragetuch oder in der Tragehilfe wirkt tonusregulierend, d. h. es normalisiert die Körperspannung des Kindes. Weil das Kind den Rhythmus und die Körperspannung des Tragenden intuitiv übernimmt, reguliert sich seine eigene Spannung, eine zu hohe Körperspannung lässt nach, eine zu niedrige Spannung normalisiert sich.

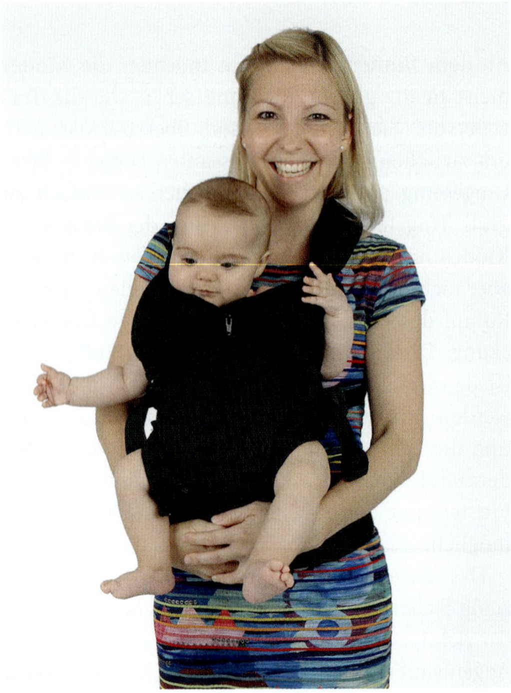

Abb. 2.25 Eine Tragehilfe macht es möglich, das Kind mit Blick nach vorne zu tragen, ohne dass die Anhockspreizhaltung der Beine verloren geht. [K382]

Außerdem wirkt das Tragen im Tuch positiv auf die Entwicklung der Hüftgelenke. Kinder mit hyperbeweglichen Hüftgelenken („Froschhaltung" der Beine) erhalten durch das Tragetuch Spannungsimpulse für die Adduktoren und spannen die Muskeln an. Sie zentrieren dadurch die Hüftgelenke besser in der Pfanne. Kinder mit hypobeweglichen Hüftgelenken, also eingeschränkter Beweglichkeit, bekommen durch das Tragetuch in der Anhockspreizstellung einen Dehnungsreiz auf die verkürzte Hüftmuskulatur.

Durch die Anhockspreizstellung im Tuch erhält das Kind zudem Impulse zur Aufrichtung. Die aufgerichtete Körperhaltung des Kindes beim Tragen verstärkt die Haltearbeit der Rumpfmuskulatur. Wird die Tragetechnik noch mit einer Rotationsbewegung des Kindes im Rumpf kombiniert, so verbessert sich die Aufrichtung zusätzlich; dies ist gerade bei Kindern mit niedrigem Muskeltonus wichtig. Auch für die natürliche Fußentwicklung ist das Tragen im Tragetuch oder in der Tragehilfe gut (➤ Abb. 2.22).

Rotation im Rumpf

Wählt man ab dem sechsten Meilenstein eine Tragetechnik, die eine Rumpfrotation des Kindes zulässt (z. B. in der Hüfttragetechnik) oder benutzt man – wenn möglich – die Tragehilfe seitlich, so kann die nach hinten zeigende Schulter des Kindes nach vorne gebracht werden (➤ Abb. 2.23). Durch die Drehbewegung erhält das Kind eine vermehrte Aufrichtung im Rumpf. Die Vorteile sind:

- mehr Spannungsaufbau im Rumpf, dadurch mehr Aktivität des Kindes (Spannungsaufbau bringt Aktivität und umgekehrt)
- Hand-Hand- und Hand-Mund-Koordination sind möglich
- mehr Aufmerksamkeit durch dieselbe Blickrichtung von Mutter und Kind

Hände zum Mund

Im Tragetuch und in der Tragehilfe sollten die Händchen Ihres Kindes immer in der Nähe seines Mundes liegen, die Arme also eher angehoben sein (➤ Abb. 2.26). Hängen die Arme seitlich am Körper herunter,

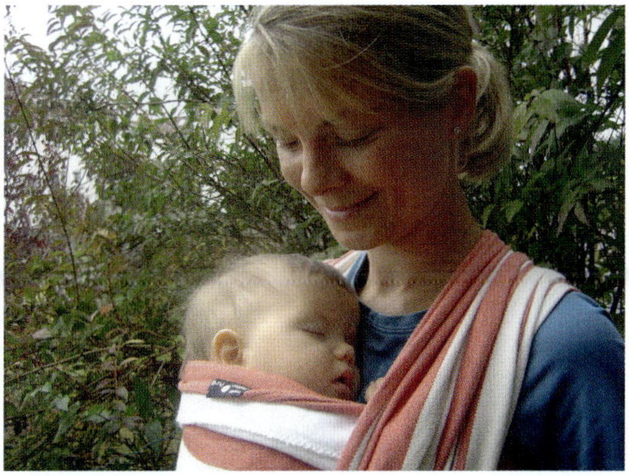

Abb. 2.26 Kleines Moltontuch als „Kragen" zur Unterstützung der Halswirbelsäule

sackt der Oberkörper etwas ein, wird die Atmung erschwert und sinkt der Sauerstoffgehalt im Blut. Die Hände am Mund ermöglichen dem Kind hingegen eine freiere Atmung und darüber hinaus eine gute Hand-Hand- und Hand-Mund-Koordination. Zusätzlich kann es sich an Ihrem Körper abstützen und seine Rumpfmuskeln aktivieren.

Nackte Füße im „Steigbügel"

Wenn die Temperaturen es zulassen, dürfen die Füße Ihres Kindes beim Tragen ruhig nackt sein. Ganz automatisch umfasst man die kleinen Füßchen, drückt und wärmt sie. Die Durchblutung wird verbessert, der Kreislauf aktiviert. Das Berühren der Füße wirkt wie eine Fußreflexzonenmassage. Der Griff um die Füßchen gleicht einem Steigbügel, der dem Kind Halt gibt und die Möglichkeit, sich aktiv abzustützen, vermehrt aufzurichten und seine Rumpfmuskulatur zu kräftigen. Dieselben Aufrichtungsimpulse erhalten Sie in einer guten Sitzposition, in der Ihre Füße plan auf dem Boden stehen.

Der Halt an den Füßen wirkt ganz automatisch physiologisch und unterstützt ihre natürliche Entwicklung. Denn die Füße werden von Anfang an in die richtige Fußhaltestellung gebracht, in die sog. Supination und Dorsalextension. Außerdem wird die Formung der Füße angeregt (➤ Abb. 2.22).

Hilfen für mehr Aufrichtung beim Tragen

Neben der Rotation im Rumpf, die Hand am Becken und dem „Steigbügel" für die Füße eignet sich ein zusammengerolltes Moltontuch hervorragend für mehr Aufrichtung beim Tragen: Falten Sie ein 40 × 40 cm großes Moltontuch zu einem Polster zusammen. Dieses Polster – richtig positioniert und individuell angepasst – gibt Reize zur Spannungserhöhung im Rumpf und hilft Ihrem Kind, nicht zusammenzusacken und sich in seiner Aufrichtung vermehrt zu spüren. Folgende Positionsmöglichkeiten können Sie sich beim ersten Mal vom Fachpersonal zeigen lassen:

- Das Moltonpolster wird als „Kragen" verwendet. Es wird von oben ins Tuch mit eingelegt und sollte nicht einengen, sondern nur stützen (➤ Abb. 2.26).
- Das Moltonpolster verläuft horizontal über die beiden Schulterblätter (in Höhe der mittleren Brustwirbelsäule).

BEACHTE

Die Tragehilfe

Es wird eine Vielzahl von Tragehilfen im Handel angeboten. Die Tragehilfe geht auf das in vielen Teilen Asiens verbreitete „Mei Tai" zurück, auf eine Trage mit vier Bindebändern und einem quadratischen Rückenteil.
Folgende Qualitätsmerkmale sollte eine gute Trage haben:

- Gibt die Trage ausreichend Halt? Hat sie längenverstellbare Gurte, die am Rücken überkreuzt werden können? Sind die Schnallen stabil, sicher und einfach zu bedienen?
- Wächst die Trage mit? Lässt sie sich an unterschiedliche Entwicklungsgrößen des Kindes anpassen?
- Ist die Trage bequem für Sie als Eltern? Können Sie in aufgerichteter Haltung laufen und fühlt sich das Laufen angenehm an?
- Ist die Trage bequem für Ihr Kind? Fühlt es sich wohl? Wird Ihr Kind in der Trage ausreichend in seiner Haltung unterstützt? Ist der „Dreiklang" für die Hüftgelenke gegeben, und kann das Kind seine Brustwirbelsäule aufrichten und sein Köpfchen stabil halten?

Das Tragegestell

Ein Tragegestell auf dem Rücken der Eltern bietet dem Kind im Gegensatz zur Tragehilfe nicht mehr so einen festen Halt. Es kann dann sinnvoll sein, wenn das Kind alt genug für kleinere Wanderungen ist. Das ist allerdings i. d. R. erst ab dem 1. Lebensjahr der Fall. Ein Nachteil ist, dass der Träger nicht sehen kann, wenn das Kind z. B. friert oder schlafend in sich zusammensackt. Es gibt Eltern, die ihre Kinder auf dem Rücken mit zum Skifahren nehmen und großen Gefahren aussetzen. Man muss nicht um jeden Preis mit dem Kind mobil sein!

2.1.4 Spielen und Füttern

Auch beim Spielen und Füttern ist gutes Handling von großer Bedeutung. Alle Kinder lieben das gemeinsame Spiel. Sie können überall mit Ihrem Kind spielen, auf dem Wickeltisch, auf der Krabbeldecke, auf dem Schoß, im Ringsitz, beim Tragen. Sie können Fingerspiele machen, Singspiele oder Spielzeug anbieten. Sie können sich gemeinsam mit Ihrem Kind bewegen, mit ihm tanzen und toben, wenn es etwas älter ist.

Für den Ringsitz setzen Sie sich auf den Boden und bringen Ihre Fußsohlen so zueinander, dass Ihre Beine einen Ring bilden (➤ Abb. 2.27). Jetzt können Sie das Kind mit seinem Köpfchen in Ihre Füße legen. Füttern, Spielen, Streicheln, Massieren, alles ist in dieser Lage möglich.

Auch auf dem Schoß lässt sich das Kind – wenn es noch nicht zu groß ist – gut füttern, an- und ausziehen. Man kann mit ihm schmusen und spielen. Sie können sich auf den Boden setzen, die Füße aufstellen und das Kind auf Ihren Oberschenkeln ablegen (➤ Abb. 2.28). Oder Sie stellen Ihre Füße auf eine Fußbank, dann können Sie bei der Schoßhaltung auch gut auf einem Stuhl oder Sessel sitzen. Wichtig ist auch hier, dass der Kopf des Kindes noch gut auf Ihren Oberschenkeln liegt und nicht nach hinten über Ihre Knie kippt. Ein Kissen zwischen Kind und Oberschenkeln sorgt bei Bedarf für mehr Bequemlichkeit.

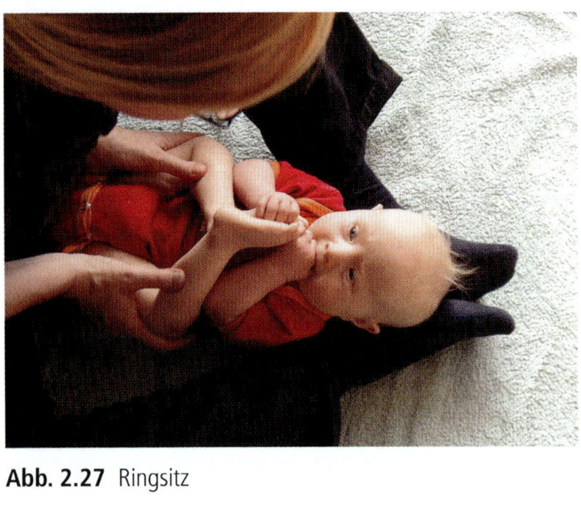

Abb. 2.27 Ringsitz

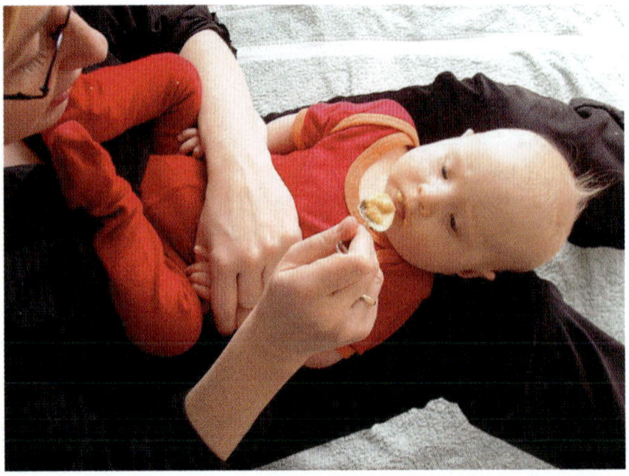

Abb. 2.28 Füttern auf dem Schoß

Wenn Sie stillen, variieren Sie am besten die Stillpositionen. Machen Sie es sich selbst möglichst bequem, dann entspannt sich auch Ihr Kind. Das Kind kann beruhigt an der Brust trinken, wenn sein Körper Halt findet und unterstützt wird. Die Beine sollten nicht frei hängen. Gut geeignet ist ein Stillkissen, das Sie um sich herum lagern und auf dem Sie sich abstützen. Zwischen Ihrem Arm und dem Kind sollte – auch beim Fläschchengeben – ein weiches Kissen liegen, damit Ihr Unterarm nicht in den Nacken des Kindes drückt und das Kind seine Mahlzeit unterbricht. Stillen ist ein individueller Dialog zwischen Mutter und Kind. Es gibt viele geeignete und je nach Bedarf auch exotische Positionen, die hier nicht beschrieben werden; allgemein zum Stillen s. a. ➤ Kap. 3.2.4.

Das Stillen erfordert naturgemäß den Wechsel der Seiten. Sollten Sie Ihr Kind jedoch mit der Flasche füttern, so halten Sie es mal in dem einen, mal in dem anderen Arm, sodass es seinen Kopf nicht immer in dieselbe Richtung wenden muss. Für eine symmetrische Körperhaltung eignet sich das Füttern auf dem Schoß; in der Position kann das Kind auch gut den Brei vom Löffel essen.

Zum Breifüttern verwenden Sie am besten einen flachen Löffel aus Plastik oder Gummi, je nachdem, von welchem Löffel Ihr Kind den Brei besser abnimmt. Führen Sie den Löffel gerade in den Mund

Ihres Kindes und drücken Sie ihn leicht von oben auf die Zunge. Das Kind muss dann selbst aktiv werden und den Brei mit der Oberlippe vom Löffel nehmen. Auf diese Weise werden die ersten Kaubewegungen des Mundes ausgelöst. Streifen Sie den Brei nicht einfach nur an der Oberlippe des Kindes ab, Sie würden dadurch den Saugreflex weiterhin fördern.

Ab dem 6. Monat kann das Kind normalerweise Mahlbewegungen mit dem Unterkiefer durchführen, d. h. es beginnt zu kauen (➤ Kap. 4.6.1). Zur Unterstützung dieser Fähigkeit kann man den Brei auch mal in die seitlichen Wangentaschen fließen lassen. Das Kind wird nun selbst anfangen zu kauen und mit der Zunge den Brei aus der Wangentasche herausholen. Dann wird der Brei mit der Zunge an den Gaumen gedrückt, anders als beim Saugen, bei dem die Zunge unten bleibt. Dieses aktive Breifüttern fördert die Zungenmotorik, die wiederum eine Voraussetzung für eine gut artikulierte Sprache ist.

Aus demselben Grund können Sie Ihr Kind nach 6 Monaten ganz allmählich an das Trinken aus der Tasse gewöhnen. Die Zunge muss dabei eine Rille für die Flüssigkeit bilden.

Nach dem 1. Lebensjahr sind Nuckelflaschen schädlich, da sie die Zahn-, Mund- und Kieferentwicklung negativ beeinflussen. Sie fördern wieder nur das Saugen und nicht die späteren Kau- und Schluckmechanismen. Zudem werden die ersten Zähne durch den Druck des Mundstücks in ihrer Stellung manipuliert. Auch das Kiefergelenk wird ungünstig belastet. Dies gilt übrigens nicht für das Trinken aus dem Trinkhalm, das ab dem 2. Lebensjahr möglich ist und auf den Mundschluss und die Mundmotorik eher förderlich wirkt. Dagegen sollte man auf sog. Quetschies ganz verzichten. Die Nahrungsaufnahme ist ein primitives Schlucken von meist viel zu süßen Fruchtsoßen. Über den anfallenden Abfall wollen wir hier gar nicht reden.

BEACHTE

Essen lernen mit den Händen oder dem Löffel? Feste Nahrung oder Brei?

Beim Baby-Led Weaning (BLW), das von vielen Eltern propagiert wird, entwöhnt sich das Kind selbst. Es wird nicht passiv gefüttert, sondern bekommt Fingerfood angeboten und entscheidet selbst, wie viel es essen möchte. Dabei kommen nicht der Löffel, sondern Finger und Hände zum Einsatz.

Der Ansatz ist nicht neu, bekommen Babys doch schon immer im Laufe der zweiten Hälfte des ersten Lebensjahrs zunehmend häufiger festere Nahrung angeboten. Nach und nach wird der Brei ersetzt. Neu ist die Ausschließlichkeit, mit der die Selbstentwöhnung des Kindes verfolgt wird. Bekommt das Kind Brei, nimmt es ihn mit den Händen auf. Weich gekochtes Gemüse wird mit den Fingern in den Mund gesteckt und am Gaumen zerdrückt. Da die Feinmotorik noch nicht so weit entwickelt ist, wird das Kind durch Fingerfood nicht satt; es muss weiter gestillt werden oder bekommt sein Fläschchen.

Die meisten Kinder möchten tatsächlich ihr Essen mit den Händen spüren, mit den Fingern Flüssigkeit auf dem Tisch verstreichen und danach die Hände ablecken. Gleichzeitig möchten sie Eltern und Geschwister kopieren, die mit am Tisch sitzen. Manches wird von uns mit Händen gegessen, eine Scheibe Brot, ein Hähnchenschenkel oder ein Stück Käse. Sehr häufig benutzen wir Besteck.

Wie so oft: die Mischung machts. Auch wenn das Kind mit den Händen isst, muss das eigenständige Essen vom Löffel, also die Löffel-Mund-Koordination, erst gelernt werden. Dieses Erlernen fällt den meisten Kindern ab dem sechsten Monat leicht, in der Zeit ist sozusagen das Zeitfenster für das Löffeln offen. Am Familientisch haben sie oft ein vitales Interesse daran, das Löffeln auszuprobieren. Nur bei wenigen Kindern muss das Interesse für den Löffel erst geweckt werden. Mit einem Jahr können die Kinder dann schon recht geschickt vom Löffel essen. Es dauert allerdings noch ein weiteres Jahr, bis ein Kind sich selbst satt essen kann und keine zusätzliche Milch mehr braucht.

2.1.5 An- und Ausziehen

Viele Kinder mögen das An- und Ausziehen nicht und beschweren sich lauthals. Auch hier hilft gutes Handling. Nehmen Sie Ihr Kind von Anfang an auf den Schoß und führen Sie die Bewegungen so langsam durch, dass Ihr Kind die Bewegungen mit steuern und teilhaben kann (➤ Abb. 2.30).

Sprechen Sie mit Ihrem Kind; vielleicht können Sie das Ausziehen auch mit einem Spiel oder Lied verbinden. Wenn Sie Ihr Kind beim An- und Ausziehen nicht bloß passiv handhaben, sondern häufig auf die Seiten drehen, erhält es interessante Bewegungsanreize. Durch die vermehrte Berührung nimmt es sich deutlicher wahr, Gleichgewichtssinn und Koordination werden angesprochen. Sie selbst können im Langsitz, im Ringsitz oder auf dem Stuhl sitzen (➤ Abb. 2.29).

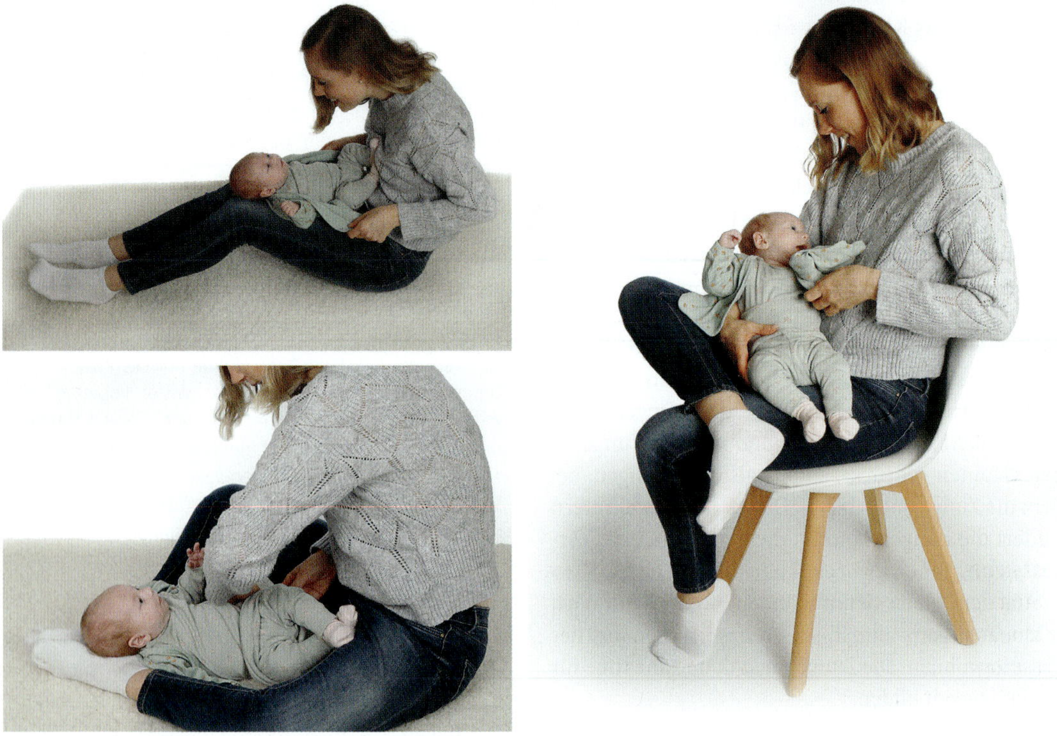

Abb. 2.29 Anziehen, Ausziehen, Wickeln mit viel Bewegung inklusiv [K382]

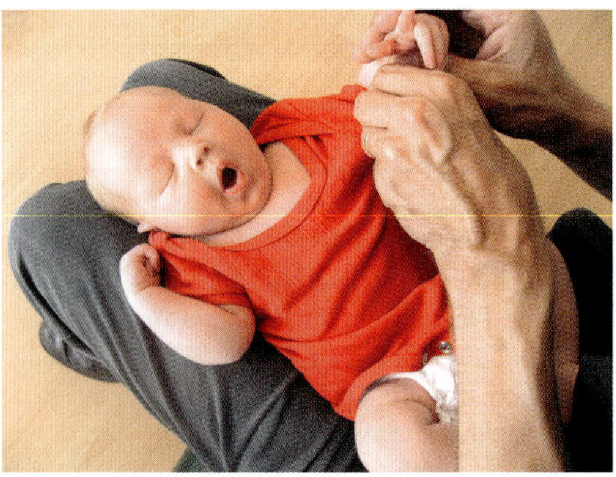

Abb. 2.30 Anziehen auf dem Schoß

BEACHTE

Beim An- und Ausziehen, beim Baden, Wickeln und Aufnehmen kommt es vor, dass ein Gelenk des Kindes laut knackt. Man erschrickt über das laute Geräusch und fürchtet, dass etwas mit dem Gelenk passiert sei. Dieses „Krachen" taucht sporadisch auf und ist nicht unbedingt einer bestimmten Tätigkeit zuzuordnen. Was hier wirklich passiert, weiß man noch nicht. Die Gelenke benötigen sehr lange, bis sie ganz ausgereift sind. So kann es immer mal wieder vorkommen, dass auch beim vorsichtigen Handling ein Krachen zu hören ist.
Bedenken Sie, dass Ihr Kind erst mit 3 Monaten die Ärmchen nach oben über den Kopf bringen kann. Also: das Baby langsam anziehen und vorher die Arme der kleinen Kleidungsstücke aufkrempeln. Ein Krachen im Hüftgelenk ist genauer zu beobachten, ggf. berichten Sie Ihrem Kinderarzt bzw. Ihrer Kinderärztin davon.

Zum Handling gehört auch zweckmäßige Kleidung, die den Bewegungsdrang des Kindes nicht behindert. Zuallererst gilt: Schlaufen entfernen, die sich in manchen Kleidungsstücken befinden, um sie vor dem Verkauf auf Kleiderbügel zu hängen.

- Bequeme und praktische Kleidung ist geeignet. In zu großer Kleidung verlieren sich die Kinder. Zu kleine Kleidung ist eng und schnürt ein.
- Pluderhosen sind Hosen mit breitem elastischem Hosenbund, die Hose engt nicht ein, die Füße sind meist frei. Die Pluderhose gibt den Beinen extra

viel Beinfreiheit an den Oberschenkeln. Der Stoff ist weich und gibt viel Bewegungsfreiraum. Diese Pluderhosen kann man schnell selbst nähen. Sie eignen sich bis weit über das erste Lebensjahr hinaus.
- Auch der Strampelsack hat einen weichen breiten Hosenbund. Er gibt dem Kind Bewegungsfreiheit und fördert die Sensibilität der Füße. Das Kind trägt Windeln, Body und Oberteil, aber die Beine bleiben frei. Den Strampelsack kann man wie auch die Pluderhose gut selbst nähen.
- Bodys, T-Shirts und Pullover sollten einen weiten Halsausschnitt haben, damit sie einfach über den Kopf gezogen werden können. Kapuzen mögen schick aussehen, stören jedoch das Kind. Sie können einen Zug auf den Hals bewirken oder eine unbequeme Unterlage abgeben.
- Steife Kleidung wie Jeans behindern das Kind in seinem Bewegungsdrang und bremsen die motorische Entwicklung aus.
- Warme Winteroveralls lassen sich schwer anziehen, sind jedoch sinnvoll für draußen und wärmen ganzkörperlich. Am besten, man zieht sie dem Kind erst kurz bevor man das Haus verlässt an, da sie das Kind schnell überwärmen.
- Mützchen sind in den ersten 3 Monaten auch in der Wohnung sinnvoll, um dem Kind eine Begrenzung am Kopf zu geben. Sie verhindern bei kalter Witterung, dass zu viel Wärme über den Kopf abgegeben wird. Im Sommer schützen sie vor zu viel Sonneneinwirkung.
- Socken sollten locker sitzen und am Bund nicht einschnüren, denn dann werden die Füße trotz Socken auskühlen. Vielleicht können Sie zumindest in der warmen Jahreszeit auch auf Socken verzichten? Füße und v. a. Zehen sind ein wunderbares Spielzeug für Ihr Kind.
- Schuhe bremsen die Füße in ihrer Entwicklung und ihrem Bewegungsdrang und sind erst dann nötig, wenn das Kind draußen herumläuft. Auch imitierte „Sportschuhe“, die schon für die erste Zeit angeboten werden, zwängen die Füße in eine Fehlstellung. Auch wenn die Schuhe sportlich aussehen, sollte man im 1. Lebensjahr besser darauf verzichten (➤ Kap. 4.12).

HINWEIS

Allgemein gilt für die Kleidung: Täglich frisch anziehen, wenn Ihr Baby viel spuckt, denn Erbrochenes zersetzt sich in Krankheitskeime und kann Hautausschlag und Atemprobleme zur Folge haben.

2.1.6 Wickeln und Stuhlgang

Es gibt verschiedene Möglichkeiten das Kind zu wickeln. Fertigwindeln haben den Vorteil, dass sie schnell gewechselt werden können und wenig Arbeit machen. Nachteilig ist die Menge an Restmüll, immerhin ungefähr 1 t bis zum Trockenwerden.

Stoffwindeln produzieren weniger Abfall, machen aber mehr Arbeit. Sie müssen gewaschen und zum Wickeln wieder vorbereitet werden. Zusätzlich wird ein Windelhöschen benötigt. Das Ganze ist voluminös und erschwert etwas die Bewegung und Aufrichtung. Andererseits unterstützt eine breite Wickeltechnik die Ausreifung der Hüftgelenke.

Beim Wechseln der Windeln können Sie Ihrem Kind gute Impulse für die Drehbewegung vermitteln. Dazu legen Sie Ihr Kind auf den Rücken und lösen beide Windelstreifen. Dann ergreifen Sie mit Ihrer linken Hand das linke Bein Ihres Kindes, beugen es an und drehen Ihr Kind auf die Seite (➤ Abb. 2.31). Die Windel kann mit der freien Hand unter dem Kind eingeschlagen werden. So wird mehrmals täglich und von Anfang an die Drehbewegung angebahnt. Zudem werden die empfindlichen Hüftgelenke geschont. Sie bleiben in ihrer Pfanne zentriert,

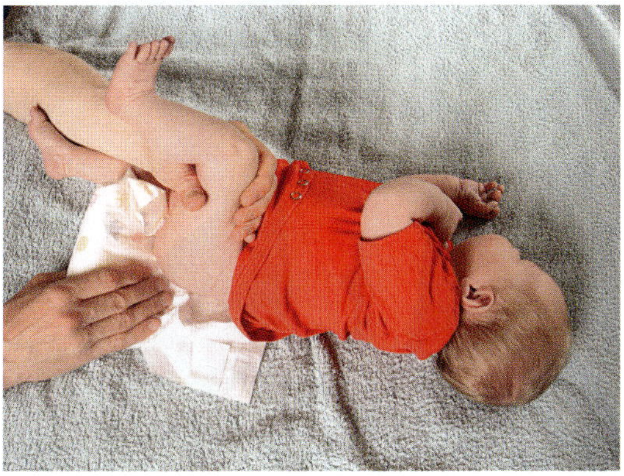

Abb. 2.31 Wickeln

während sie beim herkömmlichen Windelwechsel unnötig nach oben gezogen werden.

Ältere Kinder lassen sich nicht mehr gerne in Rückenlage wickeln und drehen sich zur Seite weg. Dann hilft ein Spielzeug oder ein kleines Buch zum Angucken. Sobald die Kinder stehen können, lässt sich die Windel auch im Stehen wechseln (➤ Abb. 2.32).

BEACHTE

Wenn Sie Ihr Kind nicht auf dem Boden wickeln, sondern auf dem Sofa oder dem Wickeltisch, dürfen Sie es keinen Moment allein lassen, auch wenn es noch sehr klein ist! Schon Neugeborene können sich mit den Füßen abstoßen und über die Unterlage schieben.

Man kann auch versuchen, mit seinem Baby „windelfrei" durch den Alltag zu kommen, denn Babys machen sich bemerkbar, wenn sie „müssen". Sie gähnen, schütteln sich, halten in der Bewegung inne, geben Presslaute oder andere spezifische Geräusche von sich. Es ist eine ganz individuelle Körpersprache, die Eltern mit der Zeit lernen können. Beim „Abhalten", z. B. über einen kleinen Eimer, kann das Baby dann sein großes oder kleines „Geschäft" verrichten.

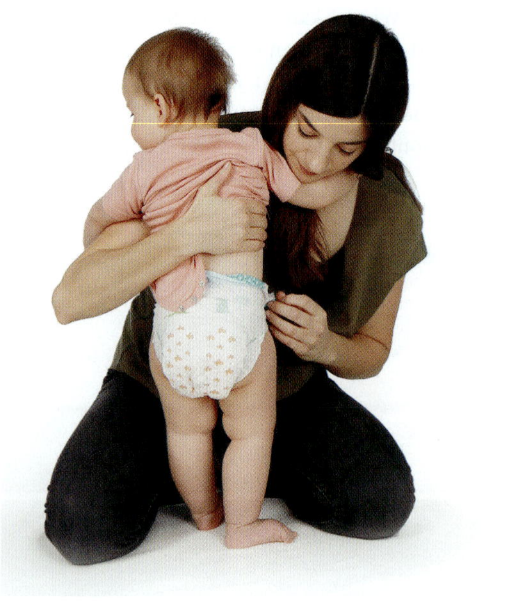

Abb. 2.32 Wickeln im Stehen [K382]

Häufig ist kurz nach dem Trinken Zeit, das Kind abzuhalten, weil das Saugen die Darm- und Blasentätigkeit aktiviert. Zieht man die Strampelhose aus, wird es kühl um Beine und Bäuchlein und die Blase entleert sich.

Die Vorteile liegen auf der Hand: Das Prozedere spart Müll und Geldbeutel. Die intensive Beziehung zwischen Eltern und Kind ist schön für beide Seiten. Ein Nachteil besteht vielleicht darin, dass oft nur die allerengsten Bezugspersonen die Signale des Kindes verstehen.

An dieser Stelle sei noch auf ein paar Bewegungsangebote verwiesen, die den Stuhlgang unterstützen. Grundsätzlich gilt: Je kleiner unser Kind, umso feiner sind unsere Handgriffe und unser Bewegungsangebot.

- Beide Beine werden angewinkelt Richtung Bauch gehalten, dabei zeigen die Knie eher nach außen an den Schultern vorbei. So kann das Baby „Fahrrad fahren" (➤ Abb. 5.19).
- Auch die „Beckenschaukel" bringt Bewegung in die Darmtätigkeit (➤ Abb. 5.18).
- „Querstreichungen" (➤ Abb. 5.24) aktivieren und entspannen gleichzeitig. Ein entspanntes Kind kann den Stuhl besser lösen.
- Man kann sich den Darm wie eine Achterbahn vorstellen: Alle Drehbewegungen aktivieren den Darm und unterstützen die Verdauung. Drehen Sie ihr Kind vorsichtig von der einen auf die andere Seite und passen Sie die Geschwindigkeit Ihrem Kind an.
- Reinigen des Pos mit einem Feuchttuch stimuliert den Anus und damit die Entleerung. Manche Hebammen empfehlen auch ein Kümmelzäpfchen.

2.1.7 Baden und Schwimmen

Wenn Ihr Kind noch sehr klein ist, können Sie es gut im Handwaschbecken oder auch im Badeeimer baden (➤ Abb. 2.33, ➤ Abb. 2.34). Letzteres will gelernt sein, daher baden Sie Ihr Kind beim ersten Mal am besten zu zweit.

Im Badeeimer wird das Baby mit beiden Händen am Kopf gehalten; dabei greift eine Hand von der Seite unter das Kinn, die andere umfasst den Hinterkopf.

Damit Sie keinen Zug auf die Halswirbelsäule ausüben, muss so viel Wasser in dem Eimer sein, dass

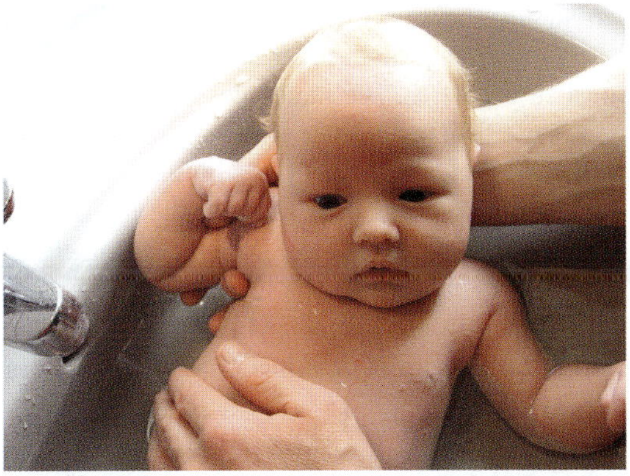

Abb. 2.33 Baden im Handwaschbecken

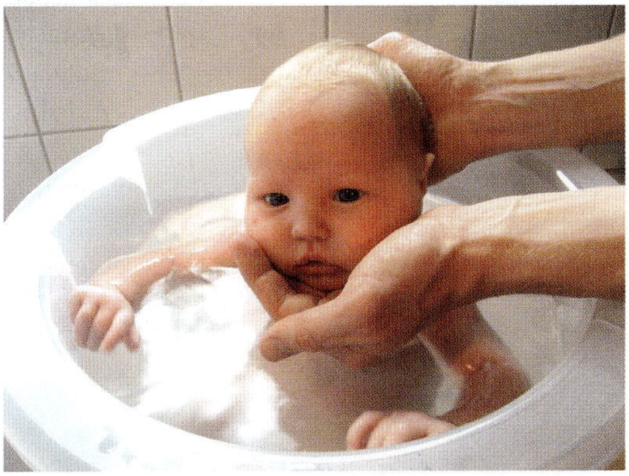

Abb. 2.34 Baden im Badeeimer

der ganze Körper des Kindes bis zum Hals mit Wasser bedeckt ist.

Durch die Auftriebskraft und die Schwerelosigkeit des Wassers wird Ihr Kind eine große Bewegungsvielfalt zeigen: Mit seinen geöffneten Händen kann es sich an der Wand des Badeeimers abstützen, mit seinen Füßen wird es an der Wand hochklettern. Manche Babys halten auch einfach wohlig inne; vielleicht erinnern sie sich an die schwerelose Zeit im warmen Fruchtwasser.

Baden muss nicht täglich sein, einmal die Woche reicht. Der Hautschutzmantel wird durch zu häufiges Baden negativ beeinflusst. Aus dem gleichen Grund können Sie auf Badesubstanzen verzichten. Wenn man sich daran hält, sorgt die Haut für sich selbst und muss auch nicht eingecremt werden.

Schwimmen

Anders verhält sich dies beim Babyschwimmen. In solchen Kursen darf das Baby tauchen, wenn es Gefallen daran findet. Vor der Tauchübung muss der Atemschlussreflex durch die Übungsleiterin überprüft werden. Dabei gießt sie mit einer kleinen Gießkanne Wasser über den Kopf des Kindes. Wenn das Wasser über sein Gesicht fließt, hält es reflektorisch für kurze Augenblicke die Luft an und schließt evtl. dabei die Augen.

Das Tauchen an sich dauert nur wenige Sekunden und darf nur ausgeführt werden, wenn das Kind dazu bereit und der Atemschlussreflex noch vorhanden ist. Ist er – oft ab der 12. Woche – erloschen, sollte das Tauchen nicht mehr durchgeführt werden, da das Kind Wasser einatmen könnte. Aber auch ohne Tauchen stimuliert das Medium Wasser die Bewegung durch eine verstärkte Sinnes- und Körperwahrnehmung. Und vielleicht gibt das Wasser dem Kind auch ein kleines Stück Erinnerung an die Zeit in der Gebärmutter zurück.

BEACHTE

Ihr Kind mag nicht baden? Hier ein paar Tipps:

- Das Badezimmer sollte angenehm warm sein, ebenso das Badewasser (max. 37 Grad). Mit dem Unterarm oder dem Thermometer lässt sich gut prüfen, ob das Wasser zu warm oder zu heiß ist. Wenn Sie selbst entspannt und ruhig sind, kann Ihr Kind Ihre Stimmung aufnehmen.
- Entkleiden Sie Ihr Kind und umhüllen Sie es mit einem warmen, weichen Handtuch. Halten Sie es mit der einen Hand am Brustkorb, mit der anderen am Becken. Neigen Sie Ihr Kind etwas nach vorne und lassen Sie es mitsamt dem Handtuch und beginnend mit den Füßen langsam in das angenehm temperierte Badewasser gleiten.
- Jetzt kann das Handtuch entfernt und das Kind sanft über die Seite auf den Rücken gedreht werden. Sein Köpfchen ruht in Ihrer hohlen Hand, während es das Wasser erspürt oder Sie es mit einem weichen Badehandschuh waschen.
- Für den Rückweg braucht man eine zweite Person mit einem vorgewärmten Handtuch. Das Kind wird so aus dem Badewasser genommen wie es hineingekommen ist, leicht nach vorne gebeugt, und sofort mit dem warmen Handtuch umhüllt. Legen Sie es mit viel Körperkontakt auf der angewärmten Wickelauflage ab und ziehen Sie es Schritt für Schritt wieder an, ohne es lange der Außentemperatur auszusetzen. So kann das Baden ein Genuss für alle sein.

2.2 Lagerung und Schlafen

Über den Tag verteilt ist es wichtig, dass der noch junge Säugling in vielen verschiedenen Positionen liegt und sich dabei möglichst frei bewegen kann. So wird das motorische Lernen von Anfang an gefördert. Gleichgewicht, Koordination, Kraft, Ausdauer und die beginnende Aufrichtung werden aktiviert.

Junge Eltern sind häufig verunsichert, wie sie ihr Baby lagern sollen. Großmütter legten ihre Kinder grundsätzlich auf den Bauch, bis Untersuchungen ergaben, dass die Bauchlage ein Risikofaktor für den plötzlichen Kindstod sein kann (➤ Kap. 2.2.3). Eine Zeitlang wurden Neugeborene abwechselnd in Seitenlage gebettet, was sich wiederum nachteilig auf die Entwicklung der Hüftgelenke auswirken kann.

Heute wird im Allgemeinen die Rückenlage als Schlaflage empfohlen. Das Einschlafen selbst gelingt oft besser auf der Seite; danach können Sie Ihr Kind auf den Rücken legen und darauf achten, dass das Köpfchen mal auf der rechten, mal auf der linken Seite liegt. Bevorzugen Sie die Rückenlage als Schlafposition so lange, bis sich das Kind selbstständig auf die Seite bzw. auf den Bauch dreht. An die für die Entwicklung so wichtige Bauchlage sollte sich das Kind tagsüber gewöhnen (➤ Kap. 2.2.3).

BEACHTE

Für die Schlaflagerung gilt grundsätzlich: Lassen Sie das Bettchen frei von Spielzeug, Kuscheltieren, Kissen und Spucktuch, damit die Atemwege frei bleiben. Ihr Kind schläft am sichersten in einem Schlafsack; die Arme liegen frei. Für die kühlere Jahreszeit gibt es auch Schlafsäcke mit Ärmeln.
Achten Sie darauf, dass es beim Schlafen zu keiner Überwärmung kommt. Die Kinder können noch nicht selbst ihren Körperwärmehaushalt regulieren und reagieren auf zu viel Wärme mit hohem Fieber. Ist es dem Kind zu kalt, weint es und kommt nicht zur Ruhe.

2.2.1 Die Rückenlage

Weil die ganz Kleinen – wenn sie auf dem Rücken liegen – ihre Beinchen noch nicht gestreckt ablegen können, müssen sie sich in dieser Lage ständig ausbalancieren. Dadurch kommt die Bauchdecke unter Zug, was u. U. Bauchschmerzen auslöst. Beim Schlafen *tagsüber* bewährt es sich, ein größeres Handtuch lose zusammengeknüllt unter den Beinen des Säuglings zu platzieren. Die Enden des Handtuchs können Sie seitlich am Körper etwas hochziehen, dann ist Ihr Baby seitlich gestützt (➤ Abb. 2.35). Auch ein Stillkissen unter den Beinen macht die Rückenlage angenehmer (➤ Abb. 2.36). Diese Lagerung eignet sich bis zu dem Zeitpunkt, da sich das Kind selbst aus der Rücken- in die Seitenlage bringt, was mit dem Einzel-Ellenbogenstütz geschieht (➤ Kap. 4.4).

BEACHTE

In der Nacht sollten Sie jedoch auf jegliche Lagerungshilfe verzichten, da Sie nicht ständig kontrollieren können, ob sich das Material während der Nacht verschiebt und die Atemwege behindert. Ausnahme ist das Keilkissen unter dem Kopfende der Matratze, das die Atmung des Kindes bei Erkältungen erleichtert.

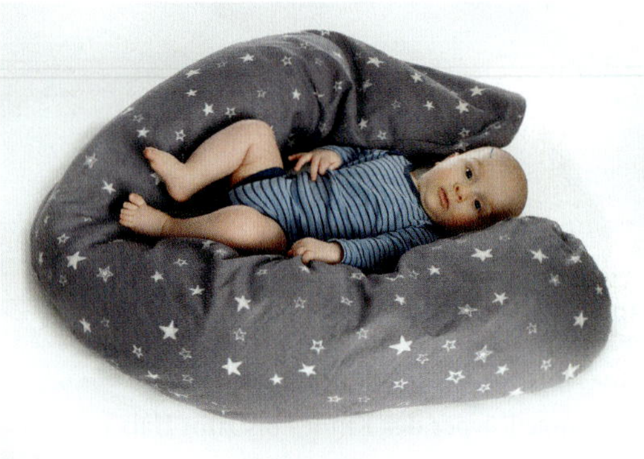

Abb. 2.35 Rückenlage tagsüber, mit Stillkissen [K382]

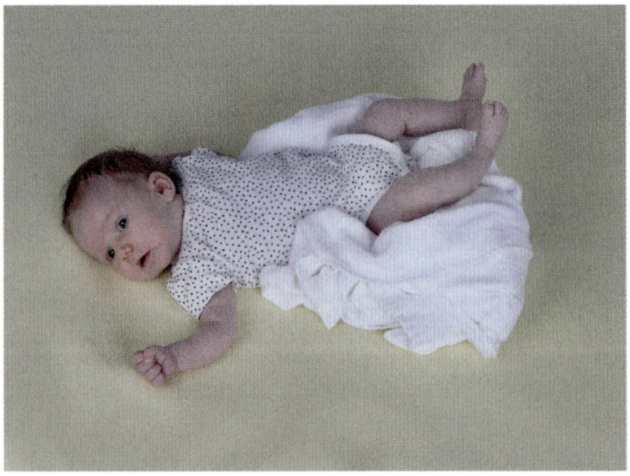

Abb. 2.36 Angenehme Rückenlage mit Handtuchknäuel [K382]

Dem noch kleinen Säugling können Sie tagsüber die Rückenlage auch im „Nestchen“ oder in der „Hängematte“ anbieten. Beide Lagerungen eignen sich auch hervorragend für Frühchen, die besonders viel Schutz und Geborgenheit brauchen:

- Für das Nestchen rollen Sie ein großes Handtuch zusammen und legen es kreis- oder hufeisenförmig zurecht. Ein zweites Handtuch breiten Sie flächig darüber. Mit dieser Begrenzung fühlt sich das Neugeborene wohl und geborgen. Im kreisförmigen Nestchen liegt das Kind in Beugehaltung, Kopf und Beine etwas erhöht (➤ Abb. 2.37). Hat das Nestchen die Form eines Hufeisens, können der Kopf oder die Beine auch flach gelagert werden, je nachdem, wie sich Ihr Kind wohler fühlt.
- Für die Hängematte brauchen Sie ein festes, großes Moltontuch, an dessen vier Ecken Sie Aufhängebänder annähen (➤ Abb. 2.38). Jetzt können Sie das Tuch über dem Bettchen an den Gitterstäben befestigen und Ihr Baby in der Hängematte träumen lassen – bitte nur tagsüber und unter Aufsicht!

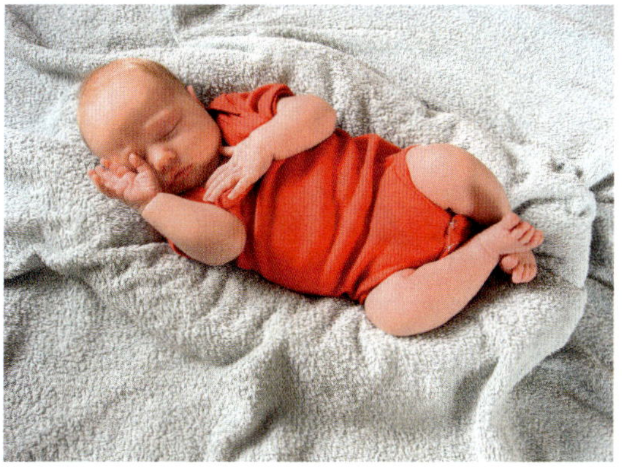

Abb. 2.37 „Nestchen“

Sie können Ihr Kind auch so in eine große, an der Decke befestigte Hängematte hineinlegen, dass das Tuch das ganze Kind umschließt und Licht und Geräusche nur gedämpft zu ihm dringen. Diese Lagerung entspricht der ursprünglichen und natürlichen Haltung im Mutterleib und gibt dem Kind das Gefühl der Geborgenheit, der Festigkeit und der Nachgiebigkeit der Gebärmutter zurück. Im Tuch kann es wie im Mutterleib leicht schwingen, es kann sich entspannen, aber auch seine Beinchen gegen die Tuchwände stemmen und so seine Muskeln trainieren. Auch älteren Kindern macht das Spiel in der Hängematte viel Spaß (➤ Kap. 4.9.2).

In der Rückenlage beginnt Ihr Kind, seine Beine hochzuziehen und mit den Füßen zu spielen. Dadurch kräftigt es seine Bauchmuskeln. Sie können ihm diese Position etwas erleichtern, indem Sie sein Becken mit einem Handtuch oder Keilkissen unterlagern. Auf diese Weise liegt der Rücken besser auf und die Beinchen können zum Spielen leichter hochgenommen und gehalten werden.

Mit einem einfachen Hilfsmittel können Sie Ihr Kind dabei unterstützen, sein Köpfchen in Rückenlage in der Mitte zu halten – v. a. dann, wenn es schon eine Lieblingsseite entwickelt hat (➤ Abb. 2.39).

- Falten Sie ein Handtuch der Länge nach und rollen Sie es von beiden Seiten ein.
- Damit die Kanten nicht drücken, drehen Sie es um und legen es so unter den Kopf Ihres Kindes. Dabei bleiben die Schultern frei.

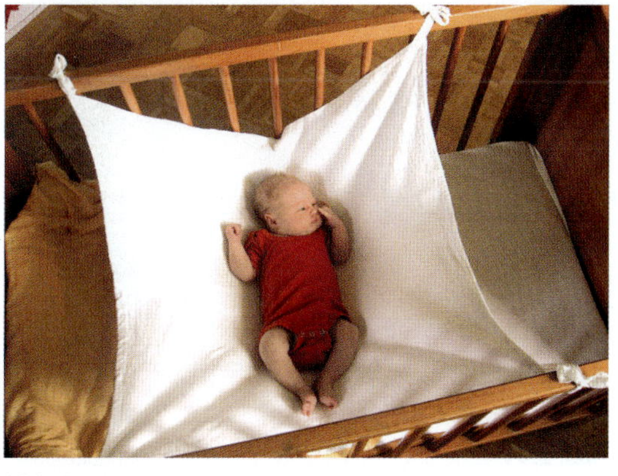

Abb. 2.38 „Hängematte“

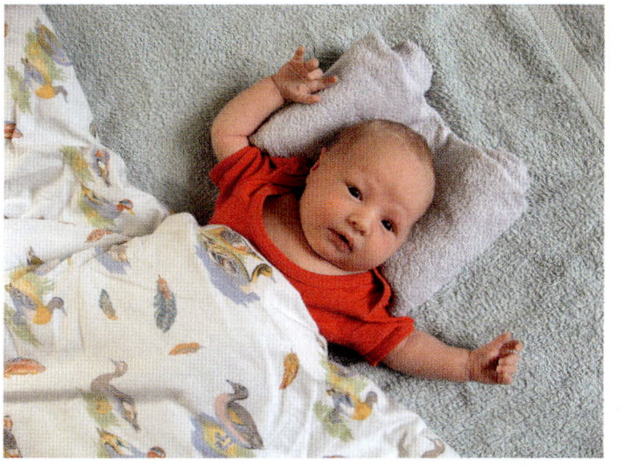

Abb. 2.39 Lagerung des Kopfes in Rückenlage

- Dieselbe Lagerung hält auch im Autositz den Kopf Ihres Kindes stabil in der Mitte. Zur Lagerung mit einem Spezialkissen s. u. (➤ Abb. 2.53).

Damit es erst gar nicht zu Asymmetrien des Körpers oder zu Fehlstellungen des Kopfes kommt, drehen Sie das Bettchen regelmäßig um. Ihr Baby wendet seinen Kopf nämlich immer in die Richtung, aus der Stimmen und Licht kommen.

Zeigt Ihr Kind bereits eine Lieblingskopfstellung, blickt es z. B. am liebsten nach rechts, dann legen Sie es tagsüber vermehrt auf seine linke Körperseite, damit sich erst gar keine asymmetrische Abflachung am Hinterkopf bildet (zur Asymmetrie s. a. ➤ Kap. 4.3).

2.2.2 Die Seitenlage

Die Seitenlage findet Ihr Baby von selbst, sobald seine Rückenlage stabiler geworden ist und es damit beginnt, Knie und Füße zum Bauch hochzuziehen. Es kippt dann automatisch auf die Seite und beginnt, in Seitenlage zu spielen. Das ist bei vielen Kindern mit dem 4. Monat, mit dem Einzel-Ellenbogenstütz, der Fall.

Wenn Ihr Kind diesen Entwicklungsschritt gemeistert hat, wird es sich auch nachts bei Bedarf auf die Seite und später sogar auf den Bauch drehen. Sobald Ihr Kind in der Lage ist, sich selbst in andere Positionen zu bringen, lassen Sie es gewähren. Der Mensch entwickelt schon als Baby individuelle Schlafpositionen, und ein ruhiger, erholsamer Schlaf ist für alle – Kind und Eltern! – entspannend.

Nachdem die Bauchlage als Schlafposition nicht mehr empfohlen wurde, wurde auch für Neugeborene die Seitenlage propagiert. Vor dem 4. Monat wurde der Säugling abwechselnd mal auf die eine, mal auf die andere Seite gebettet. Diese Lagerung hat sich allerdings, wurde sie allzu konsequent durchgeführt, bei manchen Kindern nachteilig auf die Entwicklung der Hüftgelenke ausgewirkt, da diese bis zum 4. Monat noch keinen ausreichenden muskulären Schutz besitzen und Hüftkopf und -pfanne noch nicht hinreichend entwickelt sind. In der Seitenlage rutscht das obere Bein Richtung Unterlage, wodurch das Hüftgelenk nicht mehr zentriert ist.

Wenn man das Baby jedoch in der Seitenlage gut stützt und sie nicht ausschließlich anwendet, bietet sie einige Vorteile. Gegenüber der Bauchlage ist die Gefahr des plötzlichen Kindstodes geringer. Gegenüber der Rückenlage hat sie den Vorteil, dass der Hinterkopf des Kindes nicht zu sehr abflacht und dass Kopf und Körper durch den Wechsel der Seiten seltener Asymmetrien entwickeln.

Wenn Sie Ihr Baby gut auf der Seite lagern möchten,

- nehmen Sie ein Stillkissen (➤ Abb. 2.40)
- oder knüllen Sie ein Handtuch längs zusammen und stabilisieren Sie damit den Rücken des Kindes, sodass es zwischen Rücken- und Seitenlage aufliegt (➤ Abb. 2.41).
- In dieser Position liegt der untere Arm frei vor dem Kind und das untere Schulter- bzw. Hüftgelenk werden nur wenig belastet. Zudem kann das Kind nicht unkontrolliert auf den Bauch rollen.
- Ein Ende des Tuchs liegt zwischen den Beinen, damit das obere Hüftgelenk nicht zu viel Zug erfährt und in seiner Ausreifung gestört wird.

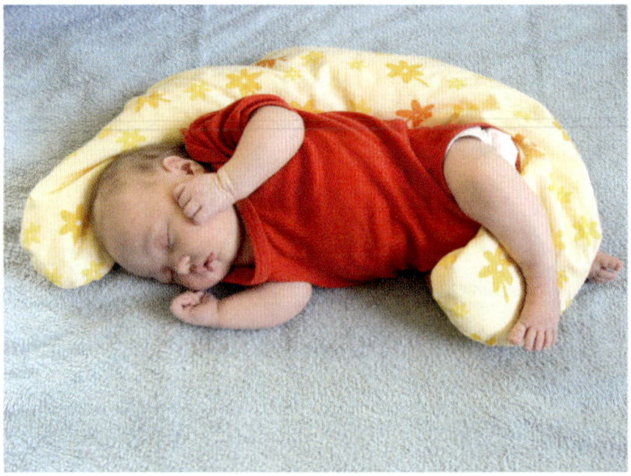

Abb. 2.40 Lagerung auf der Seite mit Stillkissen

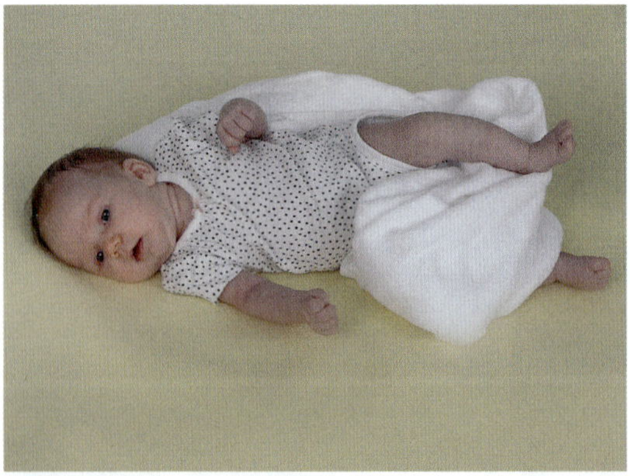

Abb. 2.41 Lagerung auf der Seite mit Handtuchknäuel [K382]

Diese Lagerung, bei der das Baby eine Begrenzung wie im Mutterleib erhält, eignet sich auch für Neugeborene und sogar für Frühchen. Viele Neugeborene werden in ihren ersten Lebenswochen ohnehin breit gewickelt, damit die Hüftgelenke sich besser zentrieren können.

BEACHTE

Für die seitliche Lagerung gibt es gute Gründe. Die ruckartigen Reflexbewegungen (Massenbewegungen: Mororeflex, dystonische Massenbewegungen) werden unterdrückt und das Kind kommt dadurch eher zur Ruhe und zum Einschlafen. Gleichzeigt hilft die Seitenlage gegen einen platten Hinterkopf, der durch die eintönige Rückenlage entstehen kann. Bauchschmerzen werden gelindert.

2.2.3 Die Bauchlage

Früher legte man die Kinder selbstverständlich zum Schlafen auf den Bauch. Untersuchungen zeigten jedoch, dass in Deutschland deutlich mehr Kinder am plötzlichen Kindstod starben als in anderen europäischen Ländern, in denen die Kinder nicht in Bauchlage schliefen. Seit die Kinder nach der Geburt auch bei uns zum Schlafen auf den Rücken gelegt werden, ist die Kindersterblichkeit durch den plötzlichen Kindstod stark zurückgegangen.

Neben der Bauchlage gibt es aber noch etliche weitere Faktoren, die als Risiko für den plötzlichen Kindstod ausgemacht wurden.

BEACHTE

Der plötzliche Kindstod

Er bedroht das Kind ab dem 1. Tag und bleibt im gesamten ersten Lebensjahr real. Deshalb ist auf Folgendes zu achten:

- Legen Sie Ihr Kind zum Schlafen nicht auf den Bauch, sondern auf den Rücken. Auch tagsüber sollten Sie Ihr Kind erst dann ohne Beaufsichtigung auf den Bauch legen, wenn es selbstständig den Kopf halten und drehen kann.
- Achten Sie darauf, dass kein Spielzeug, Kuscheltiere, Kissen oder sonstiges Lagerungsmaterial im Bettchen liegen. Wenn Ihr Kind unruhig schläft und Sie Bedenken haben, dass es ganz unter seiner Decke verschwindet, ist ein Schlafsack zu empfehlen.
- Verwenden Sie immer eine neue Matratze, nie eine gebrauchte. Erbrochenes kann in die Matratze eingedrungen sein und gefährliche Pilzerreger gebildet haben, welche das Kind im Schlaf einatmet.
- Ziehen Sie Ihr Kind nicht zu warm an. Es darf im Nacken nicht schwitzen. Hände und Füße sollten richtig temperiert sein.
- Halten Sie Ihr Baby von Tabakrauch fern. Wenn Sie selbst Raucher sind, vermeiden Sie es, im Beisein Ihres Kindes zu rauchen. Rauchen Sie niemals in der Wohnung!
- Schauen Sie gelegentlich nach Ihrem Kind, wenn es schläft. Es gibt auch Überwachungsgeräte für die Atmung im Bettchen; diese werden evtl. bei Risikokindern eingesetzt.

Legen Sie Ihr Kind zum Schlafen auf den Rücken oder auf die Seite und dulden Sie die Bauchlage in der Nacht erst dann, wenn Ihr Kind diese Lage selbst wählt und sich vom Rücken auf den Bauch dreht.

Ausnahme: Die Bauchlage als Einschlafhilfe

In den ersten Wochen schläft das Kind meist ohne Schwierigkeiten auf dem Rücken ein. Mit der wachsenden Wahrnehmung können Regulationsschwierigkeiten auftreten, und das Kind ist nicht mehr so einfach zum Schlafen abzulegen. Oft trägt man es abends stundenlang durch die Wohnung. Dies bringt meist nicht den erhofften Erfolg, denn durch die Reize des ständigen Ruckelns döst das Kind nur und beim Ablegen ist es sofort wieder wach.

Zum besseren Einschlafen eignet sich die Bauchlage. Darin schlafen die Kinder meist ruhiger ein, die Schreiphase bleibt aus oder ist verkürzt. Und so gehts: Falten Sie ein Moltontuch handbreit zusammen und legen Sie Ihr Kind in Bauchlage auf das Tuch. Dadurch wird die natürliche Beugeposition unterstützt und der Druck auf den Nabel gedämpft (➤ Abb. 2.42).

In dieser Phase dürfen Sie Ihr Kind allerdings nicht allein lassen. Halten Sie seine Hand oder legen Sie Ihre Hand auf den Körper Ihres Kindes und warten Sie etwas, bis das Kind schläft. Jetzt können Sie es sanft wieder zurück auf den Rücken legen. Achten Sie darauf, dass die Atemwege in jeder Position frei sind.

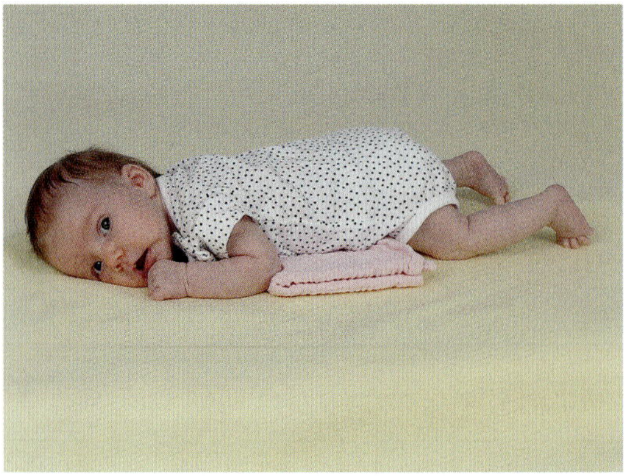

Abb. 2.42 Bauchlage auf Moltontuch [K382]

Übrigens: Solange Ihr Kind in der Bauchlage noch nicht selbstständig den Kopf drehen kann, sollten Sie darauf achten, dass Ihr Kind abwechselnd auf beiden Wangenseiten liegt, damit es seine Mitte findet. Später, wenn es selbstständig seinen Kopf drehen kann, könnte eine ständige Lieblingsseite auf eine Asymmetrie hinweisen.

BEACHTE

Bitte legen Sie Ihr Kind nur in den Wach- und Aktivphasen auf den Bauch und bleiben aufmerksam in seiner Nähe. Auch die Lagerung mit einem Hilfsmittel, einem Handtuch oder einem Kissen, sollten Sie nicht in der Nacht anwenden, sondern nur am Tag, wenn Sie bei Ihrem Kind sind. Wird das Kind nach dem 3. Monat mobiler, kann auf die Hilfestellung verzichtet werden, weil sie den Bewegungsdrang bremst.

Tagsüber: Gewöhnung an die oft ungeliebte Bauchlage

Tagsüber sollten Sie Ihr Kind geduldig an die Bauchlage gewöhnen. Lernt ein Kind die Bauchlage nicht von Anfang an, so ist es später sehr schwierig, es an diese Lage zu gewöhnen. Die Kinder tolerieren den Druck auf die zarte Bauchdecke nicht. Oft fällt dann der Satz: „Mein Kind mag die Bauchlage nicht, deshalb lege ich es auf den Rücken." Folgen der ständigen Rückenlage auch im Wachzustand des Kindes können Entwicklungsverzögerungen und Asymmetrien sein. Durch die Bauchlage indes werden die Aufrichtung, das Gleichgewicht, die Koordination, die Kraft und das Greifen in Bewegung gebracht (➤ Kap. 1.1).

Nach spontanen Geburten wird der Säugling gleich auf den Bauch der Mutter gelegt, wo er ihre Wärme und ihren vertrauten Herzschlag spüren kann. Er fühlt sich in dieser Lage wohl und geborgen. Auch später können Sie sich Ihr Baby immer wieder auf Ihren Bauch legen und gemeinsam Nähe und Geborgenheit genießen. Auf Ihrem Bauch wird Ihr Kind die Bauchlage schätzen, auch wenn es sie sonst nicht toleriert. Sie können singen oder tiefe Töne summen und beobachten, wie das Vibrieren Ihres Brustkorbs Ihr Baby fasziniert und beruhigt.

Wenn Ihr Baby auf Ihrem Bauch liegt und Sie es am Becken sichern, können Sie sich leicht von rechts nach links wiegen (➤ Abb. 2.43).

Auch wenn Ihr Kind beginnt, den Kopf zu heben und zu stützen, liegt es gerne auf Ihrem Bauch, denn Sie beide können sich gut dabei ansehen und Zwiesprache halten. Bei Bedarf stabilisieren Sie den Stütz Ihres Kindes, indem Sie ihm seitlich an den Schultern oder den Unterarmen Halt geben (➤ Abb. 4.36). Diese Lagerung hilft Ihrem Kind auch dann, wenn es in der ersten Zeit seines Lebens unter Koliken leidet.

Das Baby kann auch auf Ihren Beinen die Bauchlage entdecken. Setzen Sie sich in den Langsitz auf den Boden und legen Sie sich Ihr Kind auf die Oberschenkel (➤ Abb. 2.44).

Andere Möglichkeiten, Ihrem Kind die Bauchlage schmackhaft zu machen, bietet das Keilkissen, auf dem das Kind wie auf einer schiefen Ebene liegen kann (➤ Abb. 4.16), ein Handtuchknäuel oder ein Stillkissen (➤ Abb. 2.45).

Auch beim Tragen im Fliegergriff (➤ Abb. 2.11, ➤ Abb. 2.12) liegt Ihr Kind auf dem Bauch. So lernt es die Bauchlage schon früh schätzen. Später wird es dann gerne auf seiner Krabbeldecke liegen und die Welt in Bauchlage entdecken.

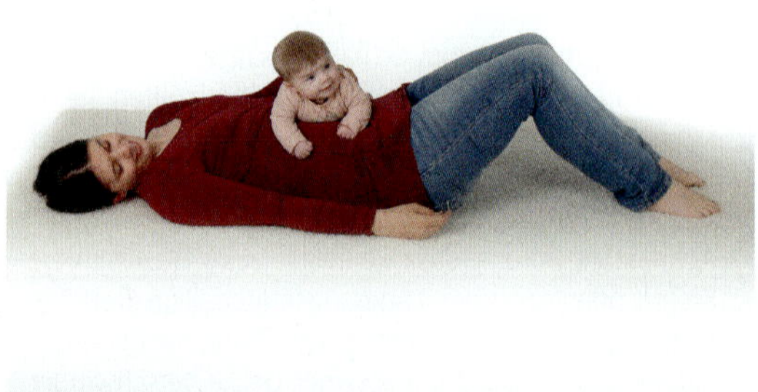

Abb. 2.43 Sanftes Wiegen [K382]

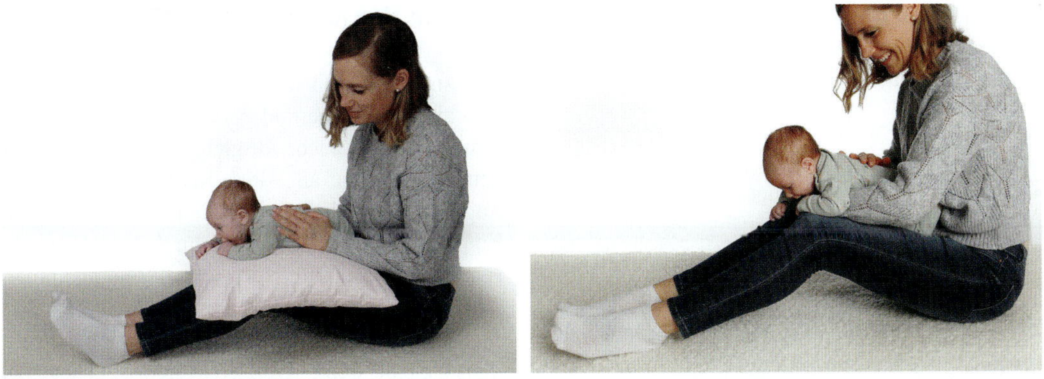

Abb. 2.44 Für die sanfte Bauchlage legen Sie sich ein Kissen auf die Oberschenkel. Später geht es auch ohne Kissen. [K382]

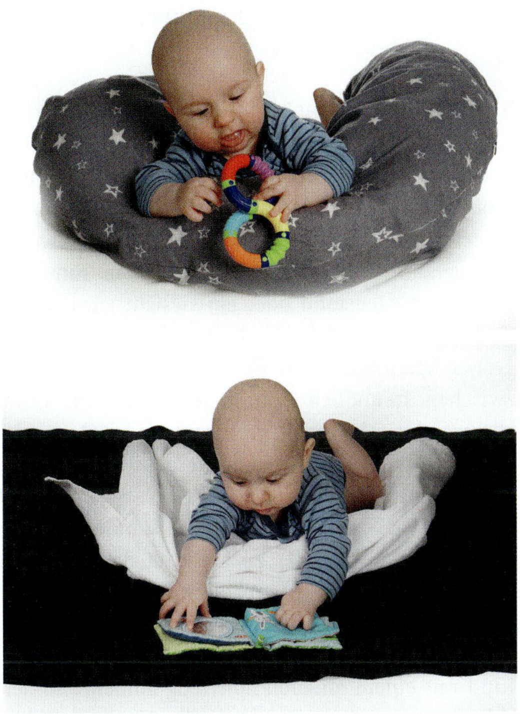

Abb. 2.45 Gewöhnung an die Bauchlage am Tag mit dem Stillkissen oder einem Handtuchknäuel [K382]

In ➤ Kap. 4 werden für jeden Meilenstein Möglichkeiten aufgezeigt, in denen Ihr Kind die Bauchlage spielend entdecken kann; interessante Spielzeuge oder Unterlagen, z. B. eine Wasserspielmatte, ein Spiegel oder der große Gymnastikball machen die anstrengende Bauchlage kurzweilig.

2.3 Babysprache

2.3.1 Versteh' mich richtig!

Bereits vor der Geburt können Babys schmecken, schlucken, tasten, hören und sehen. Sie spüren die Bewegung der Mutter und nehmen ihre eigenen Bewegungen gegen den Widerstand der Gebärmutterwand wahr. Schon im Mutterleib stehen die Sinne Ihres Babys „auf Empfang", reagiert es auf Reize und vernetzen sich seine Gehirnzellen. Lassen Sie die Kommunikation zwischen Ihnen und Ihrem Kind bereits in der Schwangerschaft beginnen, sprechen Sie mit Ihrem Kind und singen Sie ihm etwas vor, es hört bereits zu.

Da das Hören schon vorgeburtlich gut ausgebildet ist, hört Ihr Baby bereits im Mutterleib Ihre Stimme und nimmt den Wortklang wahr. Ohne Hören ist Sprechenlernen nicht möglich. Neugeborene Kinder haben weltweit die gleiche Lautbildung (s. Dunstan-Babysprache), aber ihr Slang ist je nach Herkunft deutlich verschieden.

Der Spracherwerb des Kindes ist genetisch vorprogrammiert. Voraussetzungen dafür sind der Blickkontakt, liebevolle Ansprache, Zuwendung, Spielen und Lachen. Ist ein Kind grobmotorisch begabt, lernt es also schnell das Laufen, wird es sich voraussichtlich mit dem Sprechenlernen Zeit lassen. Die Feinmotorik indes, d. h. der feine Umgang mit den Fingern, und die Mundmotorik gehören zusammen. Ist ein Kind also mit den Händen geschickt, so lernt es meist früher sprechen. Jedes Kind hat dabei natürlich seinen eigenen Charakter und sein eigenes Temperament, und Eltern tun gut daran, ihrem Kind die Zeit zu lassen, die es braucht.

BEACHTE

- Lassen Sie Ihrem Kind genügend Zeit, um auf Ihre Ansprache mit Lauten zu reagieren.
- Geben Sie ihm auch häufig die Gelegenheit, um mit Lauten zu kommunizieren.
- Hören Sie aufmerksam zu, halten Sie mit Ihrem Kind Blickkontakt, wenn es Ihnen durch Körpersprache und Lautäußerungen etwas sagen möchte. Stärken und loben Sie Ihr Kind.
- Fingerspiele, Reime, Lieder und Bilderbücher sind das Tor zur Sprache.

Babys „sprechen“ von Geburt an. Sie zeigen ihr Wohlbefinden oder ihr Unwohlsein über die Sprache ihres Körpers, durch ihre Mimik, Gestik, ihre Körperhaltung und ihre Bewegungen. Für junge Eltern sind die Signale aber nicht immer eindeutig, weshalb sie im Folgenden genauer beschrieben werden. Zum Schreiverhalten des Babys ➤ Kap. 3.2.5.

Zuwendung gesucht

Die Zufriedenheit Ihres Kindes erkennen Sie an seinen geöffneten Händen, an einem entspannten Gesichtsausdruck und einer gelösten Körperspannung. Das Kind sucht den Blickkontakt mit Ihnen und hält ihn aufrecht. Seine Bewegungen sind ruhig und gleichmäßig. „Komm, sprich mit mir!“ scheint es Ihnen sagen zu wollen.

Gefaustete Hände hingegen bedeuten ab dem 3. Monat oft höchste Anspannung. Die Hände können locker gefaustet oder auch kaum zu öffnen sein. Der Blick wird abgewendet, das Kind gähnt. Die Anspannung kann so weit gehen, dass sich das Kind mit seinem ganzen Rumpf wegdrückt. Oft begleiten hektische Bewegungen der Arme und Beine die Haltung des Kindes. In dieser Phase kann das Kind gar keinen Kontakt aufnehmen. Es signalisiert: „Ich brauche jetzt meine Pause, ich kann mich nicht weiter auf dich und unser Spiel konzentrieren.“

Signale der Müdigkeit

Die Augen werden immer kleiner, dem Kind fällt es schwer, die Augen offen zu lassen. Seine Körperspannung lässt nach. Ausgiebiges Gähnen kündigt den nahen Schlaf an. Ältere Kinder reiben sich die Augen. Die Kinder wenden den Blick ab. Manche Kinder beruhigen sich selbst durch Nesteln an den Haaren oder am Ohr. Noch junge Säuglinge fangen schlagartig an zu quengeln und zu schreien.

Zeigt das Kind diese Müdigkeitszeichen, sollte man jegliche Reize reduzieren, den Geräuschpegel senken, grelles Licht vermeiden, evtl. den Raum abdunkeln und das Kind zum Schlafen legen. Viele Kinder lieben es, auf dem Arm der Eltern in den Schlaf geschaukelt zu werden. Auch ein sanftes Summen wiegt das Kind in seinen Schlummer.

Signale der Belastung

Das Schauen und Beobachten ist für Säuglinge mit großer Anstrengung verbunden. Die meisten Reize sind ihnen noch unbekannt und müssen bewusst wahrgenommen und eingeordnet werden. Ein interessanter Gegenstand oder ein Gesicht wird intensiv fixiert. Dabei steht der Körper des Kindes unter großer Spannung. Sein Gesichtsausdruck wechselt zwischen freundlich und verdrießlich; den Blick abzuwenden ist unmöglich. Beginnendes Quengeln und Schluckauf sind nachfolgend deutliche Zeichen der Überforderung des Kindes.

Hier ist es wichtig, den Gegenstand aus dem Gesichtsfeld des Kindes zu nehmen, um ihm eine Ruhephase zu gönnen. Sinnvoll ist es auch, das Kind in eine andere Position zu bringen und sanft mit ihm zu sprechen. Falsch wäre es in dieser Situation, das Kind mit einem anderen Spielzeug aufheitern oder ablenken zu wollen. Die Sinne des Kindes würden dann erst recht überfordert, sodass es prompt mit Schreien reagiert.

Jedes Kind ist unterschiedlich und hat eine verschieden lange Spanne, in der es wach und aufmerksam ist. Nur wenn das Kind wach und satt ist, kann es Reize aufnehmen und verarbeiten. Schreien und Weinen ist für den Säugling die einzige Möglichkeit, zum Ausdruck zu bringen, dass für ihn die Welt gerade nicht in Ordnung ist. Doch schon *bevor* ein

Kind zu weinen oder gar zu schreien beginnt, sendet es deutliche Signale von Überforderung und Unzufriedenheit aus – jedes Kind auf seine individuelle Weise. Es kann unruhig werden, hektisch und ziellos Arme und Beine bewegen, das Brabbeln einstellen und missbilligende Laute ausstoßen.

Wenn Sie Ihr Kind gut kennen lernen, werden Sie immer sicherer die Signale deuten und dementsprechend reagieren können. Zudem wird es Ihnen immer besser gelingen, intuitiv und im Vorfeld Situationen der Überforderung zu vermeiden.

Körperliche Abwehr

Ein überfordertes Kind zeigt auch körperliche Abwehrreaktionen. Es spannt sich an, überstreckt sich, bewegt hektisch Arme und Beine und wendet sich mit Blick und Körper deutlich von seinem Gegenüber ab. Es wird zunehmend unruhiger und quengeliger.

Eltern können es durch zu schnelles Handling und ständig wechselnde Spielimpulse überfordern. Oder auch durch Übungen, die dem Kind in seinem Entwicklungsstand nicht entsprechen und die ihm keine Freude machen.

Ruhiges Spiel, wenig Spielzeuganreize, dem Alter entsprechende Übungen mit ausreichenden Pausen bringen das Kind erst gar nicht in eine körperliche Abwehr.

2.3.2 Selbstberuhigung zulassen

Die Fähigkeit, sich selbst zu beruhigen, bringt das Kind mit auf die Welt. Schon früh versucht der Säugling seine Hand zum Mund zu führen und beruhigend daran zu saugen. Zeichen der Selbstberuhigung sind darüber hinaus das Abwenden des Blicks oder des ganzen Körpers und das Festhalten an sich selbst oder an der Kleidung.

BEACHTE

Daumenlutschen

Viele junge Säuglinge lutschen am Daumen, um sich selbst besser zu spüren, das ist ganz normal und sollte nicht unterbunden werden. Daumenlutschen entspannt und ist eine einfache Möglichkeit der Selbstberuhigung. Der Daumen berührt den Gaumen und löst von dort eine reflektorische Entspannung der Nackenmuskulatur aus, ein Effekt, der auch in der Osteopathie therapeutisch genutzt wird.
Nach dem 6. Monat nimmt das Daumenlutschen oft von allein wieder ab, da die orale Phase langsam verstreicht. Bis zum 2. bzw. 3. Lebensjahr sehen Zahn- und Kinderärzte bzw. -ärztinnen das Daumenlutschen nicht als Problem an. Kieferverformungen und Zahnstellungsprobleme setzen meist erst danach ein. Gestillte Kinder lutschen übrigens seltener am Daumen.

Die Selbstberuhigung ist wichtig für das Kind – und wird es sein ganzes Leben hindurch bleiben, um mit Stresssituationen wie Unruhe im Raum oder grellem Licht fertig zu werden. Nur wenn eine gute Bindung zwischen Eltern und Kind besteht, ist Selbstberuhigung möglich, denn nur dann fühlt sich Ihr Kind aufgehoben und sicher genug, um sich entspannt fallen zu lassen. Dennoch hilft Selbstberuhigung nur bis zu einem bestimmten Punkt. Nimmt die Belastung überhand, braucht das Kind die liebevolle Unterstützung der Eltern.

Die wenigsten Kinder lassen sich indes durch starkes Schaukeln auf dem Arm, Klopfen auf den Po oder hektisches Herumtragen beruhigen. Im Gegenteil, durch das Schaukeln wird vermehrt das Gleichgewichtsorgan irritiert, während durch das „beruhigende" Klopfen taktile Reize zur unpassenden Zeit auf das Kind einströmen. Dies alles führt erneut zur Reizüberflutung und Überforderung. Sie können Ihr Kind beim Beruhigen behutsam unterstützen:

- Reduzieren Sie Reize, vermeiden Sie Reizüberflutung in Form von Licht, Geräuschen, Handlungen.
- Bei Übermüdungszeichen halten Sie das Kind nicht wach, sondern gönnen Sie ihm seinen Schlaf.
- Viel intensiver Körperkontakt schenkt Ihrem Kind Sicherheit und Geborgenheit.
- Sprechen Sie mit Ihrem Kind, auch in seiner melodischen Babysprache. Singen und summen Sie Ihrem Kind immer mal wieder Kinderlieder vor. Das beruhigt und festigt die Bindung.
- Vermeiden Sie Hektik, lassen Sie sich Zeit und genießen Sie die Pflege Ihres Kindes. Auch die Babymassage wirkt sehr beruhigend und entspannend.

2

2.3.3 Bewusstseinsphasen eines Säuglings erkennen

In diesen sechs Phasen zeigt sich das Kind unterschiedlich. Es hat verschiedene Bedürfnisse, auf die Sie als Eltern lernen adäquat einzugehen. Der Umgang mit dem Kind wird leichter, wenn das Kind verstanden wird und auf seinen Rhythmus eingegangen wird.

- **Tiefschlaf:** Das Gehirn erholt sich. Die Hände sind geöffnet, flache Atmung, keine Augenbewegung unter dem Lid. Ruhiger und tiefer Schlaf.
- **Träumen:** Das Gehirn lernt und verarbeitet Erlebtes. Die Hände sind halb geöffnet, die Augäpfel bewegen sich unter dem Lid. Die Atmung wechselt von schnell zu langsam, von verstärkt zu flach. Das Kind bewegt sich.
- **Dösen:** Dabei ist das Kind leicht erschreckbar. Die Hände sind gefaustet. Die Augen öffnen sich und schließen sich wieder. Das Kind befindet sich in der Aufwachphase und kann auch leicht weinerlich sein.
- **Wachsein:** Die Augen sind geöffnet, das Kind reagiert auf sein Umfeld und kann neue Handlungen ausprobieren. Es nimmt Reize auf und reagiert darauf. Es freut sich und lacht.
- **Quengeln:** Zeichen von Erschöpfung und Müdigkeit; evtl. wünscht es auch neue Anregungen oder Körperkontakt. Das Kind ist unruhiger in den Bewegungen und äußert sich nörgelnd. Die Augen blicken suchend. Es reagiert noch auf äußere Reize.
- **Schreien:** Das Kind schreit laut, reagiert nicht mehr auf Reize und lässt sich schwer beruhigen. Die Atmung ist beschleunigt, die Körperspannung hoch. Oft sind die Hände gefaustet und die Bewegungen unkoordiniert. Das Kind hat Stress. Zum Schreiverhalten ➤ Kap. 3.2.5.

BEACHTE

Babysprache in Kürze

„Ich habe Hunger"

Das Kind benutzt immer den gleichen Laut, um seinem Hungergefühl Ausdruck zu verleihen (s. u. Exkurs, Dunstan-Babysprache).

- Es saugt an der (eigenen) Hand.
- Es öffnet und schließt die Hand.
- Etwas ältere Kinder benutzen die „Zwergensprache" (s. u. sowie ➤ Abb. 2.46).

„Ich möchte spielen"

- Das Kind sucht immer wieder Blickkontakt und hält ihn aufrecht. Das Kind lächelt sein Gegenüber freudig an.
- Es wendet sich mit seinem Kopf seinem Gegenüber deutlich zu. Alle Bewegungen richten sich auf die Bezugsperson.
- Das Kind bewegt rhythmisch seine Hände im Kreis.
- Die Bewegungen und Laute des Kindes zeigen Wohlergehen und strahlen Zufriedenheit aus.
- Ältere Kinder strecken die Arme zur Bezugsperson aus.

„Ich brauche eine Pause"

- Das Kind dreht den Kopf vom Geschehen weg. Dadurch wird der Blickkontakt unterbrochen.
- Das Kind drückt sich von der Bezugsperson mit dem ganzen Körper weg. Ältere Kinder drücken die dargereichte Hand der Bezugsperson eindeutig weg.
- Das Kind schaut ins Leere. Es bekommt einen weinerlichen Gesichtsausdruck.
- Es überstreckt sich mit seinem ganzen Körper.
- Auch eine abwehrende Handhaltung, wie gespreizte und hochgehaltene Hände, kann eine Abwendung bedeuten.
- Das Kind fängt an mit den Armen zu rudern, die Beine sind unruhig.
- Das Kind schüttelt den Kopf. Es gähnt ausgiebig und mehrmals.

„Jetzt entspanne ich mich selbst"

- Die Arme des Kindes hängen schlaff am Körper herunter. Auch die Körperhaltung wirkt eher schlaff.
- Es findet kaum Bewegung mit Armen und Beinen statt.
- Das Kind schließt die Augen oder blinzelt oft. Es wendet den Blick ab, indem es den Kopf wegdreht.
- Das Kind hält sich an seiner Kleidung oder an den Gitterstäben seines Bettchens fest.
- Die Finger können einzeln oder insgesamt abgespreizt werden.
- Die Hand wird zum Saugen an den Mund geführt.
- Das Kind greift zu seinem Ohr, zu seinen Haaren und nestelt daran.
- Die Hände sind am Rumpf, das Kind hält sich an sich selbst fest.
- Das Kind senkt den Blick nach unten, es schirmt sich ab.

EXKURS

Die Dunstan-Babysprache: Versteh' Dein Baby von Anfang an!

Vivian König, im Juli 2019

Die Dunstan-Babysprache ist eine in Australien (wieder-) entdeckte Methode, die Eltern dabei unterstützt, die

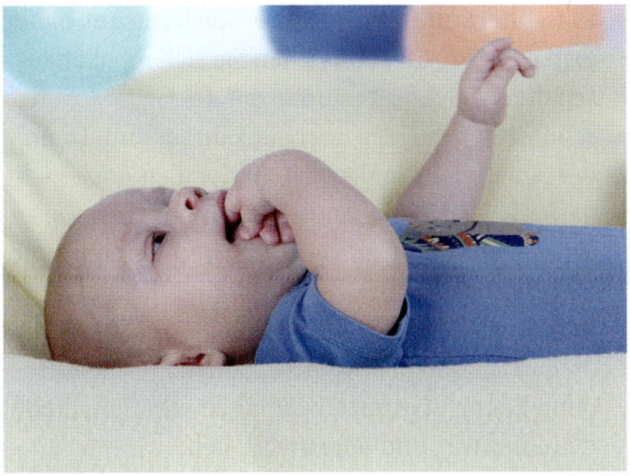

Abb. 2.46 Hunger! Dieses 5 Monate alte Kind zeigt sich mit dem Finger im Mund. [K382]

Bedeutung des Weinens ihres Säuglings zu verstehen. Dabei hilft einfach das sehr aufmerksame Zuhören.
Jedes Baby, jeder Mensch – egal ob groß oder klein – möchte verstanden werden. Der Austausch mit unserer Umwelt ist schon früh ein wichtiges menschliches Grundbedürfnis. Nur steht Babys und Kleinkindern die Kraft der verständlichen Lautsprache anfangs noch kaum zur Verfügung. Auf ihr Mitteilungsbedürfnis und ihren Wunsch nach Nähe, Verständnis und Fürsorge, können wir jedoch u. a. durch Kenntnis von zwei jeweils altersentsprechenden Kommunikationsweisen sensibel eingehen: durch die Babylaute der Dunstan-Babysprache bei den Allerkleinsten und durch die Babyzeichen der „Zwergensprache" im daran anschließenden Alter.

Babys verstehen (Geburt bis etwa 4 Monate)
Jedes Neugeborene nutzt ab dem ersten Lebenstag fünf spezifische Laute, um seine wichtigsten Grundbedürfnisse konkret mitzuteilen: Hunger, Müdigkeit, Bauchweh, Aufstoßen-müssen und Unwohlsein.
Diese „Worte" basieren auf körperlichen Reflexen und sind deshalb die universelle Sprache aller Neugeborenen weltweit, unabhängig von Muttersprache, Nationalität oder Kulturkreis. Die Dunstan-Babysprache zeigt Eltern, wie sich jedes Weinen anhört und geht darauf ein, wie die Bedürfnisse des Babys anhand seiner Laute sowohl erkannt als auch rasch und effektiv gestillt werden können. So verringert sich das Rätselraten, was das Baby gerade braucht. Weniger Weinen und weniger Stress im Babyalltag sorgen für einen harmonischeren Start ins Familienleben, für mehr Schlaf und eine sichere Bindung von klein auf.

Babys verstehen (6 bis etwa 24 Monate)

Im Alter von 5 bis 6 Monaten beginnen Babys langsam, bewusster mit uns zu kommunizieren und lernen schrittweise die Bedeutung häufig benutzter Worte kennen. Die Eroberung der Welt der Wörter fällt ihnen leichter, wenn dabei möglichst viele Sinneskanäle angesprochen werden, so wie es bei den Babyzeichen als sprachbegleitende Handgesten der Fall ist. Das Kind hört das Wort, sieht die Bewegung der Geste, kann sie selbst motorisch nachspüren und vielleicht sogar auch den Gegenstand fühlen oder schmecken. Jeder kennt das bereits über typische Bewegungen wie „winken" zum Abschied, den Zeigefinger auf den Mund legen für „leise sein" oder klatschen für „bravo" usw.
Wenn bildhafte Handgesten das gesprochene Schlüsselwort der Eltern begleiten, ermöglichen diese ihrem Kind, rascher Begriffe zu bilden und über das spielerische Nachahmen schon früh ihre eigenen Bedürfnisse, Wünsche und Entdeckungen konkret ausdrücken zu können. Sprichwörtlich im Handumdrehen sind Babys und Kleinkinder über diese einfachen Babyzeichen und Gebärden interaktiv in der Lage, sich bereits lange vor dem eigentlichen Sprechen über Dinge zu „unterhalten", die sie bewegen.
Die Handzeichen geben uns einen Einblick in die Gedankenwelt des Kindes weit über seine Grundbedürfnisse hinaus und ermöglichen einen einfühlsamen Austausch auf Augenhöhe von Anfang an. Sich so verstanden und selbstwirksam zu fühlen, reduziert Frustsituationen auf beiden Seiten, sorgt für mehr Miteinander und Nähe und beflügelt die Kleinen auf ihrem individuellen Weg zur Lautsprache.
Weitere Informationen sowie Angaben zu Elternkursen unter: www.versteh-dein-baby.com; www.dunstanbabysprache.com; www.babyzeichensprache.com

2.4 Erstausstattung

Die „Erstausstattung" eines Babys sieht von Familie zu Familie sehr unterschiedlich aus. Es gibt Eltern, die das Kind erst einmal zur Welt kommen lassen und dann sehen, was es braucht. Andere sind komplett eingerichtet und haben sich mit allem, was empfohlen wird, eingedeckt. Was und wie viel man sich vorher anschafft, ist Einstellungssache und hängt natürlich von der Wohnsituation, den Bedürfnissen und Gewohnheiten der Familie ab. Vielleicht wohnen Sie im 4. Stock ohne Aufzug? Oder Sie müssen für jeden Einkauf mit dem Auto fahren? Oder es gibt schon drei ältere Geschwister? Eine beengte Wohnsituation? Großeltern, die gerne den perfekten Kinderwagen schenken wollen?

Heute kann man allerdings eines grundsätzlich sagen: Weniger ist mehr. Neugeborene Kinder sind durch zu starke Außenreize leicht aus der Ruhe zu bringen, und zu Beginn des Lebens ist eigentlich das am nötigsten, was nicht zu kaufen ist: Zuwendung und Geborgenheit sind die allererste Voraussetzung für eine gesunde Entwicklung. Kein Ausstattungsstück kann je die liebevolle und fürsorgliche Zuwendung ersetzen. Viele Dinge sind vielleicht nützlich, man kann sie aber auch weglassen. Viel wichtiger ist es zu wissen, was man mit Sicherheit nicht braucht:

- Die ersten 8 Wochen braucht ein Kind tatsächlich noch kein Spielzeug, kein Mobile, keine Spieluhr. Auf die Überreizung seiner Sinne reagiert das Neugeborene mit Schreien. Auch mit einem Spielbogen/Trapez kann das Kind noch nichts anfangen, da die Augen noch nicht fixieren. Erst mit dem Einzel-Ellenbogenstütz ist Greifspielzeug sinnvoll, wobei ungefährliche Haushaltsgegenstände meist interessanter sind als gekauftes Spielzeug.
- Manche Eltern glauben, ihr Baby bräuchte ein durchgehend brennendes Nachtlicht, aber das Gegenteil ist der Fall. Licht stört den Tiefschlaf des Kindes. Grund dafür ist das Hormon Melatonin, welches bei Dunkelheit aktiviert wird und für den Schlaf-wach-Rhythmus des Menschen verantwortlich ist.
- Eine Babybauchschaukel fördert nicht, sondern hemmt eher die Entwicklung des Babys und sollte nicht zum Einsatz kommen. Sie trainiert in den ersten Monaten durch die Überstreckung der Wirbelsäule die „falschen“ Muskeln, während sie die für die Entwicklung so wichtigen Muskeln, nämlich die Hüft- und Bauchmuskeln, entlastet. Dadurch wird die eigentliche Bauchlage umso anstrengender für das Baby und es beginnt, die Bauchlage zu meiden.
- Auch die Babywippe – kommt sie zu häufig zum Einsatz – hemmt die Bewegungsentwicklung, die Gründe dafür finden Sie in ➤ Kap. 2.5. Die gleichen Gründe sprechen für den zu ausgedehnten Aufenthalt im Autositz. Im Auto ist dieser Sitz natürlich unabdingbar. Ob jedoch ein Fahrgestell für den Autositz nötig ist, wodurch das Baby noch mehr Zeit in der Sitzschale verbringt, sollte in Ruhe abgewogen werden. Überlegungen dazu ➤ Die Autositzschale und der Autositz.
- Plüschtierumrandungen bzw. Spielzeug am Haltegriff des Autositzes brauchen Sie sich nicht anzuschaffen. Solche Umrandungen des Griffs sehen schön aus, verfehlen aber ganz ihren Sinn. Denn der Säugling ist in den ersten Monaten noch nicht in der Lage, Gegenstände im Nah- und Fernbereich abwechselnd zu fokussieren. Schaukelnde Gegenstände irritieren den Blick des Kindes, das immer wieder vergeblich versucht, das Spielzeug „scharf zu stellen“. Bei der Autofahrt reagiert es dann häufig überreizt, beginnt zu schreien, dreht den Kopf weg und überstreckt sich.
- Ein Hopser (Schaukel im Türrahmen mit Gummizug) hemmt die Bewegungsentwicklung ebenso wie „Lauflerngeräte“ (Gehfrei); beide Geräte sind nicht zu empfehlen. Zu den Gründen ➤ Kap. 2.5.

Einige Dinge gehören jedoch für die allermeisten Familien zur Erstausstattung. Sie werden im Folgenden beschrieben.

Das Bett

Wo schläft das Baby am besten? Mit dieser Frage beschäftigen sich alle Eltern. Aber auch hier gilt: Finden Sie eine der Möglichkeiten, die am besten zu Ihnen passt.

Oft schläft das Baby heute zwischen den Eltern im Familienbett. Idealerweise liegt es dabei in einem Bettnestchen (➤ Abb. 2.47) oder umhüllt mit einer Bettschlange. Dadurch kann vermieden werden, dass die Eltern im Schlaf unbemerkt ihr Kind erdrücken.

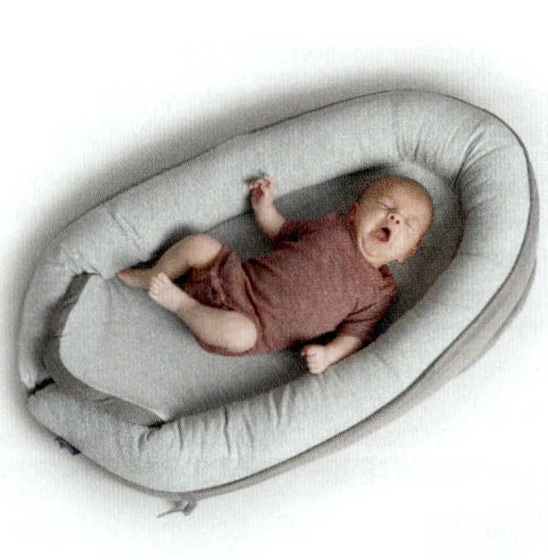

Abb. 2.47 Ein Nestchen für das gemeinsame Schlafen im Elternbett [K382]

Das gemeinsame Schlafen im Familienbett fördert die Bindung und vermittelt dem Kind die Sicherheit, die es für einen tieferen Schlaf benötigt.

Viele Babys schlafen auch in einem Beistellbett direkt an der Bettseite der Mutter bzw. des versorgenden Elternteils. So kann das Kind in der Nacht leichter gestillt oder versorgt werden. Damit das Kind sich nicht an eine Seite gewöhnt und Asymmetrien entwickelt, sollte es im Bett auch mal gedreht, d. h. sein Köpfchen in Richtung Fußende gelegt werden.

Auch ein freistehendes Bett im Schlafzimmer der Eltern kann eine Möglichkeit sein, v. a. wenn das Baby schon längere Schlafphasen hat.

Eine neue Matratze sollte selbstverständlich sein, denn früher Erbrochenes hat eine Sporenbildung zur Folge. Eingeatmete Sporen können zu Erkrankungen der Lunge und im schlimmsten Fall zum plötzlichen Kindstod führen. Streichen Sie mit der Hand über die Matratze und überzeugen Sie sich, dass sich keine Mulden darin befinden, in die das Kind hineinsacken könnte. Unebenheiten können eine einseitige, asymmetrische Körperhaltung begünstigen.

Eine Umrandung als Begrenzung gibt Geborgenheit. Auf ein Kopfkissen und Plüschtiere können Sie verzichten, damit nichts vor das Gesicht des Kindes rutschen kann. Zu Schlafpositionen ➤ Kap. 2.2.

Der Kinderwagen

Der Kinderwagen muss nicht neu sein, ein gebrauchtes Modell tut es auch. Die Unterlage, auf der das Kind liegt, sollte dagegen aus den o. g. Gründen erneuert werden und eben sein.

Die Auswahl an Kinderwagen ist sehr groß; die Modelle sind in Form, Farbe, Handhabung und Gewicht sehr unterschiedlich. Vor dem Kauf sollten Sie sich einige Fragen hinsichtlich der Funktion des Kinderwagens stellen: Muss er häufig zusammengeklappt und ins Auto gepackt werden? Fährt man eher mit Bus und Bahn? Wie praktisch muss das Modell sein? Braucht man große oder kleine Räder, wird man eher auf Waldwegen oder Asphalt unterwegs sein? Wo steht der Kinderwagen, wenn er nicht gebraucht wird; stört er dort, ist er zu breit?

Laufstall und Krabbeldecke

Je nach Wohnsituation ist ein Laufstall sinnvoll, z. B. wenn das mobiler werdende Kind sich selbst nicht in Gefahr bringen soll oder wenn Haustiere oder ältere Geschwister da sind, die das Baby in Ruhe lassen sollen. Am Anfang der Babyzeit eignet sich der hochgestellte Laufstall auch zum Wickeln, auch wenn das für große Eltern nicht gerade rückenschonend ist. Der Laufstall muss wie das Bettchen rechtzeitig abgesenkt werden, bevor das Kind beginnt sich hochzuziehen (➤ Kap. 4.3.2). Zum Laufstall ➤ Kap. 2.5.

Eine Krabbeldecke auf dem Boden ist der ideale Ort für das wache Kind, das dabei ist, die Welt zu entdecken. Wenn der Boden von unten nicht warm genug ist, legen Sie eine zweite Decke darunter oder leisten sich eine größere Gymnastikmatte (100 × 180 cm), die von unten hervorragend isoliert, selbst auf der Terrasse oder dem Balkon. Die Matte kann das Kind bis zu seinen ersten Schritten begleiten, denn durch die Gummierung hilft sie ihm auch bei seinen ersten Aufrichtungsversuchen.

Die Autositzschale und der Autositz

Im Auto muss das Baby natürlich in ganz besonderer Weise geschützt sein. Die Autositzschale wird im ersten Lebensjahr zum sicheren Transport des Kindes im Auto verwendet. Danach löst der Kinderautositz die Autositzschale ab.

Die Autositzschale für Neugeborene wird so im Auto befestigt, dass das Kind entgegen der Fahrtrichtung schaut. Ein Sitzverkleinerer ist für Neugeborene sinnvoll. Im Sommer vermeidet ein Baumwollüberzug über dem Sitz Staunässe, verursacht durch Schwitzen. Der Sitz wird zu klein, wenn ein Drittel des Kopfes über die obere Begrenzung herausschaut bzw. das Kind schwerer als 9 kg ist.

Eine Autositzschale mit integrierter Liegemöglichkeit ist nicht idealer für den kindlichen Rücken als eine mit fester Schale. Wichtiger ist, dass die Sitzschale zur Statur des Kindes passt.

Wie sollte die Haltung des Kindes in der Autositzschale sein? Der Kopf sollte in der Körpermitte gehalten werden können und frei beweglich sein. Das Kind sollte sich weder überstrecken noch in sich zusammensacken und einen guten Halt finden.

Wenn die Sitzschale gut passt, hält es seine Hände entspannt geöffnet; dabei sind die Hand-Hand- und die Hand-Mund-Koordination gut möglich.

Die Autositzschale ist nur als Transportmittel für das Auto gedacht. Hier erfüllt sie ihren Zweck zur Sicherheit des Kindes während der Autofahrt. Die Sitzschale ist kein Aufenthaltsort für das spielende oder schlafende Kind zu Hause. Sie ist zu eng, die Wärme staut sich am Körper des Kindes und die Kinder überwärmen. Außerdem ist der Aufenthalt des Babys in der Sitzschale sowie in der Wippe eher ungeeignet, dem Bewegungsdrang des Kindes zu entsprechen und seine Bewegungsentwicklung zu unterstützen.

Zugegebenermaßen sind die Autositzschale und ein dazugehörendes Fahrgestell oft praktisch im Alltag, da das schlafende Kind bequemer vom Auto in den Laden und von dort wieder zurück transportiert werden kann. Manche Eltern nutzen das Fahrgestell samt Sitzschale als Kinderwagenersatz, aber Sie sollten sich darüber im Klaren sein, dass die fixierte Haltung in der Sitzschale – mit oder ohne Fahrgestell – die Bewegungsentwicklung hemmt (➤ Kap. 2.5). Aus Sicht des Kindes sprechen eindeutig mehr Argumente gegen als für das Fahrgestell. Aus Sicht der Mutter, die die Sitzschale samt Kind über weite Strecken schleppen würde, weil sie nicht möchte, dass das Baby zu „unpassender" Zeit aufwacht, sprechen vielleicht mehr Argumente dafür.

Natürlich ist der ungestörte Schlaf eines Babys wichtig, denn er hat Einfluss auf das ganze Familienwohl. Wenn Sie also aus irgendwelchen Gründen viel mit dem Baby unterwegs sein müssen – vielleicht, weil Geschwister gefahren werden müssen – dann lassen Sie sich von Hebamme, Physiotherapeut/-in oder Trageberater/-in zeigen, wie man ein Baby „umbetten" kann, ohne dass es aus dem Schlaf erwacht. Mit Griffen aus der Kinästhetik lassen sich schlafende Kinder durchaus aus dem Autositz in den Kinderwagen oder sogar in die Tragehilfe heben, und sie schlafen ruhig weiter.

BEACHTE

Kriterien einer guten Autositzschale

- TÜV-/ADAC-geprüft (keine Unfall-Autositzschale verwenden!)
- Sitzverkleinerer bei Neugeborenen und kleinen Kindern
- seitlich gepolsterter Kopfschutz, gepolsterte Sicherheitsgurte
- einfache Sicherung im Auto mit dem Klicksystem
- Anbringung entgegen der Fahrtrichtung für Neugeborene

Tisch zum Wickeln

Ein Wickeltisch ist nicht unbedingt nötig; auf dem Tisch mit einer Decke als Unterlage kann genauso gut gewickelt werden. Das hat zudem den Vorteil, dass man sich beim Wickeln auch mal hinsetzen kann. Auch auf dem Schoß kann man das Baby gut wickeln, an- und ausziehen. Das dauert anfangs etwas länger, aber es ist ein schönes „Bewegungsspiel" und für Ihr Baby ist es Entwicklungsförderung pur!

Schon ein Neugeborenes darf auf dem Wickeltisch nicht unbeaufsichtigt liegen, denn durch die sog. dystonische Beweglichkeit (➤ Kap. 4.2.1) und die frühkindlichen Reaktionen kann es durchaus schon zu Stürzen kommen. Ab dem Einzel-Ellenbogenstütz wickeln manche Eltern ihre Kinder auf dem Boden; auf diese Weise umgehen sie die Sturzgefahr.

Ein Heizstrahler, an der Wand befestigt, ist – je nach Jahreszeit – in den ersten Wochen eine angenehme Wärmequelle, sodass man sich beim Wickeln Zeit zum Spielen und Streicheln lassen kann. Sehr schnell benötigt man ihn dann aber auch nicht mehr, denn das Baby wächst und kann Temperaturschwankungen immer besser aushalten.

Wiege und Federwiege

Eine Wiege ersetzt möglicherweise ein Beistellbett, sowohl am Tag als auch in der Nacht (➤ Abb. 2.48). Allerdings wächst das Baby schnell aus einer Wiege heraus und daher sollte man gut überlegen, ob sich die Anschaffung lohnt.

In einer gefederten Wiege, die leicht auf und ab schwingt, findet das Kind während des Tages u. U. leichter in den Schlaf (➤ Abb. 2.49, ➤ Abb. 2.50). Es hat bereits während der Schwangerschaft erfahren, dass es Zeiten gibt, in denen sich die Mutter mal mehr und mal weniger bewegt; letzteres findet hauptsächlich nachts statt. Das bewegende Schlafen am Tag lässt das Kind den Unterschied zwischen Tag

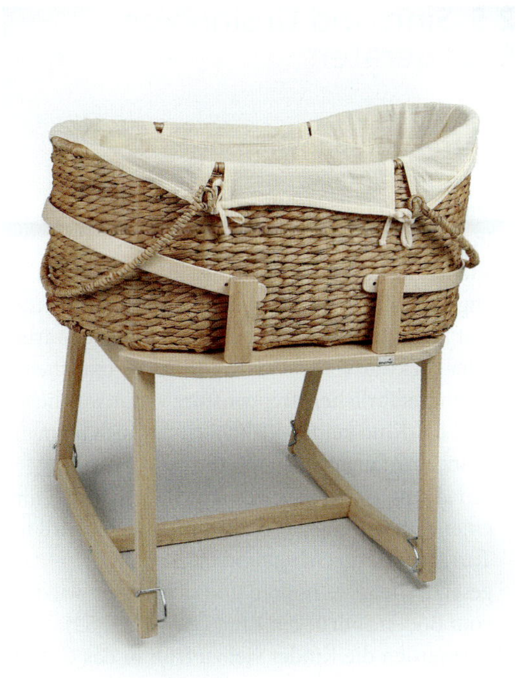

Abb. 2.48 Babywiege [K382]

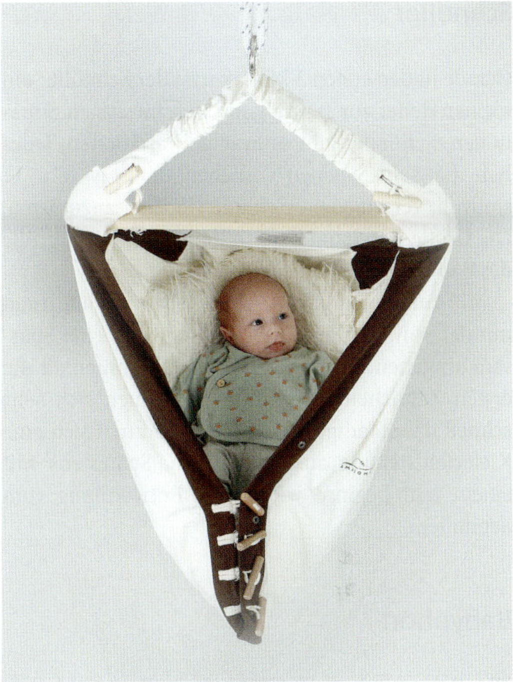

Abb. 2.50 Umhüllende Federwiege als Hängesack [K382]

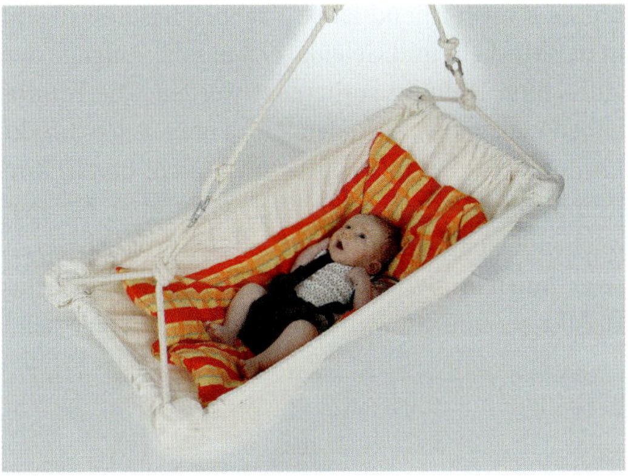

Abb. 2.49 Federwiege als Hängematte [K382]

und Nacht erfahren – genauso wie die ersten Monate im Bauch der Mutter.

Es gibt auch Federwiegen mit Motor, die zwar teuer sind, aber evtl. hilfreich bei sehr unruhigen Kindern.

Bei allen Federwiegen – aber auch in der Autositzschale und in der Wippe – muss darauf geachtet werden, dass der Kopf des Babys nicht nach vorne kippt und die Atmung einschränkt.

Pucktuch

Ein Pucktuch oder ein Pucksack (aus atmungsaktivem Material) hilft in den ersten 3 bis 4 Monaten, ein Baby besser in den Schlaf zu bringen. Informationen zum Pucken finden Sie in ➤ Kap. 3.2.3.

Tragetuch bzw. Tragehilfe

Siehe dazu ausführlich ➤ Kap. 2.1.3.

Großer Gymnastikball

Ein großer Gymnastikball ist ein nützliches Geschenk zur Geburt. Unruhige Babys finden leichter in den Schlaf, wenn man sich einfach auf den Ball setzt und sich – mit dem Baby im Arm – hin und her oder auch mal (sanft!) auf und ab bewegt. Das allein ist auch ein Beitrag zur Rückbildung nach der Geburt und sicherlich förderlicher, als das Baby zu allen Tages- und Nachtzeiten wiegend umherzutragen, bis es schläft.

Schnuller

Gerade in den ersten 3 Monaten ist der Schnuller ein kleiner Helfer zur Beruhigung in schwierigen Situationen. Schnuller gibt es in allen Variationen. Jedes Baby hat seine eigenen Vorlieben, daher ist es u. U. sinnvoll, verschiedene Schnullerformen anzubieten. Die Größe des Schnullers sollte auf die Kiefergröße des Babys abgestimmt sein.

Mit zunehmendem Alter des Babys sollte man mit der Anwendung des Schnullers aber eher sparsam umgehen. Nach dem 6. Monat kommen oft die ersten Zähnchen. Die Kinder gewöhnen sich sehr schnell das ständige Nuckeln an, wodurch sich eine Kieferfehlstellung ausbilden kann. Spätestens mit einem Jahr beginnt wieder die Entwöhnung vom Schnuller.

Babyphon

Das Babyphon schenkt ein wenig Bewegungsfreiraum. Sie können unbesorgt in den Garten oder zu Nachbarn gehen und sind sofort wieder zur Stelle, wenn Ihr Kind Sie braucht. Manche Eltern empfehlen ein Babyphon mit Kamera, denn durch die Kamera lässt sich erkennen, ob das Kind evtl. unter die Decke gerutscht ist.

Kleidung und Pflegemittel

Zum Thema Kleidung sei auf ➤ Kap. 2.1.5 verwiesen. Für viele Eltern ist es anfangs schwierig, aus dem großen Angebot geeignete Kleidung zu finden, in der das Baby weder schwitzt noch friert und die ihm zudem den nötigen Bewegungsspielraum schenkt, denn die falsche Kleidung (zu eng, zu warm) kann durchaus Grund für die Schreiphasen sein.

Das Thema Pflege wird meist von den Hebammen begleitet, wobei jede Hebamme ihre eigenen Empfehlungen bereithält und auf die jeweiligen Bedürfnisse der Familie abstimmt.

2.5 Sinn und Unsinn von Babygeräten

Gehfrei und Babyhopser

- Das „Gehfrei" ist ein Gestell auf vier Rädern, in dem das Kind in einem weichen Tuch eher sitzt als steht. Vor dem Kind ist eine Spielplatte angebracht, die den Blick auf die Füße verwehrt. Auf Zehenspitzen schiebt sich das Kind vorwärts oder rückwärts. Dieses Gerät ist für so manchen lebensgefährlichen Treppensturz verantwortlich, weil das Kind keine Möglichkeit hat, sich beim Sturz abzufangen (➤ Abb. 2.51).
- Ein „Hopser" sieht aus wie eine Babyschaukel mit einer Aufhängung aus Gummi. Das Gerät wird im Türrahmen aufgehängt und das Kind hineingesetzt, sodass es hopsen und sich immer wieder vom Boden abdrücken kann (➤ Abb. 2.52).

Meist werden die Kinder viel zu früh in das Gehfrei bzw. den Babyhopser gesteckt, nämlich bevor sie krabbeln können. Dadurch erarbeiten sie sich nicht die natürliche Abfolge der Aufrichtung und werden um eine ausreichend lange Krabbelphase betrogen, in der Muskeln und Gelenke erst auf die Aufgabe der aufrechten Haltung vorbereitet werden. Die Kinder haben meist noch nicht den Raum über sich entdeckt und sind für die Aufrichtung noch nicht bereit. Ihre Rumpfmuskulatur verfügt noch nicht über die ausreichende Spannung, sodass die Wirbelsäule bei passiver Aufrichtung in eine Verkrümmung ausweicht. Hohlkreuz und Rundrücken können die Folge sein.

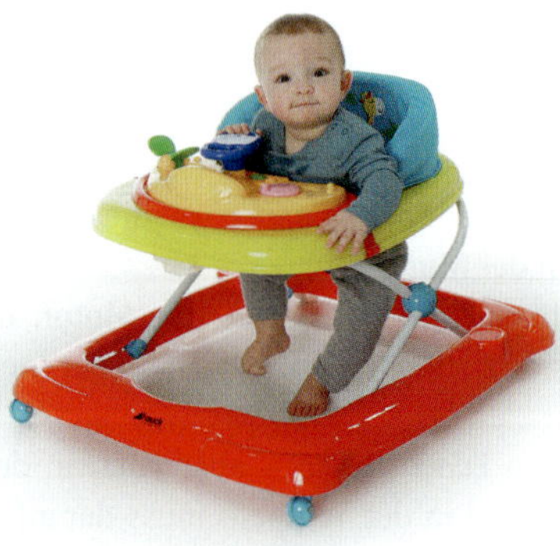

Abb. 2.51 Gehfrei – nicht empfehlenswert [K382]

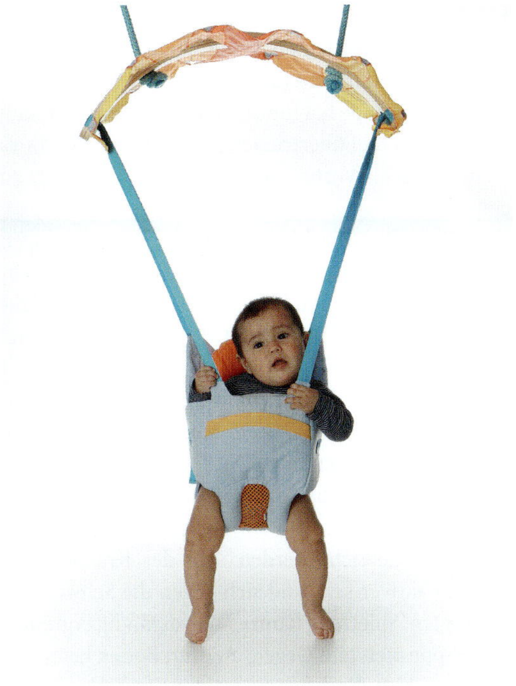

Abb. 2.52 Babyhopser – nicht empfehlenswert [K382]

Auch die Füße haben sich noch nicht auf die Belastung eingestellt und weichen in einen Knicksenkfuß aus. Eine zu hohe Aufhängung bzw. Einstellung der Geräte forciert eine Spitzfußstellung (➤ Abb. 2.52). Wenn die Kinder dann frei laufen, „tänzeln" sie oft auf Zehenspitzen und es kann Jahre dauern, bis sich diese Angewohnheit verliert.

BEACHTE

Das Gehfrei ist entwicklungshemmend, unphysiologisch und gefährlich. Es besteht eine hohe Unfallgefahr mit u. U. lebensgefährlichen Folgen.
Hopsende Spielgeräte, auch Trampoline oder Hüpfburgen, sollten bis zum 3. Lebensjahr gemieden werden. Das Atlanto-Axialgelenk (Genick) ist noch nicht vollständig entwickelt und wird durch das Hüpfen stark belastet und gestaucht.
Große Sorgfalt gilt beim Hüpfen auf dem großen Trampolin. Es sollte immer nur ein Kind hüpfen, da sich die Schwingungen von mehreren Kindern nicht vorhersehbar ergänzen oder aufheben. In voll besetzten Hüpfburgen ist die Unfallgefahr für kleine Kinder natürlich besonders groß.

Laufstall

Ein Laufstall bzw. Laufgitter wird häufig mit einer Schlafmatratze, Polsterumrandung und höhenverstellbarem Boden angeboten. Auf den ersten Blick erscheint dies sinnvoll. Das Kind schläft beim Spielen ein und kann in Ruhe weiterschlafen. Die Höhe des Laufstalls lässt sich individuell und rückenschonend für die Eltern einstellen.

Der Laufstall dient als Schutz- und Spielraum und kann schon ab dem Neugeborenalter benutzt werden. Erst mit dem Hochziehen in den Stand verdient der Laufstall seinen Namen.

Vorteile Der Laufstall ist ein geschützter Raum für das Kind, wenn die Eltern im Haushalt arbeiten oder den Raum kurz verlassen. Der junge Säugling ist ungestört vom älteren Geschwisterkind; auch dieses kann mal selbst im Laufstall spielen. Spielzeug kann an den Seitenwänden befestigt werden, wodurch die Bewegungsmotivation erhöht wird. Die Meilensteine „Halbkniestand" und „Küstenschifffahrt" gelingen an den Seitenwänden des Laufstalls.

Nachteile Der Bewegungsraum des Kindes ist eingeschränkt, meist befindet sich auch zu viel Spielzeug auf zu wenig Raum. Der Laufstall eignet sich nicht als Daueraufenthaltsort, er ist auch kein Schlafplatz, da der Untergrund zu hart für den Rücken ist.

BEACHTE

Der Laufstall dient als Schutzraum. Er muss rechtzeitig tiefer gestellt werden, bevor sich das Kind in den Stand hochzieht – ansonsten besteht Sturzgefahr!

Lagerungskissen für den Kopf

Lagerungskissen werden meistens für Kinder angeboten, die eine Einseitigkeit in der Kopfdrehung zeigen. Ein häufiges Umlagern des Kindes und eine überwachte Bauchlage vermeiden von Anfang an eine Verformung des Kopfes.

Es gibt verschiedene Modelle; in der Mitte der Kissen befindet sich eine Mulde zur Formung des Hinterkopfes, die Schultern bleiben frei. Ein doppelt zusammengelegtes Handtuch gleicht den Höhenunterschied aus (➤ Abb. 2.53). Ein Verrutschen des Kissens wird verhindert, indem es unter ein

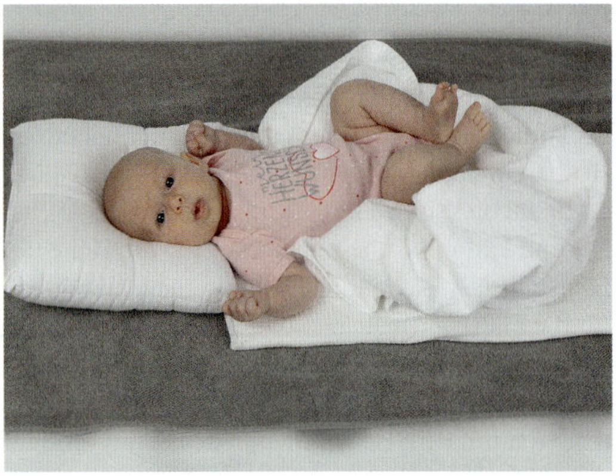

Abb. 2.53 Lagerungskissen für den Kopf [K382]

Spannbetttuch gelegt wird. Manche Kissen haben einen festen Nackensteg, allerdings übt dieser unnötig Druck auf das empfindliche Atlanto-Axial-Gelenk aus.

Vorteile Einer flachen Kopfverformung soll positiv entgegengewirkt werden.

Nachteile Das Kissen ist nur in Rückenlage benutzbar, ein Umlagern auf die Seite ist nicht möglich. Die Nackenmuskeln können sich durch eine Fehlstellung der Kopfhaltung verkürzen. Besteht bereits eine Fehlstellung (Blockade) des Atlanto-Axial-Gelenks, bleibt sie trotz Kissen erhalten und verfestigt sich zusätzlich. Zudem entsteht eine vermehrte Körperspannung.

BEACHTE

Das Lagerungskissen darf bei Kindern mit einer auffälligen motorischen Entwicklung nicht verwendet werden. Verkürzungen der Nackenmuskeln und eine Erhöhung der Körperspannung können die Entwicklungsverzögerung begünstigen.

In Absprache mit dem Arzt/der Ärztin bzw. Physiotherapeut/-in ist das Kissen bei Schädelasymmetrie bedingt empfehlenswert. Es wird dann phasenweise tagsüber eingesetzt, nie über Nacht.

Die Wippe

Die Wippe (➤ Abb. 2.54) ist eine Art Schale auf Kufen, in der das Kind in gebeugter Haltung halb sitzt und halb liegt. Es kann gut seine Umwelt beobachten und braucht sich nicht um seine Haltung zu bemühen. Es ist in der Wippe häufig zufriedener als auf der Krabbeldecke, weshalb Eltern dazu neigen, die Wippe als bequemen Aufenthaltsort für das Kind zu nutzen, es darin zu füttern oder ihm Spielzeug zu geben. Die Wippe hat für die Bewegungsentwicklung des Kindes – bei übertriebener Nutzung – allerdings mehr Nach- als Vorteile und ist daher nur bedingt zu empfehlen.

Vorteile Das Kind liegt nicht auf kalten, zugigen Fußböden. Es kann aus einer bequemen und erhöhten Position die Eltern bei ihren Tätigkeiten im Haus beobachten. Das Füttern mit der Flasche bzw. Brei wird vereinfacht.

Nachteile Die Wippe schränkt die Bewegungsmöglichkeiten und das freie Spiel des Kindes stark ein, da nur der halbhohe Sitz möglich ist. Wegen der Sturzgefahr muss das Kind angegurtet werden. Es kann sich weder drehen noch stützen. Spielzeug muss ihm gereicht werden. Auf der Krabbeldecke muss es aktiver sein und sich gegen die Schwerkraft behaupten, Spielzeug kann es selbstständig ergreifen. Die Wippe bietet im Gegensatz zum Boden keine stabile Unterlage. Dadurch findet das Kind schwerer zu Stabilität und Symmetrie. Bei Müdigkeit droht das Kind halb sitzend in sich zusammenzusacken.

In der Wippe werden die Bauchmuskeln nicht aktiv, da das Kind seine Beine nicht anheben und nicht mit seinen Füßen spielen kann. Es stemmt vielmehr, um nicht abzurutschen, seine Füßchen in die Unterlage, drückt seinen Bauch nach vorne weg und überstreckt die Wirbelsäule. Diese Strecktendenz wirkt einer physiologischen Bewegungsentwicklung entgegen.

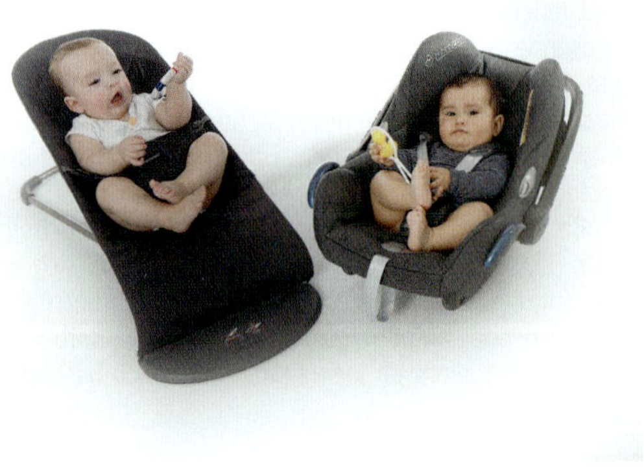

Abb. 2.54 Wippe und Autositz [K382]

Manche Wippen haben integrierte batteriebetriebene Schaukel-, Musik- und Spielanimationen, die leicht zur Überreizung führen.

Das gleiche gilt für den Wippenaufsatz, den man auf den Hochstuhl stellen kann. Auf diese Weise ist das Baby von Anfang an in der Familienrunde dabei. Es ist sicher angenehm, sein Neugeborenes in Augenhöhe am Esstisch zu haben. Reagiert das Baby allerdings überreizt, ist es in seiner Wiege oder seinem Körbchen besser aufgehoben.

BEACHTE

Die Wippe ist bedingt empfehlenswert. Ein zu langer Aufenthalt in der Wippe (länger als eine halbe Stunde am Tag) hemmt die natürliche Bewegungsentwicklung Ihres Kindes. Kürzere Aufenthalte schaden nicht und vereinfachen sicher auch mal den Alltag mit einem Baby. Beim Kauf einer Wippe ist auf eine stabile Ausführung und gute Standfestigkeit zu achten, außerdem sollte die Liegeposition einstellbar sein.

Wie sollte die Haltung des Kindes in der Wippe sein?

- Die Körperhaltung soll symmetrisch sein.
- Die Wirbelsäule darf weder gestaucht noch überstreckt sein.
- Der Kopf ist frei beweglich, ebenso frei beweglich sind Arme und Beine.
- Das Becken muss einen guten Halt haben.
- Es darf keine Vorrichtung geben für ein ständiges Abstützen der Fersen auf der Wippe.

In einer guten Wippe sind zudem die Hand-Hand-, Hand-Mund- und Hand-Fuß-Mund-Koordination möglich.

Babyhängematte

Eine Babyhängematte gibt es in verschiedenen Ausführungen: für den Türrahmen mit Federhalterung („Federwiege" ➤ Abb. 2.49), ein Bodengestell, das sich für Reisen zusammenklappen lässt; oder auch mit einer Vollholzbogenhalterung, in dem man später einen bequemen Hängesitz für ältere Kinder anbringen kann.

Die Hängematte selbst besteht aus einem Leinen- bzw. Baumwollstoff und hat Anschnallgurte. Für die bequeme Lage des Babys sollte eine dazugehörige Unterlagenpolsterung gekauft werden. Eine Alternative kann auch ein aufhängbarer Babysack sein.

Vorteile Die Hängematte kann tagsüber als Schlafstätte dienen. Die leichte Bewegung beruhigt das Kind und sorgt für eine angenehme, entspannte Körperhaltung.

Nachteile Die Hängematte eignet sich nur für die Rückenlage; im Wachzustand bietet sie nur einen eingeschränkten Bewegungsfreiraum. Bei unsachgemäßem Gebrauch besteht Sturzgefahr.

BEACHTE

Die Babyhängematte verhilft dem Kind am Tag häufig zu einem ruhigen, entspannten Schlaf. Wie bei allen Babygeräten sollte das Kind auch hier nicht unbeaufsichtigt sein. Babyhängematten müssen stets fest auf dem Boden stehen, sicher mit einem Spezialhaken an einer festen Zimmerdecke befestigt oder mit einer dafür vorgesehenen speziellen Türrahmensicherung versehen sein. Das Kind darf nur angeschnallt in der Hängematte liegen.

Die Bauchlagen-Schaukel

Die Bauchlagen-Schaukel besteht aus einer Liegefläche aus Plastik, die mit Seilen an einem Bodengestell befestigt ist. Die Plastikwanne hat eine schräg verlaufende Auflagefläche. Das Baby kann in Bauchlage darin schaukeln. Die Benutzung der Bauchlagen-Schaukel ist ab dem Zeitpunkt empfehlenswert, wenn eine gute Kopfkontrolle besteht. Über diese motorische Fähigkeit verfügt ein Kind meistens mit 3 Monaten.

Vorteile Durch die leicht aufgerichtete Körperhaltung macht die Bauchlage auch denjenigen Kindern Spaß, die sie ansonsten nicht mögen.

Nachteile Der Bewegungsimpuls geht von den Füßen aus und nicht vom Stützimpuls der Arme. Dadurch ergibt sich bei zu intensivem Gebrauch eine zu frühe und falsche Fußbelastung.

Die Bauchlagen-Schaukel ist daher nur bedingt empfehlenswert. Für manche Kinder ist sie ein Anreiz, die Bauchlage besser zu akzeptieren. Sie kann allerdings mit etwas Geduld auch gut ohne ein Spielgerät erarbeitet werden (➤ Kap. 2.2.3).

Spielbogen

Er fehlt in keiner Babyausstattung, der Spielbogen. Es gibt ihn in verschiedenen Ausführungen, Holz, Plastik, einbogig, mehrbogig, mit und ohne Motor, befestigt an einer Spieldecke, an einer Wippe oder freistehend. Am Spielbogen sind unterschiedliche Spielutensilien aus verschiedenen Materialien befestigt, z. B. Spiegel, Tierchen, Bälle.

Es hat noch keinen Sinn, einen Spielbogen in der Neugeborenenzeit zu verwenden. Die Augen Ihres Babys sind noch nicht so weit entwickelt, dass es das Spielzeug fixieren könnte. Zu viele Reize, die nicht verarbeitet werden können, werden mit viel Geschrei beantwortet.

Erst mit der 8. Entwicklungswoche kann das Kind seinen Kopf in der Körpermitte halten und Spielzeug fixieren und betrachten. Allerdings ist Ihr Kind in diesen Wochen weitsichtig und erkennt die tief hängenden Dinge nicht scharf. Es überstreckt seine Wirbelsäule, um das Spielzeug zu erkennen. Auch das Greifen nach dem Spielzeug ist noch nicht möglich, da der Greifreflex noch vorhanden ist. Häufig hängt das Spielzeug in der Mitte des Spielbogens, direkt über den Augen. Erst mit dem Greifen aus der Mitte (fünfter Meilenstein) kann ein Spielzeug aus der Mitte ergriffen werden.

Der richtige Zeitpunkt und der richtige Umgang mit dem Spielbogen sind deshalb wichtig.

Vorteile Ab der 8. Entwicklungswoche hat Ihr Baby Freude am selbstständigen Beobachten und Spielen. Dabei setzt es aktiv seine Bauchmuskeln ein: Wird der Spielbogen über dem Bauch des Babys aufgestellt, hebt es seine Beine von der Unterlage ab, um mit den Füßchen an das Spielzeug zu gelangen.

Nachteile Das Spielen erfordert die Rückenlage, Fortbewegungen wie Drehen, Robben und Krabbeln werden nicht ermöglicht. Wenn zu viel Spielzeug am Bogen hängt, noch dazu dicht über den Augen, überstrecken sich die Kinder und schieben sich rückwärts über den Boden, was ihre Entwicklung eher hemmt. Auch batteriebetriebene Spielbögen mit Musik führen oft zur Überreizung. Das Spielzeug wird eher geschlagen als untersucht und erforscht; es kann nicht von der einen in die andere Hand gereicht werden und gelangt zum besseren Verständnis auch nicht in den Mund.

BEACHTE

Ein Spielbogen kann Freude bereiten, er kann aber auch entwicklungshemmend wirken. Wie viele Geräte ist er bedingt empfehlenswert. Am besten Sie beobachten, wie Ihr Kind mit dem Spielbogen umgeht, und begrenzen bei Bedarf die Spieldauer oder auch die Anzahl der hängenden Teile.

Mobile

Ein schönes Mobile verzaubert jedes Kinderzimmer. Auch hier ist die Auswahl unüberschaubar. In allen Ausführungen, Materialien und Motiven gibt es Mobiles zu kaufen. Sie lassen sich auch sehr gut selbst basteln und sind dann schöne Schmuckstücke.

Vorteile Mobiles schmücken jedes Kinderzimmer. Sie beruhigen und fördern die Beobachtungsgabe.

Nachteile Oft sind die Motive des Mobiles nur aus der Perspektive des Erwachsenen zu erkennen, nicht aus der liegenden Position des Kindes. Bei Motorbetrieb gilt: Die Augen des Kindes können noch nicht der Bewegung des Mobiles folgen, dies ist erst mit dem Beginn des Krabbelns möglich. Das Kind reagiert dann schnell überreizt, erst recht, wenn künstliche, scheppernde Klänge dazukommen.

BEACHTE

Tanzende Feen: Ein Mobile, ganz einfach selbstgemacht, lässt Kinderaugen leuchten. Umhüllen Sie kleine Styroporkugeln mit leichtem Stoff und binden Sie die Kugeln mit einem Faden ab. Zwei dünne Hölzer überkreuzen und miteinander befestigen. An die Hölzer die kleinen Feen anhängen und sie im Windhauch tanzen lassen.

Ein Mobile ist zum Betrachten für das Kind da; sein Motiv sollte daher aus der Rückenlage erkennbar sein.

Hängendes Spielzeug über der Autositzschale

Zu jeder Autositzschale gehört anscheinend ein Mobile.

Vorteile Das Mobile sieht nett aus, jede Babyschale wird individuell.

Nachteile Das Mobile baumelt während der Autofahrt vor den Augen des Kindes. Weil das Kind das sich bewegende Spielzeug mit den Augen noch nicht fixieren kann, reagiert es oft mit Symptomen der Überreizung.

Schieben Sie das Spielzeug am Tragehenkel nach unten, dann liegt es auf den Beinen des Kindes. So kommt es zunächst zufällig, später gewollt an das Spielzeug und kann bei Bedarf damit spielen.

Puzzlematte

Die Puzzlematte besteht aus Kunststoff, meist mit herausnehmbaren bunten Zahlen. Mehrere Teile ergeben einen Puzzleteppich für den Boden. Dieser Teppich wird meist als Spielunterlage für die Krabbeldecke benutzt und soll als Bewegungsanreiz für die Fortbewegung dienen.

Vorteile Die Puzzlematte eignet sich als Liegeunterlage bei Stein-, Fliesen-, Parkett- und Linoleumböden. Sie schützt gegen Kälte und ist in der Anschaffung günstig.

Nachteile Der Weichkunststoff ist umweltbelastend bei der Entsorgung. Kleine Teile können herausfallen, abbrechen, herausgekratzt und verschluckt werden. Das Aufräumen, Stapeln oder Aufbauen ist zeitintensiv. Einzelne Puzzleplatten rutschen auf glatten Böden, auch Erwachsene stolpern leicht darüber.

Nach unserer Erfahrung eignet sich die Puzzlematte weniger zum Krabbeln lernen und für die Fortbewegung. Da die Teile in sich Spiel haben und sich dadurch der Untergrund etwas bewegt, empfindet das Kind zu wenig Sicherheit. Besser ist von Anfang an eine aufrollbare große Gymnastikmatte. In der Anschaffung ist sie deutlich teurer als die Puzzleteile, hat aber den Vorteil, dass sie sich leichter aufräumen und zusammenrollen lässt und die Dämmung dicker ist. Außerdem lässt sie sich von der ganzen Familie vielseitiger verwenden.

Lernturm – Stehstuhl

Ein „Lernturm“ besteht meist aus zwei Hockern: Aus einem mit Tritthilfe, der andere ist quadratisch. Der Tritthocker dient als Basis, auf welcher der quadratische Hocker mit der Sitzfläche nach unten gut befestigt wird. Meist bauen Eltern den Lernturm nach einer Anleitung aus dem Internet selbst (➤ Abb. 2.55).

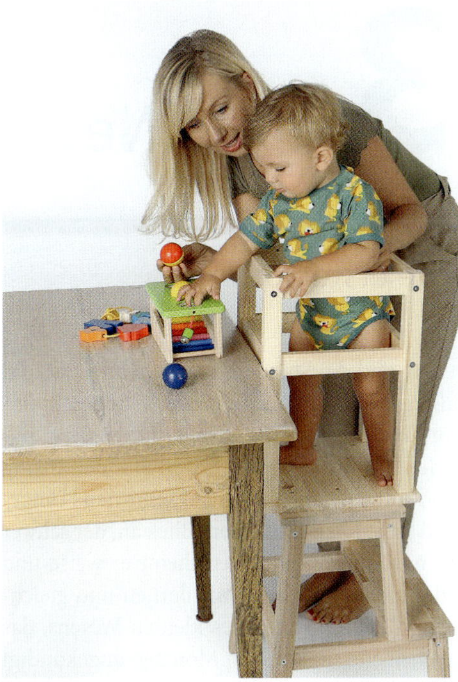

Abb. 2.55 Lernturm – Stehstuhl [K382]

Dabei muss gut auf die Standfestigkeit und Kippsicherheit geachtet werden. Im Krabbel- und im Stehalter kann das Kind den Lernturm mit Unterstützung hochkrabbeln, sich hinstellen und so an der Arbeitsfläche in der Küche oder am Esszimmertisch stehen. Mit kleinen ungefährlichen Haushaltsgegenständen kann das Kind so schon bei der Arbeit mithelfen.

Vorteile Das Kind assistiert bei Alltagshandlungen, beim Abwasch oder beim Backen. Beide Hände sind frei, um z. B. ein Geschirrtuch zu benutzen.

Nachteile Das Kind gerät leichter in Gefahrensituationen (heißes Wasser, Herdplatte, Messer). Zudem besteht Sturzgefahr.

BEACHTE

Der Lernturm darf erst ab dem zehnten Meilenstein (freier Stand) verwendet werden. Dabei braucht Ihr Kind unbedingt Ihre Assistenz. Bei Unruhe oder gar einem Wutanfall besteht auch hier Sturzgefahr.

KAPITEL

3 Die Neugeborenenzeit

3.1 Die ersten Stunden

Die Geburt und die Stunden danach sind ganz und gar außergewöhnlich und eigentlich unbeschreiblich. Ein Kind kommt auf die Welt und holt das erste Mal tief Luft. Es ist in den ersten Stunden häufig wach und aufmerksam und schaut seine neue Umgebung und seine Eltern mit einem Blick an, der schwer zu deuten ist. Vielen Eltern erscheint er weise und wissend. Es ist ein erstes Kennenlernen und gleichzeitig ein Wiedererkennen des kleinen Wesens, das sein Erscheinen seit so vielen Monaten angekündigt hat und mit viel Spannung erwartet wurde.

Das Kind hat den Bauch der Mutter verlassen, wo es warm, dunkel und schwerelos und der Herzschlag der Mutter ein vertrauter Rhythmus war. Aus dem Wasser führte der Weg ans Land. Plötzlich ist es hell, laut und kalt und die Schwerkraft zieht an dem kleinen Körper. Das Baby wird auf den Bauch der Mutter gelegt und die Nabelschnur durchtrennt. Das erste Mal riecht das Baby und prägt sich den Geruch seiner Mutter ein. Schon nach wenigen Tagen wird es ihn wiedererkennen! Und Herzschlag und Stimme sind wieder zu hören, in etwas anderer Weise, aber sie vermitteln das Gefühl von Sicherheit und Geborgenheit.

Für ein paar Stunden haben Kind und Eltern alle Anstrengungen der Geburt vergessen. Die Eltern begrüßen ihr Kind, indem sie es von Kopf bis Fuß betrachten, an ihm schnuppern, es bestaunen und sanft streicheln. Häufig sind diese Momente gänzlich ungetrübt und die Eltern erleben, wie sie ihrem Kind von Anfang an ihre ganze Liebe schenken.

Aber es ist durchaus nicht ungewöhnlich, wenn sich die Liebe der Eltern zu ihrem Kind erst nach und nach entwickelt. Das erste Kennenlernen ist ein Geschenk, das sich manchmal ganz anders als erwartet darstellt. Vielleicht war der Geburtsverlauf schwierig oder ein Kaiserschnitt nötig. Vielleicht gab es Spannungen zwischen den werdenden Eltern. Vielleicht gibt auch das Baby Anlass zur Sorge, weil es nicht gesund ist und auf einer anderen Station oder gar in einem weit entfernten Krankenhaus intensiv betreut werden muss. Vielleicht bleibt auch aus gänzlich unerfindlichen Gründen die erwartete Euphorie aus.

Es tut gut, sich vor der Geburt nicht auf allzu idealisierende Vorstellungen einzulassen, sondern ganz offen für die vielen Möglichkeiten der Begegnung zu sein. Die „Liebe auf den ersten Blick" ist nur *eine* Möglichkeit, und zum Glück hängt von ihr nicht der weitere Verlauf der kindlichen Entwicklung ab! Selbst extreme Erfahrungen in den ersten Lebensstunden, z. B. die Verlegung eines Frühchens oder ein erkennbares Handicap, sind langfristig nicht entscheidend für eine gelingende Beziehung zwischen Eltern und Kind. Mit dem allmählichen Kennenlernen, den täglichen Zuwendungen und nicht zuletzt durch die vertrauensselige Hilflosigkeit eines Säuglings entwickelt sich bei den allermeisten Eltern die sprichwörtliche Affenliebe zu ihrem Kind.

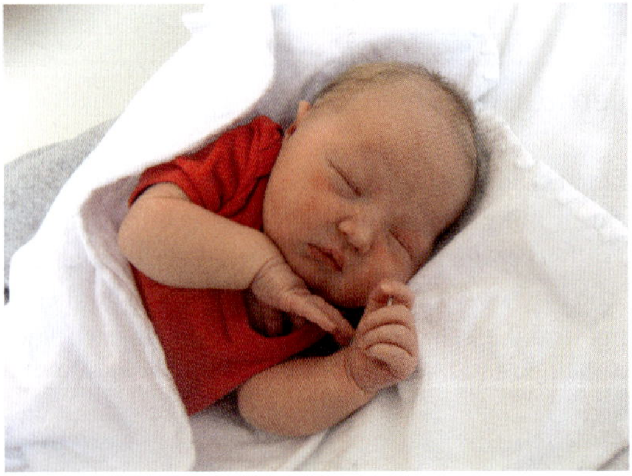

Abb. 3.1 Neu geboren

3.2 Die ersten Tage und Wochen

3.2.1 Kennenlernen und Urvertrauen

Nun beginnt die spannende Zeit des Kennenlernens. Vor allem das erste Kind stellt eine große Herausforderung dar. Alles ist plötzlich anders, der Alltag ist auf den Kopf gestellt. Aus Mann und Frau werden Eltern; Eltern lernen sich als Mutter und Vater kennen. Sie sehen sich einem fremden kleinen Wesen gegenüber, dessen „Sprache" sie erst lernen müssen. Gerade die Anfangszeit ist häufig eine Zeit der Verunsicherung.

Aber Eltern können sich auch auf ihre Intuition verlassen. Sie reagieren auf ihr weinendes Baby intuitiv tröstend und beruhigend, sie wiegen und halten es. Sie erwidern freudig seinen Blick, unterstützen lebhaft seine Ausgelassenheit, senken aber ihre Stimme, wenn es müde wird und schlafen will.

Nun ist ein jedes Kind schon zum Zeitpunkt seiner Geburt ein Individuum mit spezifischem Charakter und mit ganz unterschiedlichen Bedürfnissen. Als Eltern können Sie Ihr Kind ganz in Ruhe kennenlernen und von Tag zu Tag vertrauter mit seinem unbekannten Wesen werden. Nehmen Sie sich möglichst viel Zeit dazu. Die ersten Wochen und Monate sind genau dazu da. Sie dürfen nach Herzenslust verwöhnen, „erziehen" brauchen Sie noch nicht. Erkunden Sie die Bedürfnisse Ihres Babys und machen auch Sie sich ihm zunehmend vertrauter.

Denn so wie Sie Ihr Kind erst kennenlernen, so lernt Ihr Kind Sie kennen. Und nicht nur das! Durch Sie erfährt es auch seine Umwelt; Ihre Zuwendung zeigt ihm, dass es in dieser Welt willkommen ist und geschätzt wird. Die Erfahrungen, die Sie Ihrem Kind in seinen ersten Lebenswochen und -monaten vermitteln, prägen es in hohem Maße. Sie sind erste wichtige Bausteine für sein Urvertrauen, das gleichermaßen Selbstvertrauen und Vertrauen gegenüber den Eltern und der Umwelt miteinschließt. Glücklich können die Kinder sein, die spüren, dass ihre Eltern zuverlässig für sie da sind, sie lieben und ihren Bedürfnissen mit Geduld und Aufmerksamkeit entgegenkommen.

3.2.2 Bonding – Bindung

Unter Bonding versteht man oft die erste Begegnung zwischen Mutter und Kind: Nach der Geburt wird das Kind auf den Bauch der Mutter gelegt. Intuitiv arbeitet es sich nach oben zur Brust der Mutter, findet von selbst die Milchquelle und fängt an zu saugen. Die innige Bindung zwischen Mutter und Kind, die zuweilen auch schon in der Schwangerschaft begonnen hat, setzt ein oder bekommt eine ganz neue Dimension.

Es ist ein Glück, wenn die erste Begegnung so verläuft und wenn dem ersten Moment der Liebe Zeit gegeben werden kann. Aber auch wenn medizinisches Handeln das erste Zusammenkommen verzögert, kann der Moment der innigen Begegnung auch zu einem späteren Zeitpunkt nachgeholt werden. Bonding entwickelt sich auch allmählich durch die vielen alltäglichen Erfahrungen mit dem Neugeborenen – allen voran durch das Stillen und viel Körperkontakt.

BEACHTE

Bonding ist ein Ausdruck dafür, wie sicher und geborgen sich das Kind in seiner Welt fühlt. Es ist das Urvertrauen des Kindes zu seinen Eltern bzw. seiner sozialen Umwelt. Es ist das verlässliche Versprechen der Eltern, dass sie ihr Kind vor allen Gefahren beschützen. Es gibt keine Messtabelle, keine Qualitätsmerkmale dafür, wie Bonding aussehen muss und wie man Bonding „herstellt".

Damit eine gute Bindung zustande kommt, sind nicht allein die mütterlichen Hormone bzw. der mütterliche Instinkt wichtig. Auch äußere Faktoren spielen eine Rolle. Ausgeglichene Mütter, die nicht allzu großen emotionalen Spannungen ausgesetzt sind (z. B. Trennung vom Partner, finanzielle Probleme), erleben Bonding u. U. unmittelbarer als gestresste Mütter. Denn Kinder reagieren oft wie ein Spiegel auf den Gemütszustand der Mutter.

Die Bindung eines Kindes ist übrigens nicht allein auf die Mutter bezogen, jede andere Person kann die Mutterrolle einnehmen. Kinder mit wechselnden Bezugspersonen fremdeln mit 7 Monaten deutlich weniger als Kinder mit nur einer Bezugsperson.

3.2.3 Berührung und Geborgenheit

Das neugeborene Kind hat ein natürliches Bedürfnis nach Ruhe, Sicherheit, Berührung und Geborgenheit. Die meisten Menschen nähern sich einem Säugling intuitiv leise und behutsam, streicheln ihn sanft und sprechen mit beruhigender Stimme.

Genießen Sie die Zeit, in der Ihr Kind ruhig und zufrieden auf der Welt ankommt. Die Geborgenheit, die Sie Ihrem Baby vermitteln, schließt auch Sie selbst mit ein. Treten Sie leise an sein Bettchen und sprechen Sie es an, bevor Sie es aus dem Bett herausnehmen. Schließen Sie Ihr Kind in Ihre Arme, wiegen Sie es sanft, summen oder singen Sie. Es gibt viele Möglichkeiten, Ihrem Baby ein Stück der vorgeburtlichen Geborgenheit zu erhalten und es behutsam in dieser Welt ankommen zu lassen.

Die Känguru-Methode schafft sehr viel Körperkontakt zwischen Ihnen und Ihrem Baby. Es müssen nicht immer Geruch, Herzschlag und Stimme von der Mutter sein, auch ein älteres Geschwisterkind gewinnt mit etwas Geduld das Vertrauen des Babys (➤ Abb. 3.2). Setzen Sie sich in einen bequemen Sessel oder besser noch einen Schaukelstuhl. Licht und Geräusche sind gedämpft und es ist angenehm warm. Legen Sie sich Ihr Kind, welches nur mit einer Windel bekleidet ist, in Bauchlage auf die bloße Haut Ihres Oberkörpers. Ihr Kind hat sein Köpfchen zur Seite gedreht; Arme und Beine sind angebeugt. Umhüllen Sie sich beide mit einer warmen Decke und genießen Sie gemeinsam die intensivere Wahrnehmung durch den direkten Hautkontakt. Diese Haltetechnik stimuliert alle Sinne des Babys. Auch das Stillen ist aus dieser Haltung möglich und fördert die Trinkfähigkeit. Gerade bei Frühchen ist dieser enge Hautkontakt beim Stillen sehr wichtig, da ihr Saugreflex meistens nicht genügend ausgebildet ist. Durch die intensive körperliche Nähe wird er stärker stimuliert und das Kind saugt besser.

Auch durch das „Pucken“ können Sie Ihrem Kind in seinen ersten beiden Lebensmonaten Halt und Geborgenheit vermitteln, danach möchte es meist seinem natürlichen Bewegungsdrang nachgeben (➤ Abb. 3.3).

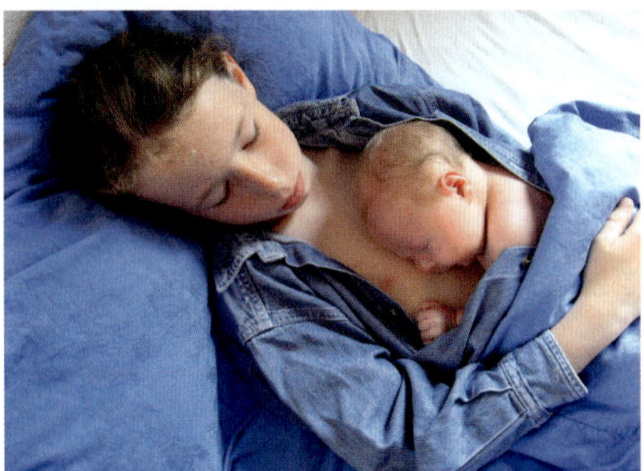

Abb. 3.2 Känguru-Methode

BEACHTE

In ein leichtes Tuch locker gehüllt sollten sich gerade Schreibabys leichter beruhigen. Doch die Auslöser für das Schreien können vielfältig sein, und nicht immer ist das Pucken die Lösung. Ob man sein Kind puckt, entscheidet man immer zusammen mit der Hebamme und dem Arzt bzw. der Ärztin. Organisationen zur Vermeidung des plötzlichen Kindstods wie auch viele Kinderärzte raten vom Pucken ab, weil falsch angewendetes Pucken Risiken birgt.

Es gibt viele verschiedene Puckmöglichkeiten. Am besten Sie probieren es aus, ob das Pucken Ihrem Kind gefällt und welches Produkt am besten geeignet ist (➤ Abb. 3.4, ➤ Abb. 3.5). Auf jeden Fall kann das Pucken eine Hilfe sein, wenn Ihr Baby zu Beginn noch Anpassungsschwierigkeiten hat, denn es vermittelt Wärme und elastischen Halt. Zudem bringt das Pucken Ruhe in die frühkindlichen „Massenbewegungen“ (➤ Kap. 3.2.8). Frühkindliche Reflexe wie der Mororeflex werden gehemmt und können so allmählich abgebaut werden. Frühchen schätzen das Pucken besonders, weil es ihnen die Geborgenheit der Gebärmutter ein wenig zurückgeben kann. Wenn Sie den Rücken Ihres Babys abstützen, können Sie es auch gepuckt aufrecht tragen. Schreiattacken können dadurch etwas milder ausfallen.

Bevor Sie pucken klären Sie alle anderen Möglichkeiten ab, weshalb Ihr Kind unruhig oder unzufrieden sein könnte, etwa Hunger, Temperatur, Bauchweh, nasse Windel usw.

Und so funktioniert das Pucken: Bei Frühchen und bei besonders zarten Babys werden die Arme seitlich am Körper angelegt. Das verhindert einen zu starken Druck auf den weichen Brustkorb und das Baby kann leichter atmen. Bei größeren Babys hingegen ist ein Überkreuzen der Arme vor dem Brustkorb sinnvoll, denn dadurch wird ein Überstrecken der Wirbelsäule vermieden. Außerdem kann das Kind in dieser Position seine Ärmchen leichter befreien, wenn es das möchte.

Sie können Ihr Baby gut bis zum fünften Meilenstein pucken. Zu dem Zeitpunkt hat es eine stabile Rückenlage gefunden. Jetzt haben die Willkürbewegungen die frühkindlichen Massenbewegungen abgelöst. Unwillkürliche Reaktionen und Bewegungen reißen das Kind ab diesem Zeitpunkt nicht mehr aus seinem Schlaf.

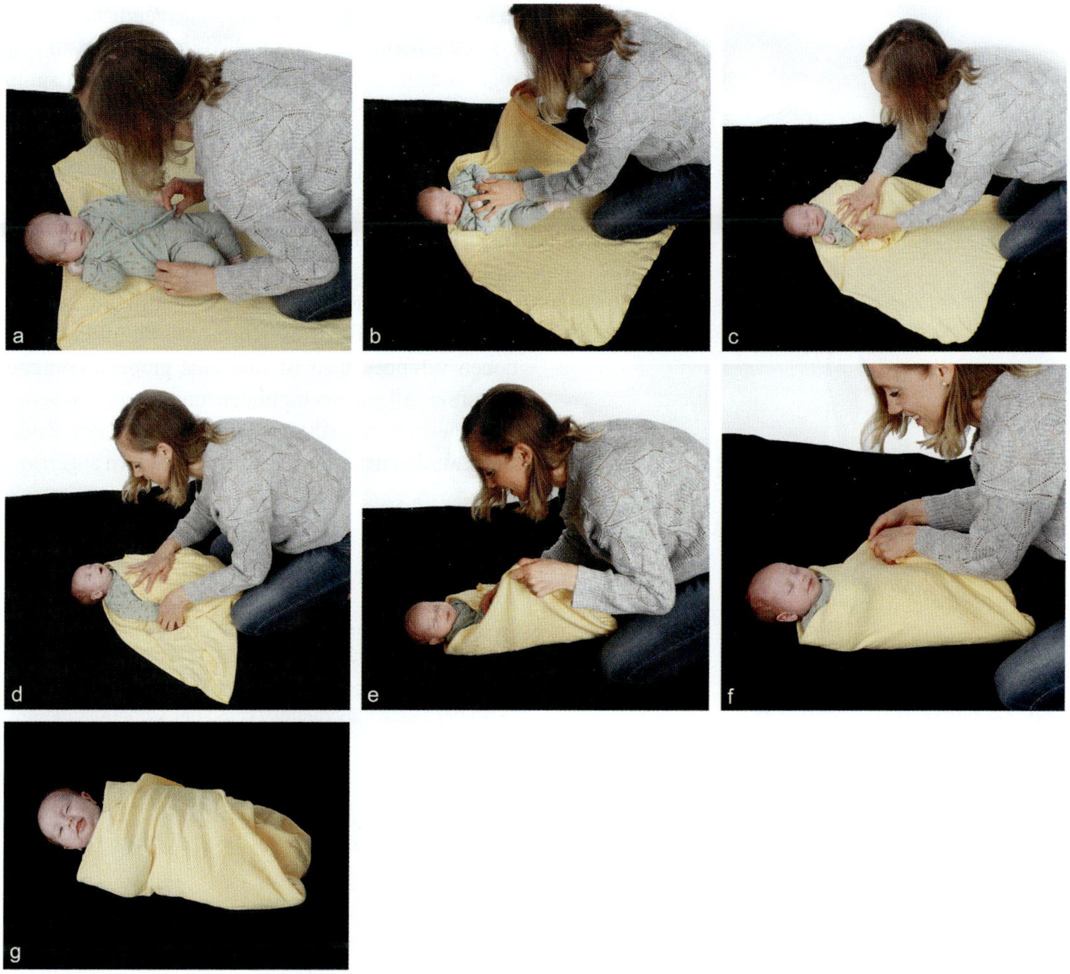

Abb. 3.3a–g Pucken mit Hilfe eines Tuchs [K382]

Mit einem Baumwollmützchen, in den ersten 2 Monaten auch in der Wohnung getragen, spürt Ihr Baby deutlicher seine Körpergrenzen. Dafür sorgen auch das „Nestchen“ und die „Hängematte“, die oben schon genauer beschrieben wurden (➤ Kap. 2.2.1).

Auch beim Schlafen sollten Sie für Begrenzung sorgen, damit sich Ihr Kind nicht verloren fühlt. Ein Neugeborenes braucht eine Wiege, einen Stubenwagen oder ein kleines, höhenverstellbares Bettchen. Ein warmes Lammfell im Babybett bekommt allmählich einen vertrauten Geruch und schafft Geborgenheit.

Das Neugeborene ist auf Berührung angewiesen; intuitiv verlangt es danach, getragen, geschaukelt und berührt zu werden. Der in diesem Alter am besten entwickelte Sinn ist der Berührungssinn. Streicheln und Kuscheln werden besonders intensiv wahrgenommen; sie schenken Geborgenheit und stärken die Körperwahrnehmung. Auch eine sanfte Ganzkörpermassage oder eine Fußmassage wirken entspannend und beruhigend auf das Kind und fördern seine Körperwahrnehmung (➤ Kap. 5).

Das Tragen und Bewegt werden stimuliert das sich gerade entwickelnde Gleichgewichtssystem. Dieses System ist wiederum die Basis für die gesamte motorische Entwicklung und versorgt das Kind darüber hinaus mit wichtigen frühen Sinneserfahrungen. Wichtige Verknüpfungen im Gehirn werden in dieser Zeit ausgebildet. Dadurch erhält das Kind zunächst einmal die richtige Körperhaltung und später dann auch eine gute Bewegungsfähigkeit.

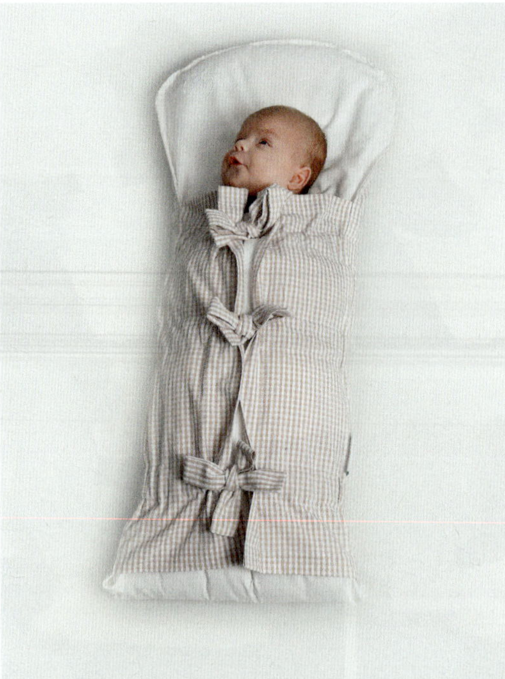

Abb. 3.4 Pucken im Steckkissen [K382]

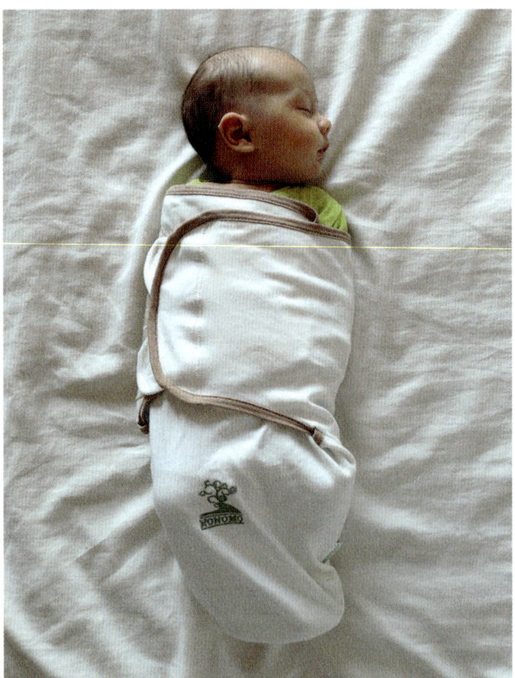

Abb. 3.5 Pucken im Pucksack [P657]

Reize wie Schaukeln, Wärme, Kälte, Gerüche, Druck und Zug, Berührung und Liebkosung gehören zu den sog. basalen Stimulatoren, durch die alle Basissinne angesprochen werden: Berührungs- und Gleichgewichtssinn, Geruchssinn sowie Saug- und Schluckreaktionen. Schon im Mutterleib werden diese Reize verarbeitet, z. B. das Schaukeln oder das liebevolle Streicheln über den Bauch. Nach der Geburt werden die Grundreize durch gutes Handling, durch Tragen, Baden und Kuscheln ausgelöst. Sie wirken auch auf das sog. limbische System unseres Gehirns, das für unsere Emotionen verantwortlich ist und eine große Bedeutung für unser Allgemeinempfinden und unser seelisches Gleichgewicht hat. Durch die Stimulation der Basissinne werden neue Vernetzungen im Gehirn angeregt.

BEACHTE

Ein gesunder Entwicklungsstart zeigt sich in den ersten Wochen:

- an einem interessierten und faszinierten Blick
- an stetig wachsender Neugier
- an einem starken Saug- und Schluckreflex
- an der zeitgemäßen Entwicklung der Körperhaltung

3.2.4 Stillen, Fläschchen und das Spucken danach

Das Stillen ist ein großes Thema, auf das hier nur kurz eingegangen wird, dafür wird auf die einschlägige Literatur verwiesen.

Aus physiotherapeutischer Sicht hat das Stillen eine große Bedeutung für die kindliche Entwicklung. Beim Stillen wird die natürliche Saug- und Schluckbewegung ausgelöst, gleichzeitig formt es den Mund, die Zahnbögen, den Lippenschluss sowie den Kiefer- und Gesichtsbereich. Das Stillen ist ein enormer Kraftakt für das Baby und erfordert eine gute Koordination all seiner Sinne. Dadurch wirkt das Stillen nicht nur kräftigend auf das gesamte Skelett und die Körperhaltung, sondern es beeinflusst auch die Bewegungsentwicklung des Kindes. Zudem profitieren die Lautbildung, die Artikulation und spätere Sprache. Außerdem kommt es beim Stillen – weil es eine ganz archaische Nahrungsaufnahme ist – zu einer verstärkten Gehirnaktivität.

Für das Trinken aus der Flasche hingegen braucht das Kind viel weniger Kraft und Koordination, wodurch die spezifischen Wachstumsreize auf den Körper ausbleiben. Die Saug- und Schluckbewegungen wirken weniger aktivierend auf den ganzen Körper, v. a. wenn der Sauger zu hart und zu klein ist und ein zu großes Saugloch aufweist.

Es gibt verschiedene Gründe, die das Stillen erschweren oder unmöglich machen, sodass das Baby Fertignahrung braucht. Die Fläschchennahrung wird nach der Empfehlung des Krankenhauses, der Hebamme oder des Kinderarztes gewählt. Ihr Kind gewöhnt sich daran, sodass ein Wechsel der Nahrung in den ersten drei Monaten nur im Notfall stattfinden und gut betreut werden sollte, damit die Umstellung keine Bauchschmerzen auslöst.

Die Zubereitung eines Fläschchens kann man sich durch einen temperaturgesteuerten Wasserkocher erleichtern, weil er über Stunden die gleiche Temperatur hält. Noch einfacher geht es mit einem Milchfläschchen-Zubereiter. Er funktioniert wie eine Kaffeemaschine: Innerhalb von 8 Sek. ist das Milchfläschchen zum Verzehr fertig. Gründliche Reinigung nach Gebrauch ist selbstverständlich.

Mütter, die ihr Kind nicht stillen können bzw. sich dagegen entschieden haben, sollten ihm beim Füttern viel Körperkontakt schenken. Mütter, die stillen möchten, aber auf Schwierigkeiten stoßen, nehmen am besten die Hilfe einer erfahrenen Stillberaterin in Anspruch.

Mit jedem Schluck nimmt Ihr Baby auch Luft auf, und die Luft im Bauch ist häufig die Ursache von Bauchschmerzen. Viele Babys spucken mit dem Aufstoßen, dem „Bäuerchen", einen Teil der Nahrung wieder aus. Bringen Sie Ihr Kind nach dem Trinken ganz langsam wieder in die Aufrechte. Legen Sie sich Ihr Kind über die Schulter und streicheln Sie ihm den Rücken (➤ Abb. 3.6).

Manchmal hilft auch das sanfte Kreisen des Fingers über der Fontanelle (➤ Abb. 3.7). Wenn Sie das Grübchen am Kinn berühren und einen sanften Druck ausüben, wird der Würgereflex unterbunden und das Spucken reduziert (➤ Abb. 3.8).

Oder Sie setzen sich Ihr Baby auf den Oberschenkel und umgreifen es von hinten mit ihren Händen, sodass Sie die Taille und die unteren Rippenbögen umfassen. Jetzt führen Sie gemeinsam sehr langsame und kreisende Bewegungen mit dem Oberkörper durch. Das Zwerchfell entspannt sich, die mit der Nahrung eingezogene Luft steigt nach oben und kann entweichen. Diese Bewegungen können schon für Neugeborene eine Hilfe gegen Bauchweh sein (➤ Abb. 3.9).

Das Spucken einer kleinen Menge Milch nach dem „Bäuerchen" ist absolut normal und ein Schutzreflex des Magens. Überschüssige Milch muss heraus. Das Herauslaufen der Milch aus dem Mundwinkel ist ein Zeichen, dass das Kind satt ist oder dass es kurzfristig zu viel getrunken hat, sich verschluckt und hustet.

BEACHTE

Füttern mit der Flasche

Wird das Kind mit der Flasche gefüttert, sollten Sie auf keinen Fall das Saugloch vergrößern, damit das Kind besser trinkt. Die wichtigen Saugbewegungen des Kiefers werden dadurch unterbunden und das Kind muss nur noch schlucken. Für seine Reifung ist jedoch ein starkes Saugen wichtig, denn es aktiviert das gesamte Wachsen. Füttern Sie Ihr Kind immer sehr körpernah, damit es beim Trinken viel und intensiven Körperkontakt erhält. Halten Sie es wach, damit es kontinuierlich saugt. Reichen Sie ihm Ihren kleinen Finger zum Festhalten und streichen Sie ihm sanft über die Wange, dann bleibt es wach und saugt verstärkt. Durch die Greifreaktion der Hand wird die Bauchmuskulatur und dadurch die Saug- und Schluckreaktion aktiviert. Insgesamt sollte das Kind in seiner physiologischen Beugehaltung gefüttert werden. Dadurch werden die Bauchmuskeln und die vorderen Muskeln bis zum Mundboden aktiviert und das Füttern wird leichter.

HINWEIS

Reflux

Ein vollständiges Entleeren des Magens im Schwall wird Reflux genannt. Auch Stunden nach der Nahrungsaufnahme kann dieses „Spucken" noch vorkommen. Magensäure steigt die Speiseröhre hoch und verursacht ein sehr unangenehmes „Sodbrennen". Häufig sind diese geplagten Kinder sog. „Schreikinder". Ein Hochlagern des Oberkörpers mit Hilfe eines Keilkissens (oder eines Ablageordners) unter der Matratze kann Abhilfe schaffen. Der Reflux endet meistens zwischen dem 4. und 5. Lebensmonat, denn bis dahin ist der Magenverschluss zur Speiseröhre gefestigt.

Kinder mit Reflux möchten besonders behutsam bewegt werden. Langsames Handling verhindert oft die spontane Entleerung des Mageninhalts. Übrigens gibt es spezielle Flaschennahrung für diese Kinder. Im Internet finden betroffene Eltern Selbsthilfeorganisationen, die gerne Tipps weitergeben.

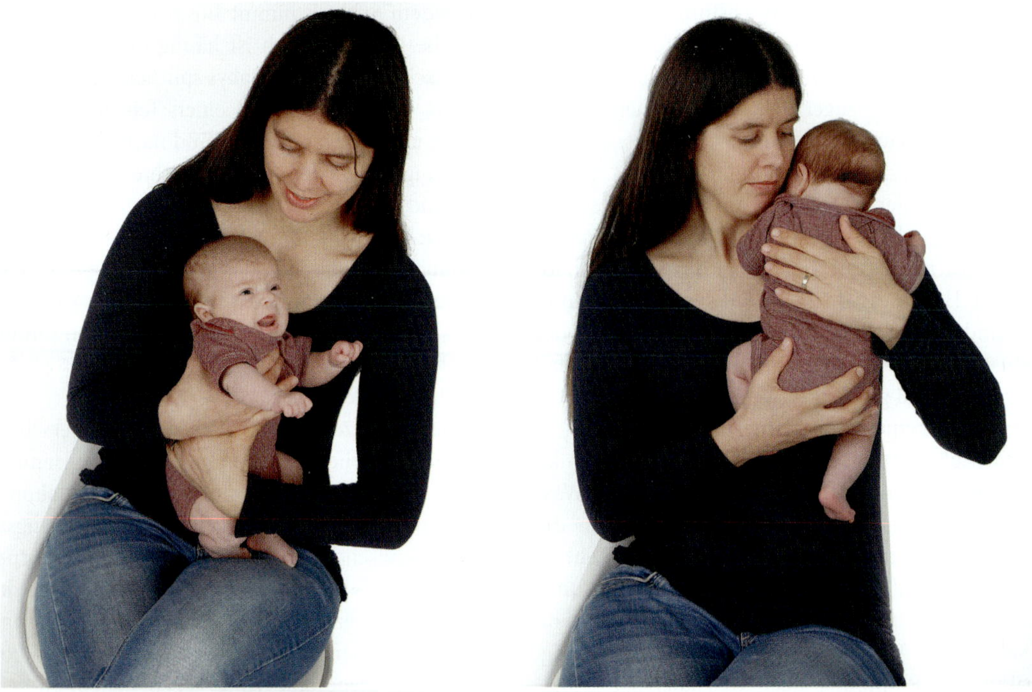

Abb. 3.6 Langsames Aufnehmen und über die Schulter legen [K382]

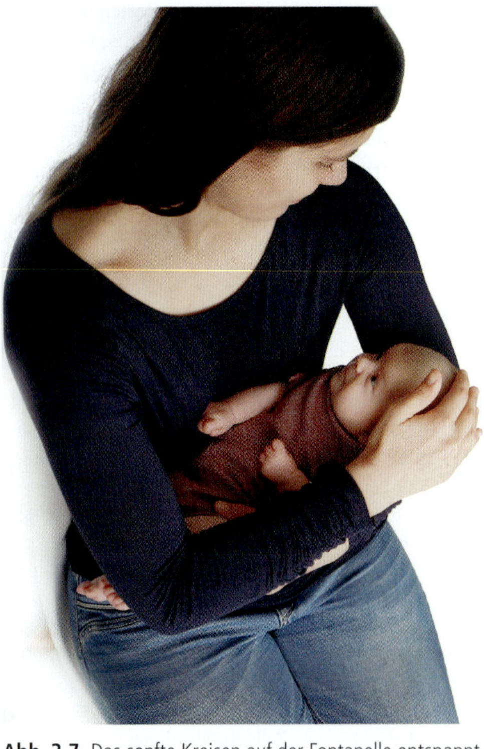

Abb. 3.7 Das sanfte Kreisen auf der Fontanelle entspannt das Kind und lässt es aufstoßen. [K382]

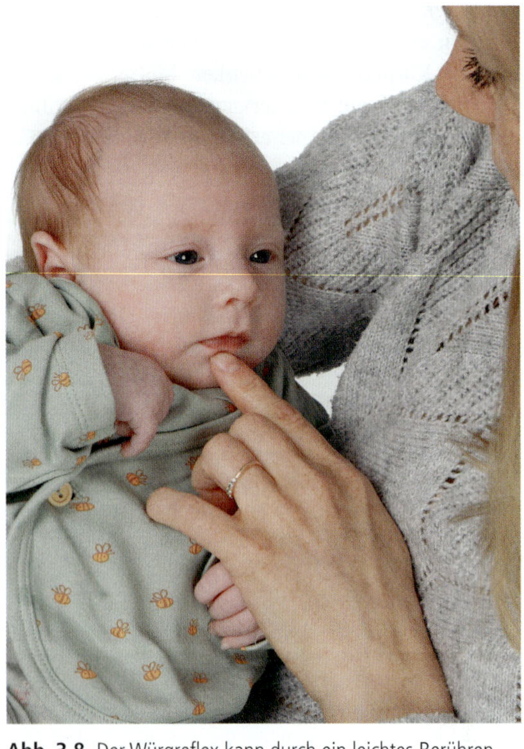

Abb. 3.8 Der Würgreflex kann durch ein leichtes Berühren des Grübchens reduziert werden. [K382]

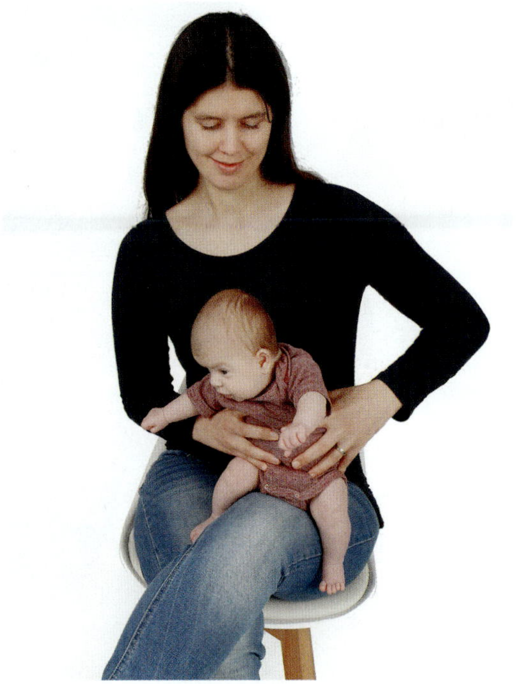

Abb. 3.9 Entspannung über das Zwerchfell [K382]

3.2.5 Das Schreien

Der erste Schrei ist meist der Geburtsschrei. Früher wurde er provoziert, heute freudig erwartet.

Schreien ist immer Ausdruck eines erhöhten Erregungszustands. Für das neugeborene Kind ist das Schreien die einzige Möglichkeit, sich bei Unbehagen zu äußern und auf sich aufmerksam zu machen. Es schreit, wenn es Hunger hat, gerade in den ersten Tagen nach der Geburt, wenn beim Stillen noch nicht genug Milch kommt und das Gewicht absinkt. Es schreit, wenn die nasse Windel stört, wenn es nach dem Trinken nicht ausreichend aufgestoßen hat oder nicht einschlafen kann. Es schreit, wenn ihm Blähungen Schmerzen bereiten. Es schreit aus Übermüdung, Überreizung oder in fremder Umgebung. Es kann auch aus Langeweile schreien, wenn es nicht allein sein und Gesichter sehen will. Wetterfühligkeit und Mondphasen können das Schlafverhalten beeinflussen und zu Unbehagen führen.

Auch das Wachsen selbst tut weh und ist anstrengend. Die Muskellänge muss sich der Knochenlänge anpassen. In den ersten Wochen wächst das Kind erstaunlich schnell. Über Nacht ist es schon wieder größer geworden. Es quengelt, ist unruhig und fuchtelt mit Armen und Beinen. Wahrscheinlich fühlt sich das Wachsen wie Muskelkater an.

Häufig beginnt eine Wach- bzw. eine kleine Unruhephase morgens um 5 Uhr. Das hat mit unserer inneren Organuhr zu tun. Um die Zeit fängt der Darm an zu arbeiten und das Kind wird unruhig. Legen Sie Ihre Hand beruhigend auf Ihr Kind und geben Sie ihm evtl. eine kleine Hilfestellung, in die „Päckchenstellung" (➤ Abb. 3.10) zu kommen. Die gebeugten Beine entspannen das Baby.

Auch ein Schnupfen kann dem Baby verständlicherweise zu schaffen machen, weil die verstopfte Nase die Atmung erschwert. Ein Nasensauger aus der Drogerie hilft beim Absaugen des Nasensekrets. Es gibt manuelle Nasensauger und Aufsätze für den Staubsauger.

Wie beim Reflux hilft auch beim Schnupfen das leichte Hochlagern des Oberkörpers in der Nacht. Legen Sie ein Handtuch zusammen und platzieren Sie es unter dem Kopfteil der Kinderbettmatratze.

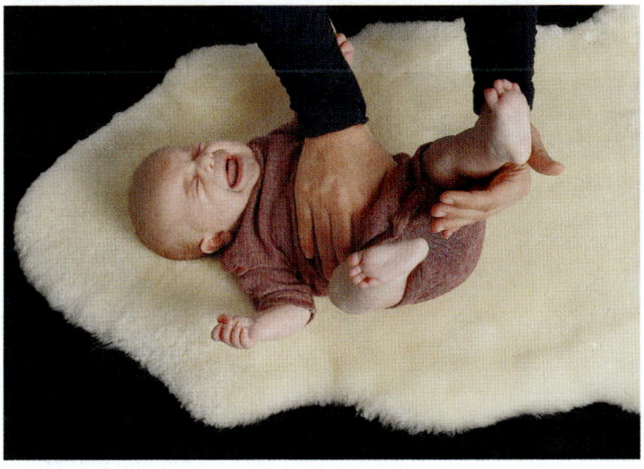

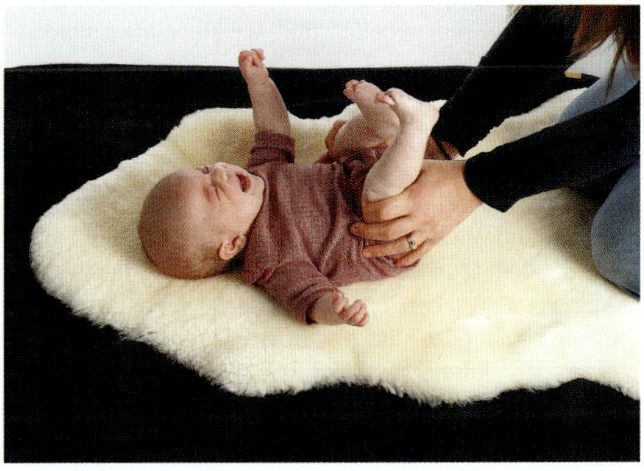

Abb. 3.10 „Päckchenstellung" zur Entspannung [K382]

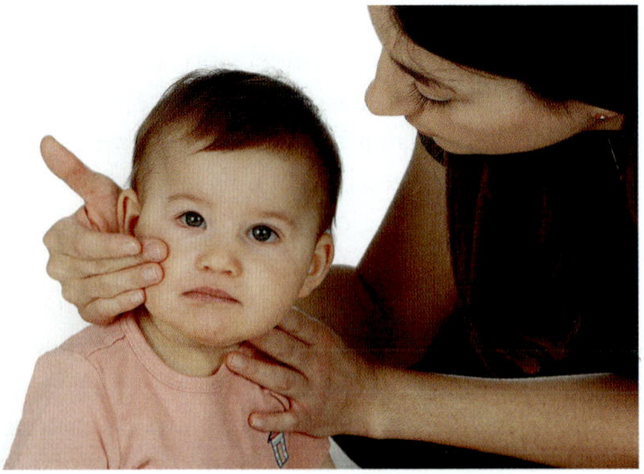

Abb. 3.11 Sanfter Griff bei verstopfter Nase [K382]

Oder probieren Sie ruhig mal den osteopathischen Griff bei verstopfter Nase aus: Legen Sie den Zeigefinger sanft auf das Jochbein Ihres Babys und geben Sie einen leichten Zug Richtung Ohr (➤ Abb. 3.11). Manchmal muss man den Punkt wechseln, denn er ist nicht immer an der gleichen Stelle. So löst sich der Schleim in der Nasennebenhöhle und die Nase wird frei.

Ist der Tränenkanal noch geschlossen, tränt ein Auge. Durch ein sanftes Ziehen unterhalb des Jochbeins an der gleichseitigen Nasenseite öffnet sich der Tränenkanal und die Tränenflüssigkeit kann nach innen ablaufen (➤ Abb. 3.12).

Ist Ihr Baby erkältet, hilft der folgende Griff. Durch eine sanfte Berührung des Ohrs mit einem sehr leichten Zug nach hinten verbessert sich die Atmung und der Tränenkanal öffnet sich (➤ Abb. 3.13).

BEACHTE

Das Kind kommuniziert über verschiedene Varianten seiner Laute, auch über das Schreien. Es lohnt sich, dem Kind genau zuzuhören, und sich zu fragen, was es uns mitteilen will. Hungergefühl und Schlafbedürfnis hören sich anders an und werden von einem anderen Gesichtsausdruck begleitet. Das Baby benutzt verschiedene Laute für seine Bedürfnisse. Bei Hunger sieht man deutlich, wie die Zunge nach oben Richtung Gaumen zeigt, so dass das Zungenbändchen sichtbar wird. Bei Müdigkeit ist der kleine Mund wie beim Gähnen weit geöffnet, die Zunge liegt auf dem Mundboden und die Augen sind geschlossen. Kommt noch ein Pups oder muss das Kind noch aufstoßen, beginnt das Kind zu drücken.
Diese ersten Anzeichen zeigen sich nur kurz. Wenn man sie nicht beachtet geht das Schreien in ein undefinierbares Schreien über, bei dem man nicht mehr so leicht die Ursache erkennt.

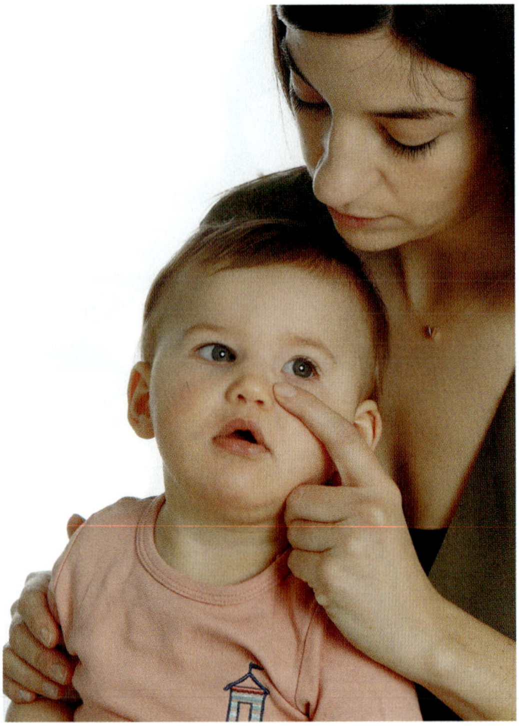

Abb. 3.12 Sanftes Ziehen unterhalb des Jochbeins bei tränenden Augen [K382]

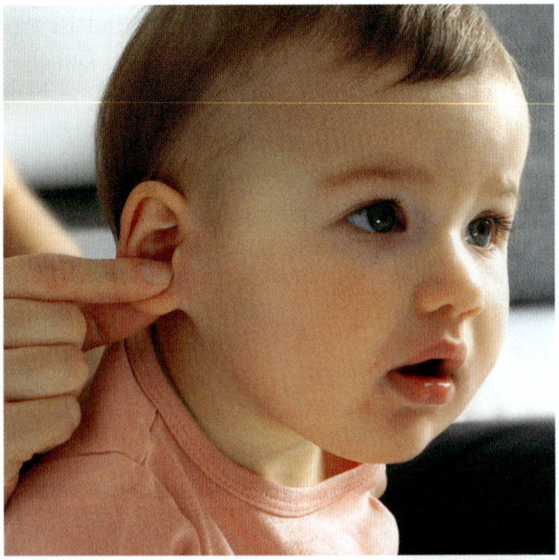

Abb. 3.13 Sanfte Berührung des Ohrs, mit einem „Hauch" nach hinten ziehen. Das verbessert die Atmung und entspannt den Tränenkanal. [K382]

Auch Zeitpunkt und Situation des Schreiens geben Hinweise auf dessen Grund. Sobald Sie die Persönlichkeit Ihres Kindes etwas besser kennen, werden Sie als Eltern bald Experten sein und das Schreien Ihres Kindes richtig interpretieren.

Nicht wenige Babys zeigen allerdings in den ersten Monaten ein unspezifisches Schreiverhalten, auch Dreimonatskolik genannt. Die Ursachen eines solchen Verhaltens sind vielfältig. Der Verdauungsorganismus ist zu diesem Zeitpunkt noch nicht voll ausgereift und muss sich noch auf das neue Nahrungsangebot einstellen. Das Kind hat Anpassungsschwierigkeiten; es kommt mit den vielen neuen Reizen noch nicht zurecht. Das Licht ist zu hell, es ist zu laut, zu kalt, zu warm. Das Baby braucht Körperkontakt. Oft ist am Abend die Wachphase länger und der Hunger am größten. Die Reize des Tages werden verarbeitet, fremde Stimmen, viele neue Eindrücke, und da hilft das Schreien.

Die Kinder beginnen ab der 2. Lebenswoche – oft bis zum 3. Lebensmonat – jeden Abend zu schreien. Bei frühgeborenen Kindern beginnt diese Schreiphase erst nach dem errechneten Geburtstermin und dauert entsprechend der zu früh geborenen Wochen länger. So wie alle Kinder unterschiedlich sind, so ist auch diese Schreiphase von Kind zu Kind in Ausmaß und Dauer individuell. Sie beginnt zwischen 17 und 20 Uhr und kann bis 22 oder auch bis nach Mitternacht anhalten. Ausmaß und Lautstärke des Schreiens nehmen meistens bis zur 6. Lebenswoche zu, um bis zum 3. bzw. 4. Monat wieder deutlich abzunehmen.

Für Eltern ist es nicht einfach, die allabendliche Schreiphase gelassen zu überstehen und sich nicht verunsichern zu lassen. Schließen Sie zunächst mögliche Ursachen für das Schreien aus, d. h. hat das Kind Hunger, Bauchschmerzen, Blähungen oder Fieber? Ist es nass oder überreizt und aufgedreht? Ist es zu warm angezogen? Ist die Raumluft zu heiß oder zu kalt? Oder handelt es sich um das abendliche unspezifische Schreiverhalten, bei dem das Kind die neuen Reize des Tages verarbeitet? Wenn das der Fall ist, so ist es keine Lösung, das Kind einfach schreien zu lassen, womöglich beruhigende Medikamente zu geben oder es mit Spielzeug, Hüpfen und hektischer Bewegung abzulenken. Die Kinder brauchen vielmehr Halt und Ruhe:

- Schaffen Sie für sich und Ihr Kind eine wohltuende Atmosphäre. Dazu gehören ein abgedunkeltes Zimmer und v. a. Ruhe. Vielleicht reicht es dann schon, nur die Hand auf den Bauch des Kindes zu legen oder seine Hände zu halten, während es in seinem Bett liegt. Vielleicht mag es einen Schnuller, seine Hand oder Ihren kleinen Finger zum Saugen.
- Lässt es sich dadurch nicht beruhigen, braucht es vielleicht mehr Körperkontakt. Sie können sich auf den Rücken legen, damit Ihr Baby auf Ihrem Bauch liegen und Ihrem Herzschlag lauschen kann. Breiten Sie eine leichte Decke über sich. So können Sie Ihrem Kind Halt geben. Eine weitere Möglichkeit ist es, das Kind bäuchlings im Fliegergriff zu wiegen.
- Bei abendlichen Schreiattacken kann „Boogie-Woogie“ beruhigend wirken, sowohl bei den ganz jungen (➤ Abb. 3.14) als auch bei den schon etwas älteren Kindern: Nehmen Sie Ihr Kind aufrecht mit Blick nach vorne auf eine Hand und unterstützen Sie es mit Ihrem Körper, die andere Hand hält von vorne seinen Brustkorb.

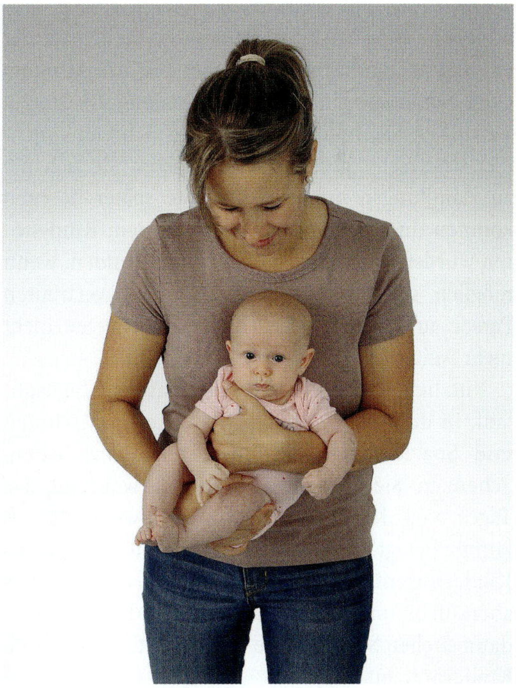

Abb. 3.14 Boogie-Woogie [K382]

3

Neigen Sie das Kind leicht schräg vorwärts und machen sanfte, leichte Bewegungen des Beckens nach rechts und nach links. Die Füße können in der Luft hängen, sich aber auch an Ihrem Oberschenkel abstützen. Häufig beruhigen sich die Kinder durch diese sanfte Schaukelbewegung. Die Konzentration wird auf den eigenen Körper gerichtet. Durch die Beugung der Beine entspannt sich auch der Bauch.

- Gleichmäßige Töne oder Geräusche können beruhigen, Atemgeräusche, Herzschlag, Walgesang oder auch Klänge meditativer Musik. Kurioserweise auch das Geräusch einer Waschmaschine oder einer Abzugshaube.
- Ruhig und entspannt bleiben, mit tiefer Stimme leise sprechen, summen oder singen. Wie ein Mantra, das einen selbst beruhigt: „Deine Augen werden schwer, deine Augen gehen zu, dein Atmen wird ruhig, alles ist gut."

Das Kind spiegelt uns. Werden wir nervös und bieten dem Kind abwechselnde Reize in schneller Folge – Rasseln mit dem Schlüsselbund, Schnipsen mit den Fingern usw. – bekommt das Kind eher Angst und schreit weiter.

Um ruhig und gelassen zu bleiben, gibt es verschiedene Möglichkeiten. Atmen Sie mehrmals tief ein und aus und achten Sie dabei auf Ihre Atmung. Oder zählen Sie langsam rückwärts von 27, 26, 25. Versuchen Sie, in der Situation des Schreiens nicht die Beherrschung zu verlieren. Lassen Sie sich nie zu Handlungen hinreißen, die Sie später bereuen könnten und die Ihre Bindung zu Ihrem Kind stören würden. Meistern Sie schwierige Stunden, wenn möglich, gemeinsam mit einer anderen vertrauten Person und nehmen Sie Hilfe an, wenn Sie nicht mehr weiter wissen.

Nützlich ist immer ein regelmäßiger Tagesablauf, in dem Mahlzeiten, Schlafzeiten, Aktivitäten und Spazierengehen ihren festen Platz haben. Schenken Sie Ihrem Kind zudem während des Tages viel Körperkontakt und Zuwendung; es konnte belegt werden, dass das Schreien bei diesen Kindern weniger stark ausfällt. Beunruhigt Sie das abendliche und nächtliche Schreien doch zu sehr, dann suchen Sie bitte Ihre Kinderärztin oder Ihren Kinderarzt auf.

3.2.6 Bauchschmerzen – was tun?

Gerade in den ersten Monaten wird das Kind häufig von Bauchschmerzen geplagt, wobei Jungen etwas häufiger betroffen sind als Mädchen. Die Lautäußerung des Kindes bei Bauchschmerzen ist hoch, schrill und laut. Das Baby lässt sich kaum beruhigen. Verschiedene Ursachen können Auslöser für Bauchschmerzen sein. Die Darmflora muss sich erst noch entwickeln. Das braucht Zeit, v. a. für Kinder nach Kaiserschnitt. Denn sie haben die Darmbakterien der Mutter nicht mit auf den Weg bekommen.

Nach der Geburt brauchten Kind oder Mutter vielleicht Antibiotika. Diese Substanzen greifen die Darmflora an und können Bauchschmerzen auslösen. An der Farbe des Stuhls kann die Hebamme erkennen, ob die Darmflora in Ordnung ist. Auch wenn das Kind beim Saugen zu viel Luft schluckt, kann es zu Bauchschmerzen kommen.

Es gibt durchaus Möglichkeiten, die Bauchschmerzen zu lindern:

- Das Baby liegt auf dem Rücken – im Bettchen, auf der Wickelkommode oder auf Ihren Oberschenkeln. Jetzt kann es mit Ihrer Hilfe „Fahrrad fahren", dabei sollten die Knie ein wenig o-beinig nach außen zeigen (➤ Abb. 5.19).
- Auch Querstreichungen üben dem Bauch können helfen: Ihre linke Hand beugt die Beinchen, die rechte Hand liegt auf dem Bauch des Babys. Bei Bauchschmerzen kann man mit den Fingerspitzen am rechten Unterbauch eine verspannte Stelle spüren. Eine streichelnde Bauchmassage von rechts nach links tut gut (➤ Abb. 5.24).
- In der Apotheke bekommt man Öle mit Kümmelextrakt, die man mit kreisenden Bewegungen um den Bauchnabel herum einmassieren kann.
- Beim „Wasserrad-Griff" streichen die Hände im Wechsel weich über das Bäuchlein von oben nach unten.
- Wechselnde Haltungen anbieten: Fliegergriff (➤ Abb. 2.12), Kind über der Schulter tragen und Beine dabei anhocken (➤ Abb. 2.8), Boogie-Woogie (➤ Abb. 3.14)
- Kreisen auf dem Schoß, Beckenschaukel (➤ Abb. 5.18), Rollen oder besser: Sanftes Wiegen über den Oberschenkel (➤ Abb. 3.16)

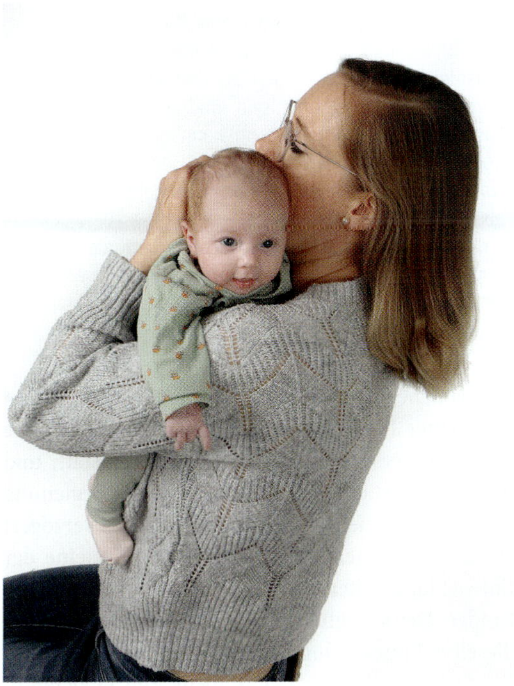

Abb. 3.15 Das Kind aufrecht auf dem Arm aufstoßen lassen. Luft die im Bauch drückt muss nach dem Trinken wieder raus. [K382]

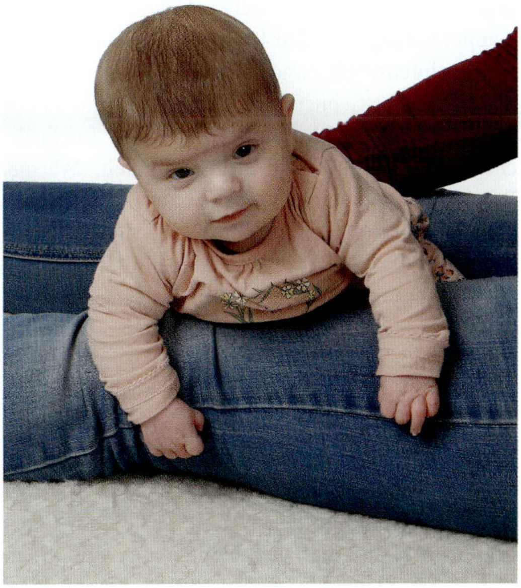

Abb. 3.16 Der Kind quer über den Oberschenkel legen, sanft rollen und wiegen [K382]

Hilfe gibt es auch aus der Apotheke oder dem Teeschrank, dabei bitte von der Hebamme beraten lassen:

- Linderung der Bauchschmerzen durch die Gabe von speziellen Bakterien oder Gasvermeidern gegen Gasansammlungen im Magen-Darm-Trakt
- Darmbakterien zum Aufbau der Darmflora
- Globuli zur Beruhigung und Entspannung
- Zäpfchen mit Kümmel aus der Apotheke

Manchmal hilft es auch schon, die Babynahrung mit Fencheltee oder stillem Wasser zuzubereiten. Auch Babywasser, das erst gar nicht aufgekocht werden muss, wird oft besser vertragen. Ggf. steigen Sie in Absprache mit der Hebamme auf eine andere Babynahrung um.

Was kann man sonst noch tun, wenn nichts anderes hilft? Windel lösen, im Tragetuch tragen, mit dem Kinderwagen spazieren gehen, auch wenn der Mond schon scheint. Man kann das Kind in ruhiger Atmosphäre baden und anschließend schlafen legen. Zuweilen lohnt sich eine Federwiege mit Motor.

HINWEIS

Bei allen Unruhezuständen sprechen Sie mit Ihrer Hebamme, dem Kinderarzt oder der Kinderärztin. Probieren Sie nicht alles alleine aus. Holen Sie sich Hilfe.

3.2.7 Zu früh angekommen?

Manche Babys kommen deutlich vor dem errechneten Geburtstermin zur Welt. Von einem Frühchen spricht man, wenn das Kind vor der 37. Schwangerschaftswoche entbunden wird. Neben der Schwangerschaftswoche spielt das Geburtsgewicht eine wichtige Rolle. Je nach Alter ist das Frühchen mehr oder weniger weit entwickelt. Schon ab der 24. Schwangerschaftswoche, mit einem Geburtsgewicht von 450 g, haben die Kinder eine Überlebenschance, wenn sie intensiv betreut werden.

Verschiedene Ursachen, z. B. eine Mangelversorgung des Kindes, können zu einer Frühgeburt führen. Es kann dann notwendig sein, die Geburt frühzeitig einzuleiten. Oft kommt das Kind per Kaiserschnitt auf die Welt.

Für Kind und Eltern ist dieser Start ins Leben sehr schwer. Die Kinder müssen Wochen bis Monate im Inkubator verbringen, um Komplikationen entgegenzuwirken. Häufig machen Herz, Atmung und Temperaturregelung den Kindern Probleme und sie müssen intensiv überwacht und stabilisiert werden.

Die zu frühe Geburt ihres Kindes ist für die Eltern mit vielen Ängsten und Sorgen verbunden. Ein Frühchen braucht sehr viel Aufmerksamkeit, Wärme, Ruhe und Geborgenheit. Es benötigt zudem intensiven Körperkontakt zu seinen Eltern, der durch die räumliche Entfernung und die medizinisch notwendige Versorgung häufig erschwert ist. Eltern geraten nicht selten in Konflikte, wenn sie neben ihren sonstigen Verpflichtungen u. U. monatelang so häufig es geht zu ihrem Kind möchten.

Sobald das Baby stabil genug ist und nach Hause darf, wird das intensive Zusammensein leichter. Manche Säuglinge finden jetzt sogar noch den Weg an die Brust und holen sich so ihre lebenswichtigen Kuschelstunden. Aber auch unabhängig vom Stillen können Sie Ihrem Baby zu Hause i. d. R. mehr Geborgenheit und Nähe schenken als in der Klinik.

Je früher ein Kind auf die Welt kommt, desto mehr fehlt ihm noch die natürliche Beugehaltung des reifen Neugeborenen. Vor der 30. Schwangerschaftswoche sind die Muskeln noch nicht ausreichend ausgebildet, sodass Beine und Wirbelsäule ganz gestreckt sind und die Arme in starker Henkelstellung neben dem Körper liegen. Die Kinder suchen Halt und Orientierung auf der Unterlage und drücken sich regelrecht in sie hinein. Es fällt ihnen dann oft schwer, die Arme und Beine gegen die Schwerkraft anzuheben. Deshalb sollten Frühchen oft umgelagert werden, damit auch sie sich aus der Beugung heraus entwickeln können. Die Arme der Eltern oder auch die Hängematte bieten die notwendige Unterstützung für das zu früh geborene Kind.

BEACHTE

Körpertemperatur regulieren

Frühchen sowie kleine, zarte Neugeborene unter 3000 g können ihre Körpertemperatur häufig noch nicht halten. Ihnen fehlt die „Fettschicht". Damit sie eine Körperwärme von 37 Grad halten können, ist die richtige Kleidung wichtig, z. B. zusätzliche Söckchen mit weichen Bündchen über der Strampelhose.
Wenn man dem Baby immer eine Kleiderschicht mehr anzieht, als man selbst trägt, dann passt es meist.
Es ist leicht nachvollziehbar, dass eine schlecht regulierte Körpertemperatur Unwohlsein und Schreien auslösen kann. Auf eine Überwärmung kann das Neugeborene noch nicht mit Schwitzen reagieren, jedoch werden die Nackenhaare feucht und dem Schreien geht ein Hauchen als erste Lautäußerung voraus.
Ein kontaktloses Thermometer kontrolliert die Körpertemperatur von sehr zarten Kindern. Es ist sehr empfehlenswert, da es die Temperatur auch beim schlafenden Säugling anzeigt.

Ein Frühchen bedarf auch in den ersten Lebensjahren noch einer besonderen Aufmerksamkeit. Ärztliche Kontrolluntersuchungen finden häufiger statt; und nicht selten ist eine physiotherapeutische Begleitung sinnvoll, weil die Entwicklung des Kindes verzögert abläuft. Die unten beschriebenen Meilensteine der Entwicklung gelten aber auch für zu früh geborene Kinder. Denn Frühchen durchlaufen grundsätzlich dieselbe Entwicklung wie termingerecht geborene Kinder. Es sollte ihnen nur mehr Zeit eingeräumt werden und ihre Entwicklungsbeurteilung sollte sich an ihrem ursprünglichen Geburtstermin orientieren.

Frühchen, oder auch Kinder, die durch einen Kaiserschnitt geboren wurden, profitieren von dem sog. Ganzkörperschalengriff (➤ Abb. 4.20). Das Becken wird durch den Schalengriff gerundet und die Kinder kommen aus der Überstreckung.

Für Entspannung sorgt ein weiterer osteopathischer Griff, der Stillpoint genannt wird (➤ Abb. 3.17): Das Kind liegt sicher auf einer gepolsterten Unterlage,

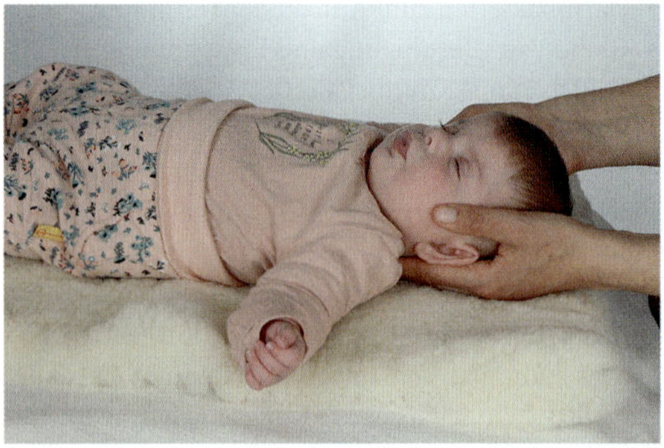

Abb. 3.17 Entspannungsgriff „Stillpoint" aus der Osteopathie. Beide Hände liegen locker unter dem Köpfchen, ohne Bewegung. Dieser Griff entspannt die Nackenmuskulatur. [K382]

z. B. auf dem Esszimmertisch. Am besten machen Sie diese Übung zu zweit. Eine Person sitzt am Kopfende, die zweite Person am Fußende und hält entspannt die Beinchen, evtl. auch in Beugehaltung. Am Kopf greift man mit beiden Händen wie unter eine Schale und hält den Kopf mittig. Die Finger berühren am Hinterkopf den Ansatz der Nackenmuskulatur, jedoch nicht die Halswirbelsäule. So kann man einige Minuten ganz in Ruhe sein Kind halten.

3.2.8 „Hauptsache gesund!"

Das ist auch heute noch die gängige Antwort auf die Frage: Mädchen oder Junge? Was aber passiert, wenn sich mit der Geburt herausstellt, dass das Baby nicht gesund ist? Wenn eine Behinderung gleich erkennbar ist, wie häufig bei einer Chromosomenanomalie, oder wenn sich Auffälligkeiten in den ersten Monaten nach der Geburt zeigen?

Ein Kind mit Behinderung so, wie es ist, anzunehmen, das ist immer ein Prozess, den Eltern – und Vater und Mutter nicht selten auf unterschiedliche Weise – nach der Geburt ihres Kindes durchlaufen müssen. Wie schnell dieser Prozess vonstattengeht, ob er nur Tage dauert oder ein Leben lang, ist von vielen Faktoren abhängig, zunächst einmal davon, wie stark und konkret das „Wunschkind" war, das in der Schwangerschaft sozusagen mit heranreifte. Die *Vorstellung* von dem Kind kann das reale Kind auch nach der Geburt noch lange begleiten und beschweren; das gilt ja schon für gesunde Kinder, aber umso mehr für Kinder mit Behinderung (➤ Abb. 3.18).

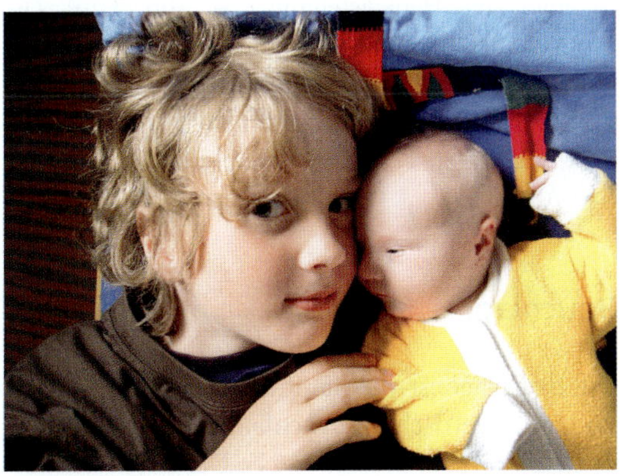

Abb. 3.18 Geschwister

Wie schnell Eltern ihr Kind in seiner Besonderheit akzeptieren können, hängt weiterhin von den emotionalen Ressourcen der Eltern ab, ihrem gesellschaftlichen Umfeld und ihrer sozialen Unterstützung, ihrer inneren Einstellung und schließlich – aber sicher nicht hauptsächlich – von dem Ausprägungsgrad der Behinderung. Eltern heute entwickeln in den meisten Fällen eine Liebe „auf den zweiten Blick", die in keiner Weise schwächer ausfällt als diejenige zu einem gesunden Kind. Sie sind genauso stolz auf ihr Kind und freuen sich oft sogar noch intensiver über jeden noch so kleinen Entwicklungsfortschritt.

Sie bekommen ein Kind? Mädchen oder Junge? Hauptsache geliebt!

3.2.9 Merkmale der Neugeborenenzeit

Neugeborene Kinder sind immer asymmetrisch und der Kopf wird immer zur Seite abgelegt, zuweilen auch immer zu derselben Seite. Das ist kein Grund zur Beunruhigung, solange man das Köpfchen des Kindes auch leicht auf seiner anderen Seite lagern kann. Durch Dreh- und Streckbewegungen des Kopfes während der Geburt können Spannungen in der Muskulatur der Halswirbelsäule entstanden sein. Manchmal kommt es auch zu leichten Einblutungen in die Halsmuskulatur. Solche Spannungen und Hämatome lösen sich i. d. R. von alleine auf und sollten spätestens nach 3 Monaten verschwunden sein. Kann das Kind dann sein Köpfchen nicht gleich gut in beide Richtungen drehen, sollte ein Arzt/eine Ärztin hinzugezogen werden.

Für eine gute Symmetrie spielt das richtige Handling eine große Rolle. Eine ständig gleiche Lagerung kann eine Asymmetrie aufrechterhalten und auf Dauer zu einer asymmetrischen Kopfform führen, indem sich die untenliegende Gesichtsseite eher nach vorne schiebt, während die obenliegende Gesichtsseite nach hinten „flieht". Diese Asymmetrie kann sich dann über den gesamten Körper fortsetzen, z. B. in einen Beckenschiefstand oder eine Knickfußstellung münden.

BEACHTE

Eine Asymmetrie lässt sich am besten am Hinterkopf des Kindes erkennen, wenn eine einseitige Abflachung besteht und sich der kreisrunde Haarabrieb nicht in der Mitte, sondern seitlich befindet. Spätestens mit dem symmetrischen Handstütz – wenn die Aufrichtung beginnt – muss jede asymmetrische Haltung verschwunden sein.

Damit das Kind in den ersten Wochen und Monaten nach der Geburt seine Mitte findet, achten Sie auf folgende Dinge:

- Ihr Kind sollte sowohl in Rücken- als auch in Bauchlage sein Köpfchen auf beiden Seiten ablegen können.
- Lagern Sie Ihr Kind regelmäßig um. Legen Sie es auf den Rücken, abwechselnd auf beide Seiten und tagsüber auf den Bauch (➤ Kap. 2.2.3). Achten Sie darauf, dass weder Sie noch Ihr Kind eine Lieblingsseite entwickeln.
- Drehen Sie das Bettchen im Zimmer immer mal wieder in eine neue Position, damit das Licht von unterschiedlichen Seiten einfällt und Ihr Kind Ihre Stimme nicht immer von derselben Seite hört. Auf diese Weise nehmen Sie Ihr Kind auch abwechselnd über beide Seiten aus seinem Bettchen auf. Auch in den Bettchen, die mit einer offenen Seite am Elternbett befestigt sind, muss umgelagert werden.
- Wechseln Sie auch beim Tragen die Seiten (➤ Kap. 2.1.2).
- Wenn Sie Spielzeug an das Bettchen hängen, nicht nur eine Seite bevorzugen, sondern die Seiten abwechseln.
- Variieren Sie die Stillpositionen. Wenn Sie nicht stillen, geben Sie Ihrem Kind die Flasche am besten direkt von vorne. Ihr Kind kann dabei wie bei der Schoßgymnastik auf Ihren Oberschenkeln liegen.
- Im Autositz können Sie das Köpfchen mit einer Handtuchrolle mittig lagern (➤ Abb. 2.33).

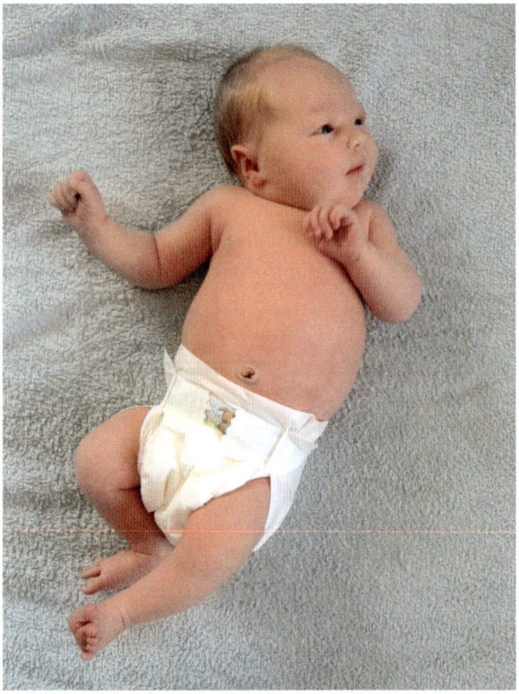

Abb. 3.19 Holokinese

Der Säugling führt sog. Massenbewegungen aus, d. h. er reagiert auf innere und äußere Reize mit unsteten und unsicheren Bewegungen (Holokinese). Dadurch verändert sich ständig die Auflagefläche seines Körpers. Dreht das Kind seinen Kopf, so bewegt sich der ganze Körper mit: Arme, Beine und Kopf können noch nicht unabhängig voneinander bewegt werden (➤ Abb. 3.19).

Der Lage im Uterus entsprechend befinden sich die Gelenke von Armen und Beinen in starker Beugehaltung. Die Arme liegen oft neben dem Körper in einer sog. Henkelstellung (➤ Abb. 3.20). Die Motorik des Säuglings ist im ersten Monat stark von Reflexaktivitäten geprägt, angeborenen Bewegungsmustern, die unwillkürlich ausgelöst werden. Dazu gehört insbesondere der Moro-Reflex (➤ Abb. 3.25).

Rückenlage

Die Rückenlage des Neugeborenen ist instabil und asymmetrisch. Das Köpfchen wird zur Seite gedreht. Nase, Bauchnabel und Schambein liegen nicht gerade in einer Linie.

Bauchlage

Die Bauchlage ist wie die Rückenlage noch instabil und asymmetrisch und ebenfalls von Massenbewegungen geprägt (➤ Abb. 3.21). Der Körperschwerpunkt befindet sich kopfwärts; die Stützbasis liegt

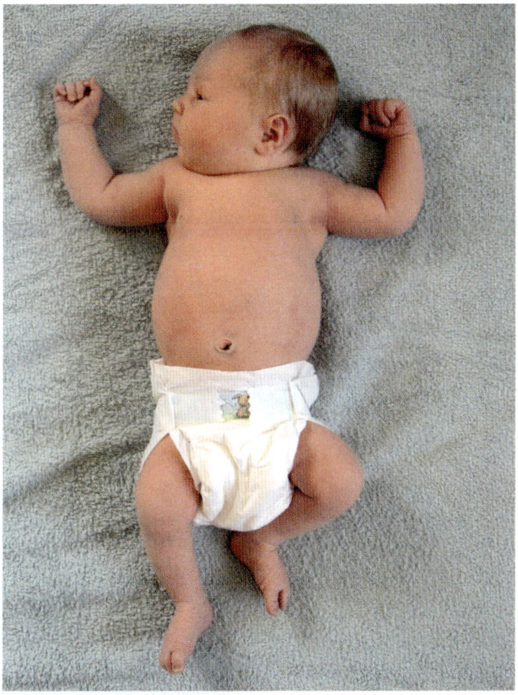

Abb. 3.20 Instabile Rückenlage, Henkelstellung

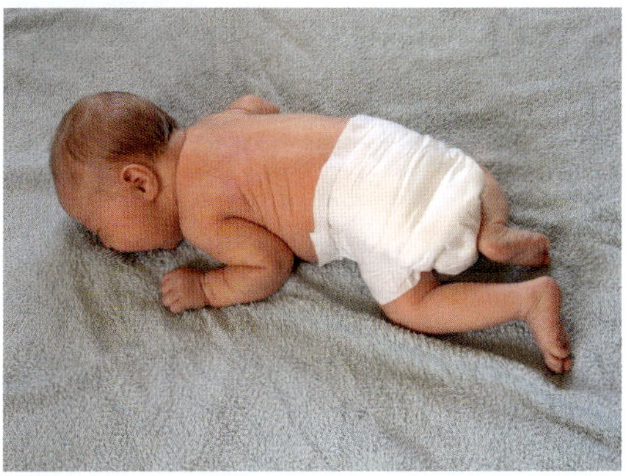

Abb. 3.21 Instabile Bauchlage

zwischen Brust- und Jochbein bzw. derjenigen Wangenseite, auf der das Kind liegt. Das Neugeborene liegt gerne in der sog. Beugehaltung, d. h. die Brustwirbelsäule ist gebeugt, während Hals- und Lendenwirbelsäule überstreckt sind. Die Hüftgelenke sind noch so stark angebeugt, dass das Becken nicht flach auf der Unterlage liegen kann.

Im Nacken und Rücken befinden sich Querfalten, sog. Fischgräten. Die Beine liegen angewinkelt seitlich neben dem Becken und die Arme liegen nah am Körper an. Dabei befinden sich die Hände in Schulterhöhe. Später in der Entwicklung werden die Hände kopfwärts wandern. Das Kind kann sich noch nicht auf seinen Ärmchen abstützen und besitzt noch keine Kopfkontrolle. Deshalb ist weder das Wechseln des Köpfchens von der einen auf die andere Seite noch ein Rollen über das Kinn oder ein Anheben bzw. Drehen des Kopfes möglich. Das Kopfwenden des Neugeborenen geschieht durch Seitneigung des ganzen Körpers und gleichzeitigem Kopfüberstrecken.

In den ersten Wochen führt das Kind auf dem Bauch reflektorische Kriechbewegungen aus. Es drückt sich in die Unterlage hinein und schiebt sich mit Hilfe seiner Großzehen nach vorne. Viele Eltern sind begeistert und meinen, ihr Kind könne schon krabbeln. Jedoch verliert sich diese Fähigkeit bald wieder und das Krabbeln muss neu erlernt werden.

Hand- und Fußentwicklung

Die Hände sind locker gefaustet, wobei die Daumen in die Handinnenfläche eingeschlagen werden. Es besteht anfänglich immer der Greifreflex in Hand und Fuß, der sich aber mit jedem Lebenstag zunehmend abschwächt. Dadurch kann das Kind seine Hände und Füße entdecken.

Reflexe

Das Neugeborene zeigt typische Bewegungsmuster, die von primären Reflexen geprägt werden. Diese frühkindlichen Reflexe, z. B. der Saugreflex, sichern das Überleben des Kindes. Sie müssen nach der Geburt in einer bestimmten Stärke vorhanden sein.

Die frühen Reflexe werden auf der Hirnstammebene verschaltet und sind Zeichen für die Unreife des Zentralen Nervensystems. Erst mit dessen Reifung bauen sich die primären Reflexe ab und ermöglichen dem Kind ein differenzierteres Bewegungsverhalten.

Jeder primäre Reflex hat eine lebenswichtige Funktion und eine sog. Waltezeit, in der er ausgelöst werden kann. Bleibt er darüber hinaus bestehen, ist er pathologisch und behindert die weitere

Entwicklung des Kindes. Die Stärke eines Reflexes sowie sein allmählicher Abbau können dem Arzt/der Ärztin zeigen, ob das Kind sich physiologisch entwickelt. Zu den wichtigsten Reflexen gehören:

- Gehautomatismus: Das Kind wird schräg aufrecht über einer Unterlage gehalten, dabei beginnen die Beine mit einer Schreitbewegung. Der Reflex ist bis zur 6. Woche abgebaut.
- Puppenaugenphänomen: Die Augen drehen – einen Augenblick verspätet – mit dem Kopf mit, sie können noch nicht selektiv bewegt werden. Wenn der Reflex nach der 6. Woche bestehen bleibt, verhindert er das optische Fixieren v. a. von bewegten Gegenständen.
- Such- und Saugreflex: Berührt man die Wange des Kindes mit dem Finger, wendet das Kind seinen Kopf in die entsprechende Richtung und beginnt, an dem Finger zu saugen (➤ Abb. 3.22). Er ist von Anfang an stark da und wird bis zum 3. Monat abgebaut.
- Greifreflex der Hände: Ein Gegenstand wird von außen in die Hand gelegt, die Hand fasst zu (➤ Abb. 3.23). Er muss bis zum 3. Monat abgebaut sein, damit ein selektives Greifen stattfinden kann.

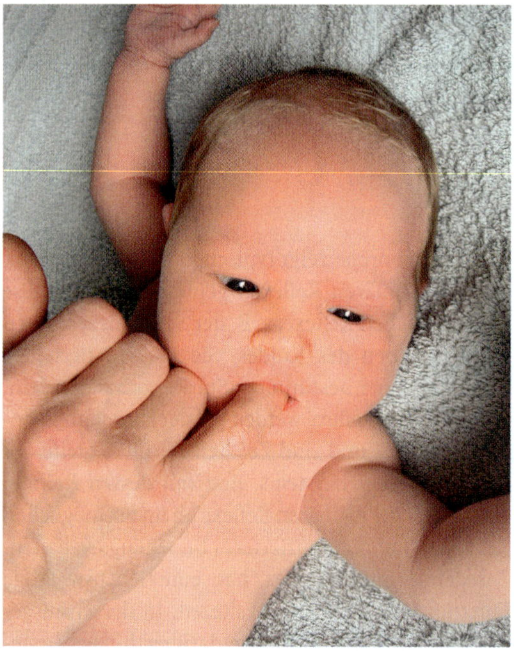

Abb. 3.22 Saugreflex

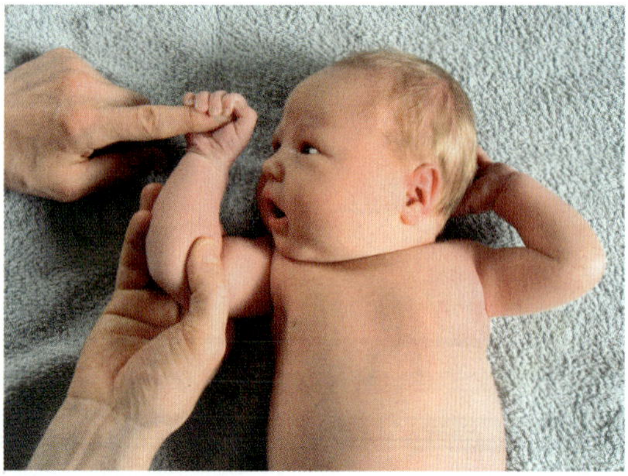

Abb. 3.23 Greifreflex der Hände

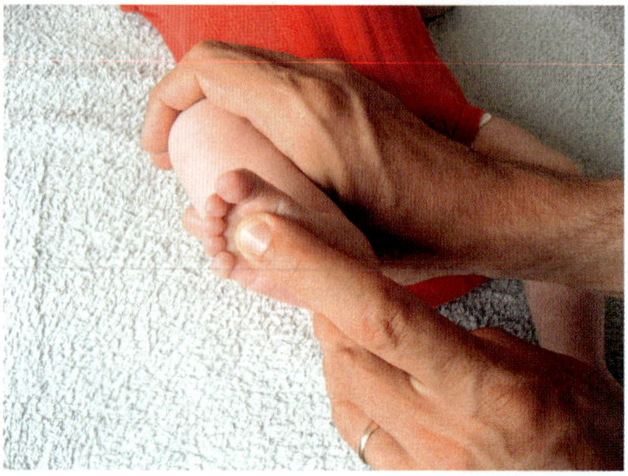

Abb. 3.24 Greifreflex der Füße

- Greifreflex der Füße: Bei Berührung der Fußsohle beugen sich die Zehen (➤ Abb. 3.24). Der Reflex wird bis zur Stützfunktion des Fußes mit 10–15 Monaten abgebaut. Danach beeinträchtigt er die Steh- und Gehfähigkeit des Kindes.
- Moro-Reflex: Beim Erschrecken (z. B. durch kurzen Zug an der Unterlage) fahren die Arme zunächst auseinander (1. Phase, ➤ Abb. 3.25), dann wieder zu einer Art Umklammerung nach vorne (2. Phase). Dieser Reflex wird i. d. R. bis zum 6. Monat abgebaut. Danach behindert er die Stützreaktion der Arme (➤ Kap. 4.6.1).

Drei Reflexe entwickeln sich deutlich nach der Geburt; sie schützen uns dann aber das ganze Leben lang: die sog. Sprungbereitschaft, der Optikofazialis- und der Akustikofazialis-Reflex (➤ Kap. 4.6.1).

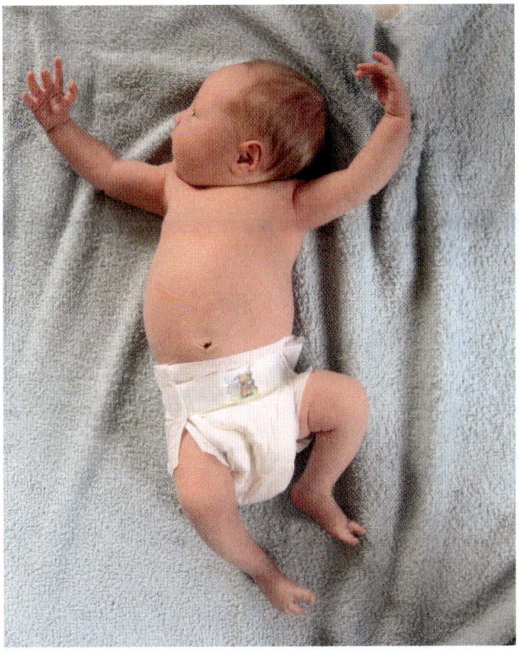

Abb. 3.25 Moro-Reflex

Sonstige Fähigkeiten

Trinken Der Saugreflex sichert das Überleben des Kindes. Er ist unterschiedlich stark ausgeprägt. Das Kind trinkt und saugt besser, wenn es einen Finger von Ihnen festhält, da Mund- und Greifmotorik sich gegenseitig verstärken. Um die Trink- und Saugfähigkeit Ihres Kindes anzuregen, können Sie seine Gesichtszüge sanft ausstreichen, mit beiden Zeigefingern sanft den Mund des Kindes umkreisen und rechts und links an der Nasenlinie entlang streicheln.

Sehen Das Sehen kann sich erst nach der Geburt entwickeln. Zum Start des Sehens braucht der Sehsinn den ersten Lichtstrahl, der auf die Netzhaut fällt. Das Sehen ist ein wichtiger Sinn für die motorische und geistige Entwicklung, denn die Neugierde des Kindes wird geweckt. Kinder, welche eine eingeschränkte Sehmöglichkeit haben, entwickeln sich dadurch verlangsamt.

Nach der Geburt sieht das Neugeborene zunächst verschwommen wie durch Milchglas. Farben kann es noch nicht deutlich erkennen. Es orientiert sich am Licht und wendet sein Köpfchen der Lichtquelle zu.

Neugeborene haben ein angeborenes Interesse am menschlichen Gesicht. Ungefähr vier Wochen nach der Geburt kann Ihr Baby Ihr Gesicht kurz mit den Augen fixieren, wenn Sie sich ihm auf ca. 20 cm nähern. Vielleicht werden Sie mit einem kurzen „Engelslächeln“ belohnt. Dies ist noch keine willkürliche Reaktion des Kindes – aber wunderschön. Spätestens mit 8 Wochen muss ein Kind fixieren können. Ist das nicht der Fall, sollte eine Abklärung durch den Kinderarzt erfolgen.

Das Sehen entwickelt sich im ersten Lebensjahr rasant. Sobald das Kind läuft, sieht es schon fast so gut wie ein Erwachsener.

Hören Sofort nach der Geburt erkennt das Baby die Stimmen, die es häufig im Mutterleib gehört hat. Singen Sie, was Sie schon in der Schwangerschaft gesungen haben, und Ihr Kind wird sich erinnern! Wenn Sie Ihr Kind ansprechen, wird es sich Ihnen zuwenden und Sie anschauen. Allerdings ermüdet es noch schnell dabei und wendet den Blick dann wieder von Ihnen ab.

Auf laute Geräusche reagieren Neugeborene sehr schreckhaft mit lautem Schreien oder Weinen. Weil es Ihre Stimme schon kennt, können Sie es mit sanften Worten oder einem Lied schnell wieder beruhigen.

Riechen In der ersten Zeit des Erdenlebens spielen der Geruchs- und Geschmackssinn die bedeutendste Rolle: Das Kind schmeckt und riecht die Welt. Durch den gut entwickelten Geruchssinn kann das Baby sogleich nach der Geburt selbst die Brust der Mutter aufsuchen. Wenn man ihm Zeit lässt, schiebt es sich mit den Füßchen Richtung Milchquelle. Durch intensiven Hautkontakt erkennt es den Geruch der Mutter bereits nach kurzer Zeit. Dies ist eine wichtige Phase für das Bonding, die enge Verbindung zwischen Mutter und Kind.

Sprache Der „Sprachausdruck“ des Neugeborenen ist der Schrei. Das Schreien des Säuglings hat entsprechend viele Bedeutungen: z. B. Hunger, Müdigkeit, Kälte (➤ Kap. 2.3). Im Laufe der nächsten 3 Monate drückt sich der Säugling nuancierter aus: Er beginnt zu lautieren; häufig überwiegen die Laute mit den Vokalen A und O.

Tastsinn Der Tastsinn ist mit der Geburt weitgehend ausgebildet. Er ist unabdingbar für die

Entwicklung des Kindes. Schon bei 5 Wochen alten Embryonen reagiert der Mund- und Gesichtsbereich auf Berührung. Auch nach der Geburt ist der Mundbereich der sensiblere, die Hand als Tastorgan gewinnt erst später mit der Hand-Mund-Koordination an Bedeutung. Durch großflächigen Körperkontakt, Getragenwerden und Schmusen nimmt Ihr Kind seine Umwelt wahr und erfährt sich selbst. Die psychische und mentale Entwicklung wird durch viel Körperkontakt entscheidend gefördert und gestärkt.

Sozialverhalten Alle genannten Sinne – Sehen, Hören, Riechen und Tasten – dienen von Geburt an der Kontaktaufnahme. Ein menschliches Gesicht fasziniert den Säugling, der mit seinen Augen von Tag zu Tag etwas länger fixieren kann. Bekannte Stimmen prägt er sich ein. Er braucht viel Körperkontakt, wodurch er sich an die Eltern und gleichzeitig die Eltern an sich bindet.

Um die Bindung zu festigen, imitiert der Säugling zudem eine kurze Zeit lang die Mimik seines Gegenübers. Das Imitieren ist nur zwischen dem 12. und 21. Tag auslösbar, danach erlischt diese Reaktion, da eigene Emotionen an Bedeutung gewinnen.

Lachen und Weinen sind ansteckend: Schon bald nach der Geburt ist ein Baby in der Lage, die Gefühle eines anderen zu erspüren und Empathie zu empfinden. Typischerweise Mädchen – aber auch Jungen – weinen mit, wenn sie ein anderes Baby weinen hören. Das Mitweinen und später das Mitlachen spiegeln die soziale Entwicklung des Kindes.

3.2.10 Anregungen für Spiel und Bewegung

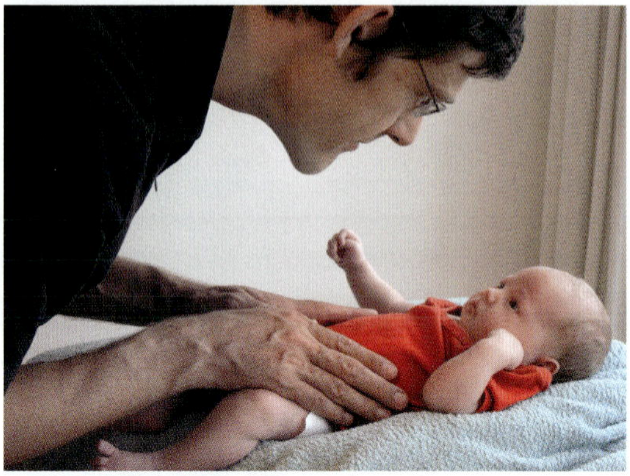

Abb. 3.26 Der Blickkontakt ist der Beginn der Neugier, der Motor der Entwicklung. Mit ihm fängt alles an.
Legen Sie Ihr Kind in das Nestchen, hier fühlt es sich geborgen (➤ Abb. 2.31). Neigen Sie sich Ihrem Kind entgegen und versuchen Sie seinen Blick zu binden. Damit es Sie in diesem Alter gut erkennen kann, nähern Sie sich seinem Gesicht bis auf 20 cm. Sprechen Sie es an oder singen Sie ihm ein vielleicht schon aus der Schwangerschaft bekanntes Lied vor. Versuchen Sie, Ihr Kind immer aus der Richtung der Füße, also schräg von vorne und nicht senkrecht von oben anzusprechen.

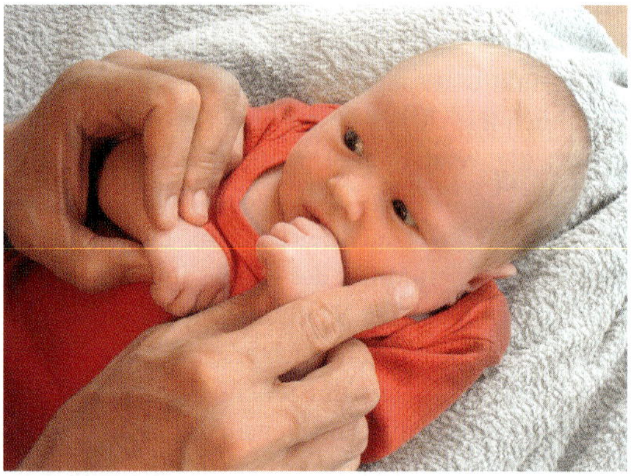

Abb. 3.27 Führen Sie die Finger Ihres Kindes zu seinem Mund und lassen Sie es daran saugen, das fördert die Saug- und Trinkfähigkeit. Außerdem wird die Hand-Mund-Koordination angebahnt.

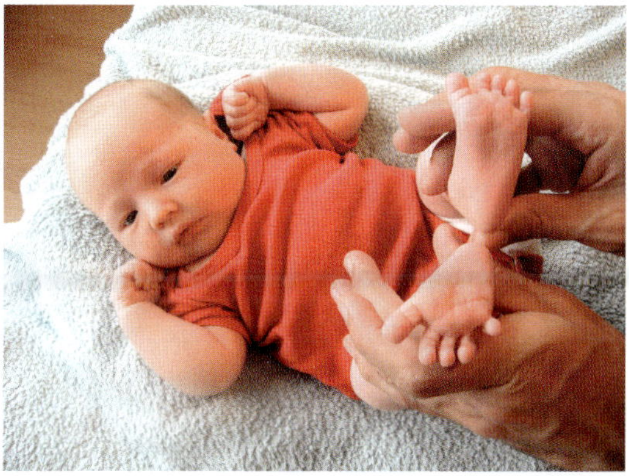

Abb. 3.28 Machen Sie Ihr Baby von Anfang an mit seinen Füßen vertraut, dazu verzichten Sie am besten auf Socken! Auf diese Weise greifen Sie immer wieder an die nackten Füße Ihres Kindes, halten und „bearbeiten" sie. Bewegte Füße kühlen nicht aus und entwickeln sich auf natürliche Weise.

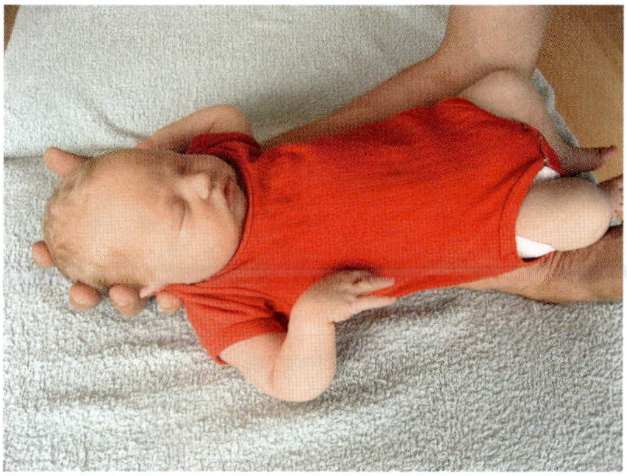

Abb. 3.30 Bei einem aufgeregten oder schreienden Kind können Sie Folgendes ausprobieren: Legen Sie eine Hand unter den Kopf des Kindes und die andere unter sein Becken. Stellen Sie sich vor, Sie würden Ihr Kind mit einer kaum sichtbaren Bewegung in den Schlaf schaukeln.

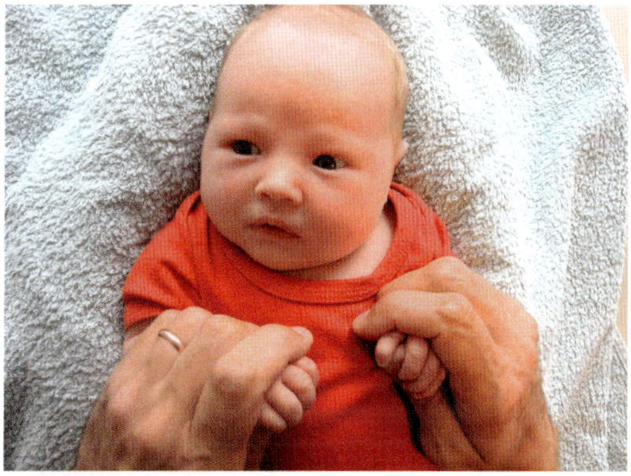

Abb. 3.29 Für die Hände gilt dasselbe! Fester Halt vor dem Einschlafen wirkt beruhigend, leichtes Klopfen und Reiben haben einen belebenden Einfluss.

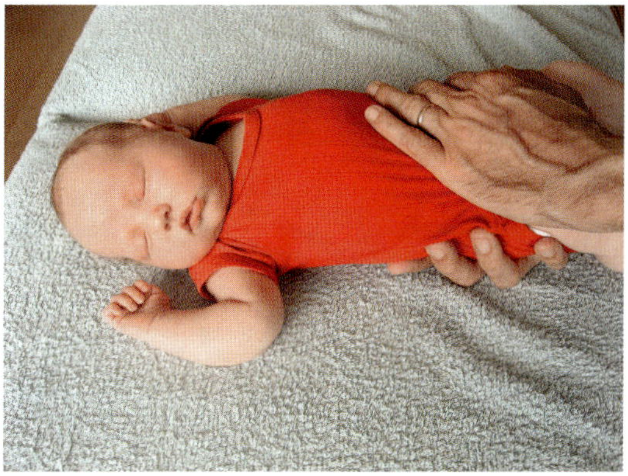

Abb. 3.31 Oder Sie legen eine Hand unter das Becken und die andere auf das Becken Ihres Kindes und führen mit der oberen Hand kleine, langsame und kaum sichtbare Bewegungen nach rechts und links durch. Die feinen Schwingungen können Ihr Kind beruhigen.

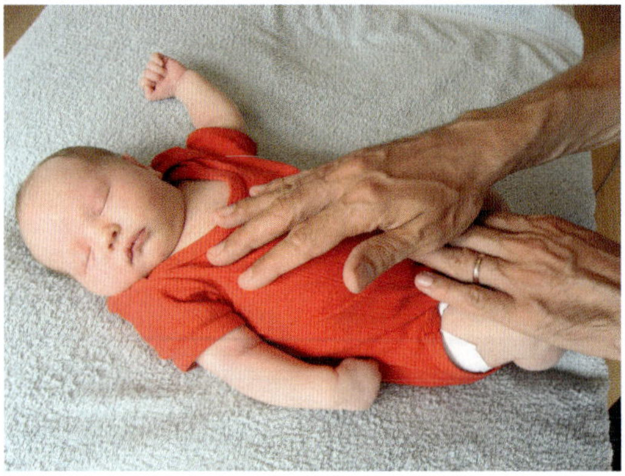

Abb. 3.32 „Das bist du!" Streicheln Sie Ihr Baby mit beiden Händen langsam über Brust und Bauch.

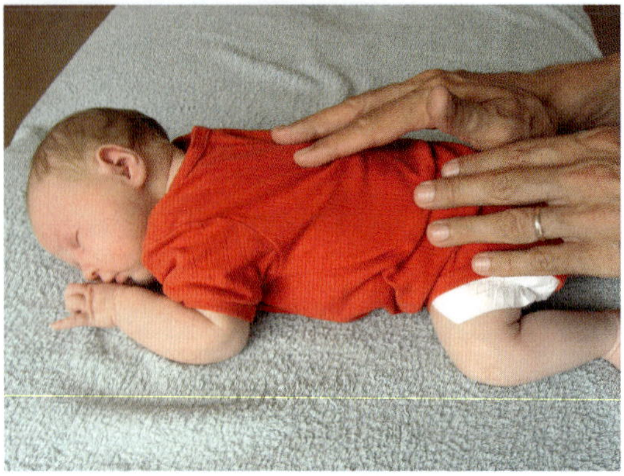

Abb. 3.33 Oder streicheln Sie ihm über den Rücken, vom Kopf bis zum Po. Das tut gut und wirkt besonders beruhigend. So lernt Ihr Baby die oft ungeliebte Bauchlage schätzen.

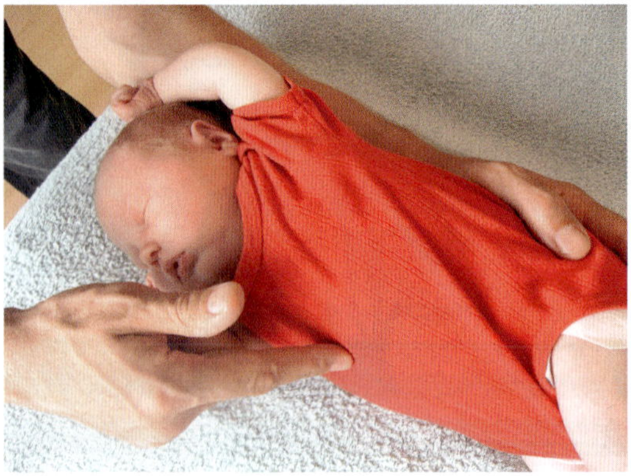

Abb. 3.34 Babys reagieren gut auf energetische Reize. Sie können ausprobieren, ob der sog. kleine Kreislauf aus der chinesischen Energie- und Akupunkturlehre ausgleichend auf Ihr Kind wirkt. Er besteht aus zwei wichtigen Hauptbahnen des Energiesystems: Die große Yin-Bahn versorgt die Vorderseite, die große Yang-Bahn die Rückseite des Körpers. Legen Sie Ihr Kind auf die Seite und streichen Sie mit dem sanften Druck einer Ihrer Fingerspitzen mittig auf der Bauchseite 2- bis 3-mal vom Schritt bis zur Unterlippe.

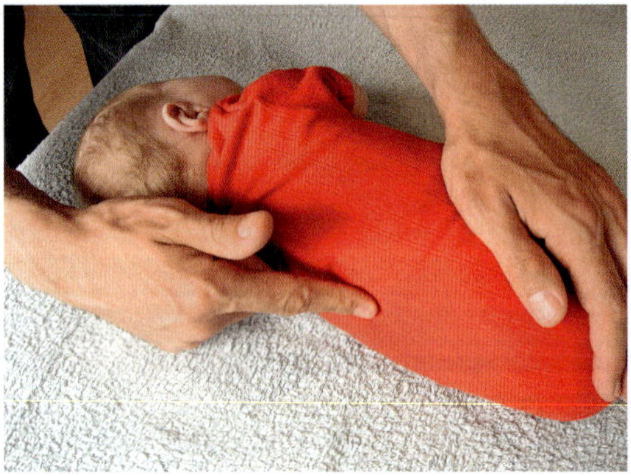

Abb. 3.35 Dann streichen Sie auf der Rückseite Ihres Kindes mittig die Yang-Bahn entlang, 2- bis 3-mal vom Po über den Rücken, den Kopf, die Nase, bis zur Oberlippe. Beide Seiten, Bauch- und Rückseite, werden 2- bis 3-mal gezogen. Damit können Sie auf die Eigenregulation und den Spannungsausgleich Ihres Kindes einwirken. Träge Kinder werden eher munter, unruhige Kinder ausgeglichen. Dadurch verringern sich auch häufig Bauchschmerzen sowie Einschlaf- und Durchschlafprobleme. Die Wirkung verstärkt sich, wenn der kleine Kreislauf regelmäßig durchgeführt wird.

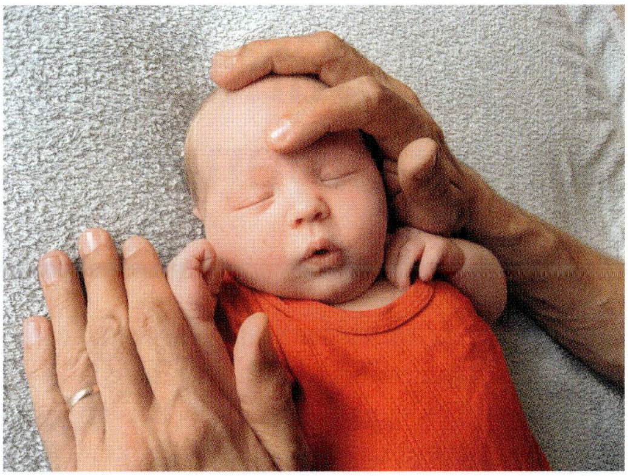

Abb. 3.36 Berühren Sie mit sehr leichtem Druck die Stirn über der Nasenwurzel. Halten Sie diesen Punkt für 2–3 Augenblicke. Er wirkt stärkend und sammelnd.

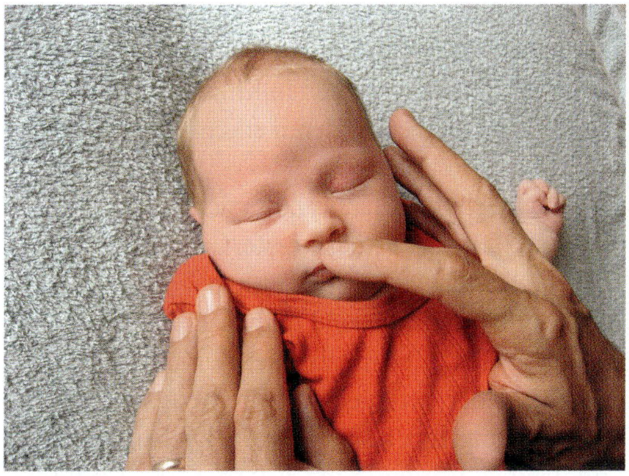

Abb. 3.37 Sie können auch das Lippengrübchen unterhalb der Nase für einen kurzen Moment sanft drücken. Dieser Punkt wirkt entspannend und sorgt für den inneren Ausgleich.

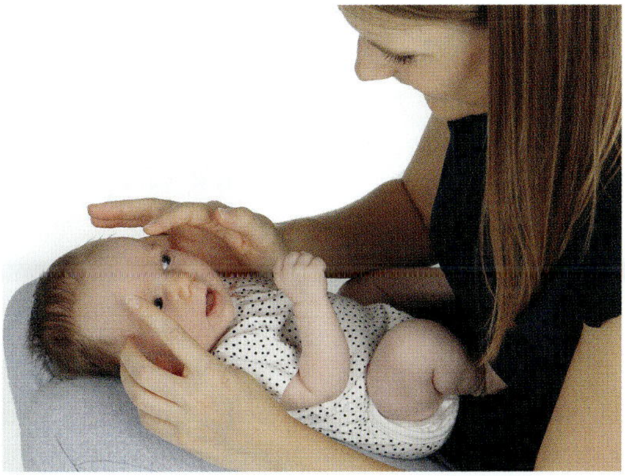

Abb. 3.38 „Ich male dein Gesicht": Umfahren Sie sanft mit den Händen das Gesicht des Babys, die Augenbrauen, die Nase, den Mund. Ihr Baby wird fasziniert sein und staunen. [K382]

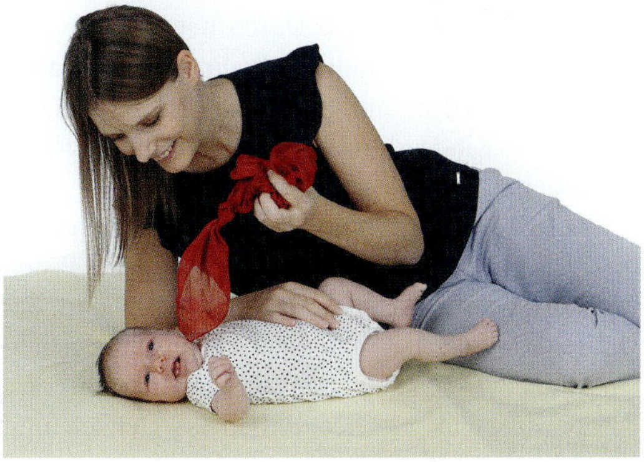

Abb. 3.39 Ein Hauch von Berührung: Umschmeicheln Sie mit einem Seidentuch die Haut Ihres Babys. [K382]

KAPITEL

4 Zwölf Meilensteine der Entwicklung: Spiel- und Bewegungsanregungen

Spielen – wie geht das überhaupt?

Spielideen sprechen die visuelle, akustische und kinästhetische Wahrnehmung an. Das Kind erlebt seinen Körper und die Körper seiner Eltern im gemeinsamen Miteinander. Im Spiel macht das Kind Bewegungserfahrungen mit sich selbst. Im gemeinsamen Spiel erfährt es Bewegungen miteinander. Konzentration, Gleichgewicht, Koordination von Bewegungsabläufen, Kraft und Ausdauer sind Bestandteile des Spielens. Durch bewegtes Spielen erfährt das Kind räumliche Wahrnehmung, auch Sehen und Hören. Außerdem entwickeln sich die Gefühle des Kindes durch Bewegung und Begegnung mit anderen.

Verschiedene Spielmaterialien eröffnen dem Kind die Welt über das Riechen, Schmecken und Tasten der Dinge und Gegenstände, der Natur und der Umwelt. Diese ersten Materialerfahrungen begleiten ein Kind ein Leben lang. Das Spielen hat Einfluss auf das Bewusstsein und beeinflusst das Denken und Handeln sowie das Gedächtnis und die Vorstellungskraft. Spielen fördert mathematische Fähigkeiten, es lässt Formen und Mengen erkennen. Eine liebevolle Ansprache, Reime, Bilderbücher und Lieder verstärken zudem die genetische Fähigkeit der Sprachentwicklung.

Das Kind entwickelt sich, indem es spielt, in vielen verschiedenen Bereichen:

- sprachliches Bewusstsein: Fingerspiele, gemeinsames Spielen wie Hoppe hoppe Reiter, gemeinsames Singen von Kinderliedern
- mathematisches Bewusstsein: Formen ertasten, z. B. Schnuller, Schlüssel, Holzwürfel, Bälle, Turm bauen, Bitte-und-Danke-Spiel, Schüttspiele, Dinge aufräumen, Farben erkennen
- räumliches Bewusstsein: Orientierungssinn, durch das Krabbeln wird der Raum be-griffen. „Das ist hoch und das ist tief; das ist gerade und das ist schief." Durch den schrägen Sitz und den Halbkniestand erfährt das Kind die Höhe.
- Selbstwahrnehmung: Durch Sehen, Hören, Riechen, Schmecken, Fühlen. Selbstwirksamkeit erfahren durch freies Spiel mit Gegenständen aller Art.
- Umweltbewusstsein: Spielen mit Wasser, Luft, Sand, Wärme/Kälte, Metall. Kinderlieder über Jahreszeiten, draußen auf der Wiese und im Wald spielen.
- Bewusstsein für Gefühle: gemeinsames Spielen mit Eltern und mit anderen Kindern, Geburtstage feiern, Gefühle bei anderen erkennen, sich selbst beruhigen können
- Bewusstsein für Glaube/Zuversicht/Vertrauen: Werte, Bräuche, Rituale, Feste, Geborgenheit, Halt durch Familie und Mitmenschen

Alle Kinder, die sich wohl und gesund fühlen, spielen. Sie spielen mit Hingabe, Neugier und Konzentration. Sie entdecken spielerisch die Welt. Sie erweitern ihr Bewegungsrepertoire; Stützen, Drehen, Krabbeln und Laufen werden zunächst spielerisch entdeckt und erst danach zweckgerichtet eingesetzt. Der Sinn des Spielens liegt im Spiel selbst. Spielen ist absichtslos und verfolgt kein Ziel.

Gleichwohl hat das Spiel einen Zweck, denn es ist das Medium, über das ein Kind die Welt begreift, seine Eindrücke verarbeiten und lebenspraktische Fertigkeiten erproben kann. Spielen ist für Kinder anders als für Erwachsene kein entspannender Zeitvertreib, Spielen ist unverzichtbare Erfahrung auf dem Weg der kindlichen Entwicklung. Diese spezifische Art des Spielens haben Erwachsene in den meisten Fällen verlernt.

So wie sich die motorischen Fertigkeiten zwischen gleichaltrigen Kindern unterscheiden, so verschieden sind ihre Vorlieben beim Spielen. Manche Kinder haben einen starken Bewegungsdrang, drehen und rollen sich überall hin, sobald sie es können. Andere bleiben länger an Ort und Stelle und beschäftigen sich hingebungsvoll mit kleinen Fusseln auf dem Boden. Manche Kinder lassen sich gerne bedienen und schreien, wenn das Spielzeug nur ein wenig außerhalb ihrer Reichweite liegt. Andere lassen nichts unversucht, um das Spielzeug zu erreichen. Es gibt Kinder, die mutig und voller Tatendrang sind, oder solche, die sich eher vorsichtig und abwartend verhalten und zunächst beobachten. Manche Kinder spielen ausdauernd allein, andere brauchen einen Spielpartner.

Was allerdings das *Spielverhalten* betrifft, so besteht eine gesetzmäßige Reihenfolge, die für alle Kinder gilt, denn auch im Spiel drückt sich der Entwicklungsstand des Kindes aus:

- In den ersten Monaten ist der Säugling noch nicht in der Lage, seinen Körper zielbewusst einzusetzen, um nach Spielzeug zu greifen. Aber er „spielt" von Anfang an das soziale Spiel; er spielt mit den Augen, der Mimik, der Stimme, er reagiert lebhaft auf die Ansprache der Eltern. Das Kind lernt zu fixieren; es liebt Gesichter und wendet sich Licht und Stimmen zu. Dieses soziale Spielen, mit dem das Spielverhalten unmittelbar nach der Geburt beginnt, bleibt ein Anliegen des Kindes. Kein Spielzeug der Welt kann ein mitspielendes Gegenüber ersetzen. Das gemeinsame Spiel, sei es mit Eltern oder anderen Kindern, wird über Jahre in unterschiedlich starkem Ausmaß mit Freude quittiert und regelmäßig eingefordert.
- Noch bis zum 3. Monat ist das eigentliche Spielzeug wenig interessant. Der Säugling erforscht spielerisch seinen eigenen Körper und dessen Grenzen, er fühlt sich, tastet sich ab und spielt mit seinen Händen. Jede Berührung, die Sie ihm schenken, macht ihn mit sich selbst vertrauter.
- Bei normal entwickelten Kindern beginnt im 4. Monat das Greifen nach Gegenständen. Das Kind führt sie zum Mund und erkundet sie mit Lippen und Zunge. Das orale Erkunden bleibt bis zum 8. Monat vorrangig.

Das manuelle Erkunden setzt einige Wochen später ein als das orale und ist typisch für das 2. Lebenshalbjahr. Jetzt werden Gegenstände nach Form, Größe und Beschaffenheit zusätzlich mit den Händen untersucht. Das Kind bewegt Spielzeug durch die Luft, schlägt es auf die Unterlage und wirft es dann auf den Boden.

- Mit 8–9 Monaten beginnt das Kind, Gegenstände ausgiebig zu betrachten. Je nach Bekanntheitsgrad können die Dinge dann auch abwechselnd angesehen, ertastet und in den Mund gesteckt werden. Mit dem visuellen Erkunden beginnen Kinder, sich auch für den Inhalt von Bilderbüchern zu interessieren.

In dieser Zeit hat sich das Kurzzeitgedächtnis des Kindes so weit entwickelt, dass es heruntergefallenen Gegenständen nachschaut. Es weiß nun, dass das Spielzeug nicht weg ist, nur weil es nicht mehr zu sehen ist. Neben dem Wegwerf-Spiel entdeckt es ganz neue Spiele: Es sucht Gegenstände unter Tüchern, sucht den Vater hinter dem Rücken der Mutter, lässt Dinge in Dosen verschwinden und holt sie wieder hervor.

- Mit ca. 9 Monaten beginnen auch die Mittel-zum-Zweck-Spiele. Das Kind erfasst die Auswirkungen seiner Handlungen. Es begreift, dass die Ente sich nähert, wenn es an der Schnur zieht, oder dass die Lampe auf Knopfdruck leuchtet.
- Etwas später lassen sich die So-tun-als-ob-Spiele beobachten. Das Kind beginnt, einfache Handlungen bewusst nachzuahmen und mit Gegenständen funktionsgemäß umzugehen: Es rührt in Töpfen und „kocht", es hält sich das Telefon ans Ohr und „telefoniert". Erst im 2. Lebensjahr können Gegenstände bewusst umfunktioniert und als Symbol benutzt werden, dann kann ein Stock als „Staubsauger" dienen und das Kind brummt dazu.

Die Bedeutung der Nachahmung für das Spielverhalten des Kindes ist immens. Schon bald nach der Geburt ist der Säugling in der Lage, die Mimik der Eltern intuitiv zu imitieren. Die spezifischen Laute einer Sprache ahmt es unverkennbar bis zu ihrem perfekten Gebrauch nach. Auch einfache Handlungen, z. B. der Gebrauch von Gegenständen sowie komplexe Verhaltensweisen, werden beobachtet und nachgeahmt. Soziale Kompetenzen werden ausschließlich über die Nachahmung erworben.

Schon ab dem 3. Monat ist es für Kinder interessant, mit gleichaltrigen Kindern in einer Gruppe zusammen zu sein, um sich gegenseitig zu beobachten. Später ist es auch sinnvoll, wenn etwas ältere Kinder zum Spielen da sind. Die Kleinen „stehlen" gerne mit den Augen von ihren größeren Geschwistern. Kurze Zeit nach dem gemeinsamen

Spiel kann es passieren, dass das Kind, welches zuvor noch nicht gekrabbelt ist, plötzlich den Meilenstein Krabbeln erobert. Oder es schaut interessiert zu, wie größere Kinder mit Bausteinen einen Turm bauen. Ist das Kind dann alleine und in dem entsprechenden Alter, wird es versuchen, den Turm nachzubauen.

BEACHTE

Langeweile

Was für uns Erwachsene wie Langeweile aussieht, sind die Momente, in denen sich das Baby von einem Spiel oder einer Beschäftigung abwendet und das Erlebte verarbeitet. Das Neugeborene kann durch Bewegung, Gerüche, Licht und Geräusche schlichtweg überfordert werden und braucht Zeit, um wieder zu sich zu finden. Es blickt vielleicht suchend umher und ist unruhig.

In dieser Phase sollte man dem Impuls widerstehen, das Baby mit neuen Eindrücken und Reizen von außen zu versorgen. Es ganz in Ruhe auf seiner Decke oder in seinem Bettchen liegen lassen, ganz ohne Spielzeug, nur mit sich selbst, das ist jetzt das Richtige. So entsteht Fantasie; so macht das Baby seine ganz eigenen Erfahrungen, es lernt sich selbst und seine Bedürfnisse kennen und bekommt einen Bezug zu sich selbst.

Momente der Langeweile auszuhalten ist nicht einfach und eigentlich eine lebenslange Übung. Fantasie, neue Ideen und Kreativität entstehen aber gerade in Phasen der Langeweile.

Welches Spielzeug ist sinnvoll?

Jeder Gegenstand, der für das Kind interessant ist, ist ein Spielzeug. Dazu zählt nicht nur das typische Kinderspielzeug. Kinder sind von solchen Dingen am meisten fasziniert, mit denen Sie als Erwachsener hantieren, wie Schlüsselbund, Brille, Zeitung, Telefon oder Kochtopf. Gerade solche Alltagsgegenstände werden mit Vehemenz gefordert und erforscht.

Da Kinder die Gefahrenquellen noch nicht kennen, müssen Sie das Spielzeug Ihres Kindes auf seine Gefährlichkeit überprüfen. Spitze Gegenstände könnten Ihr Kind verletzen und sollten nicht in seiner Nähe liegen. Zu kleine Dinge, wie Münzen oder Nüsse, können beim Verschlucken eine Erstickungsgefahr bedeuten. Kugelschreiber und Ähnliches können Augenverletzungen verursachen.

BEACHTE

Spielzeug ist geeignet, wenn es groß genug ist, ungiftig, nicht zerbrechlich und keine spitzen Kanten hat. Außerdem sollte das Material speichelfest sein und nicht abfärben.

Spielzeug muss nicht unbedingt für Kinder ausgewiesen und mit GS-Siegel versehen sein. Es lässt sich dem Alter und den Interessen des Kindes gemäß leicht herstellen. Als Spielzeug dienen nicht nur Haushaltsgegenstände; besonders viele Spielmöglichkeiten bieten Materialien aus der Natur, Holzstücke, deren Oberflächen Sie etwas abschleifen können, Kastanien zum Füllen und Leeren von Dosen und Eimern. Und nicht zuletzt Wasser, Sand und Erde!

Mit dem Krabbelalter genießen die meisten Kinder das Matschen mit Erde, Wasser und Steinen. Lassen Sie Ihr Kind gewähren, lassen Sie es mal so richtig dreckig und glücklich sein. Vielleicht mögen Sie sogar mitspielen! Ein bisschen Dreck tut gut. Kinder, die auf einem Bauernhof aufwachsen, leiden deutlich seltener als Stadtkinder an Asthma, Heuschnupfen oder anderen Allergien.

Geeignetes Spielzeug im 1. Lebenshalbjahr

In den ersten Wochen reichen dem Kind Dinge, die es wiedererkennt und die ihm das Gefühl geben, geborgen zu sein. Dazu gehört die Spieluhr am Bett, deren Melodie es vielleicht schon im Mutterleib vernommen hat. Zudem ein Schmusetuch, eine Stoffpuppe oder ein Plüschtier, die allmählich einen vertrauten Geruch annehmen. Eine Lichterkette zum Anschauen schafft eine schöne Atmosphäre. Bald nach der Geburt können Sie ein Mobile über dem Bett anbringen, das Ihr Kind jeden Abend beobachten kann (➤ Kap. 4.1.2).

Am Kinderwagen oder Autositz können Sie Ihrem Kind eine Spielzeugkette anbieten, aber befestigen Sie die Kette nur seitlich am Tragegriff und legen Sie sie Ihrem Kind in Greifnähe. Gegenstände, die ständig vor seinen Augen baumeln, irritieren den Blick und bringen das Kind nicht selten in eine Überstreckung.

Wenn Ihr Kind beginnt, sich für Gegenstände zu interessieren und nach ihnen zu greifen, eignen sich folgende Spielmaterialien besonders:

- Greifring, Beißring, Rassel
- Quietschtier, Wasserball
- Gummibilderbuch, auch beim Baden
- feste Perlenkette bzw. Beißperlenschnur
- Knisterpapier, z. B. die Folie aus dem Verbandskasten. Sie können auch Butterbrotpapier verwenden, ein Päckchen Papiertaschentücher oder andere kleine Folientütchen aus der Küche. Achten Sie darauf, dass evtl. abgerissene Stückchen nicht verschluckt werden können.
- ungefährliche Küchenutensilien, z. B. Schneebesen oder Siebe
- Erlebnistuch (➤ Abb. 4.173) oder Erlebnis-T-Shirt (➤ Abb. 4.1a). Das Tuch bzw. T-Shirt lässt sich leicht selbst herstellen. Auf ein kleines Gästehandtuch oder T-Shirt werden verschiedene Materialien aufgenäht, bunte Bänder, Reißverschlüsse, große Knöpfe, Glöckchen und verschiedene Stoffreste. Alles muss sehr fest vernäht sein, damit das Kind nichts abreißen und verschlucken kann. Das Kind entdeckt seine Umwelt spielerisch und mit allen Möglichkeiten seiner Wahrnehmung, es fühlt, tastet, schmeckt, riecht, hört und sieht; alle Sinne werden sensibilisiert. Erst aus der Wahrnehmung – aus der Neugier – entstehen neue Bewegungsimpulse.
- Eine „Trockendusche" (➤ Abb. 4.1b) ist schnell aus Küchenutensilien oder anderen ungefährlichen Gegenständen gebastelt und wird über dem Bett oder der Spieldecke aufgehängt. Hier gibt es für Ihr Kind viel zu entdecken.
- Eine Krabbeldecke mit einem spannenden „Innenleben" ist ein tolles Spielzeug. Nähen Sie Taschen auf eine Decke, füllen Sie Stoffsäckchen mit verschiedenen Dingen (Kirschkerne, Kastanien, kleines Spielzeug), und stecken Sie die Säckchen in die Taschen der Krabbeldecke. So kann Ihr Kind nach Herzenslust – und gefahrlos – kleine und große Dinge erfühlen. Zum Waschen der Decke können die Säckchen einfach entnommen werden.
- Babyschwimmbad. Ein kleines handelsübliches Babyschwimmbecken – evtl. mit Bällen gefüllt – macht dem Kind viel Freude. Es fördert zudem das Gleichgewicht.
- Babys lieben Gesang. Auch wenn Sie zu den vielen Menschen gehören, die von sich glauben, nicht singen zu können, erfreuen Sie Ihr Kind trotzdem mit Ihrer Singstimme!

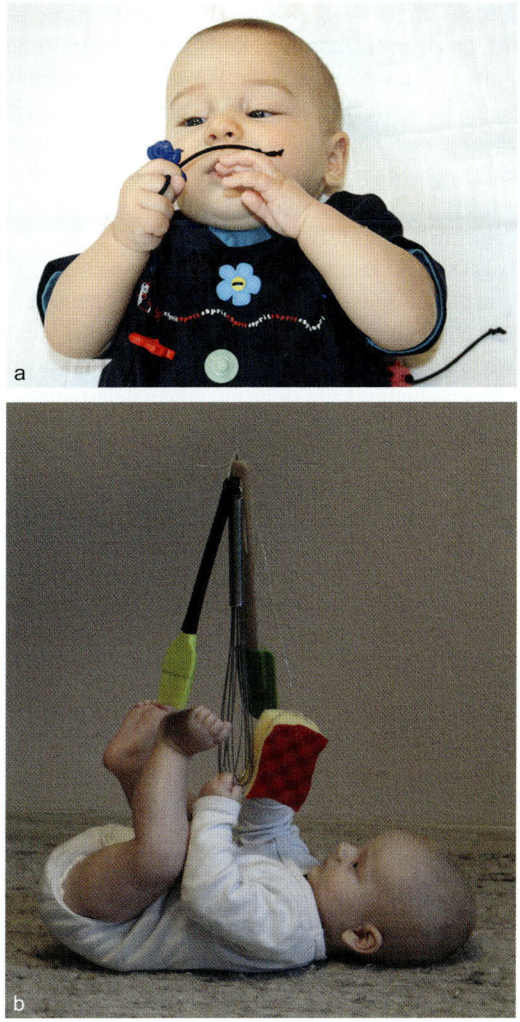

Abb. 4.1 a) Erlebnis-T-Shirt [P657], b) Trockendusche

BEACHTE

Weniger ist mehr!

Überfrachten Sie Ihr Kind nicht mit Spielzeug, bieten Sie es ihm besser einzeln an. So lernt es, sich auf eine Sache zu konzentrieren. Zu viel Spielzeug auf einmal lässt den Blick für das Wesentliche nicht zu. Lassen Sie Spielzeug auch mal für einige Zeit „verschwinden", dann wird es später wieder viel interessanter sein.

Im Wohnbereich, wo sich die Familie am häufigsten trifft, kann man dem Kind ab dem 3. Monat eine „Spielwiese" einrichten (➤ Abb. 4.231). Eine rutschfeste Gymnastikmatte oder eine dünne Matratze dienen als Unterlage. Kleine Höhenunterschiede in der Spielwiesenlandschaft fördern die beginnende Aufrichtung. Keilkissen, Rolle, Wasserball, Schwimmring und Ähnliches bieten Bewegungsanreize. Auch ein „Luftballonbett“ kann auf die Spielwiese und ist ein großer Spaß (➤ Abb. 4.232). Von diesem sicheren Ort kann Ihr Kind auch am Familiengeschehen teilnehmen und Sie haben es im Blick.

Falls es die Zimmerdecke erlaubt, kann eine Hängematte die Spielwiese zu einem kleinen Abenteuerspielplatz machen, sie bietet unzählige Spiel- und Wohlfühlmöglichkeiten für jedes Alter. Für den noch kleinen Säugling kann sie an nur einem Befestigungspunkt aufgehängt werden, sodass sie das Kind beim Schaukeln ganz einhüllt. Schaukeln gibt Geborgenheit und Ruhe und stimuliert das Gleichgewicht. Der Widerstand durch das Tuch fördert die Muskelkraft.

Wenn man die Enden der Hängematte im Meterabstand aufhängt, bildet die Hängematte eine Art „Hängeschaukel“. Sie muss bis fast zum Boden reichen, dann kann Ihr Kind mit zunehmendem Alter und viel Freude immer neue Bewegungsmöglichkeiten entdecken: bäuchlings Schaukeln und Stützen, Ein- und Auskreiseln, Balancieren im Reitersitz und vieles mehr.

Geeignetes Spielzeug im 2. Lebenshalbjahr

Materialien zum Fühlen und Vergleichen sind nach wie vor interessant, z. B. verschiedene Putzschwämme und Bürsten, Naturholzstücke mit Rinde in verschiedenen Größen. Form (Dreieck, Viereck, Kugel), Farbe (Rot, Blau, Gelb, Grün), Gewicht (leicht bis schwer) und Oberflächenbeschaffenheit (rau bis glatt, weich bis hart) werden genau differenziert. Mit dem Pinzetten- und Zangengriff wird das Greifen zunehmend präziser. Sie dürfen kreativ sein und für Ihr Kind verschiedene Dinge basteln:

- Nehmen Sie z. B. bunte Holzbausteine und versehen Sie eine ihrer Seiten mit verschiedenen Oberflächen. Bekleben Sie sie mit Samt, Wellpappe, Fell, Metall, Plastik, Federn, Moos oder auch einer Steinmatte (aus dem Aquarienbereich). Den gleichen Materialmix können Sie auch auf ein Holzbrett kleben und Ihrem Kind als Fühlbrett anbieten.
- Selbst genähte Stoffsäckchen eignen sich hervorragend zum Befühlen, wenn Sie sie mit unterschiedlichen Dingen füllen, z. B. mit Steinen, Holz, Knöpfen, Kirschkernen, einem kleinen Auto. Auch sehr kleine Dinge wie Reis oder Erbsen können Sie so verpackt gefahrlos Ihrem Kind zum Spielen reichen.
- Rasseln machen Krach und Spaß, sie schulen das differenzierte Hören: Füllen Sie kleine Dosen mit Kirschkernen, Reis, Linsen oder Steinen und verschließen Sie sie gut, bevor Sie sie Ihrem neugierigen Kind überlassen.
- Füllen Sie bunte Luftballons mit verschiedenen Materialien, bevor Sie sie etwas aufblasen. Jeder Ballon tönt, vibriert und rollt anders, das ist spannend für Augen, Ohren und Tastsinn.
- Ein „Busy Board“ wird dann für Ihr Kind interessant, wenn es sich hochzieht und beginnt zu stehen. Jetzt kann es beidhändig agieren, sich festhalten und ausgiebig die unterschiedlichsten Dinge erkunden (➤ Abb. 4.2).

Das Spiel wird im 2. Lebenshalbjahr zudem komplexer. Beschaffenheit, Form und Größe eines Spielzeugs werden schneller erfasst. Das Kind erkundet nun auch die Möglichkeiten eines Spielzeugs und erkennt, dass sich Becher ineinander stellen oder Dinge in Dosen füllen lassen.

Außerdem entwickeln sich zunehmend sein Kurzzeitgedächtnis und damit seine Merkfähigkeit. Die Fähigkeit, heruntergefallenen Dingen hinterherzuschauen oder Dinge zu suchen, die unter einem Tuch „verschwunden“ sind, wird Objektpermanenz

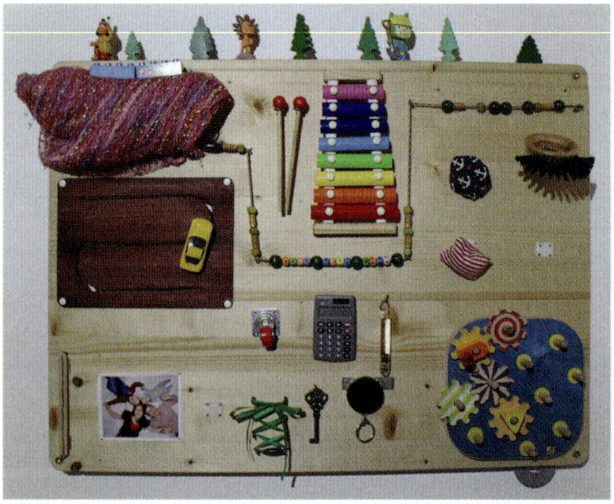

Abb. 4.2 „Busy Board", hervorragend geeignet für kleine Kinderzimmer. Lassen Sie Ihrer Fantasie freien Lauf und befestigen Sie interessante Dinge auf einem Brett, mit denen Ihr Kind gerne spielt.

genannt und zeigt sich i. d. R. nach dem 8. Monat. Folgendes Spielzeug eignet sich im 2. Lebenshalbjahr besonders:

- Becher und Bauklötze
- Schüsseln mit Löffeln zum Rühren oder auch zum Krachmachen
- Plastikflaschen mit Schließverschlüssen
- Dosen mit Kastanien zum Einfüllen und Ausleeren
- Papprolle, um Kugeln oder Bälle hindurchrollen zu lassen
- Kugelbahn mit großen Kugeln
- eine schräge Ebene, um Bälle oder Autos hinunterrollen zu lassen
- Klangschalen, Klangstäbe oder Tamburin zum Musikmachen
- eine eigene Schublade im Wohnzimmer zum Ein- und Ausräumen
- Seidentücher für die Wahrnehmung, zum Versteckspielen und für das „Guck-Guck-Spiel"
- Steckspiel, möglicherweise auch selbstgemacht: Schneiden Sie in einen Schuhkarton verschieden große Öffnungen, damit Ihr Kind Gegenstände hineinwerfen kann.

Aber vergessen Sie auch nicht die „großen" Bewegungsspiele Ihres Kindes. Im Haus liebt es Matratzen und Polster zum Toben oder auch ein Schrägbrett, einen Koffer oder kleinen Hocker zum Klettern in den Phasen der Aufrichtung. Draußen kann es seinem Bewegungsdrang am besten nachgehen, sich auf Schaukel oder Bobbycar vergnügen und mit Eimer, Schaufel und Wasser im Sandkasten werkeln.

Spiele werden gegen Ende des 1. Lebensjahres mehr und mehr zu „Spielhandlungen", in denen nicht nur die Möglichkeiten eines Spielzeugs ausprobiert, sondern auch Tätigkeiten des Alltags nachgeahmt werden. Zum Nachahmen einfacher Handlungen können Sie Ihr Kind mit alltäglichen Gebrauchsgegenständen erfreuen. Geben Sie ihm z. B.:

- einen Topf mit Löffel
- ein altes Handy oder Telefon
- eine weiche Haarbürste, eine Zahnbürste mit kurzem Stiel
- einen Schlüsselbund
- eine Brille

Zeit zum Spielen!

Ein Baby fordert seine Zeit, es möchte gehalten und gestreichelt, gefüttert, gebadet und in den Schlaf gesungen werden. Es möchte satt, warm und trocken sein, es möchte sich bewegen und bewegt werden. Und es ist von Anfang an ein durch und durch soziales Wesen, das nicht lange allein sein mag, sondern auch „beschäftigt" werden möchte und immer wiederkehrenden Blick- und Berührungskontakt genießt.

Schon in der Zeit, in der Sie Ihr Baby pflegen und es versorgen, können Sie mit ihm spielen. Spielzeit ergibt sich immer, beim An- und Ausziehen, beim Wickeln, vor oder nach dem Baden:

- Schaffen Sie für sich und Ihr Baby eine gemütliche Atmosphäre. Der Raum sollte warm und ohne Zugluft sein, das Licht mild.
- Bedenken Sie, Ihr Kind kann sich selbst am besten spüren und bewegt sich mehr, wenn es nackt ist.
- Ist Ihr Kind jünger als 3 Monate, nehmen Sie sich beim Wickeln Zeit. Mit einem jungen Säugling können Sie gut auf dem Wickeltisch oder auf dem Schoß spielen. Schauen Sie, wie lange Ihr Kind nackt sein möchte und Geduld für die ersten Spiele hat. Am Anfang reichen oft auch schon 5–10 Minuten.
- Ab dem 3. Monat bietet das Spielen auf der Krabbeldecke mehr Möglichkeiten. Wahrscheinlich hat Ihr Kind jetzt mehr Ausdauer und wird vielleicht erst nach 20 Minuten müde. Manchmal ist es leichter, sich für das gemeinsame Spiel eine bestimmte Zeit am Tag zu reservieren.
- Nehmen Sie sich für das einzelne Bewegungsspiel ausreichend Zeit und wiederholen Sie es, wenn Ihr Kind Gefallen daran findet. Sie können die Übungen auch mit Liedern oder Reimen kombinieren. Wenn Sie ein Spiel immer mit demselben Lied begleiten, wird das Kind schon bald mit den ersten Takten wissen, was kommt, und begeistert mitmachen.
- Zwischendurch ist eine Pause schön, zum Schmusen und Kuscheln.

Durch das tägliche Zusammenspielen und Bewegen werden Sie sicherer im Umgang mit Ihrem Kind. Sie lernen es besser kennen, können seine Vorlieben und Bedürfnisse, aber auch so manche Abneigung besser einschätzen. Das Spiel ist eine Möglichkeit, eine Beziehung auch unabhängig von den Notwendigkeiten der täglichen Pflege aufzubauen, sich zusammen wohl zu fühlen, Rituale zu entwickeln und miteinander „ins Gespräch zu kommen".

Versuchen Sie, Ihr Kind von Anfang an in seiner Besonderheit zu respektieren und seine Eigenständigkeit zu achten. Lassen Sie ihm die Zeit, die es braucht. Zwingen Sie weder sich selbst noch Ihr Kind zu irgendwelchen gemeinsamen Übungen oder Spielen. Ihr Kind spürt, wenn Sie sich ihm nicht vollständig und beherzt zuwenden, und auch Sie werden wenig Spaß an dem Zusammenspiel haben, wenn Ihr Kind überfordert ist oder einfach Lust zu etwas Anderem hat.

Beobachten Sie Ihr Kind auch mal schweigend in seinem Tun. Reden hält nicht selten vom Spielen ab und lässt das Kind in seinen Bewegungen und Handlungen innehalten. Sie brauchen Ihr Kind nicht zu „bespaßen". Gehen Sie auch mit *übertriebenem* Lob vorsichtig um: Ein Kind, das ständig Lob erwartet, entwickelt ein geringeres Selbstwertgefühl.

Wenn Sie spüren, dass Ihr Kind allein sein und in Ruhe für sich spielen möchte, dann lassen Sie es gewähren und erfreuen sich an seiner Selbstständigkeit. Ihr Kind weiß Sie in der Nähe, fühlt sich wohl und sicher, konzentriert sich auf sich und sein Spiel und kann so ganz eigenständig und absichtslos neue Fähigkeiten entdecken. Es entscheidet selbst, wie oft es seine Handlungen widerholt. Talente entfalten sich von selbst im freien Spiel.

BEACHTE

Dieses Buch möchte Ihnen Spiel- und Bewegungsideen vermitteln, die Sie mit Ihrem Kind ausprobieren und variieren können. Schauen Sie aber auch, was Ihr Kind von selbst zeigt und greifen Sie seine Ideen auf. Babys sind die besten Erfinder!

Bieten Sie Ihrem Kind ein anregendes Umfeld und geeignetes Material und lassen Sie ihm viel Zeit und Raum, alles selbst auszuprobieren. Vergessen Sie „therapeutische Hintergedanken" und erfreuen Sie sich am gemeinsamen schöpferischen Spiel. Kinder haben ein untrügliches Gespür dafür, ob Sie sich ihnen mit Neugier und Hingabe oder in therapeutischer Absicht nähern.

4.1 Erster Meilenstein: Das erste Lächeln

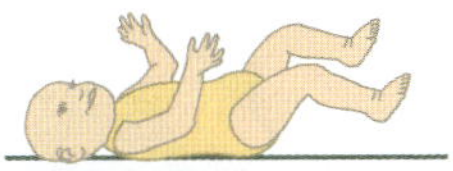

Mit dem ersten bewussten Lächeln, das mit Spannung erwartet wird, lässt sich das Neugeborene einige Wochen Zeit. Es ist zunächst ganz damit beschäftigt, sich auf seine neue Umwelt einzustellen, selbstständig zu atmen, das neue Nahrungsangebot zu verdauen und zu einem neuen Schlaf-Wach-Rhythmus zu finden.

Schon bald nach der Geburt ahmt der Säugling verschiedene Gesichtsausdrücke nach – die Voraussetzung für das spätere Unterscheiden von Gefühlen. Formen Sie Ihren Mund zu einem O, und Ihr Kind wird es Ihnen gleichtun. Ständig ist sein Gesichtchen in Bewegung und zeigt die unterschiedlichsten mimischen Ausdrücke. Es zeichnet sich das unbewusste „Engelslächeln" ab, um gleich wieder von einem traurigen Gesichtsausdruck abgelöst zu werden. Echte Gefühle wie Freude oder Traurigkeit können noch nicht bewusst wahrgenommen werden; erst später, etwa ab dem 6. Monat, wird sich das Kind seiner eigenen Gefühle bewusst.

Zum ersten Lächeln braucht das Baby ein Gegenüber! Es lächelt keine Dinge an, sondern einen Menschen, den es kennt und mag. Und das gilt für alle Kinder auf der ganzen Welt: Wenn sie ca. 6 Wochen alt sind, verschenken sie nach intensivem Blickkontakt erst flüchtig und dann immer bereitwilliger ihr erstes soziales Lächeln (➤ Abb. 4.3).

Das erste Lächeln ist Ausdruck einer guten geistigen und sozialen Entwicklung des Kindes. Auch blinde Kinder lächeln – genauso wie sehende Babys – nur dass ihr Lächeln nicht über die optische Wahrnehmung ausgelöst wird, sondern über die Haut oder das Ohr, über angenehme Berührungsreize und liebevolle Ansprache.

Mit dem ersten Lächeln beginnt das Kind auch erstmals zu lautieren. Es lauscht hingebungsvoll seiner eigenen Stimme, oft begleitet vom gegenseitigen Berühren der Fingerspitzen. Das gleichzeitige Berühren und Berührtwerden (Hand-Hand-Koordination) ist eine faszinierende Selbstwahrnehmung.

4.1.1 Merkmale

Rückenlage

Allmählich verliert das Kind seine asymmetrische Haltung und gewinnt mehr Stabilität. Beine, Arme und Hände werden lockerer; der Daumen liegt außerhalb der Hand. Der Kopf kann kurz in der Mitte gehalten werden. Damit keine Einseitigkeit in der Kopfstellung entsteht, sollten Sie immer darauf achten, dass das Kind den Kopf gleichmäßig zu beiden Seiten dreht.

Manche Kinder zeigen in diesem Alter ca. 2 Wochen lang die „Fechterstellung" (➤ Abb. 4.4). Wenn sie ihren Kopf auf einen Reiz hin drehen und in ihren Massenbewegungen kurz innehalten, streckt sich der Arm auf der Seite, in die das Kind schaut. Der andere Arm wird in Henkelstellung angebeugt.

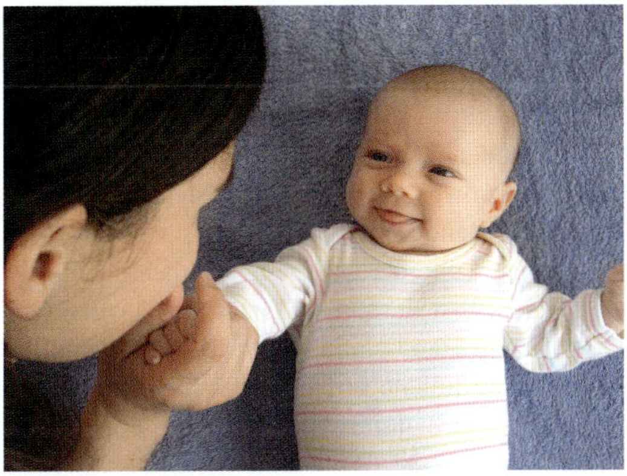

Abb. 4.3 Erstes soziales Lächeln

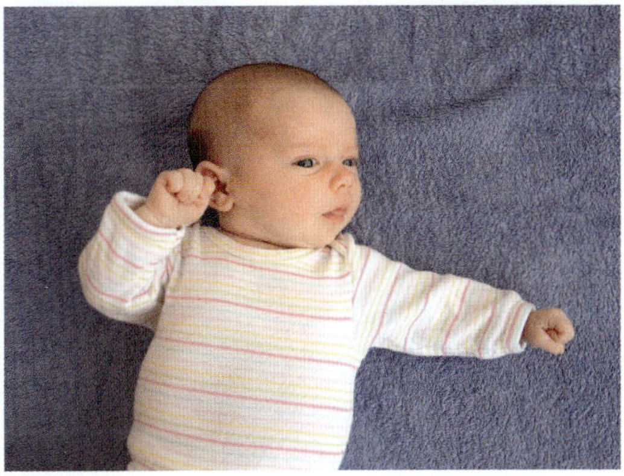

Abb. 4.4 Fechterstellung

Bleibt die Fechterstellung zu lange bestehen, so entwickelt sich infolgedessen auch die Hand-Mund-Koordination verspätet.

Bis zur 6. Woche lässt sich das sog. primitive Strampeln beobachten (➤ Abb. 4.5). Darunter versteht man, dass alle Gelenke des gestreckten Beins – Hüfte, Knie, Sprunggelenke und Zehen – gestreckt und alle Gelenke des angebeugten Beins gebeugt werden. Innerhalb der Gelenke ist noch keine Differenzierung möglich.

Bauchlage

Die Beugehaltung der Wirbelsäule sowie der Arme und Beine lässt nach. Die Wirbelsäule beginnt sich zu entfalten. Dabei streckt sich der Rücken und wird zunehmend symmetrisch (➤ Abb. 4.6).

Das Kind zeigt nun erste Stützaktivitäten. Seine Stützbasis liegt zwischen Unterarmmitte und Brustbein, sodass die Schultern auf Höhe der Unterarmmitte stehen. Die Händchen sind locker gefaustet, wobei der Daumen jetzt außerhalb der Handinnenfläche liegt.

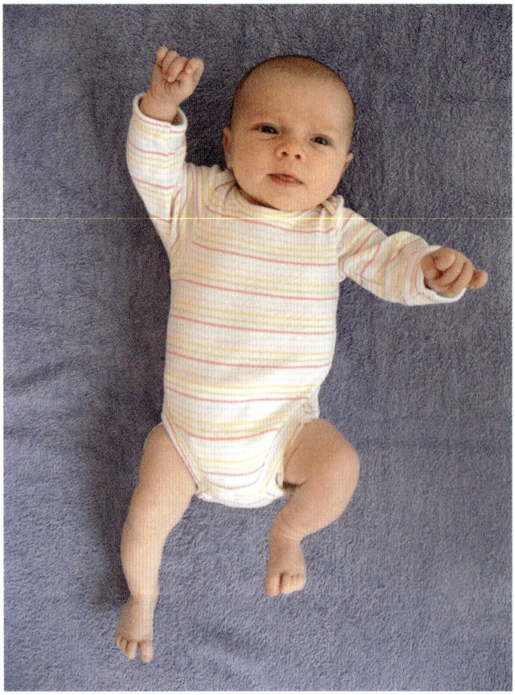

Abb. 4.5 Primitives Strampeln

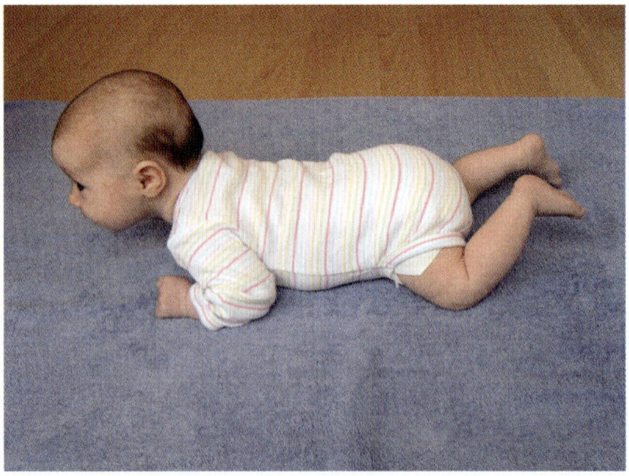

Abb. 4.6 Bauchlage. Entwicklungsalter: 6. Woche

Der Stütz ermöglicht es dem Kind, seinen Kopf kurzfristig von der Unterlage abzuheben und ihn zur anderen Seite zu drehen.

Ohne Neugier keine Aufrichtung: Einen interessanten Gegenstand mit den Augen fixierend stemmt sich das Kind über seine Unterarme gegen die Schwerkraft nach oben. Die Anstrengung ist deutlich an seinem Gesicht zu erkennen. Die Stirn wird in Falten gelegt, die Augenbrauen werden hochgezogen und die Augen sind weit geöffnet. Neugierig wird die neue Welt betrachtet.

BEACHTE

Von Anfang an sollte sich Ihr Baby an die Bauchlage gewöhnen, denn aus der Bauchlage entwickelt sich die Aufrichtung. Legen Sie Ihr Kind – wenn es wach ist und unter Aufsicht – auf den Bauch, tragen Sie es in Bauchlage (Kap. 2.1.2). Achten Sie darauf, dass das Kind seinen Kopf zu beiden Seiten ablegt und dass die Atemwege frei bleiben.

Hand- und Fußentwicklung

Wie alle anderen primitiven Reflexe beginnt auch der Greifreflex von Händen und Füßen deutlich nachzulassen. Die Hände sind lockerer; sie sind nicht mehr fest gefaustet und der Daumen wird nicht mehr eingeschlagen. Erst durch das Nachlassen des Reflexes kann sich die Hand-Hand-Koordination entwickeln.

Geben Sie deshalb Ihrem Kind keine Gegenstände in die Hand, Sie würden eine Reaktion trainieren, die nicht erwünscht ist. Warten Sie lieber, bis Ihr Kind im 4. Monat selbst danach greift.

Sonstige Fähigkeiten

Sehen Das Puppenaugenphänomen lässt nach, d. h. die Augenbewegung ist nicht mehr von der Kopfbewegung abhängig. Das Kind hat Gefallen am Blickkontakt und kann ihn zunehmend länger halten. Es sieht in der Nähe (ca. 25 cm) scharf und kann mit seinen Augen einen Gegenstand verfolgen, der im kurzen Abstand vor seinen Augen bewegt wird. Dabei bewegt es seine Augen in alle Richtungen, jedoch noch unkoordiniert. Die Farbe Rot wirkt interessant.

Die zeitgerechte motorische Entwicklung ist auch von der optischen Orientierung eines Kindes abhängig. Ist ein Kind blind, so läuft seine motorische Entwicklung verzögert ab, da die akustische Ausreifung im Gehirn später erfolgt. Erst dann erfolgt die Reizorientierung über das Ohr und die motorische Entwicklung kann ihren Rückstand aufholen. Ist das Kind taub, so zeigt es keine motorischen Auffälligkeiten, da sich die optische Orientierung führend auswirkt.

Hören Das Hören ist die Voraussetzung für das Sprechenlernen. Achten Sie darauf, ob Ihr Kind hört und auf Geräusche reagiert, wenn Sie ihm z. B. Knisterpapier ans Ohr halten. Wenn Ihr Kind Laute von sich gibt, bedeutet das noch nicht, dass es gut hört. Bei allen Kindern jeglicher Herkunft ist die Lautbildung in den ersten 6 Monaten gleich, unabhängig davon, ob sie gut oder schlecht hören. Erst nach dem 6. Monat orientieren sie sich an ihrer Muttersprache. Ein gehörloses Kind wird dann immer mehr das Lautieren einstellen und sich stumm verhalten.

Mit der Geburt ist das Hören des Kindes noch nicht vollständig ausgereift, d. h. Feinheiten werden noch nicht differenziert und Geräusche können noch nicht den Geräuschquellen zugeordnet werden. Das Kind weiß noch nicht, wie ein Auto klingt oder welche Geräusche spielende Kinder verursachen. Das heißt aber nicht, dass ihm Geräusche nichts ausmachen, denn das Gehör an sich ist von Anfang an gut ausgebildet. Es scheint nur so, als würden sich die Kleinen noch nicht an Geräuschkulissen stören: Im Gegenteil, sie nehmen alles ungefiltert auf und erleben zu viele gleichzeitige Geräusche als chaotische Reizüberflutung. Diese Erfahrung führt am Abend nicht selten zu mehrstündigen Schreiphasen.

Lernen Sie Ihr Kind in Ruhe kennen und ersparen Sie ihm zu viele Reize, die es nicht zuordnen kann. Geräuschkulissen (Radio, Fernsehen, Familienfeiern usw.) sind eher störend, während die Melodie und der Rhythmus einer zugewandten Stimme mit Aufmerksamkeit und Ausgeglichenheit belohnt werden.

Sprache Die ersten Laute sind Schnalz- und Gurr-Laute. Das Kind drückt seine Bedürfnisse und Nöte – Hunger, Bauchschmerzen, Müdigkeit, Aufstoßen, volle Windel, Hitze- und Kälteempfinden – durch unterschiedliche Lautäußerungen (Schreien) aus. Die Australierin P. Dunstan konnte nachweisen, dass die frühen Lautäußerungen des Babys auf der ganzen Welt und bei allen Babys gleich sind. Die Sprache der Babys kann in speziellen Kursen (Dunstan-Babysprache) erlernt werden und erleichtert den Eltern, auf die Bedürfnisse des Babys von Anfang an gezielter einzugehen (➤ Kap. 2.3).

Sozialverhalten Der Säugling nimmt deutlich Kontakt zu seiner Umwelt auf und imitiert Geräusche und Mimik. Er reagiert auf optische, akustische und taktile Reize sowie auf Veränderungen seines Gleichgewichts durch Bewegung. Mit ca. 6 Wochen schenkt Ihnen Ihr Kind sein erstes bewusstes Lächeln!

4.1.2 Anregungen für Spiel und Bewegung

In diesem Alter wird Ihr Baby Gefallen an einem Mobile über dem Bettchen finden. Bei der Wahl eines Mobiles betrachten Sie es am besten wie das Kind, nämlich von unten. Auch dann sollten die Figuren noch erkennbar sein, mit klaren Konturen und Hell-Dunkel-Kontrasten. Kinder sind fasziniert von der Farbe Rot. Sie können das Mobile mit einfachen Mitteln auch selbst herstellen, z. B. bunte Luftballons an einem Kleiderbügel befestigen. Die Aufhängung des Mobiles sollte sich auf der Höhe des Bauchnabels befinden; dann wird das Kind – um das Mobile zu sehen – seinen Kopf in die Mitte bringen und das Kinn leicht Richtung Brust neigen. So trainiert es auch schon seine Bauchmuskeln.

Sie können Ihrem Kind auch ein Bild malen. Lassen Sie Ihrer Fantasie freien Lauf und probieren Sie aus, was ihm gefällt. Stellen Sie das Bild abwechselnd an die Bettseiten oder zeigen Sie es Ihrem Kind – wenn es auf dem Bauch liegt – in ca. 20 cm

4

Entfernung in Augenhöhe. Vielleicht hebt es neugierig für ein paar Sekunden seinen Kopf!

Eine Spieluhr und eine kleine weiche Stoffpuppe sind weiteres geeignetes Spielzeug in diesem Alter. Die immer wiederkehrende Melodie der Spieluhr und der vertraute Geruch der Puppe geben Ihrem Kind beim Einschlafen das Gefühl, behütet und am richtigen Ort zu sein.

ZIELE

- Das Köpfchen kann in Rückenlage in der Mitte gehalten werden.
- Der Blickkontakt wird länger.
- Das Lächeln wird nachgeahmt.

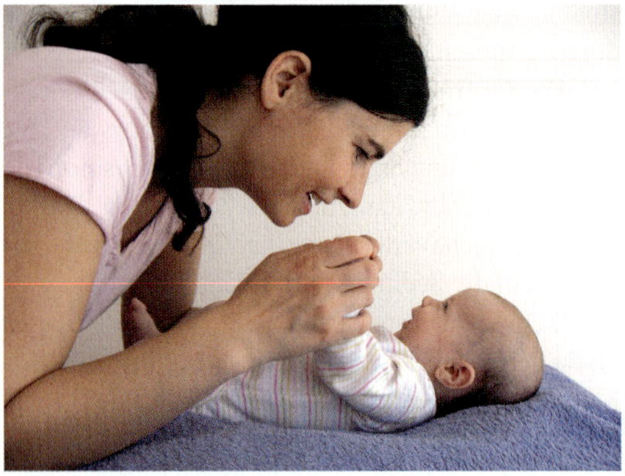

Abb. 4.7 Nichts ist für ein Kind in diesem Alter schöner als Ihr Gesicht! Wenn Ihr Baby im Nestchen (➤ Abb. 2.31) oder auf der Wickelauflage vor Ihnen liegt, beugen Sie sich über es und halten Blickkontakt. Lächeln und sprechen Sie, singen Sie ein Lied für Ihr Kind und ziehen Sie seine Aufmerksamkeit auf sich. Vielleicht entlocken Sie ihm sogar ein Lächeln! Muss es sich noch zu sehr anstrengen, wird es sich von selbst mit den Augen von Ihnen abwenden.

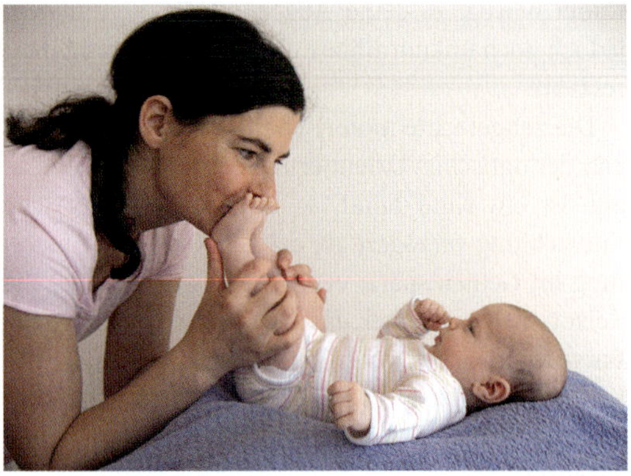

Abb. 4.9 „Hallo, ihr kleinen Füße!" Was die Hände können, können auch die Füße. Beugen Sie die Beine Ihres Kindes, sodass es mit seinen Füßen Ihr Gesicht abtasten kann. Sie können die Füße anblasen und daran schnuppern.

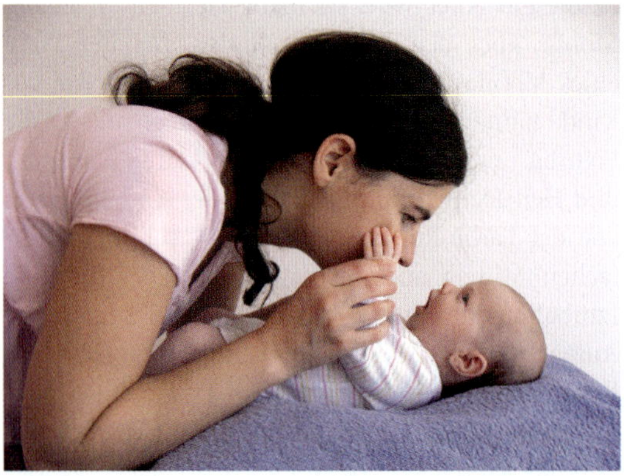

Abb. 4.8 „Komm, spüre mich!" Nehmen Sie Blickkontakt mit Ihrem Kind auf. Führen Sie die Hände Ihres Kindes zu Ihrem Gesicht und öffnen Sie dabei seine Finger. Die Handflächen können auf Ihren Wangen ruhen. Erzählen Sie mit Ihrem Kind oder singen Sie ihm etwas vor. Zum weiteren Erkunden können Sie seine Hände anblasen und weiter über Ihr Gesicht, Ihre Nase, Augen und Mund gleiten lassen. Achten Sie darauf, dass das Kind seinen Kopf in der Mitte hält.

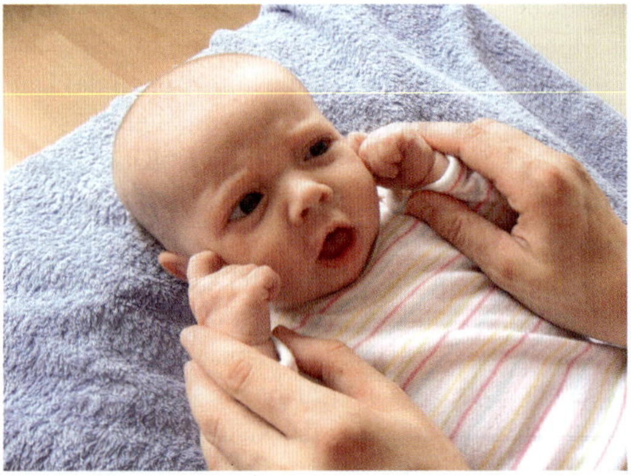

Abb. 4.10 Ergreifen Sie die Hände Ihres Kindes, bringen Sie sie zusammen und streicheln Sie ihm damit über seinen Bauch und sein Gesicht: „Schau, das sind deine Hände, das ist dein Gesicht!" Lassen Sie es an seinen Händen saugen. Erst einige Wochen später wird es dieses Vergnügen von selbst beherrschen. Viele Kinder haben noch stark gefaustete Hände; in dem Fall können Sie versuchen, mehrmals langsam über den Handrücken des Kindes zu streicheln.

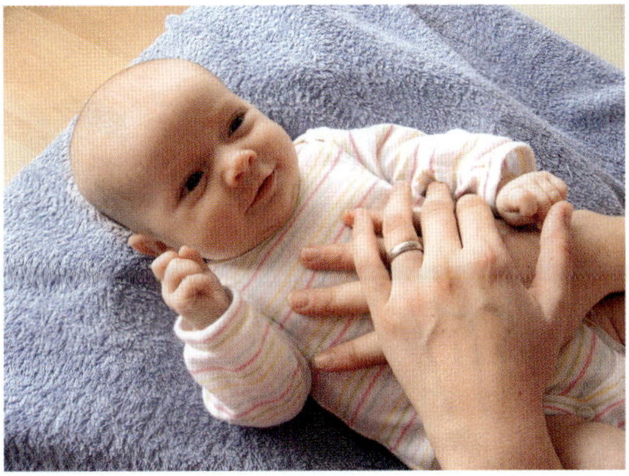

Abb. 4.11 Legen Sie Ihre beiden Hände übereinander auf den Bauch Ihres Kindes und lassen Sie es so seine Mitte spüren.

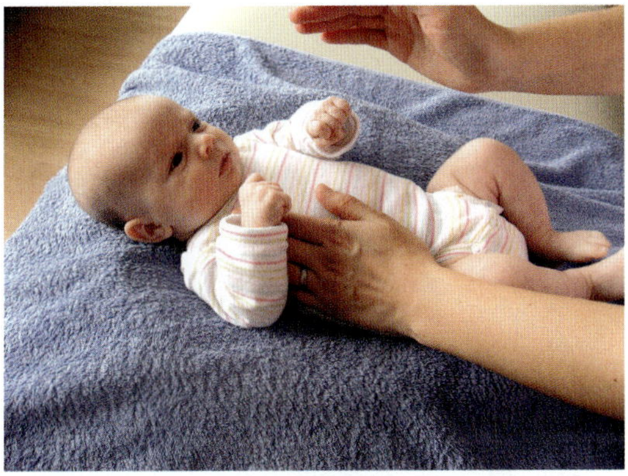

Abb. 4.12 Legen Sie im Wechsel eine Hand auf die rechte Seite des Kindes, danach die andere Hand auf die linke Seite des Kindes usw. Ihr Kind spürt die Gewichtsverlagerung und nimmt seinen Körper dadurch deutlicher wahr.

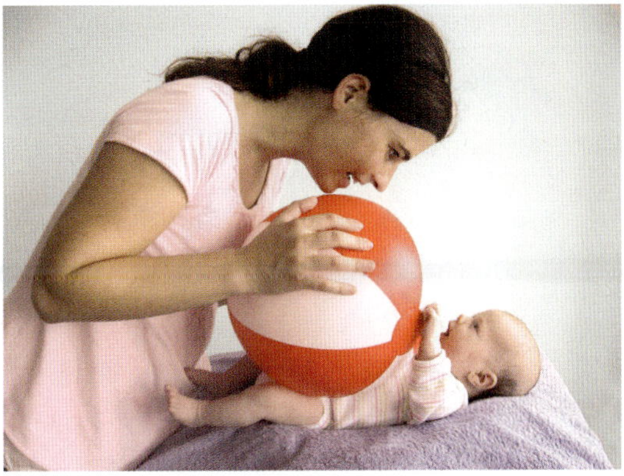

Abb. 4.13 Ab dem 2. Monat können Sie mit einem Wasserball leichten Druck auf den Bauch Ihres Kindes ausüben. Es wird Hände und Füße anheben und damit den Ball umfassen, es wird die Hände öffnen und die Füße automatisch richtig einstellen (sog. Supinationsstellung). So trainiert es schon seine Bauchmuskeln.

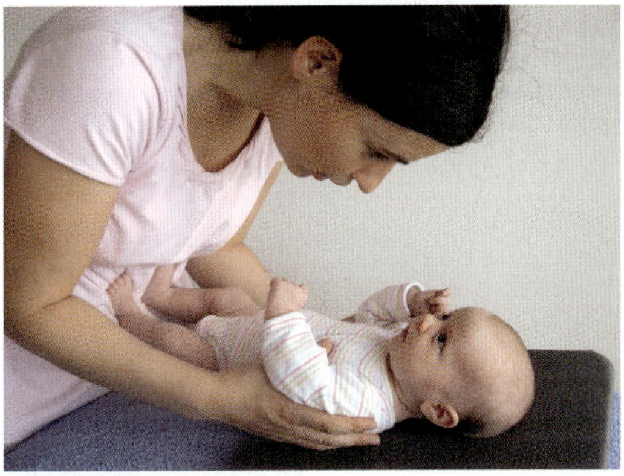

Abb. 4.14 Für die oben beschriebenen Spiele können Sie Ihr Kind auch mit dem Kopf erhöht auf ein Keilkissen legen; dabei kann es sich mit seinen Füßen an Ihrem Bauch abstützen. Diese Lage fördert den Blickkontakt und aktiviert die oberen Bauchmuskeln. Besitzen Sie kein Keilkissen, nehmen Sie einen Aktenordner und breiten Sie ein Handtuch oder eine Decke darüber.

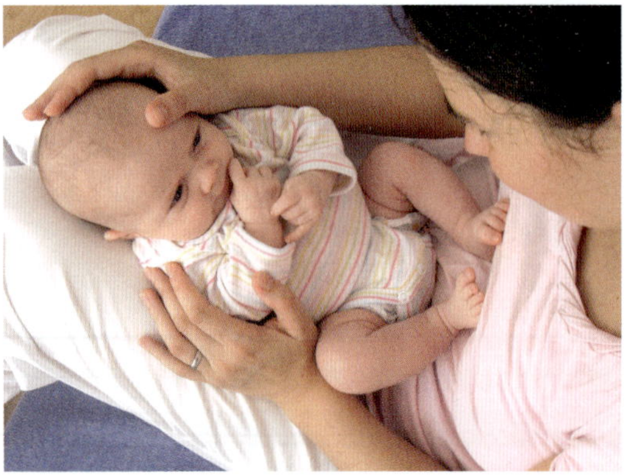

Abb. 4.15 Wenn es Ihrem Kind gefällt, können Sie schon bald nach der Geburt mit dem Spielen auf dem Schoß beginnen. Nähe und Geborgenheit erleben, die Mitte finden und den Blickkontakt halten, das sind einige Ziele beim Spielen auf dem Schoß. Setzten Sie sich dazu auf den Boden und lehnen Sie sich an. Die Beine stellen Sie leicht auf, sodass Ihr Kind leicht erhöht auf Ihren Oberschenkeln liegen kann, in Rückenlage mit angebeugten Beinen und gutem Blickkontakt zu Ihnen. Vielleicht legen Sie Ihrem Kind zusätzlich eine Decke oder ein Fell unter. So können Sie beim Spielen, Sprechen und Singen stetigen Körperkontakt geben und Bewegung und Kommunikation fördern.

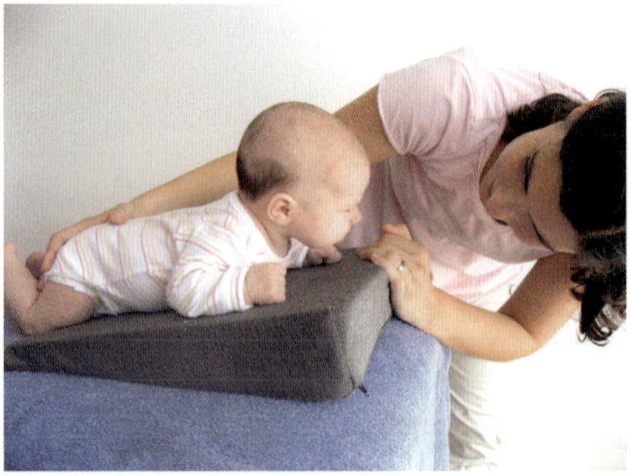

Abb. 4.17 Auch ein Keilkissen kann Ihrem Kind die Bauchlage erleichtern. Die höhere Kante liegt kopfwärts, auch die Arme liegen auf. Auf dieser schrägen Unterlage wird die Bauchlage Ihrem Kind leichter fallen, denn der Körperschwerpunkt wandert Richtung Füße. So kann das Kind leichter stützen, den Kopf besser anheben und sein Umfeld beobachten. Sprechen Sie Ihr Kind von vorne an und versuchen Sie, seinen Blick einzufangen.

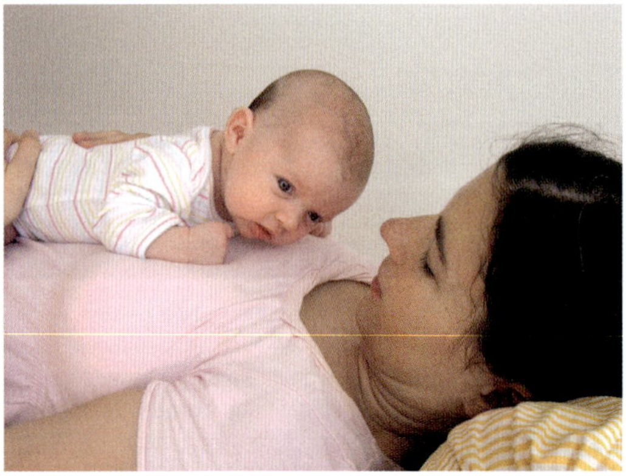

Abb. 4.16 So wird Ihr Kind die Bauchlage lieben: Legen Sie sich Ihr Kind in Bauchlage so auf den Bauch, dass Sie ihm ins Gesicht schauen können. Sprechen Sie mit ihm, streicheln Sie es oder singen Sie ihm etwas vor. Damit es sich besser aufrichten kann, können Sie ihm mit Ihren Händen Halt am Po geben.

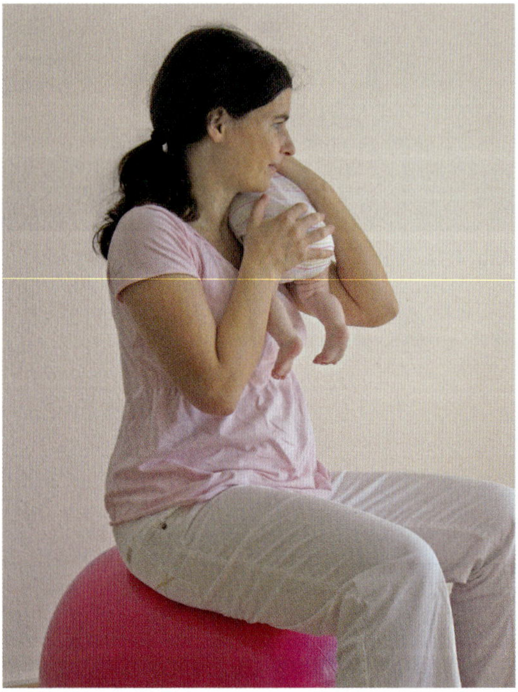

Abb. 4.18 Fest gehalten und bewegt werden, das ist eine Erfahrung, die Ihr Kind schon im Mutterleib gemacht hat. Deshalb lässt es sich auch gut beruhigen, wenn Sie mit ihm auf dem großen Ball hüpfen und sich hin und her bewegen. So werden außerdem Gleichgewichtssinn und Koordination angesprochen.

4

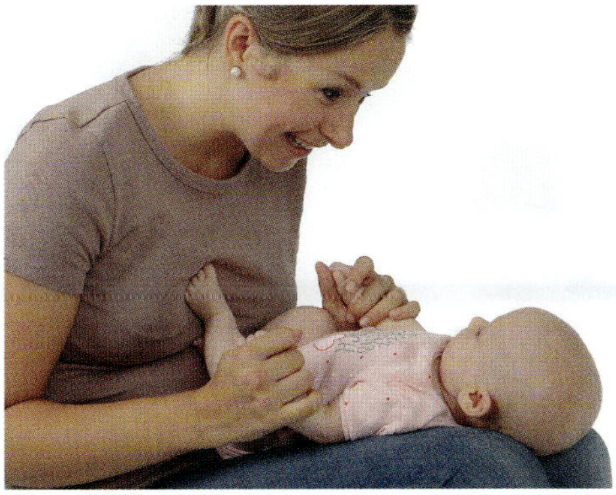

Abb. 4.19 Übertreibung erlaubt: Begrüßung mit hochgezogenen Augenbrauen und riesengroßen Augen. [K382]

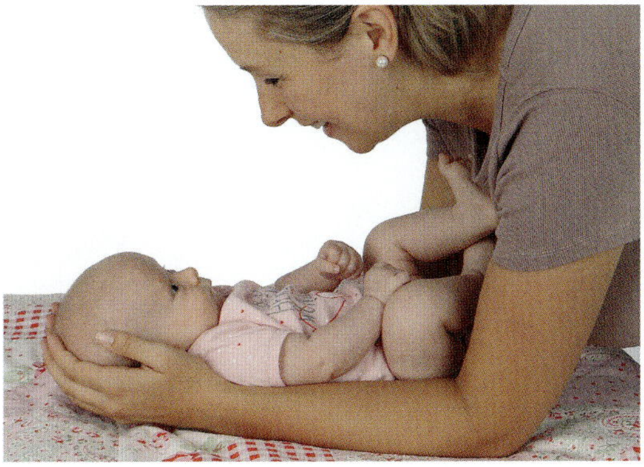

Abb. 4.20 Der „Schalengriff" entspannt den ganzen Körper. [K382]

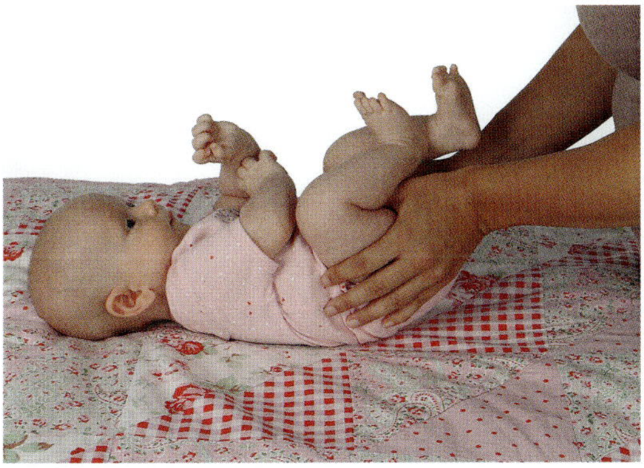

Abb. 4.21 Der Schalengriff „Becken in Bewegung" hilft bei Verdauungsschwierigkeiten. [K382]

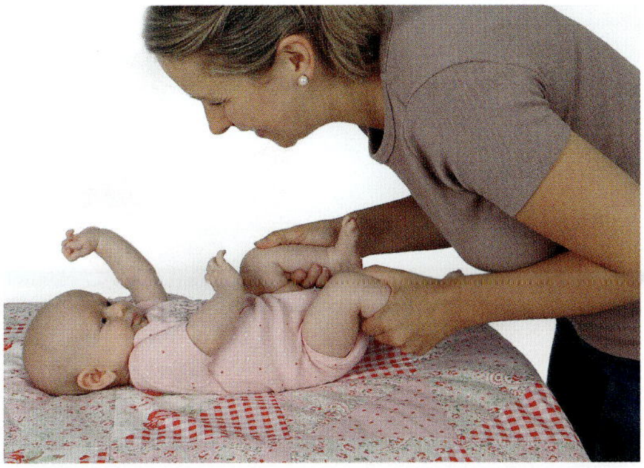

Abb. 4.22 Das macht Spaß: Lassen Sie Ihr Kind (leicht O-beinig) Fahrrad fahren. [K382]

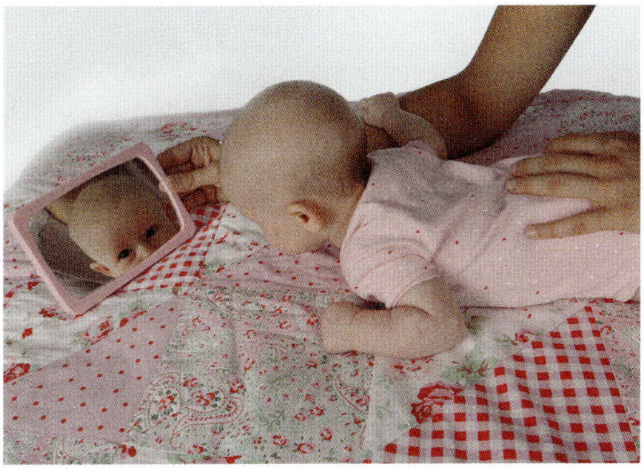

Abb. 4.23 Spiegel trifft auf Neugierde! [K382]

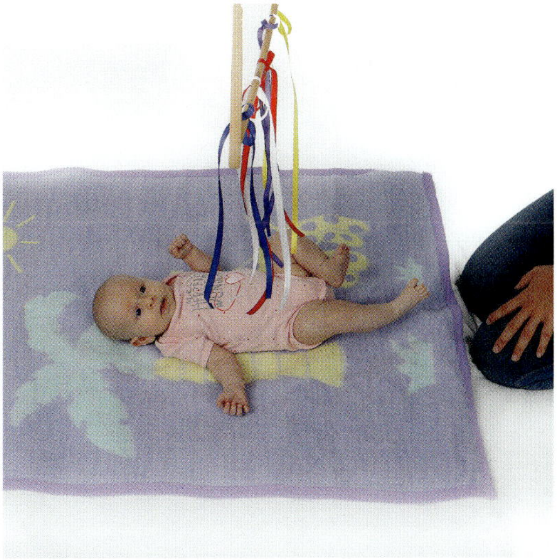

Abb. 4.24 Hängen Sie bunte Bänder an einen Kleiderbügel und halten Sie ihn über den Bauchnabel Ihres Kindes. [K382]

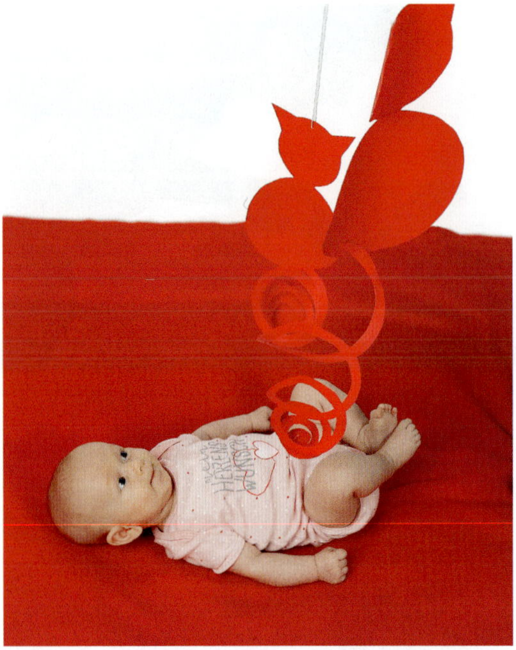

Abb. 4.25 Eine tanzende Katze mit spiralförmigem Schwanz lässt sich leicht aus Tonpapier basteln. [K382]

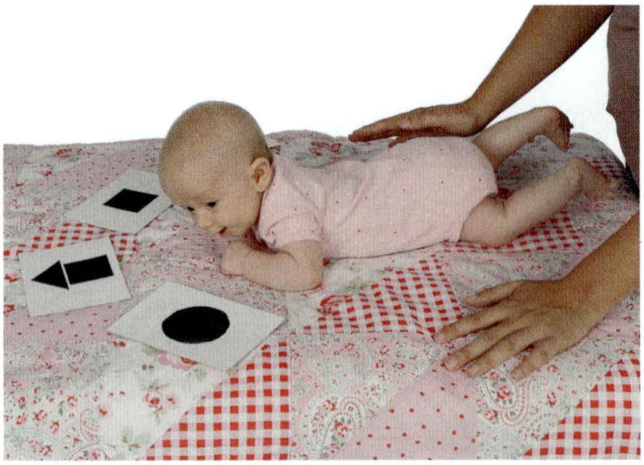

Abb. 4.26 Ist das schon Mathematik? Schwarze und weiße Flächen kann das Kind zu Beginn der Sehentwicklung gut erkennen, ebenso die Farbe Rot. [K382]

4.2 Zweiter Meilenstein: Beginnende Kopfkontrolle

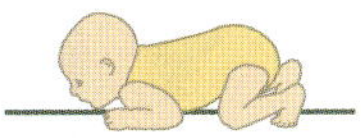

Die Neugier ist erwacht; über den Geruchs- und Geschmackssinn, über das Hören und v. a. über das Sehen sammelt Ihr Kind unaufhörlich interessante Reize. Durch die Neugier entsteht Begierde, dadurch entsteht Bewegung und Aufrichtung. Das Kind will etwas in seinen Besitz bekommen. Es fixiert einen Gegenstand, es stemmt sich über seine Unterarme gegen die Schwerkraft nach oben. Die Anstrengung ist deutlich an seinem Gesicht zu erkennen. Die Stirn wird in Falten gelegt, die Augenbrauen werden hochgezogen und die Augen sind weit geöffnet. Neugierig wird die unbekannte Welt betrachtet.

Das beginnende Fingerspiel ist der Anfang der Hand-Hand-Mund Koordination und ist der Beginn der Wahrnehmung des eigenen Körpers. Bewusstes bzw. gezieltes Bewegen fängt ganz langsam an. Das Kind bekommt ein Bild von sich selbst.

War in der Neugeborenzeit die Unterstützungsfläche noch groß und instabil, so verkleinert sie sich im Laufe der motorischen Entwicklung immer mehr. Dadurch kann sich das Kind zunehmend selbstständiger bewegen.

In der Rückenlage wandert der Körperschwerpunkt immer mehr in Richtung Kopf, in Bauchlage in Richtung Füße. Dadurch können Arme und Beine in Rückenlage besser von der Unterlage abgehoben werden, und in Bauchlage kann das Kind seinen Kopf zunehmend leichter gegen die Schwerkraft abheben.

Die beginnende Kopfkontrolle ist ein bedeutender Meilenstein in der Entwicklung zu mehr Selbstständigkeit und der erste Schritt in der Aufrichtung gegen die Schwerkraft. Die meisten Kinder erreichen diesen Meilenstein mit 8 Wochen.

4.2.1 Merkmale

Rückenlage

Die Rückenlage wird immer stabiler, die Wirbelsäule zunehmend gerade und symmetrisch. Das Kind kann nun seinen Kopf von der Seite zur Mitte drehen und hier kurz innehalten. Das durchgehende Drehen des Kopfes über die Mitte hinweg zur anderen Seite ist noch nicht möglich.

Die Arme verlassen vermehrt die Henkelstellung und die Hände kommen vor der Brust zusammen. Das Kind beginnt, mit seinen Händen zu spielen (Hand-Hand-Koordination). Dabei öffnen sich die Hände. Wenn der Kopf auf der Seite liegt, kann das Kind sogar sein Händchen an den Mund bringen (Hand-Mund-Koordination). Allmählich bekommen die Bauchmuskeln Spannung, sodass beide Fersen kurzfristig von der Unterlage abgehoben werden können.

Sieht ein 2 Monate alter Säugling ein Spielzeug oder ein Gesicht, so bricht bei ihm ein natürlicher Bewegungssturm aus, die sog. physiologische dystonische Beweglichkeit (➤ Abb. 4.27). Er strampelt heftig mit Armen und Beinen und zeigt eine ausgeprägte Mimik. Weil er noch nicht mit den Händen zugreifen kann, versucht er mit seinem ganzen Körper zu greifen. Die Bewegungen sind noch ungenau und weichen auf ihrem Weg zum Ziel ab. Die physiologische dystonische Beweglichkeit gehört wie die Holokinese des Neugeborenen (➤ Kap. 3.2.8) und wie die Fechterstellung des 6 Wochen alten Babys zu den natürlichen frühen Massenbewegungen des Säuglings. Sie ist kennzeichnend für den zweiten Meilenstein und schafft die Voraussetzung für das spätere zielgerichtete Greifen und bewusste Bewegen.

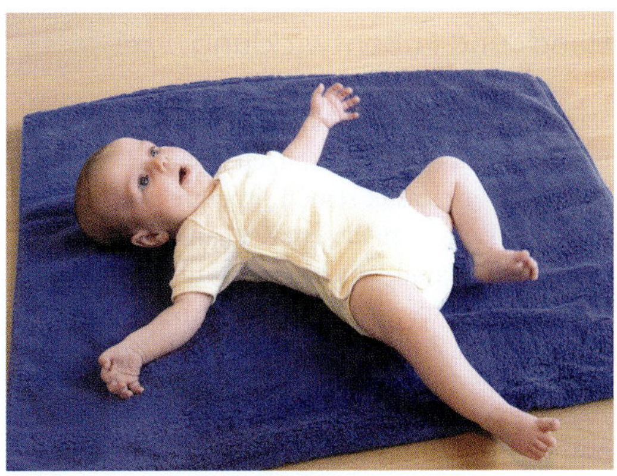

Abb. 4.27 „Bewegungssturm"

4

BEACHTE

Stürze vermeiden: Lassen Sie Ihr Kind nicht alleine auf dem Sofa oder auf dem Wickeltisch liegen. Ein plötzlich einsetzender Bewegungssturm (physiologische dystonische Beweglichkeit) kann zu schweren Stürzen führen.

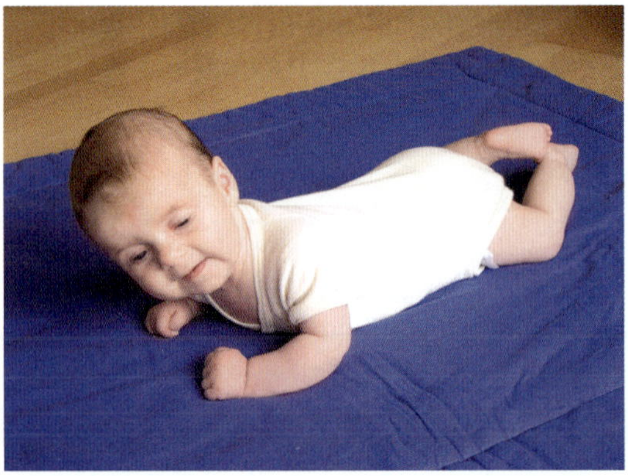

Abb. 4.28 Bauchlage. Entwicklungsalter: Ende des 2. Monats

Bauchlage

In Bauchlage wandert der Körperschwerpunkt immer mehr in Richtung Füße (➤ Abb. 4.28). Die Unterstützungsfläche liegt nun zwischen Brustbein und Bauchnabel, sodass das Stützen auf die Unterarme zunehmend leichter gelingt. Der Ellenbogen liegt jedoch noch nicht auf der Unterlage auf und das Anheben des Kopfes bereitet noch sichtlich Mühe (➤ Abb. 4.29). Mit Unterstützung gelingt die Aufrichtung in Bauchlage viel besser (➤ Abb. 4.30). Die Hände sind locker gefaustet oder hin und wieder leicht geöffnet; der Daumen liegt meist außerhalb der Hand. Liegt der Kopf auf der Seite, kann das Kind seine Hand an den Mund bringen (Hand-Mund-Koordination).

Der Kopf kann in der Mitte kurzfristig abgehoben und gehalten werden. Es beginnt die sog. Kopfkontrolle. Darunter versteht man die automatische Reaktion des Kopfes, sich durch eine „innere Wasserwaage" senkrecht im Raum einzustellen und sich außerhalb der Unterstützungsfläche zu halten. Die Kopfkontrolle reift in den ersten Lebensmonaten heran und steht i. d. R. nach dem ersten Halbjahr zur Verfügung, wenn das Köpfchen gut gegen die Schwerkraft gehalten werden kann. Wie gut die Kopfkontrolle ist, zeigt sich beim Aufnehmen und Tragen des Kindes.

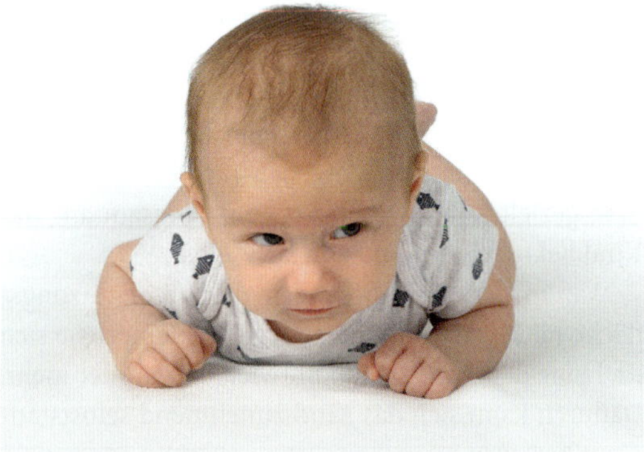

Abb. 4.29 Anstrengende Bauchlage [K382]

Hand- und Fußentwicklung

Das Kind bringt seine Hände vor der Brust zusammen und spielt mit den Fingerspitzen (Hand-Hand-Koordination). Es ertastet seine Körpergrenzen, bewusst zugreifen kann es zu diesem Zeitpunkt noch nicht.

In Rücken- und Bauchlage mit zur Seite gedrehtem Kopf beginnt es, seine Hand zum Mund zu führen und sie zu ertasten (Hand-Mund-Koordination).

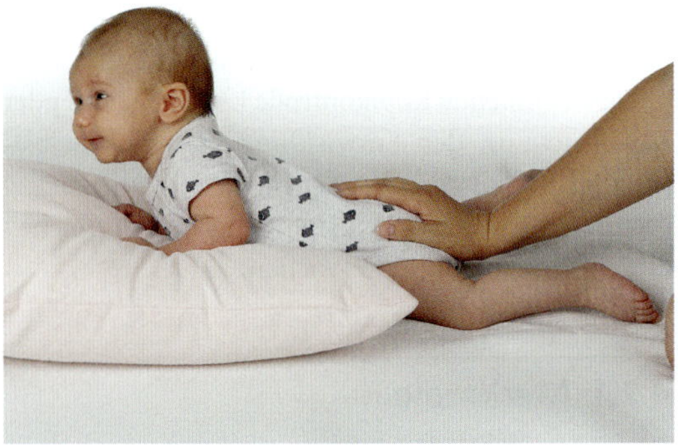

Abb. 4.30 Bauchlage light [K382]

BEACHTE

Das Fingerspiel: Bitte nicht stören!

Das Fingerspiel ist der Anfang der Hand-Hand-Koordination und der Beginn der Wahrnehmung des eigenen Körpers. Es ist der Anfang vom Ende der unkoordinierten Massenbewegungen. Damit fängt das gezielte Bewegen und Begreifen an.

- Die Augen sind die ersten, die sich aus der Massenbewegung isolieren.
- Das Spiel mit sich selbst kommt von innen heraus. Ein sattes und zufriedenes Kind spielt alleine und entdeckt sich selbst im Hand-Hand-Spiel. Meistens wird es eine stabile Ausgangsstellung wählen, in der es die Arme in U-Haltung bringt. So vergrößert es seine Unterstützungsfläche, kann äußeren Reizen besser standhalten und in Ruhe spielen, in der Mitte des Gesichtsfeldes.
- Beim Spiel mit sich selbst darf das Kind nicht gestört werden, denn jede Störung von außen lässt das Kind sein Entdecken unterbrechen.
- Zuerst werden nur die Fingerspitzen berührt, dann die Finger, dann die ganze Hand. Der Daumen wird zunehmend mehr abgespreizt.
- Beim Fingerspiel bleiben die Beine nicht unbeteiligt. Sie werden immer mehr zum Körper herangezogen und die Fersen drücken in die Unterlage hinein.

Das Fingerspiel zeigt – als erste bewusste Handlung – einen guten seelischen, mentalen und motorischen Entwicklungsstart. Später entdeckt das Kind mit seinen Händen seinen Mund und wird kräftig an den Händen saugen. Mit dem Mund ertastet das Kind seine Hände, mit den Fingern seinen Mund.

Sonstige Fähigkeiten

Sehen Das Kind kann Gesichter und Gegenstände mit den Augen für ca. 3 Sek. mit den Augen fixieren. Es verfolgt Personen mit den Augen und kann dabei auch seinen Kopf mitdrehen. Klare Umrisse und Schwarz-Weiß-Kontraste werden gerne fixiert. Das Kind wird weitsichtig; wird ein Spielzeug zu nah gezeigt, kneift es die Augen zusammen.

Sprache Kommunikation findet durch Blickkontakt, Körpersprache und Gesichtsausdruck statt. Das Kind lautiert mit den Kehllauten „ach“ und „ech“.

Sozialverhalten Über seine Stimme nimmt das Kind Kontakt zu seiner Umwelt auf. Es reagiert, wenn man mit ihm spricht und variiert sein Schrei- und Weinverhalten in Ton und Lautstärke.

HINWEIS

Gehen Sie mit Ihrem Kind zum Arzt/zur Ärztin:

- wenn es seinen Kopf in Rücken- bzw. Bauchlage noch nicht in der Mitte halten kann
- wenn es eine deutliche Lieblingsseite beim Schlafen und in der Wachphase hat
- wenn es eine asymmetrische Kopfhaltung oder eine Köpfchenverformung aufweist

4.2.2 Anregungen für Spiel und Bewegung

Nehmen Sie Ihr Kind immer langsam von der Unterlage auf, besonders bei der Drehbewegung und beim Hochheben (➤ Kap. 2.1.2). Das Kind muss seinen Kopf in der Mitte einstellen und gegen die Schwerkraft festhalten. Auch ein junger Säugling mit wenig Kopfkontrolle braucht keinen Halt am Kopf, wenn er beim Aufnehmen weit genug Richtung Bauchlage gedreht wird. Geschieht dies nicht, droht das Köpfchen in den Nacken zu fallen.

Beim Tragen halten Sie Ihr Kind ruhig auch einmal ein wenig schräg. So muss es vermehrt gegen die Schwerkraft arbeiten und die Rumpfmuskeln werden trainiert. Auch das Tragen in Bauchlage (Fliegergriff) kräftigt die Rumpfmuskeln und fördert die Haltearbeit gegen die Schwerkraft.

ZIELE

- Das Köpfchen kann in Bauchlage in der Mitte gehalten werden.
- Die Kopfkontrolle wird besser.
- Das Kind tastet mit den Fingerspitzen.
- Es führt die Hände an den Mund.

4

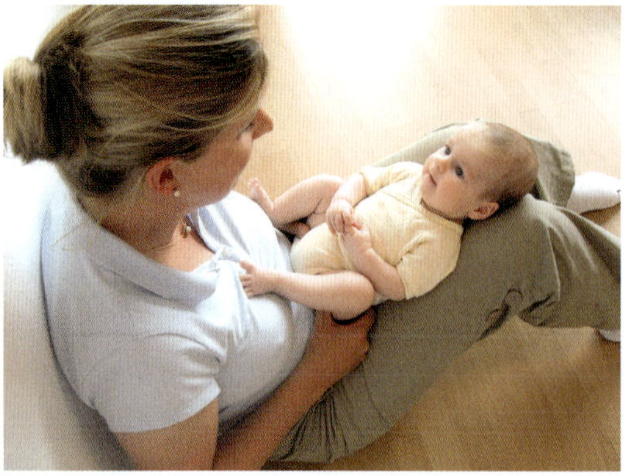

Abb. 4.31 Wenn Sie sich Ihr Kind auf die angewinkelten Oberschenkel legen, können Sie wunderbar Zwiesprache halten. Ihr Kind wird Sie neugierig anschauen und den Kopf in die Mitte nehmen.

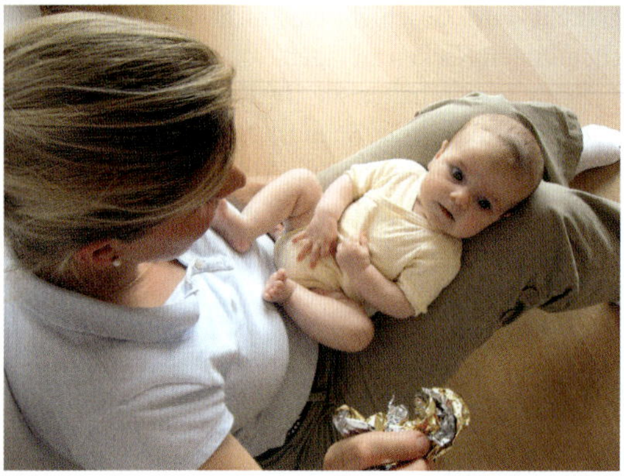

Abb. 4.32 Neigen Sie sich nun langsam zuerst zur einen, dann zur anderen Seite und achten Sie darauf, dass Ihr Kind Ihren Bewegungen mit den Augen oder auch schon mit einer Kopfbewegung folgt. Sie können die Aufmerksamkeit Ihres Kindes auch auf ein Spielzeug richten und dieses langsam bewegen.

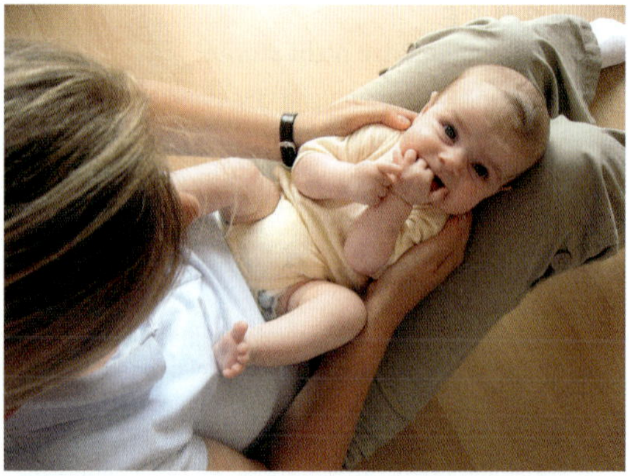

Abb. 4.33 Greifen Sie mit beiden Händen so unter die Schulterblätter Ihres Kindes, dass es wie in einer Schale liegt. Bringen Sie dann die Schultern gleichzeitig oder einzeln sanft nach vorne; dadurch kommen die Arme und Hände vor dem Körper zusammen. Die Händchen berühren sich und beginnen, sich zu ertasten und miteinander zu spielen.

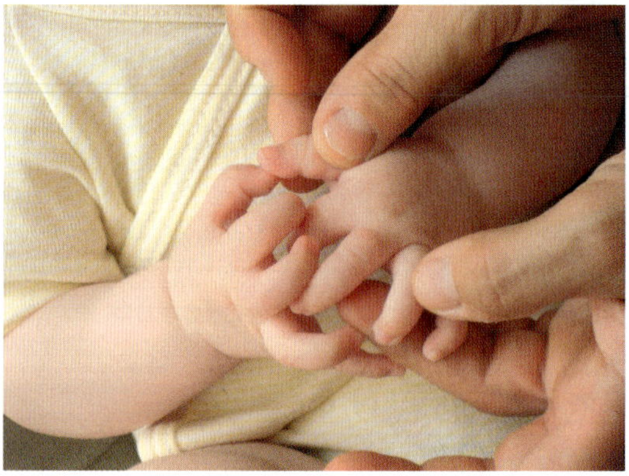

Abb. 4.34 „Das ist der Daumen, der schüttelt die …" Mit diesem oder ähnlichen Fingerspielen ermöglichen Sie Ihrem Kind sanftes und feines Tasten mit den Fingern. Bringen Sie die Fingerspitzen vor dem Körper zusammen, berühren Sie sie und benennen Sie die einzelnen Finger.

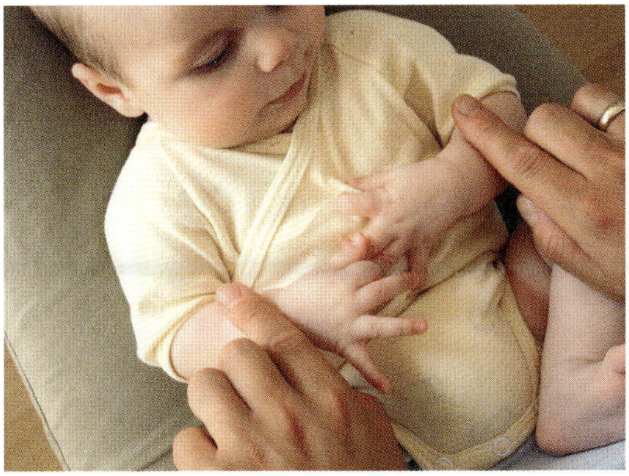

Abb. 4.35 Greifen gelingt nur mit geöffneten Händen. Hält Ihr Kind seine Hände noch häufig gefaustet, streichen Sie ihm immer wieder über die Handaußenflächen. Die Berührung der Handinnenfläche löst hingegen den Greifreflex aus, der sich allmählich abschwächen sollte.

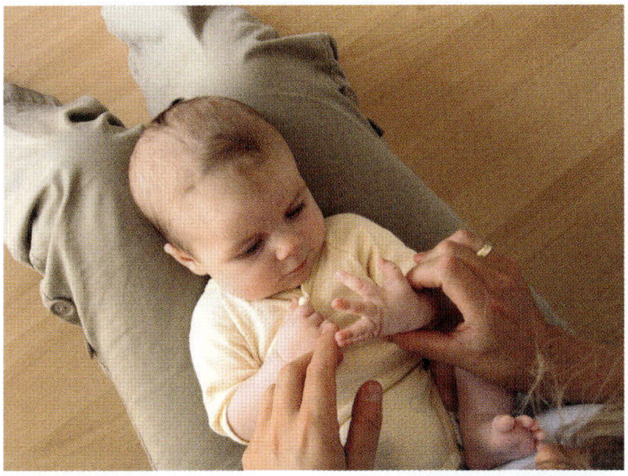

Abb. 4.36 Nehmen Sie eine Hand Ihres Babys und halten Sie sie zum Betrachten vor sein Gesicht. Bewundern Sie gemeinsam die kleinen Hände und Finger. Vielleicht schaut Ihr Kind schon neugierig zu.

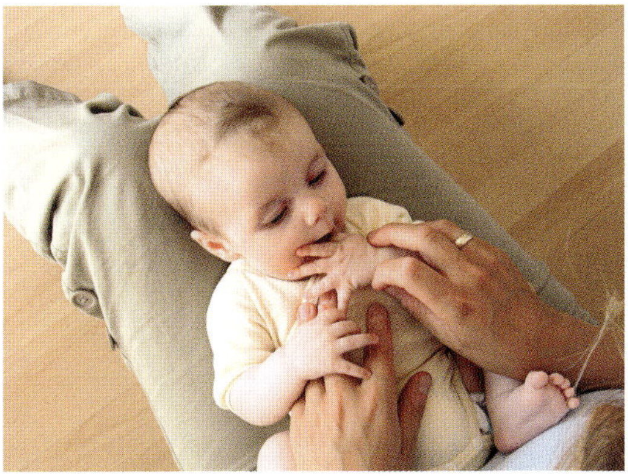

Abb. 4.37 Führen Sie die Hände Ihres Kindes auch an seinen Mund und lassen Sie es mit Lippen und Zunge ertasten, was es vorher gesehen hat (Hand-Mund-Koordination).

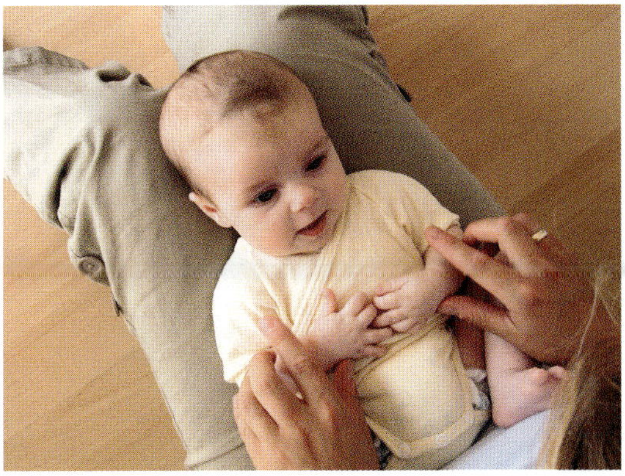

Abb. 4.38 Ergreifen Sie die Unterarme Ihres Kindes und führen Sie seine Händchen über seinen Bauch. So zeigen Sie ihm seine Mitte. Wenn Sie die Beine Ihres Kindes an Ihrem Bauch ablegen, können Sie mit seinen Händen über seine Oberschenkel fahren. Achten Sie darauf, dass sich die Hände dabei öffnen. Helfen Sie ihm beim Umfassen der Knie. Alle Körperteile können Sie benennen; Ihr Kind wird aufmerksam zuhören.

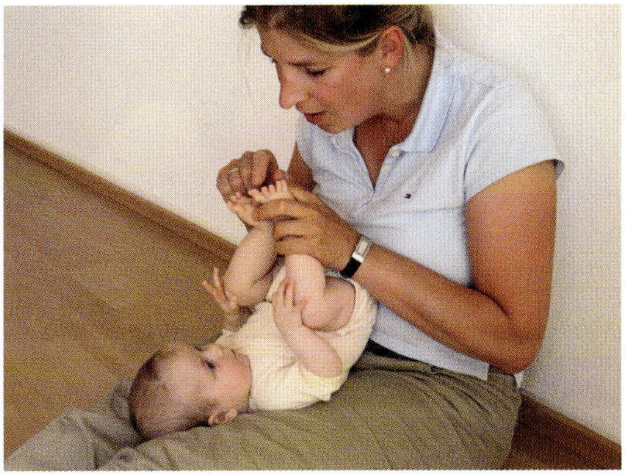

Abb. 4.39 Wenn es Ihrem Kind gefällt, können Sie es auf Ihrem Schoß ganz einrollen. In dieser Haltung erreicht es sogar schon seine Knie und beginnt, sich für seine Zehen zu interessieren.

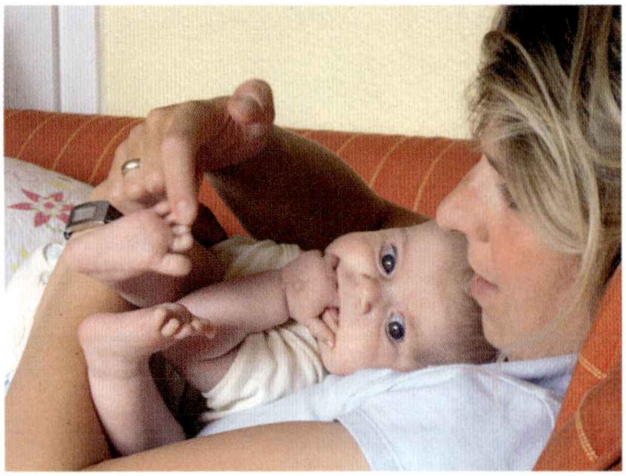

Abb. 4.40 So können Sie sich beide entspannen!

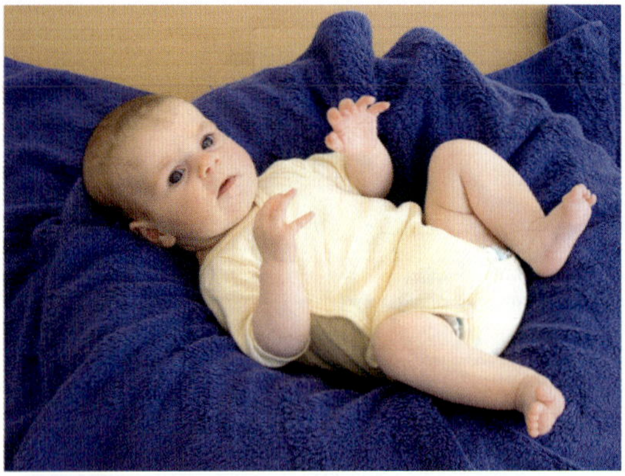

Abb. 4.41 Ein Schwimmring gibt Ihrem Kind Begrenzung, wodurch es sich noch deutlicher spürt. Breiten Sie ein Handtuch über einen Schwimmring und legen Sie Ihr Kind in die Vertiefung. Arme und Beine nähern sich an, die Hände kommen leichter zueinander und der Kopf wird unterstützt. So finden viele Kinder von allein ihre Mitte.

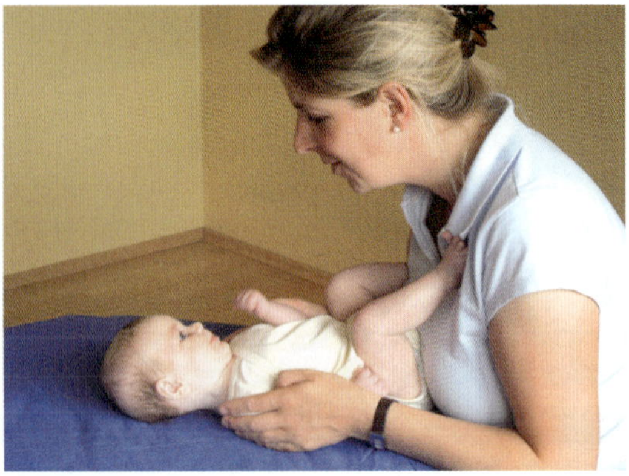

Abb. 4.42 Bringen Sie beim Wickeln oder beim Spielen auf dem Tisch die Fußsohlen Ihres Kindes an Ihren Körper. Dann kann es mit seinen Beinchen dagegen drücken. Umfassen Sie mit den Händen die Schultern Ihres Kindes und üben Sie einen ganz sanften Zug nach unten Richtung Becken aus. Das Kind streckt seinen Nacken und bringt sein Kinn zur Brust.

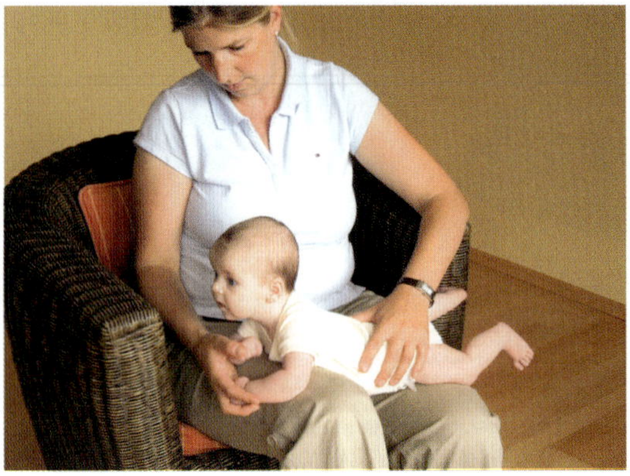

Abb. 4.43 Lassen Sie Ihr Kind stützen, indem Sie es sich quer über Ihre Oberschenkel legen und ihm Halt an Oberarmen, Becken oder Po geben. Sie können dabei auf dem Boden oder auch auf einem Stuhl sitzen. Heben und senken Sie nun langsam und nur gering denjenigen Oberschenkel, auf den sich das Kind stützt. Bei dieser Übung wird der Schwerpunkt wieder Richtung Füße gebracht und Ihr Kind kann leichter seinen Kopf anheben.

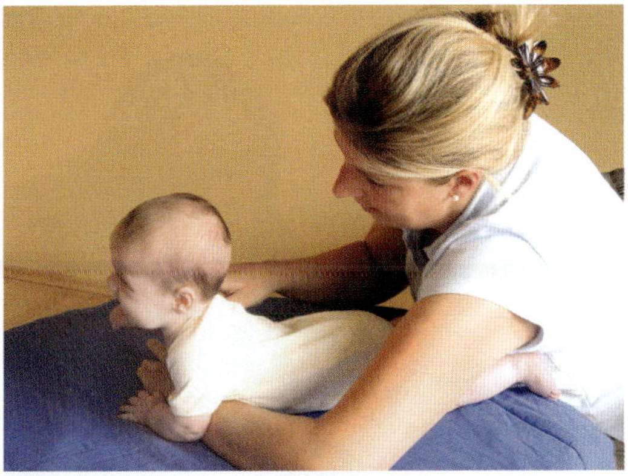

Abb. 4.44 Auf dem Wickeltisch können Sie sich Ihr Kind über Ihren Unterarm legen. Wahrscheinlich braucht es noch etwas Hilfe, um die Arme zum Stützen nach vorne zu bringen. Zur Abwechslung können Sie ihm auch einen Spiegel vorhalten; es findet das Spiegelbild hochinteressant!

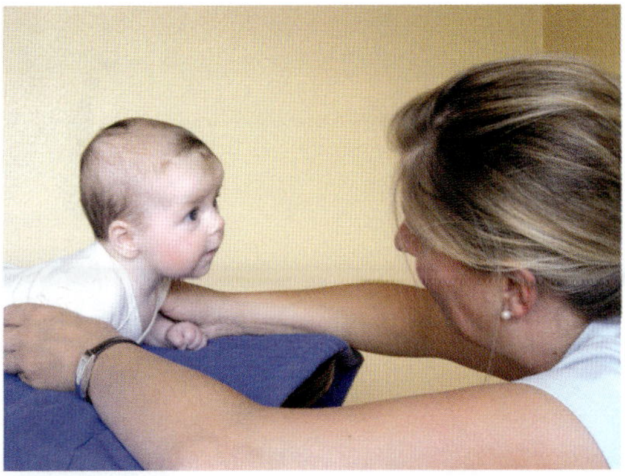

Abb. 4.46 Legen Sie Ihr Kind in Bauchlage so auf den Wickeltisch, dass es Sie anschauen kann. Singen oder erzählen Sie, dann wird Ihr Kind sicher den Kopf heben und Ihnen zuhören.

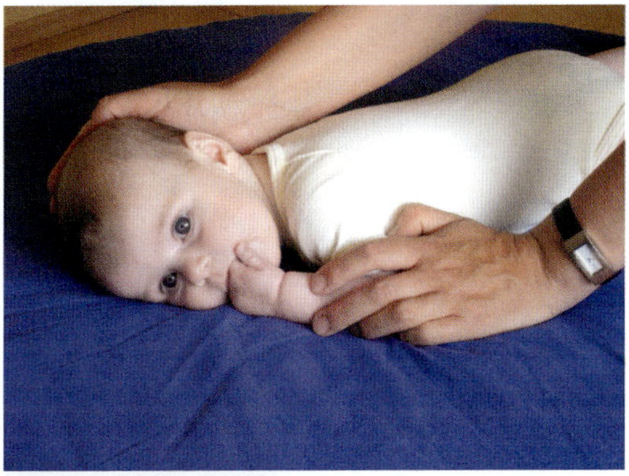

Abb. 4.45 Vielen Kindern fällt es schwer, den Kopf in Bauchlage auch wieder entspannt abzulegen. Sie können Ihrem Kind dabei helfen, indem Sie seinen Kopf und Rücken mit dem Unterarm „schienen", das Köpfchen sanft auf der Seite ablegen und ihm seine Hand zum Ertasten zum Mund führen. So kann sich der Säugling für das nächste Kopfheben ausruhen und übt gleichzeitig die Hand-Mund-Koordination.

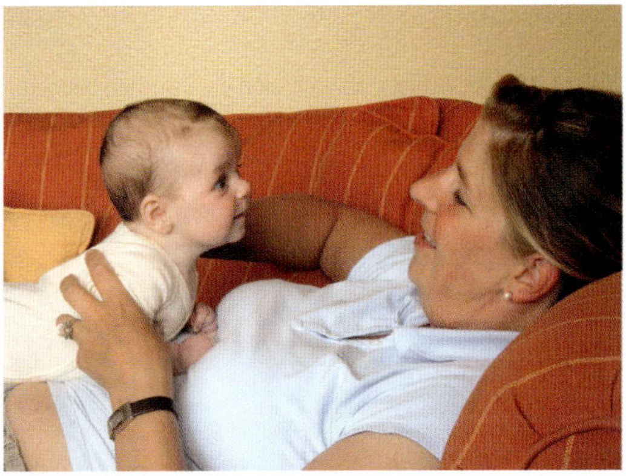

Abb. 4.47 Dieser Stütz gelingt wahrscheinlich auch gut, wenn Sie sich Ihr Kind in Bauchlage auf den Bauch legen und ihm noch etwas Halt an den Oberarmen geben.

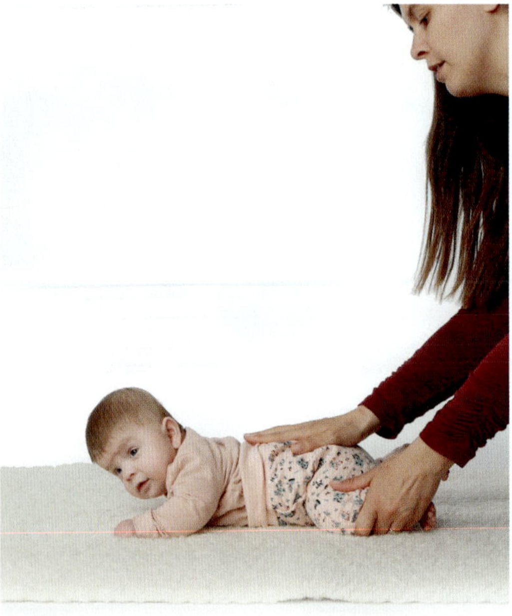

Abb. 4.48 In Bauchlage abwechselnd die Beinchen beugen. [K382]

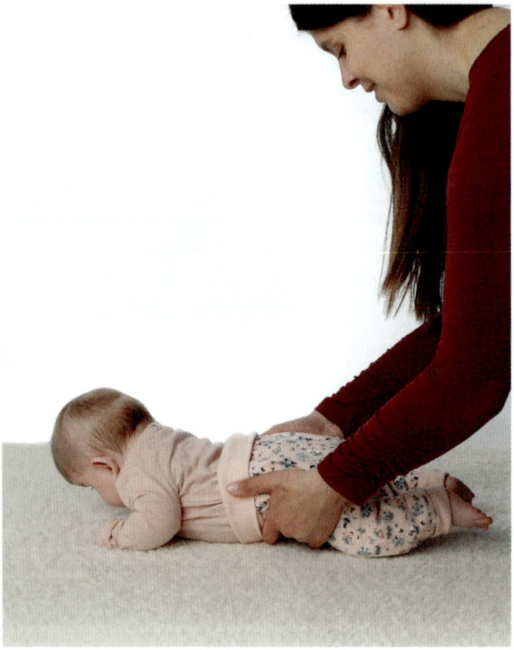

Abb. 4.49 Das Becken sanft anheben und nach oben ausstreichen. [K382]

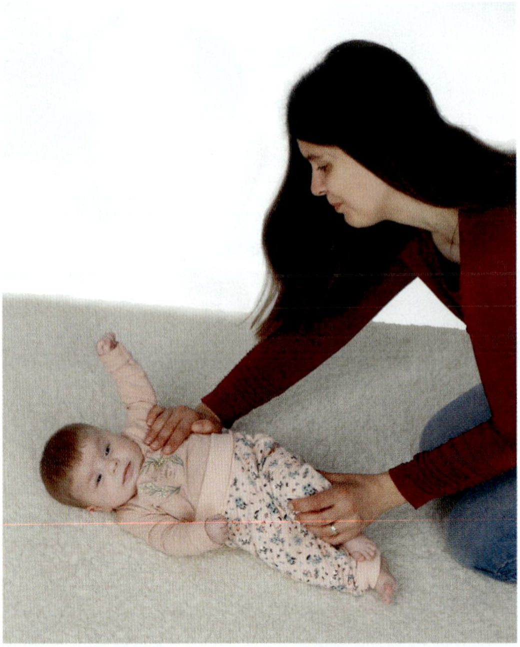

Abb. 4.50 Schon das Baby genießt das sanfte Dehnen: In der Seitenlage führen Sie den Arm des Kindes diagonal sanft nach oben. Ihre andere Hand bleibt am Becken. [K382]

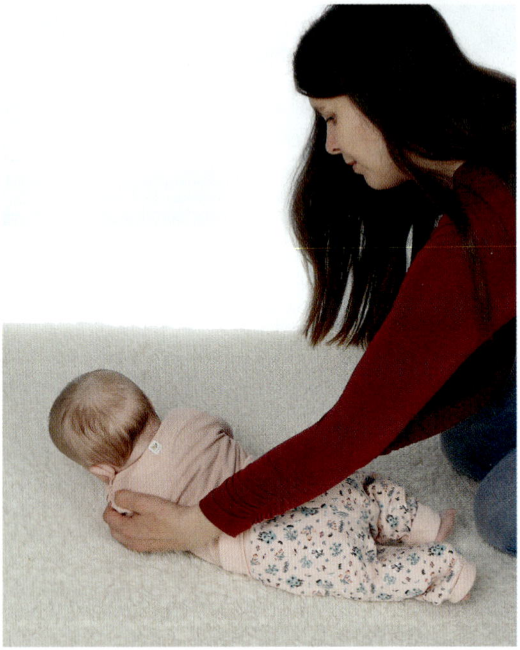

Abb. 4.51 Wohin mit dem Ärmchen? Vor dem Zurückdrehen aus der Bauchlage in die Rückenlage schieben Sie die Schulter Ihres Babys etwas nach vorne. Dann drehen Sie Ihr Kind über diese Schulter behutsam in die Rückenlage. [K382]

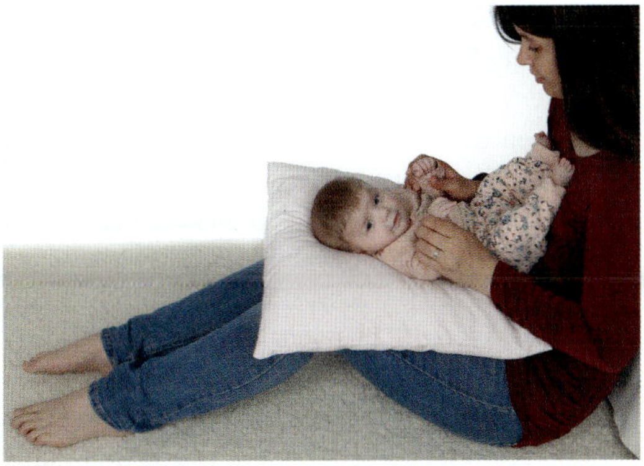

Abb. 4.52 Babygymnastik macht Spaß! [K382]

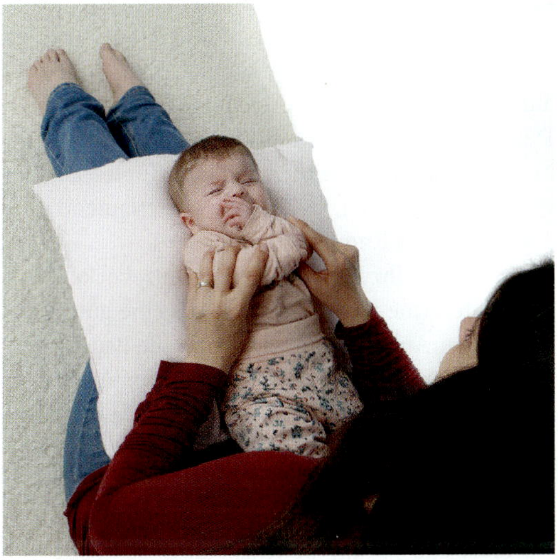

Abb. 4.53 Überkreuzen Sie die Arme des Kindes und führen Sie sie zum Mund. [K382]

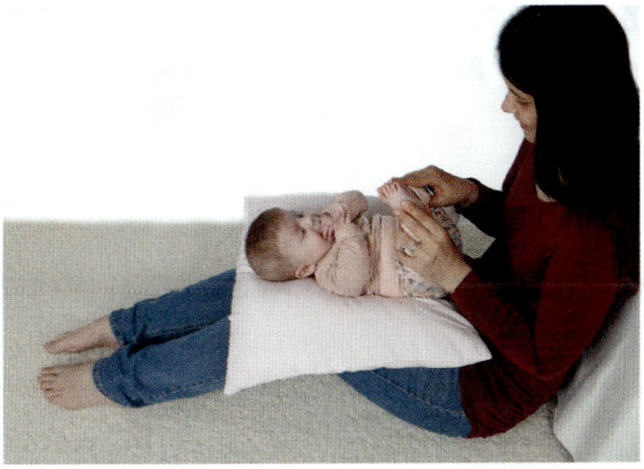

Abb. 4.54 Oder lassen Sie es mit seinen Füßchen klatschen. [K382]

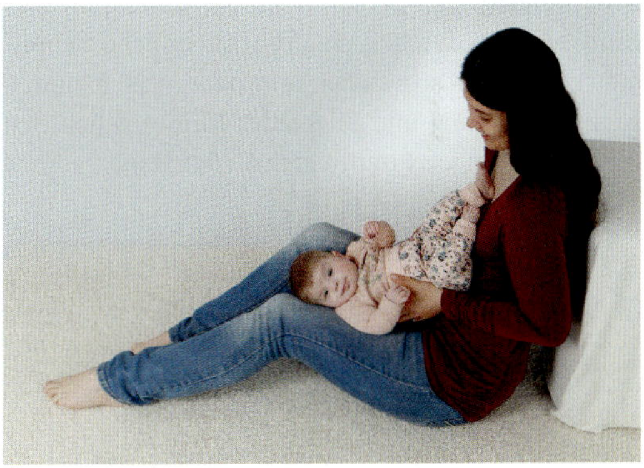

Abb. 4.55 Das ist ein Gleichgewichtsspiel: Legen Sie sich Ihr Kind auf die Beine und beugen Sie Ihre Beine im Wechsel. [K382]

4.3 Dritter Meilenstein: Der symmetrische Ellenbogenstütz

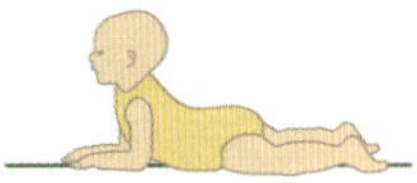

Die meisten Kinder erreichen diesen Meilenstein am Ende des 3. Monats. Sie haben sich im ersten Vierteljahr an die neue Umgebung gewöhnt, und anfängliche Anpassungsschwierigkeiten lassen i. d. R. nach. Nahrungsaufnahme und Verdauung haben sich aufeinander eingestellt, sodass Koliken seltener auftreten und das Kind stetig zunimmt. Manchmal funktioniert auch schon – zur Freude der übermüdeten Eltern – der Schlaf-Wach-Rhythmus und das Kind beginnt durchzuschlafen. Abendliche Schreiattacken fallen schwächer aus oder verschwinden ganz. Versorgung und Pflege des Kindes gehen den meisten Eltern jetzt routiniert von der Hand.

BEACHTE

Ab jetzt lassen sich die Arme nach oben in die Streckung bringen. Bodys und T-Shirts lassen sich nun deutlich einfacher anziehen.

Nach der Eingewöhnungsphase beginnt die Entdeckerzeit! Intensiv erforscht der Säugling den eigenen Körper, betrachtet und dreht die Hände und spielt mit den Fingern; er beginnt, die Welt zu „begreifen". Spielzeug wird erst später interessant; jetzt sind es v. a. die Menschen mit ihrer Stimme und ihrem freundlichen Gesichtsausdruck, die das Kind faszinieren und so richtig erfreuen können.

BEACHTE

Der symmetrische Ellenbogenstütz ist ein wichtiger Meilenstein zur Erkennung von evtl. später auftretenden Entwicklungsverzögerungen. Nur wenn der symmetrische Ellenbogenstütz korrekt eingenommen wird, kann sich die Wirbelsäule langfristig gut entfalten und sind Haltungsprobleme im Erwachsenenalter, z. B. Skoliosen, nicht anzunehmen. Zeigt das Kind den dritten Meilenstein in guter Qualität, kann man jetzt schon davon ausgehen, dass es auch die folgenden Meilensteine in guter Qualität durchlaufen wird und dass sich auch seine geistigen Fähigkeiten normal entwickeln.

Eine Asymmetrie fällt häufig erst dann auf, wenn der Kopf des Kindes einseitig verformt ist. Sie erkennen eine mögliche Asymmetrie an einem einseitig verschobenen Hinterkopf, unterschiedlich großen Augen und Wangen und an einer einseitigen Kopfdrehung. Es entsteht eine sog. Blockade der oberen Kopfgelenke mit Überstreckung der Halswirbelsäule.

Eine Asymmetrie wächst sich nicht einfach so aus. Bis zum 5. bzw. 6. Lebensmonat sind die Schädelplatten noch weich und dynamisch und können durch „Streicheln" wieder zurück in die ursprüngliche Position gebracht werden. Danach ist eine Korrektur nur noch mit Helm möglich. Sollten Sie unsicher sein, lassen Sie sich von ärztlicher und physiotherapeutischer Seite beraten und ggf. die nötigen Griffe zeigen.

Man kann einiges tun, damit es erst gar nicht zu einer solchen Entwicklung kommt. Achten Sie darauf, dass Ihr Kind keine Lieblingsseite entwickelt. Denn eine Lieblingsseite in der Kopfdrehung beinhaltet immer eine Seitneigung des Kopfes auf der gegenüberliegenden Seite sowie weiterlaufend eine asymmetrische Rumpfhaltung.

Sie können Ihr Baby wie beim „Dutzebockele" auf Ihre Unterarme legen, das sorgt für eine gute Symmetrie (➤ Abb. 4.56). Zudem wirkt die Bauchlage – tagsüber und unter Beobachtung – der Asymmetrie entgegen. Dabei ist ein Moltontuch unter dem Bauchnabel ideal (➤ Abb. 2.42). Auch die Seitenlage auf der weniger geliebten Seite beugt einer Verformung des Köpfchens vor (➤ Abb. 2.41). Befestigen Sie Spielzeug so am Bettchen, dass das Kind zur

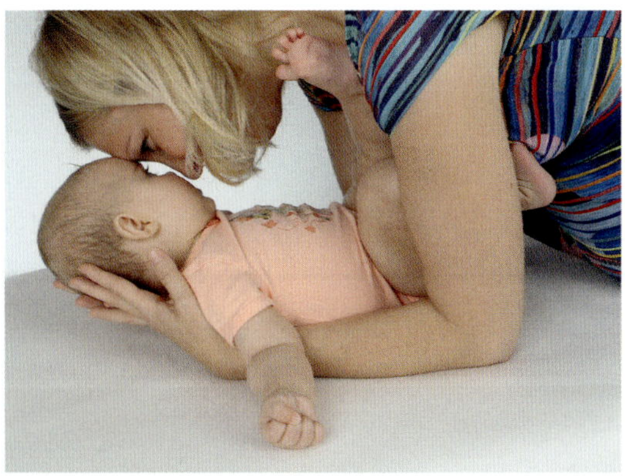

Abb. 4.56 Beim schwäbischen „Dutzebockele" trifft Stirn auf Stirn. Das rundet und entspannt den ganzen Rücken. [K382]

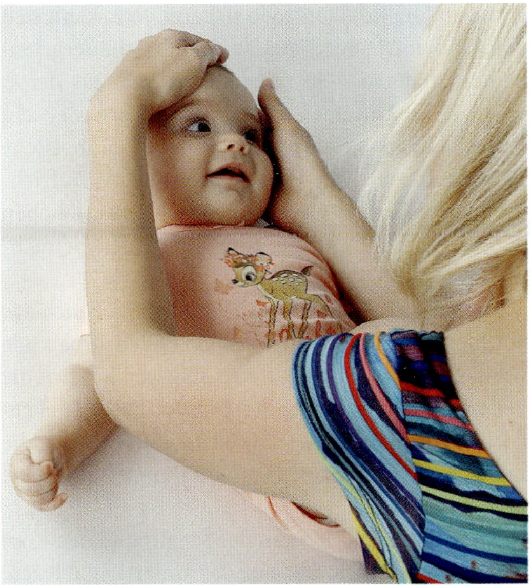

Abb. 4.57 Streicheleinheit bei Asymmetrie: Vordere Erhöhung nach hinten streicheln; hintere Erhöhung nach vorne streicheln. [K382]

„ungeliebten" Seite blicken muss. Entsprechvend verfahren Sie mit dem Beistellbett.

Auch das langsame und sanfte „Streicheln" hilft: Streicheln Sie das Köpfchen so, dass Sie von vorne nach hinten in die abgeflachte Stelle hineinstreicheln und die erhöhte Stelle auf der gegenüberliegenden Seite nach vorne streicheln (➤ Abb. 4.57). Diese Übung kann in jeder Position durchgeführt werden, z. B. auch während des „Stillpoints" (➤ Kap. 3.2.7).

4.3.1 Merkmale

Rückenlage

Der Meilenstein des symmetrischen Ellenbogenstützes markiert ein entscheidendes Datum: Die Wirbelsäulenentfaltung in der Horizontalen ist abgeschlossen und das Kind liegt gerade. Es besitzt nun einen ausreichenden „Haltungshintergrund" für seine Handlungen, d. h. es kann seinen Rumpf stabilisieren und dadurch seine Arme und Beine frei bewegen. Die Massenbewegungen sind abgebaut und der Weg für eine intensive Hand-Hand- und Hand-Mund-Koordination ist frei.

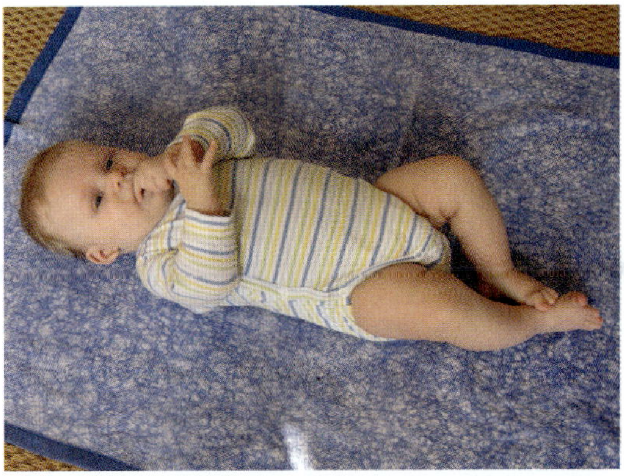

Abb. 4.58 Stabile Rückenlage

Symmetrie kennzeichnet die kindliche Bewegungsentwicklung dieses Meilensteins. Das Kind findet seine Körpermitte und erarbeitet sich die stabile Rückenlage. Kopf und Rumpf liegen gerade in der Körperachse. Das Becken liegt gut auf der Unterlage auf (➤ Abb. 4.58). Es hat sich „umgestellt", d. h. seine Beugehaltung verloren. Das Körpergewicht liegt vermehrt beim Kopf. Dadurch können die Beine rechtwinklig von der Unterlage abgehoben und über dem Bauch gehalten werden. Hüft- und Kniegelenke bilden jeweils einen 90°-Winkel. Die Bauchmuskeln sind aktiviert und das Kind verfolgt interessiert die Bewegungen seiner Füße.

Das Kind zeigt ein koordiniertes, alternierendes Strampeln, wobei das Zusammenspiel der Arm-, Bein- und Rumpfmuskeln harmonisch wirkt. Beim Strampeln streifen sich die Innenseiten der Füße.

Alle Gelenke befinden sich in der sog. Mittelstellung. Sie haben die Beugestellung verlassen und können in der Mitte ihres Bewegungsspielraums gehalten werden. Schulter- und Hüftgelenke können i. d. R. ab dem 3. Monat drehen. Sie haben sich vom Scharnier- zum Kugelgelenk weiterentwickelt. Durch die Mittelstellung der Schultergelenke können die Hände vor dem Gesicht zusammengebracht und zum Mund geführt werden. Dabei betrachtet das Kind seine Hände (Hand-Augen-Mund-Koordination).

Mit der Hand-Augen-Mund-Koordination entwickelt sich die Augenbeweglichkeit. Sie ist nun so weit fortgeschritten, dass sich die Augen auch ohne Kopfdrehung bis 30 Grad von der Mitte wegbewegen können. Mit diesem Meilenstein verfügt das Kind auch über eine freie Kopf- und Blickwinkelbewegung, d. h. es kann Kopf und Augen bewegen, ohne dass sich sein Rumpf mitdreht. Der Kopf kann über die Körpermitte hinaus zu beiden Seiten gedreht werden.

BEACHTE

Vor allem beim Wickeln sollten Sie darauf achten, dass sich nichts Interessantes am Kopfende des Kindes befindet, sonst überstreckt es neugierig seinen Rumpf, um den Gegenstand zu sehen. Aus demselben Grund sprechen Sie Ihr Kind auch nicht von der Kopfseite an, sondern immer aus Richtung der Füße.

4

Bauchlage

Kennzeichnend für diesen Meilenstein ist der symmetrische Ellenbogenstütz in Bauchlage (➤ Abb. 4.59). Die Stützfläche bildet ein Dreieck zwischen den Innenseiten der Ellenbogen und dem Bauchnabel/Schambein. Die Arme sind in ihrer Entwicklung immer mehr nach vorne gewandert, sodass die Ellenbogen nun direkt unter den Schultern stehen. Die Hände liegen locker in der Schulterlinie und können vollständig geöffnet werden. Dabei weisen die Handflächen noch zur Unterlage, d. h. die Haltung ist noch auf das Stützen und Beobachten, noch nicht auf das Spielen mit beiden Händen ausgelegt.

Bauch- und Rückenmuskeln werden gegen die Schwerkraft aktiviert und heben auch den Brustkorb mühelos von der Unterlage ab. Der Kopf wird getragen, die Kopfkontrolle sicherer. Jetzt kann sich das Kind aufrichten, ohne in seinen Schultergelenken zu „hängen“ – es schaut sozusagen aus der 1. Etage. Jedes Abstützen und Aufstützen erfordert ein hohes Maß an Gleichgewicht. Je höher der optische Reiz ist, umso mehr muss die vermehrte Aufrichtung ausbalanciert werden. Ein Spielzeug zwischen den aufgestützten Armen kann interessiert betrachtet werden.

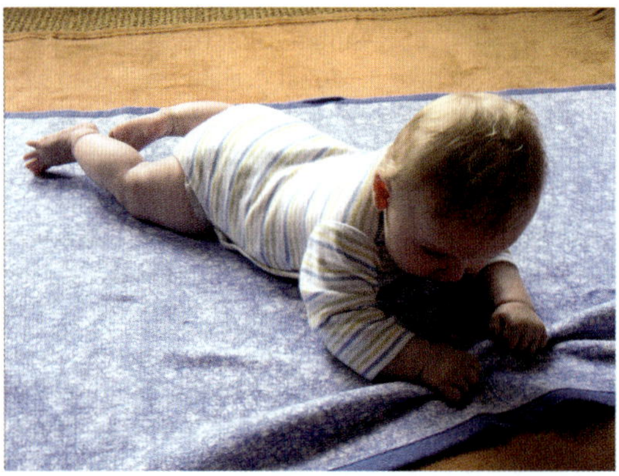

Abb. 4.59 Symmetrischer Ellenbogenstütz

Die Wirbelsäule hat sich jetzt auch in Bauchlage vollständig entfaltet. Hals- und Lendenwirbelsäule werden nicht mehr überstreckt, dagegen hat sich die verstärkte Beugehaltung der Brustwirbelsäule abgeflacht. Die Hüftgelenke sind vollständig gestreckt, die Beine liegen locker auf. Kopf und Rumpf bilden eine gerade Linie.

Auch in Bauchlage kann der Säugling seinen Kopf zu beiden Seiten locker auf der Unterlage ablegen; bei Einseitigkeit besteht die Gefahr der asymmetrischen Körperhaltung.

Die Haltung im symmetrischen Ellenbogenstütz ist nicht statisch, sondern im Gegenteil sehr dynamisch, denn die Belastung auf beiden Ellenbogen ist selten gleich. So lernt das Kind, vor zunehmend dynamischem Haltungshintergrund zu agieren.

Hand- und Fußentwicklung

Der Säugling bleibt nun ruhig liegen und schlägt mit seinen Händen zunächst zufällig und dann zunehmend bewusster gegen die Spielsachen, die über seinem Bettchen hängen. Der Greifreflex verringert sich, wodurch sich die Hände öffnen. Gegenstände fallen aus der Hand. Ein bewusstes Festhalten ist noch nicht möglich.

Das Kind betrachtet intensiv seine Hände (Hand-Auge-Koordination), wobei es seine einzelnen Finger bewegt und die Hand dreht. Es beginnt, seine Hände zu unterscheiden und differenziert, welche Hand wann greift.

In Rückenlage wandern die Fußsohlen immer mehr zueinander (sog. Supinationsstellung). So wie sich die Hände immer mehr entfalten, so entfalten sich die Füße. Sie kommen aus ihrer Knickfußstellung heraus und entwickeln eine immer differenzierter werdende Beweglichkeit.

Sonstige Fähigkeiten

Sehen Mit 3 Monaten wird der Säugling aufmerksamer. Er sieht gut die Farben Rot und Gelb mit schwarzen Streifen. Er entdeckt visuell seine Hände, betrachtet seine Finger in der Körpermitte und steckt sie in den Mund. Er fixiert und verfolgt Spielzeug zu beiden Seiten endgradig. Zuerst können die Augen seitlich (horizontal), später hoch und runter (vertikal) bewegt werden. Die Augen können selektiv aus der Mitte und ohne Mitbewegung des Kopfes um ca. 30° bewegt werden. Dabei verfolgt der Blick das Handeln. Dies ist der Beginn der Feinmotorik.

Hören Der Säugling reagiert auf einen Glockenton, indem er seine Bewegungen oder den Blickkontakt unterbricht. Am Ende des 3. Monats wendet er sich der Geräuschquelle direkt zu; dies ist ein Zeichen für die Entwicklung des Richtungshörens.

Sprache Auf Ansprache reagiert das Kind mit Quietsch- und Brummlauten. Es produziert Lall-Laute und erste Silbenketten wie „ej, öwe, eige“ sowie erste rrr-Ketten. Es jauchzt und freut sich stimmhaft.

Nachts verarbeitet das Kind bereits in Träumen seine Erlebnisse, zuweilen stimmhaft. Lassen Sie sich von den Gurr-Lauten und Schnarchgeräuschen nicht irritieren, sie lassen sich nicht vermeiden. Bleiben Sie entspannt und freuen Sie sich über die Träume Ihres Kindes.

Sozialverhalten Ein wichtiges Kriterium für die geistige Entwicklung des Kindes ist neben dem symmetrischen Ellenbogenstütz (mit geöffneten Händen und entfalteten Daumen) die Fähigkeit, Blickkontakt aufzunehmen und Gesichter zu fixieren. Beides sollte in diesem Alter vorhanden sein.

HINWEIS

Gehen Sie mit Ihrem Kind zum Arzt/zur Ärztin, wenn es im 3. Monat:

- ständig noch stark gefaustete Hände hat
- überschießende, ausfahrende Bewegungen zeigt
- in Rückenlage nicht die Beine abhebt und in Höhe der Sprunggelenke überkreuzt
- keine Gesichter fixiert
- keine Reaktion auf laute Geräusche zeigt
- nicht in Bauchlage liegen kann, weil es sich verdreht und überstreckt, bzw. sich in Bauchlage auf die gestreckten Arme mit gefausteten Händen und eingeschlagenen Daumen stützt

4.3.2 Anregungen für Spiel und Bewegung

Ab diesem Meilenstein spielt das Kind am sichersten auf der Krabbeldecke am Boden. Dort kann es seine Welt entdecken. Wenn man das Kind vor Gefahren schützen muss, kann man es jetzt an ein Laufgitter (Laufstall) gewöhnen; es bietet in diesem Alter auch noch eine gewisse Begrenzung, die Geborgenheit vermittelt und die Weite des erfahrbaren Raums mindert. Später fördert der Laufstall die natürliche Aufrichtung des Kindes, wenn Spielzeug an den Stäben hängt und es sich an ihnen hochziehen kann.

Im Handel gibt es inzwischen Laufstallmodelle mit seitlichem Sichtschutz, deren Böden höhenverstellbar sind. Sie gleichen eher komfortablen Kinderbettchen, in denen die Kinder tagsüber mehr Platz haben und die Eltern sie rückenschonend herausheben und hineinlegen können. Der moderne Laufstall mit seiner Höhenverstellung bietet jedoch nicht nur Vorteile. Das Kind liegt bereits in sehr hoher Position und braucht sich nicht mehr anzustrengen, um aus der Rückenlage eine gute Übersicht über den Raum zu bekommen. Dadurch fehlen die optische Orientierung nach oben und der Reiz zur Aufrichtung. Liegt das Kind hingegen auf dem Bauch, so wird es schnell ungeduldig und nörgelig, da der Sichtschutz die Aussicht verwehrt. Durch die nahe Begrenzung ist ein Spielzeug, welches aus der Hand gefallen ist, schnell wieder mit dem ausgestreckten Arm erreichbar.

Der Laufstall sollte kein ständiger Aufenthaltsort für das Kind sein, sondern nur seiner Sicherheit dienen, wenn es kurzfristig nicht beaufsichtigt werden kann. Sobald das Kind den symmetrischen Ellenbogenstütz beherrscht, sollte es möglichst auf der Krabbeldecke seinem natürlichen Bewegungsdrang nachgehen können. Damit das Kind seine Bewegungsentwicklung voll entfalten kann, kleiden Sie es bequem!

ZIELE

- In Rückenlage kann das Baby seine Beine zum Bauch hochnehmen.
- In Bauchlage stützt es sich symmetrisch auf beide Ellenbogen.
- Die Hände finden zueinander (Hand-Hand-Koordination).

4

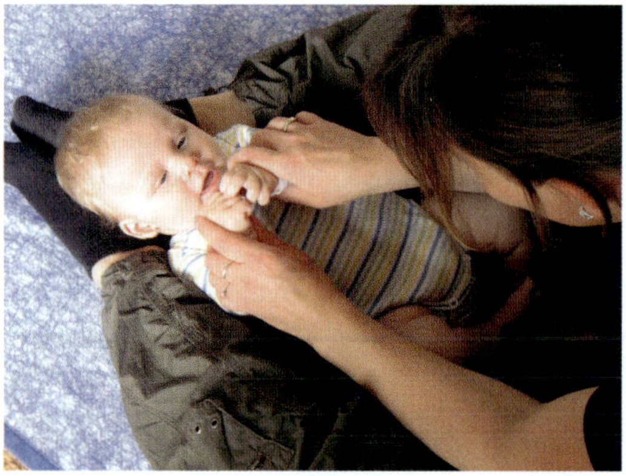

Abb. 4.60 „Wo sind deine Hände?" Lassen Sie Ihr Kind seine Hände erblicken und mit Mund und Zunge ertasten.

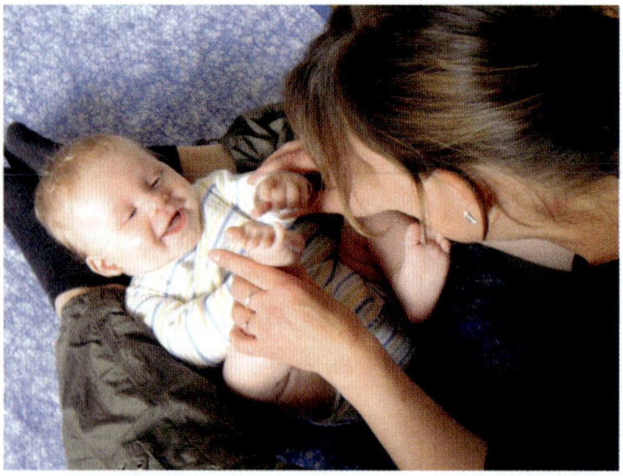

Abb. 4.61 Ergreifen Sie eine Hand Ihres Kindes und streicheln Sie ihm damit über den diagonalen Fuß. Durch dieses Spiel in Rückenlage, auf dem Schoß oder im Ringsitz, wird Ihr Kind mit sich selbst und seinem Körper vertraut. Mit jedem Monat wird es reifer und selbstständiger forschen!

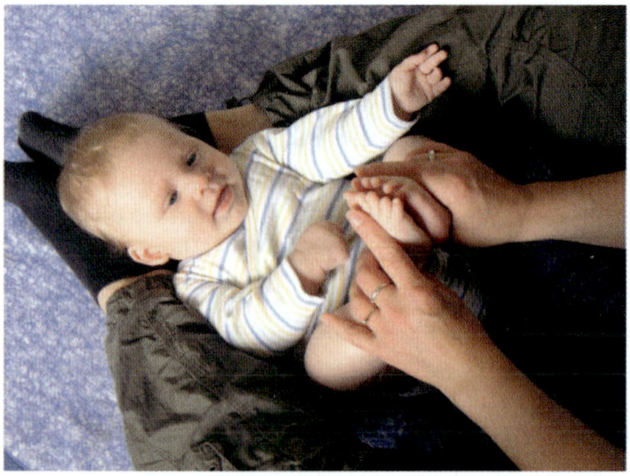

Abb. 4.62 „Und das sind deine Füße!" Stupfen Sie sanft die Fußsohlen Ihres Kindes zusammen. Bleiben Sie in der Körpermittellinie, damit Ihr Kind ein Gefühl für seine Mitte bekommt.

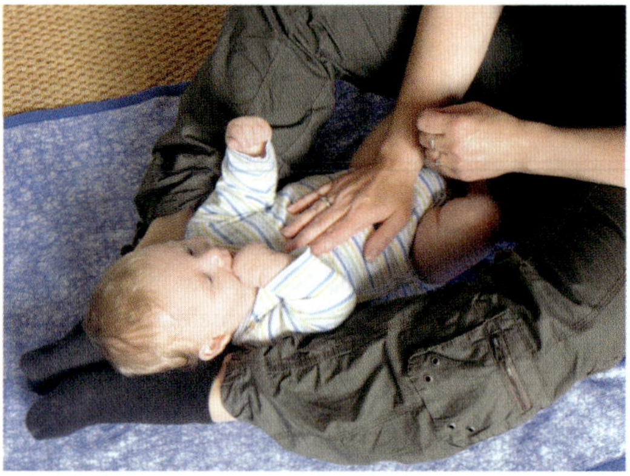

Abb. 4.63 Legen Sie eine oder beide Hände auf den Bauch Ihres Kindes und üben Sie einen leichten Druck auf die Bauchdecke aus. Das aktiviert die Bauchmuskeln. Ihr Kind wird vielleicht seine Beine beugen und sie von der Unterlage abheben. Sie können den Bauch Ihres Kindes auch sanft im Uhrzeigersinn streicheln, was nicht nur bei Bauchschmerzen wohltuend ist.

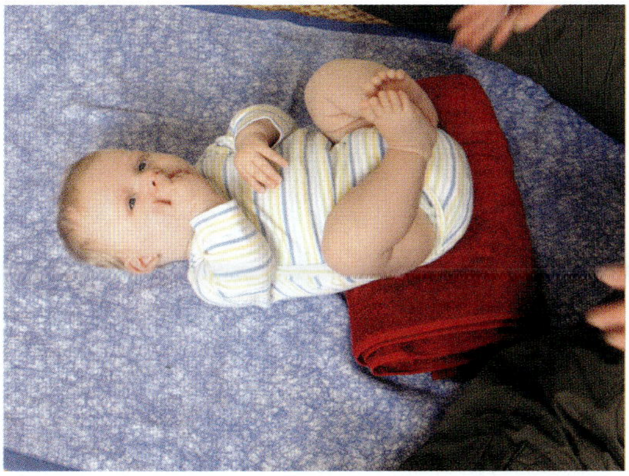

Abb. 4.64 Unterlagern Sie mit einem kleinen Handtuch oder mit einem Keilkissen das Becken. Dann liegt der Rücken besser auf, Ihr Kind kann sein Becken leichter „umstellen" und seine Beine zum Spielen hochnehmen und halten.

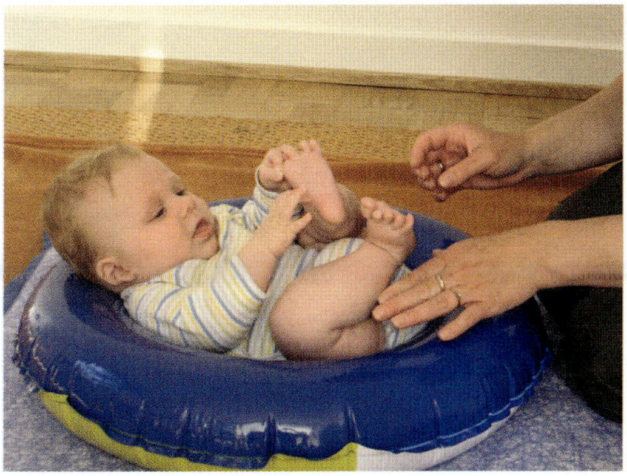

Abb. 4.66 Das schafft Ihr Kind auch ganz allein, wenn Sie es in einen Schwimmring legen.

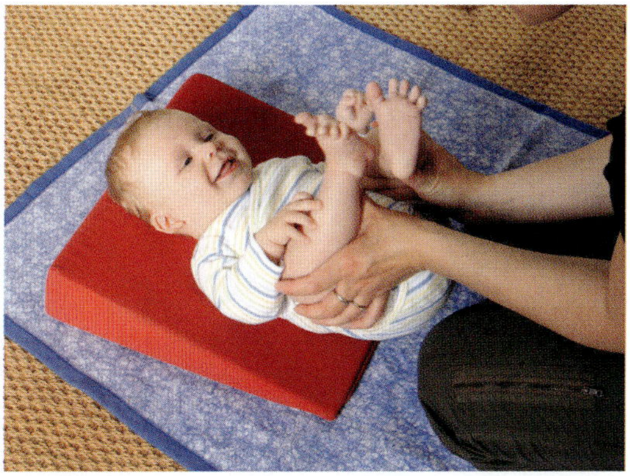

Abb. 4.65 Wenn Sie das Keilkissen unter den Kopf Ihres Kindes legen, kann es – vielleicht noch mit Ihrer Hilfe – seine Hände und Füße besser sehen und erreichen.

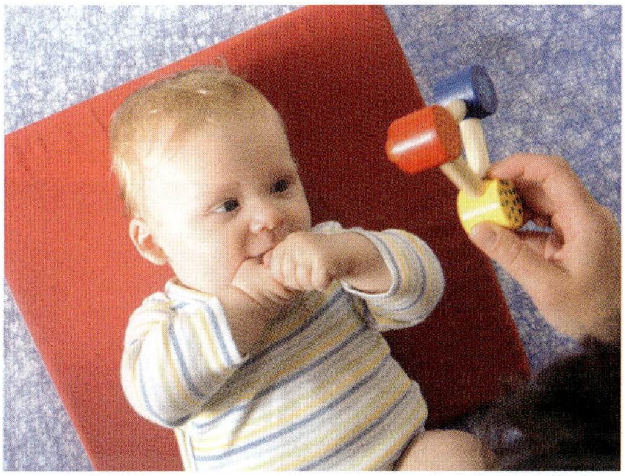

Abb. 4.67 Spielzeug wird zwar noch nicht ergriffen, aber neugierig angeschaut. Bewegen Sie es langsam nach rechts und links, und Ihr Kind wird es nicht nur mit den Augen fixieren, sondern auch den Kopf mitdrehen. Führen Sie das Spielzeug auch zum Mund Ihres Kindes, sodass es gleichzeitig mit Händen und Zunge tasten kann (Hand-Mund-Koordination).

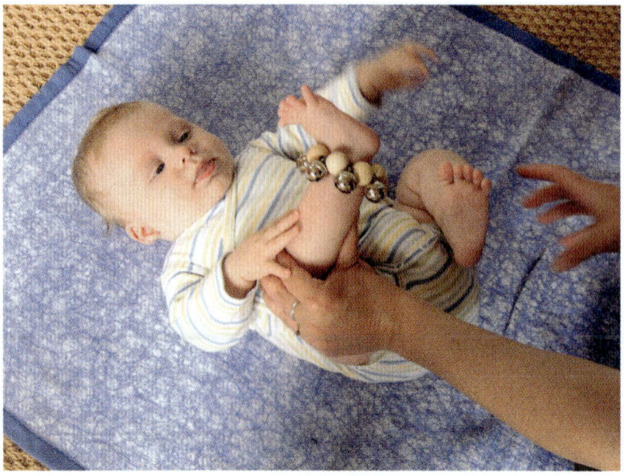

Abb. 4.68 Hängen Sie ein Glöckchen an einen Fuß Ihres Kindes. Wahrscheinlich wird es die Beine erstaunt hochnehmen. Sie können auch Wäscheklammern am Fußteil des Stramplers befestigen, die Hand Ihres Kindes dorthin führen und beobachten, wie es immer wieder versuchen wird, die Klammern zu erreichen. Zugreifen kann es noch nicht, aber fühlen!

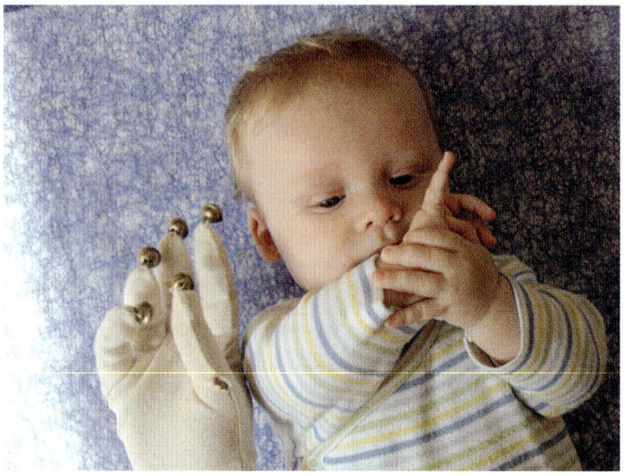

Abb. 4.69 Hören wird noch spannender, weil Ihr Kind jetzt die Richtung erkennt! Das Glöckchen klingelt, mal am rechten, mal am linken Ohr, und Ihr Kind kann seinen Blick – oder auch schon seinen Kopf – der Geräuschquelle zuwenden.

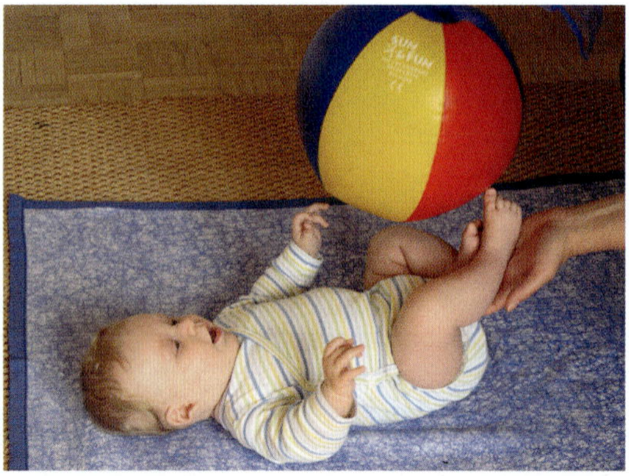

Abb. 4.70 Ballspielen macht Spaß: Befestigen Sie eine Schnur an einem Wasserball und halten Sie ihn über Ihr Kind. Wenn Sie den Ball tief hängen, kann Ihr Kind ihn ergreifen, hängt er höher, wird es ihn aufgeregt mit Händen und Füßen anschubsen. Hängen Sie den Ball vermehrt über die Knie, werden eher die Füße danach greifen wollen, weiter kopfwärts die Hände. Achten Sie aber darauf, dass der Ball nicht über dem Kopf hängt, damit sich Ihr Kind nicht überstreckt. Für dieses Spiel können Sie auch einen Luftballon verwenden und mit ein paar Erbsen füllen.

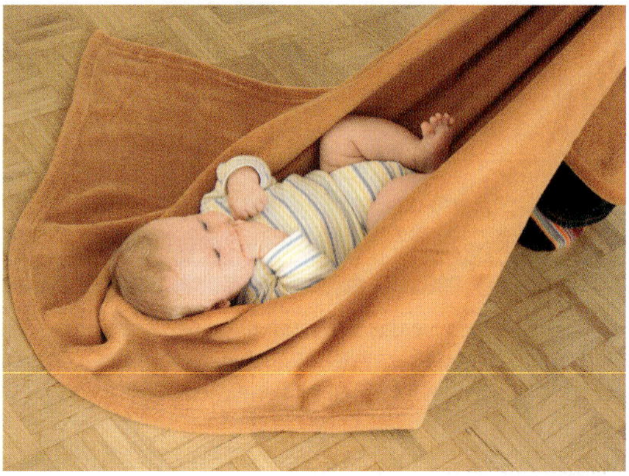

Abb. 4.71 Mobil wird Ihr Kind durch eine Wolldecke mit kurzem Flor. Darauf können Sie Ihr Kind in der Wohnung überall hinziehen, wo Sie sich gerade selbst befinden. Ziehen Sie am Fußende, dann heben sich die Beine und das Becken stellt sich um.

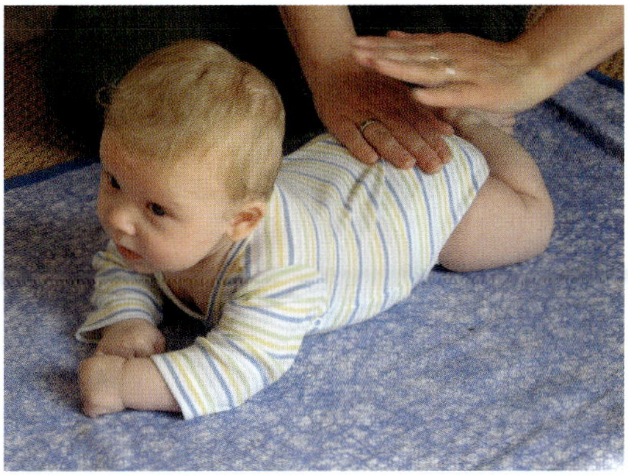

Abb. 4.72 Legen Sie Ihr Kind auf den Bauch und streicheln sie es vom Kopf bis zu den Füßen. Verharren Sie mit der Hand auf dem Becken und geben sie ihm dort Halt. So kann sich Ihr Kind gut aufrichten und sich auf seine Unterarme stützen.

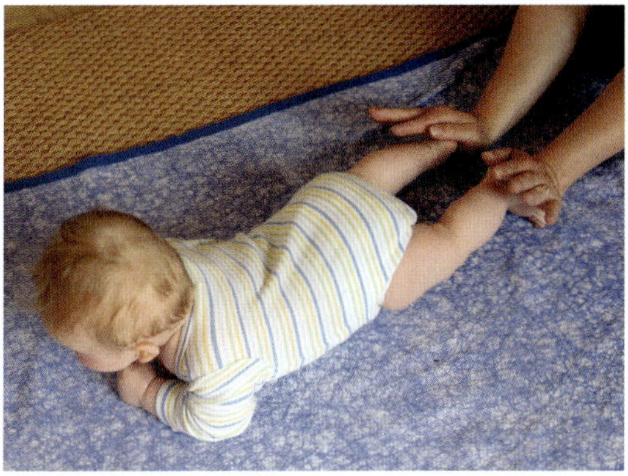

Abb. 4.73 Der Stütz gelingt auch leichter, wenn Sie Ihrem Kind in Bauchlage einen Druck über die Fußsohlen geben.

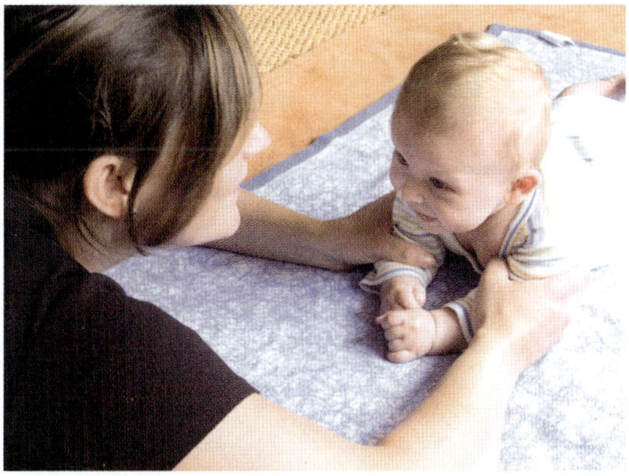

Abb. 4.74 Oder Sie legen sich Ihrem Kind gegenüber und singen ihm etwas vor. Vielleicht braucht es noch etwas Halt an den Ellenbogen.

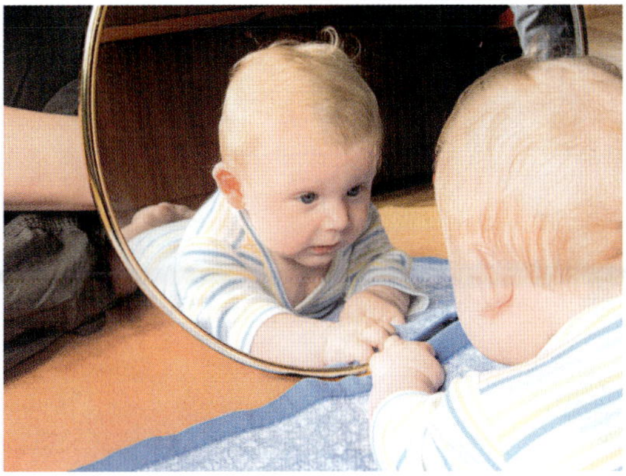

Abb. 4.75 „Ist da noch ein Kind?" Beim Anblick ihres Spiegelbildes vergessen viele Kinder, wie anstrengend die Bauchlage ist.

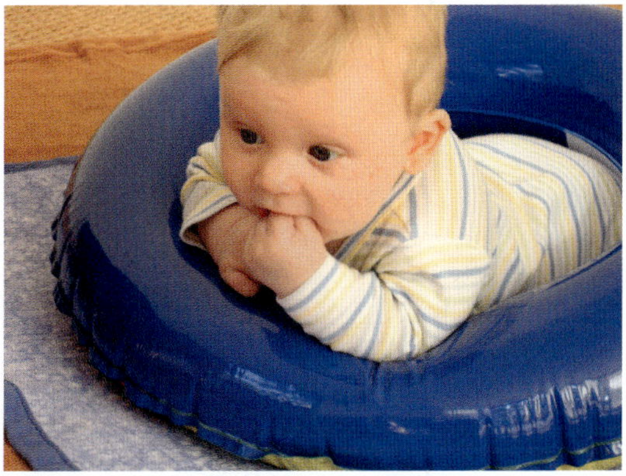

Abb. 4.76 Sie können Ihrem Kind auch mal die Bauchlage in einem Schwimmring anbieten.

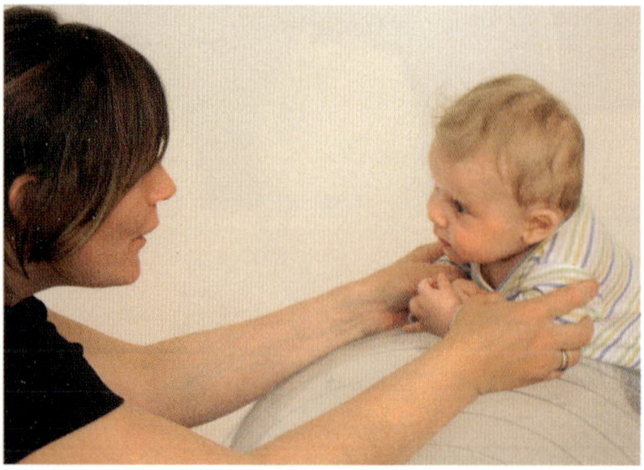

Abb. 4.77 Manche Kinder liegen jetzt gerne auf einem großen Ball. Sie können es von hinten an seinem Becken sichern oder auch von vorne seine Arme umfassen; so haben Sie besser im Blick, wie es sich fühlt. Wenn es Ihrem Kind gefällt, rollen Sie es sanft vor und zurück. Wenn Sie beim Endpunkt der Rollbewegung nach hinten innehalten, erleichtern Sie Ihrem Kind den Stütz und das Anheben des Kopfes.

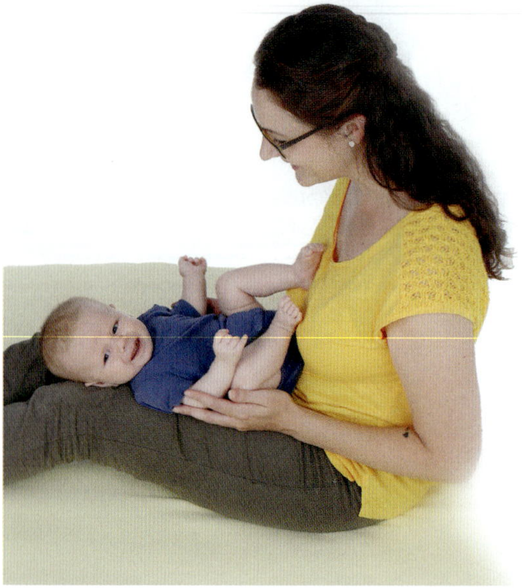

Abb. 4.78 Eine Seefahrt, die ist lustig: Heben und senken Sie im Wechsel Ihre Beine. [K382]

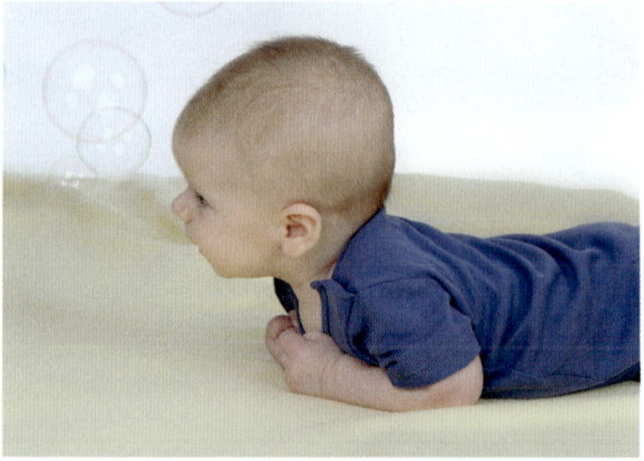

Abb. 4.79 Seifenblasen-Verzauberung [K382]

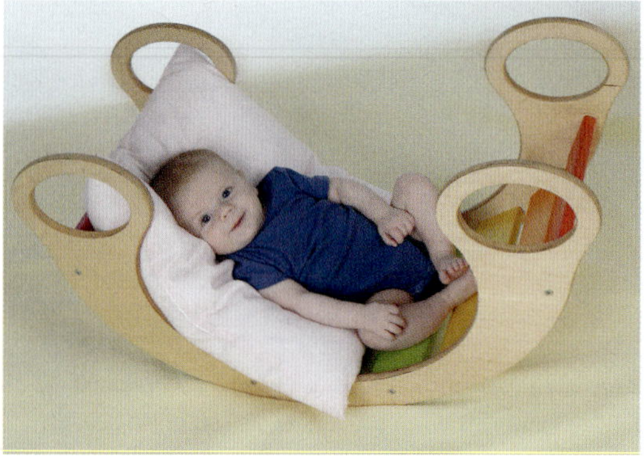

Abb. 4.80 Entspannung in einer Holzwippe [K382]

4.4 Vierter Meilenstein: Der Einzel-Ellenbogenstütz

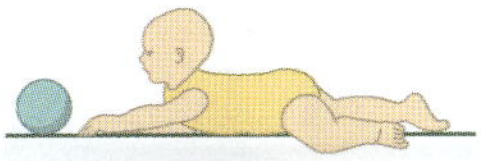

Am Ende des 4. Monats haben viele Kinder den Meilenstein Einzel-Ellenbogenstütz erreicht. Das Kind kann seine Brustwirbelsäule ausreichend strecken und drehen, sodass es aus der Bauchlage mit dem frei werdenden Arm ein interessantes Spielzeug ergreifen und untersuchen kann. Die Verlagerung auf einen Ellenbogen, das Ausstrecken des Arms auf der Unterlage und das Greifen mit der Hand vollzieht das Kind unbewusst: Die treibende Kraft der Entwicklung ist allein der natürliche Erkundungsdrang des Kindes.

Greifen, Fühlen und Erkunden spielen in diesem Monat eine große Rolle. Eine ganz neue Erfahrung beginnt. Gegenstände werden mit der Hand erfasst und über den Mund erfahren, ihr Geruch und Geschmack, ihre Form und Beschaffenheit wahrgenommen. Noch als Erwachsener greifen wir auf diese Zeit unserer Erfahrungen zurück und können heute noch sagen, wie manche Dinge schmecken und riechen. Deshalb darf man den Kindern das Erforschen über den Mund nicht verbieten, es ist ein weiterer wichtiger Schritt in der Entwicklung des Kindes.

Die Hand-Hand-Koordination ist jetzt ausgereift. Die Kinder beginnen, sowohl in Rücken- als auch in Bauchlage ausgiebig zu spielen. In der Bauchlage werden sie durch den Einzel-Ellenbogenstütz viel freier in ihren Handlungen, versuchen auch schon – noch vergeblich – ein weiter entfernt liegendes Spielzeug zu ergreifen. Die Zeit der Fortbewegung wird erst in einigen Wochen mit dem selbstständigen Drehen beginnen (➤ Kap. 4.6). In der Regel bahnt es sich von alleine zwischen dem 4. und dem 6. Monat an und muss normalerweise nicht extra geübt werden.

Dennoch ist es sinnvoll, wenn Sie Ihrem Kind die richtigen Bewegungsimpulse im Vorfeld spielerisch geben und beim Handling unterstützend mit ihm umgehen, z. B. wenn Ihr Kind ohnehin gedreht werden muss. Manche Kinder „mogeln“ beim Drehen, indem sie Kopf und Rumpf überstrecken oder sich mit der Ferse abdrücken, anstatt die Beine von der Unterlage abzuheben und sich einzurollen. Das richtige Drehen, bei dem das Kind v. a. seine Bauchmuskeln betätigen muss, beginnt immer mit der Beugung des Körpers – Kinn Richtung Brust, Beine angezogen – und endet erst in Bauchlage wieder mit der Streckung des Körpers.

Den Unterschied in der Bewegungsqualität werden Sie als aufmerksame Eltern erkennen. Vermeiden Sie falsche Impulse beim Drehvorgang; es kommt – wie einleitend beschrieben – nicht darauf an, jeden Meilenstein möglichst schnell, sondern mit guter Qualität zu meistern. In diesem Kapitel erfahren Sie daher auch, wie Sie Ihr Kind spielerisch auf das Drehen vorbereiten können.

4.4.1 Merkmale

Rückenlage

Die zunehmend stabilere Rückenlage bietet nun genügend Haltungshintergrund für die beginnenden Greifaktivitäten (➤ Abb. 4.81). Das Kind kann Spielzeug ergreifen, das ihm von der Seite in seinem Gesichtsfeldbereich angeboten wird. Das Spielzeug wird zum Mund geführt und untersucht. Dies ist das erste zielgerichtete Greifen.

Spielzeug, das ihm zentral vor dem Körper angeboten wird, kann das Kind hingegen noch nicht oder allenfalls mit beiden Händen gleichzeitig ergreifen, da es sich nicht entscheiden kann, mit welcher Hand es fassen soll. Das nennt man Brainsplitting; die Gehirnhälften sind noch nicht ausreichend miteinander vernetzt und arbeiten unabhängig voneinander.

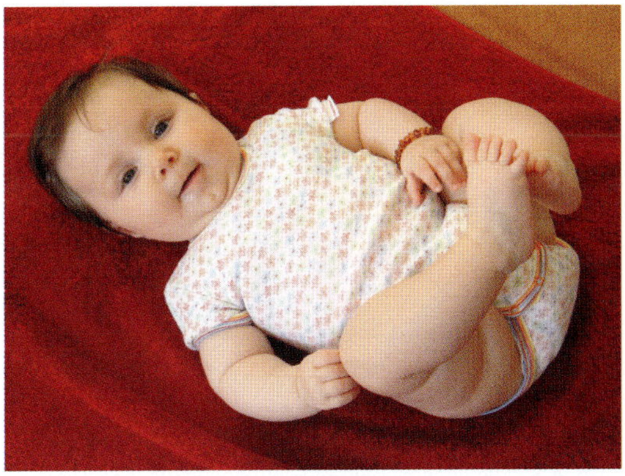

Abb. 4.81 Rückenlage. Entwicklungsalter: Ende 4. Monat

Der Kopf kann jetzt sehr gut in der Mittelstellung gehalten werden und wird zu akustischen und optischen Reizen hingedreht. Er kann sich frei bewegen, wobei der Rumpf gerade bleibt.

In Rückenlage liegt der Körperschwerpunkt noch mehr kopfwärts, wodurch das Kind seine Beine zum Strampeln immer höher nehmen kann. Beim Strampeln berühren sich jetzt die Großzehen.

Bauchlage

In der Bauchlage wandert der Körperschwerpunkt mehr und mehr fußwärts. Dadurch kann das Kind seinen Oberkörper weiter aufrichten und seinen Kopf schon über einen längeren Zeitraum in der Mitte und abgehoben halten. Die Beine sind gestreckt und leicht abgespreizt. Der symmetrische Ellenbogenstütz ist die Voraussetzung für die freie Kopfdrehung zu beiden Seiten.

Sobald sich das Kind im symmetrischen Ellenbogenstütz sicher fühlt, beginnt es erneut, seinen Bewegungsspielraum zu erweitern. Möchte es ein Spielzeug ergreifen, das direkt vor ihm liegt, verlagert es sein Gewicht auf einen Ellenbogen, gleitet mit der freien Hand auf der Unterlage nach vorne und greift nach dem Spielzeug (➤ Abb. 4.82). Den Arm kann es dabei noch nicht von der Unterlage abheben. Bei der Gewichtsverlagerung wird ein Bein angebeugt, das andere gestreckt. Auf diese Weise wird das symmetrische Bewegungsmuster des Ellenbogenstützes aufgebrochen und es beginnt der asymmetrische Einzel-Ellenbogenstütz.

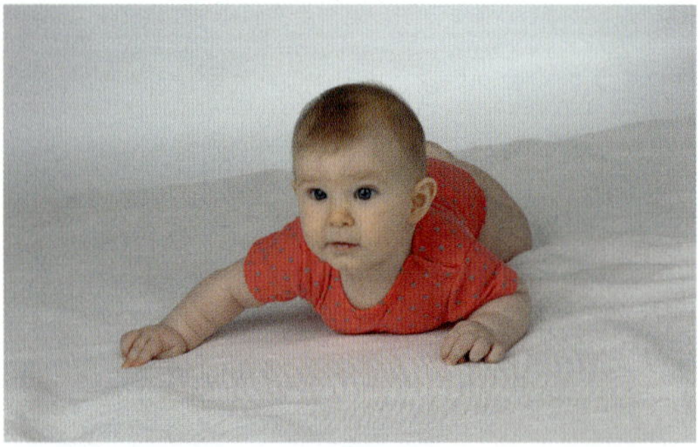

Abb. 4.82 Beginnender Einzel-Ellenbogenstütz [K382]

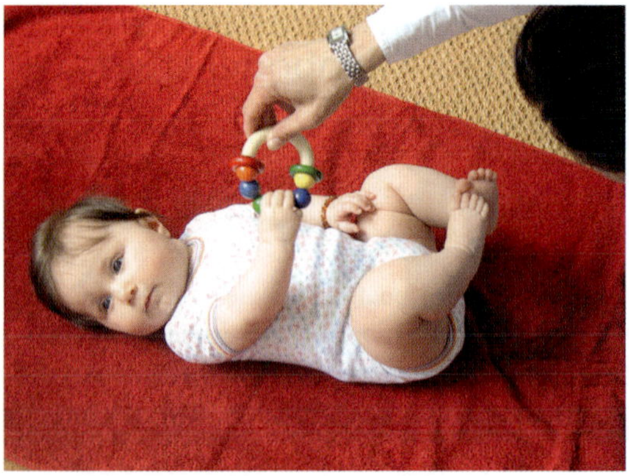

Abb. 4.83 Greifen mit Händen und Füßen

Hand- und Fußentwicklung

Die wichtigste Zeit für die Greifentwicklung beginnt mit diesem Meilenstein. Bis das Kind sitzt, hat sich die Basis für die Feinmotorik der Hand entwickelt, um sich dann – u. U. zeitlebens – weiter zu differenzieren.

Der Greifreflex hat sich jetzt so weit abgeschwächt, dass die Hand bewusst geöffnet werden kann um zu „begreifen". Das Kind greift zum ersten Mal bewusst nach Spielzeug, das ihm in Rückenlage von der Seite angeboten wird. In der Bauchlage kann das Kind einen vor ihm liegenden Gegenstand gezielt erfassen. Dabei greift es zuerst mit der Kleinfingerseite, d. h. mit Kleinfinger und Ringfinger (sog. ulnares Greifen). Dann umschließt die ganze Hand das Spielzeug, neigt sich zur Kleinfingerseite und wird im Handgelenk gebeugt (sog. Palmarflexion).

Bis zum präzisen Greifen mit zwei Fingern ist es noch ein weiter Weg, denn die Entwicklung der Hand ist mit der Entfaltung der Wirbelsäule verbunden. Zudem greift das Kind noch nicht isoliert, sondern mit dem ganzen Körper, d. h. greifen die Hände, erfolgen gleichzeitig unwillkürliche Greifbewegungen mit den Füßen (➤ Abb. 4.83).

Sonstige Fähigkeiten

Sehen Mit diesem Meilenstein bildet sich das Farbensehen aus. Das Kind kann nicht nur Hell-Dunkel-, sondern auch Farbkontraste erkennen. Über das zielgerichtete Ergreifen von Gegenständen entwickelt das Kind allmählich auch die Fähigkeit, Entfernungen abzuschätzen. Mit 8 Monaten ist das dreidimensionale Sehen möglich.

Hören Das Kind kann Geräusche genau lokalisieren. Es erkennt seine Eltern bewusst an deren Stimmen.

Sprache Das Kind spielt mit seinem Speichel und mit dem Lippenschluss. Es bildet Blasen- und Reiblaute (z. B. „w", „w-th") sowie Laute, bei denen die Lippen fest aufeinandergedrückt werden (z. B. „m" oder „m-b"). Auf Ansprache reagiert das Kind mit eigenen Sprachlauten, die schon deutlich angepasster an die Muttersprache sind.

Sozialverhalten Der Säugling lacht stimmhaft. Er lächelt bei freundlichen und blickt skeptisch bei unfreundlichen Gesichtern.

4.4.2 Anregungen für Spiel und Bewegung

Mit dem Erlöschen des Greifreflexes wird Spielzeug jetzt noch interessanter für Ihr Kind, denn es beginnt, bewusst zuzugreifen. Alles wird in den Mund gesteckt und sorgfältig untersucht.

Zum Erkunden eignen sich Greifringe, Knisterpapier, Stofftiere, eine Beißperlenschnur, ein Erlebnistuch und vielleicht auch schon ein Spieltrapez. Hier ergreift das Kind wahrscheinlich erst das seitlich hängende Spielzeug. Sie können interessante Dinge aber durchaus in die Mitte hängen, um das spätere Greifen aus der Mitte anzubahnen. Dass das Kind die am Trapez baumelnden Dinge nicht mit dem Mund erfassen kann, ist allerdings ein Nachteil dieses Spielgeräts. Mit etwas Fantasie können Sie ein Spieltrapez auch durch einen geeigneten kippsicheren Tisch oder Stuhl ersetzen, an dem Sie Spielmöglichkeiten befestigen.

Auch ein Babyschwimmbad – evtl. mit Bällen gefüllt – macht dem Kind viel Freude.

ZIELE

- Das Kind zeigt den Einzel-Ellenbogenstütz.
- Es greift nach Spielzeug, das ihm von der Seite angeboten wird.
- Es unternimmt die ersten Drehversuche.

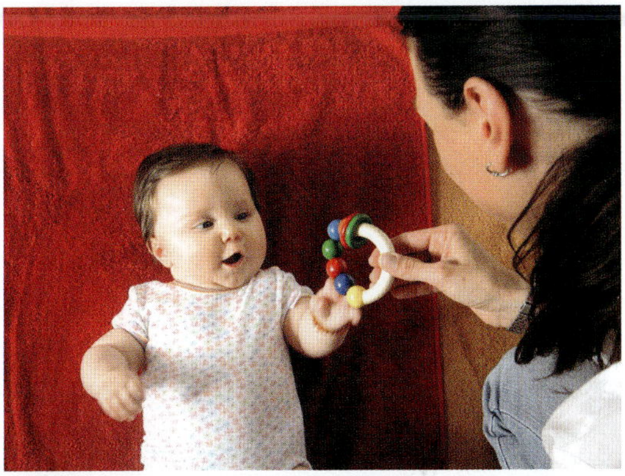

Abb. 4.84 Bieten Sie Ihrem Kind Spielzeug von der Seite an oder hängen Sie es seitlich in sein Bett. Vielleicht öffnet es schon die Hand und versucht, nach dem Spielzeug zu greifen. Ansonsten können Sie es zum Handöffnen animieren, indem Sie ihm mit dem Spielzeug über den Handrücken streichen.

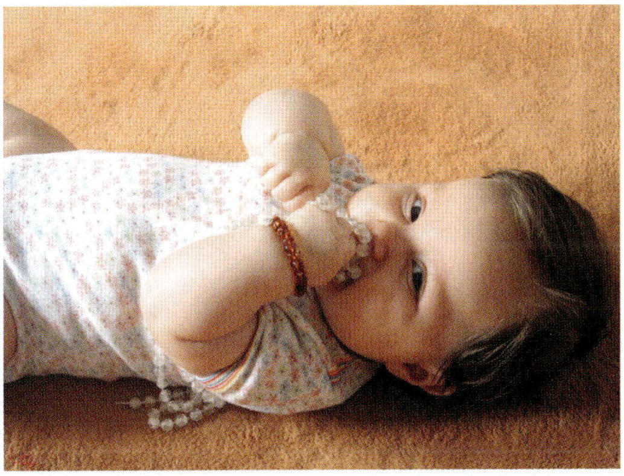

Abb. 4.85 Viel Spaß macht dem Kind eine Perlenkette, welche dem Kind ebenfalls von außen gereicht wird. Sie sollte nicht zerreißbar sein, damit keine Perlen verschluckt werden können.

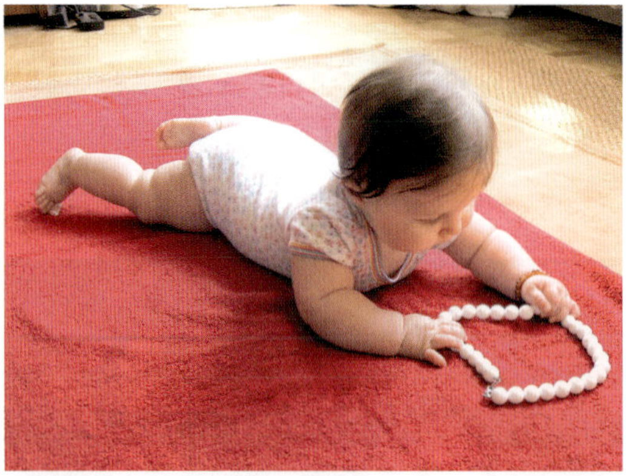

Abb. 4.86 Spiel mit der Perlenkette in Bauchlage.

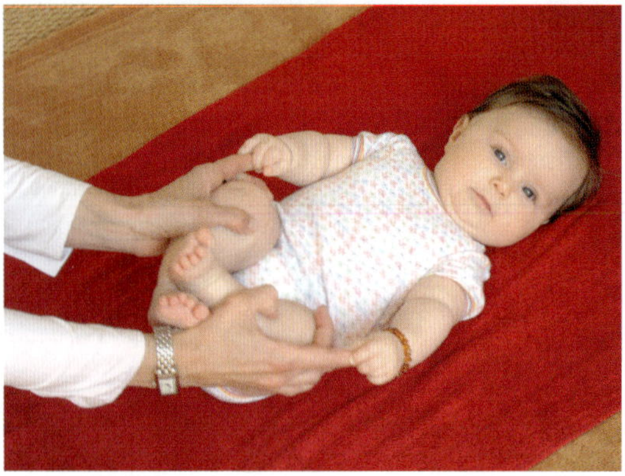

Abb. 4.87 „Schiffchen schaukeln": In diesem Monat bereitet sich Ihr Kind mehr und mehr auf das Drehen vor. Umfassen Sie Hände und Knie Ihres Kindes und schaukeln Sie es langsam von links nach rechts.

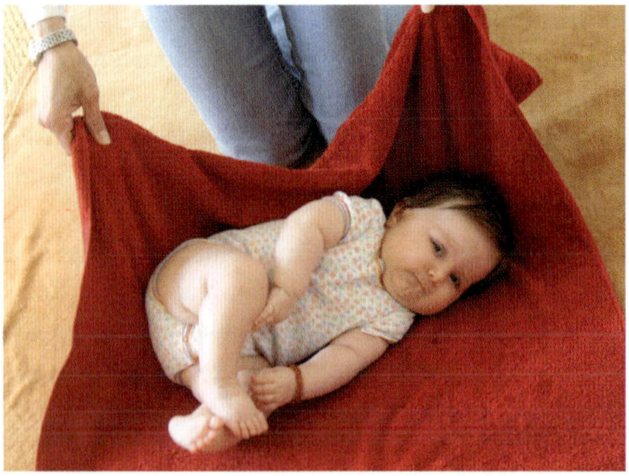

Abb. 4.88 Legen Sie Ihr Kind auf den Rücken auf ein Badehandtuch. Wenn Sie eine Seite des Handtuchs anheben, können Sie Ihr Kind sanft aus der Rücken- in die Seitenlage rollen.

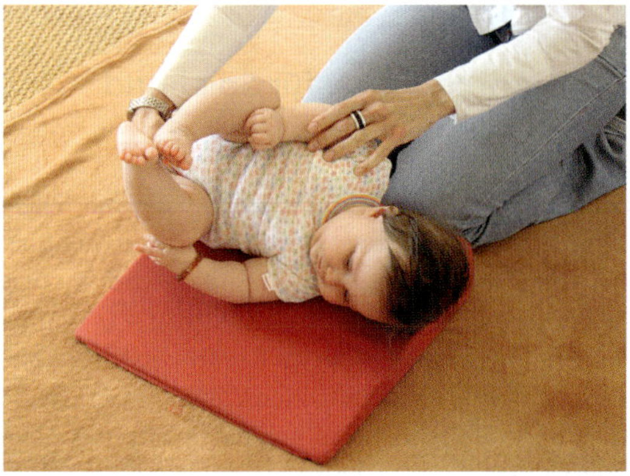

Abb. 4.89 Das Rollen ist neu für Ihr Kind, es ist aufregend und macht Spaß. Quer auf ein Keilkissen gelegt, rollt Ihr Kind sicher begeistert die schräge Ebene herab und dreht sich dabei vom Rücken auf den Bauch. Bitte noch mit Hilfestellung!

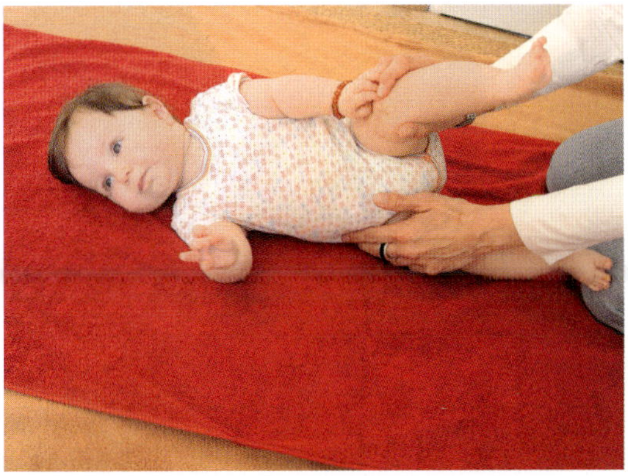

Abb. 4.90 Sie können auch die gebeugten Beine Ihres Kindes umfassen und es langsam auf eine Seite drehen. Unterstützen Sie Ihr Kind in der Seitenlage dabei, das obenliegende Bein gebeugt zu halten und das untenliegende Bein zu strecken. Dadurch kann es sich weiter in die Bauchlage drehen, in der beide Beine gestreckt sind. Sollte eine Hand noch unter dem Körper liegen und so nicht stützen können, heben Sie die Schulter der entsprechenden Körperseite so weit an, bis Ihr Kind seinen Arm selbstständig unter dem Bauch hervorholen kann.

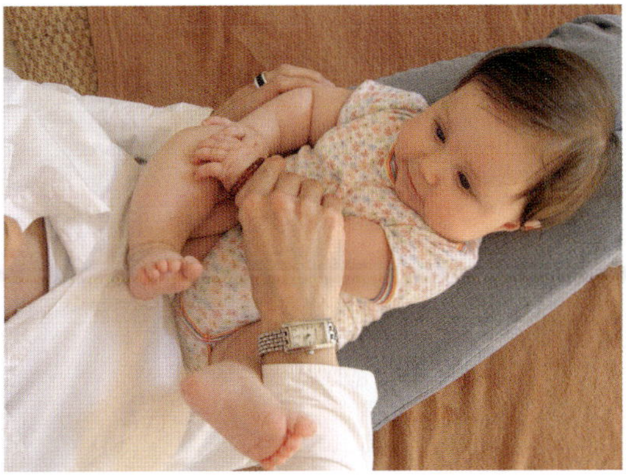

Abb. 4.92 Legen Sie sich Ihr Kind in Rückenlage auf Ihren Schoß, dann können Sie sich gut anschauen, miteinander sprechen und spielen. Ergreifen Sie die Hände Ihres Kindes und streicheln Sie damit abwechselnd über sein diagonales Knie. So bahnen Sie spielerisch das Greifen über die Körpermitte an.

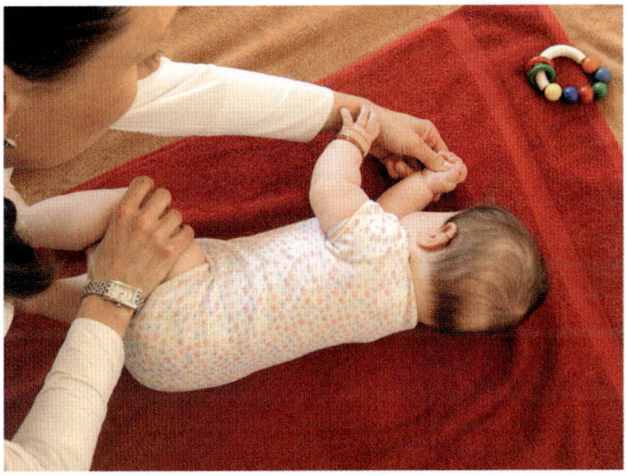

Abb. 4.91 Vielleicht reicht es auch, beim Drehen nur noch einen Impuls über das obere Bein zu geben und darauf zu achten, dass der untere Arm nicht im Weg liegt?

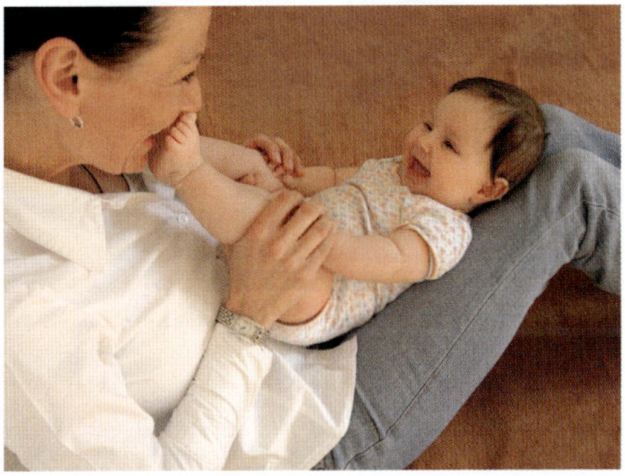

Abb. 4.93 Bringen Sie Hände und Knie Ihres Kindes zusammen und halten Sie diese fest. Schaukeln Sie Ihr Kind langsam von der einen auf die andere Seite und unterstützen Sie die Bewegung mit einem leichten Anheben Ihres nicht belasteten Beines.

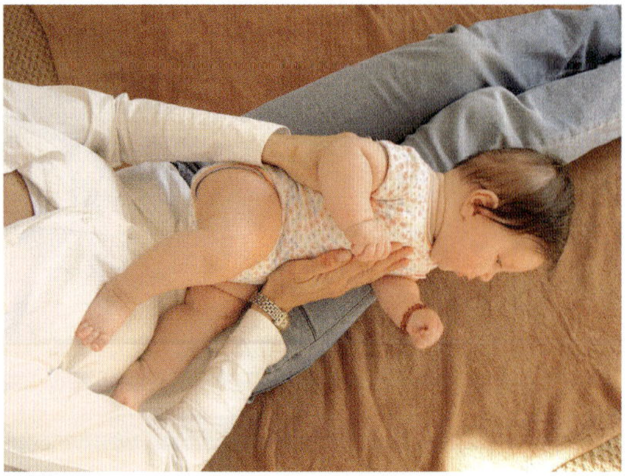

Abb. 4.94 Eine Hand liegt auf dem Bauch, die andere umfasst die Schulter: Auch so können Sie Ihr Kind von einem Ihrer Oberschenkel auf den anderen rollen. Wenn Sie dabei den Oberschenkel, auf den Sie Ihr Kind drehen, etwas absenken, unterstützen Sie den Drehvorgang zusätzlich.

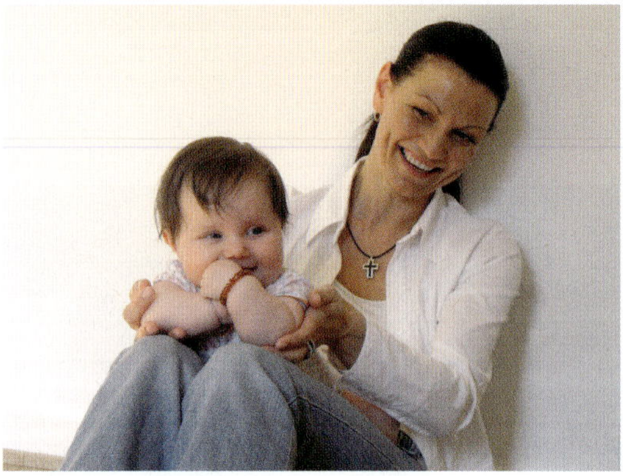

Abb. 4.95 Auch Stützen geht auf dem Schoß, v. a., wenn es etwas Interessantes zu beobachten gibt. Legen Sie sich Ihr Kind in Bauchlage so auf den Schoß, dass es sich auf Ihre Beine stützt und über Ihre Knie hinausschaut. Zusätzlich können Sie die Höhe Ihrer Beine im Wechsel variieren, wenn Ihr Kind seinen Stütz verlagern muss.

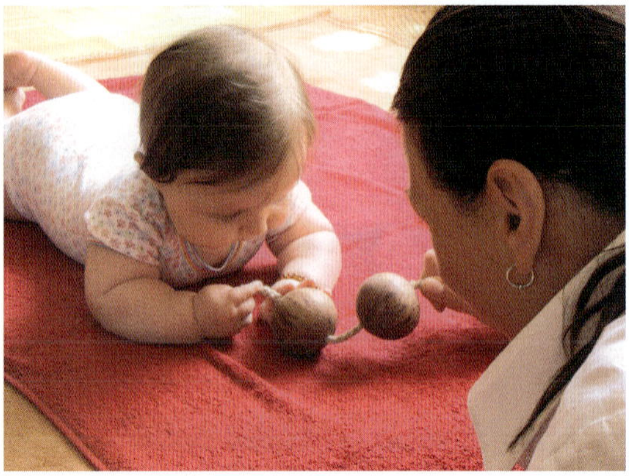

Abb. 4.96 Wenn auch Sie sich in die Bauchlage begeben, mit Ihrem Kind Zwiesprache führen und mit ihm spielen, wird es gerne auf dem Bauch liegen.

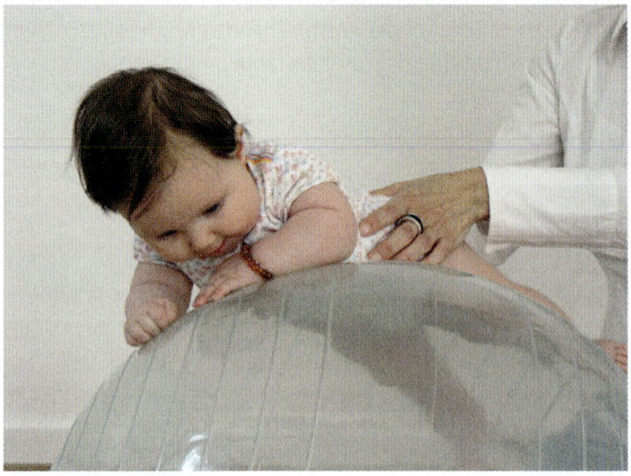

Abb. 4.97 Schaukeln Sie Ihr Kind auf dem großen Gymnastikball sanft von rechts nach links. Verharren Sie jeweils auf der Seite, sodass sich Ihr Kind bewusst auf die Lageveränderung einstellen kann. Vielleicht wird es die Beine schon unterschiedlich anbeugen und den Stütz auf nur einen Arm verlagern.

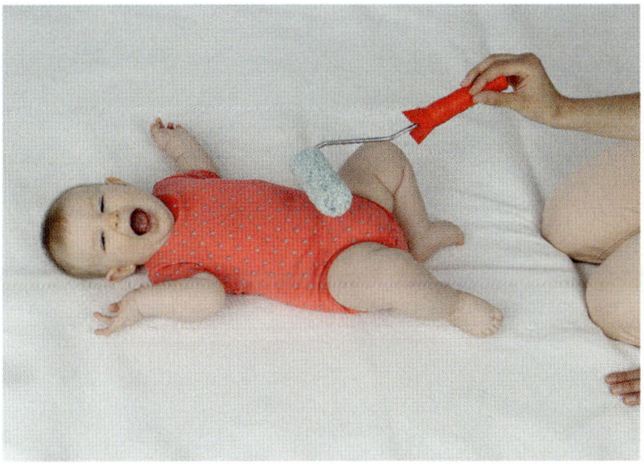

Abb. 4.98 Anstreichen und Lachen! [K382]

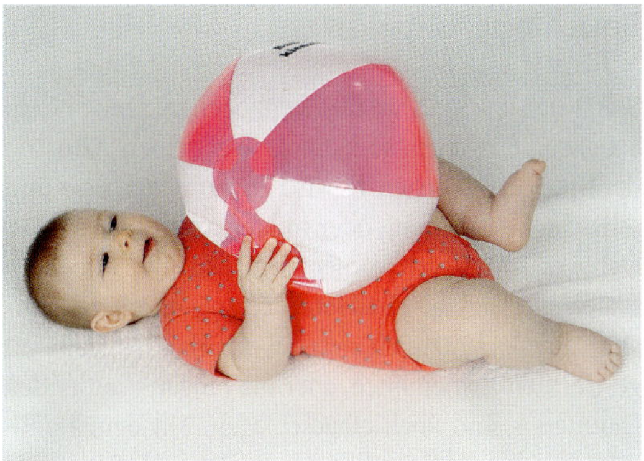

Abb. 4.99 Ein Wasserball mit wenig Luft lässt sich besser greifen. [K382]

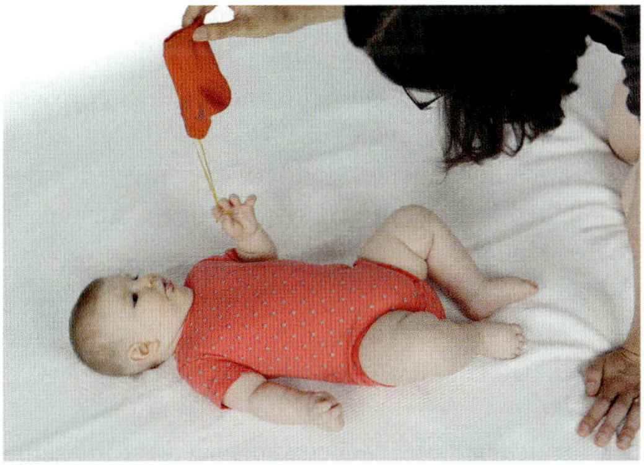

Abb. 4.100 Zarte Bändchen befingern; das ist jetzt möglich und ein besonderer Genuss. [K382]

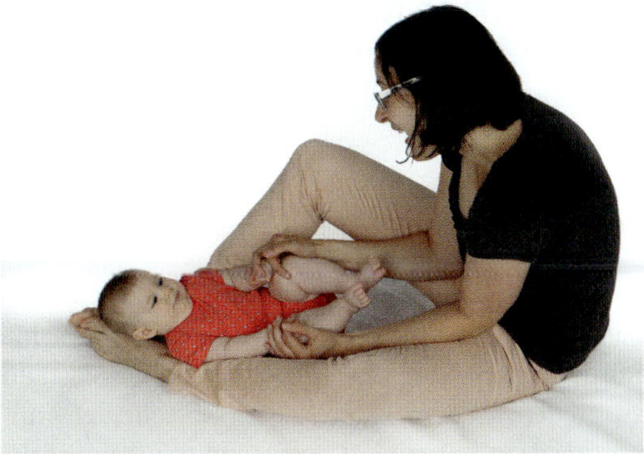

Abb. 4.101 Schaukeln Sie Ihr Kind zwischen Ihren Füßen. [K382]

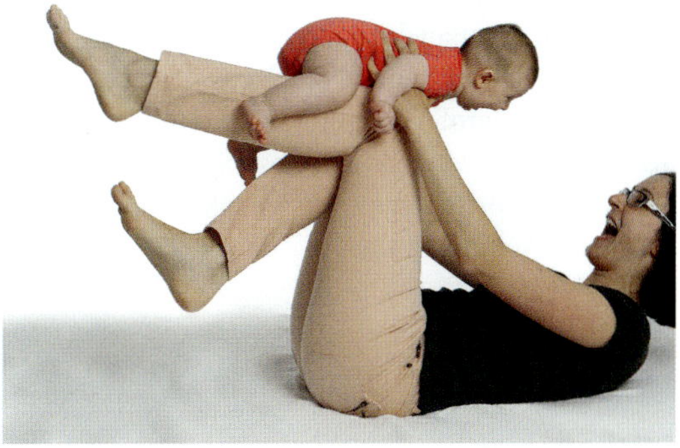

Abb. 4.102 Und hier wird es für Sie beide sportlich, Mutter und Kind! [K382]

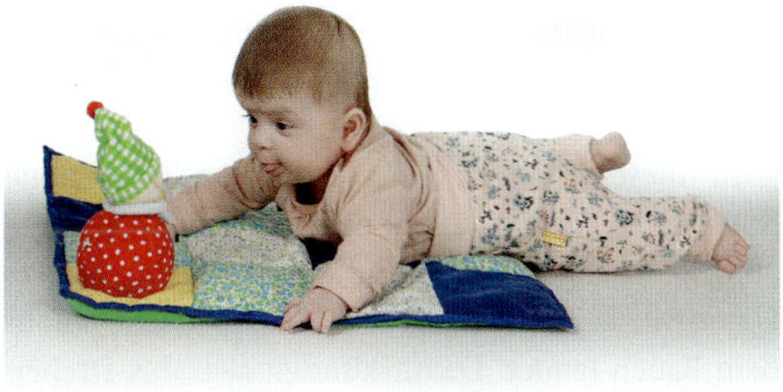

Abb. 4.103 Eine kleine Spieldecke kann man leicht selbst nähen. In die Quadrate werden Knisterpapier, Rapssaat und Kirschkerne eingenäht. [K382]

4.5 Fünfter Meilenstein: Das Greifen aus und über die Mitte

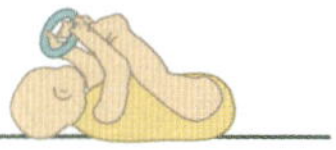

Durch die zunehmende Vernetzung beider Gehirnhälften ist das Kind nun in der Lage, über seine Körpermitte hinaus gezielt nach einem Gegenstand zu greifen. Zudem kann es sich entscheiden, mit welcher Hand es einen Gegenstand erfassen möchte. Dieses gezielte Greifen aus und über die Mitte ist eine sehr hohe koordinative Fähigkeit, welche viele Kinder am Ende des 5. Monats erreichen. Mit dem Greifen über die Mitte wird auch das Drehen vom Rücken auf den Bauch zunehmend leichter möglich. Wird das Kind mit einem Spielzeug gelockt und ist seine Neugier groß genug, so ergibt sich das Drehen als motorisches Muster von selbst. Später wird es das Drehen als Fortbewegungsmöglichkeit nutzen und durch die Wohnung rollen.

4.5.1 Merkmale

Rückenlage

Wenn das Kind mit seinen Händen über dem Gesicht spielt, hebt es auch die Beine von der Unterlage ab. Die Fußsohlen berühren sich, als wollten sie mitgreifen. Mit den Händen ertastet es vermehrt die Knie, die Oberschenkel und die Genitalien. Es erkundet mit den Händen seinen Körper. Es „begreift" seinen Körper.

In diesem Monat wird die eigentlich stabile Rückenlage wieder labil, indem das Kind die Beine zum Bauch hochnimmt und durch die verringerte Unterstützungsfläche auf die Seite fällt oder sogar auf dem Bauch landet. Damit kündigt sich das Drehen vom Rücken auf den Bauch an. Es ist aber noch kein koordiniertes Drehen, da die Drehbewegung nicht bewusst eingeleitet wird und auch nicht abgebremst werden kann. Ein Innehalten auf der Seite ist noch nicht möglich, ebenso wie das Zurückdrehen aus der Bauchlage. In diesem Alter ist es immer ein Zurückfallen in Rückenlage, jedoch noch kein koordiniertes, gesteuertes Zurückdrehen.

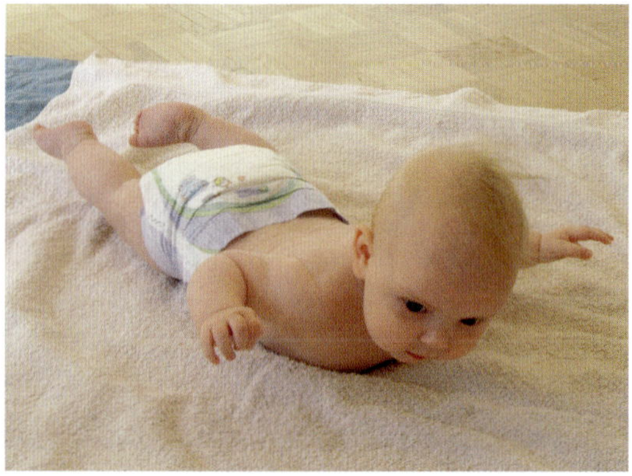

Abb. 4.104 „Schwimmen"

Bauchlage

Stützt sich das Kind auf die Ellenbogen und möchte ein Spielzeug erreichen, so kann es jetzt seinen Arm von der Unterlage abheben. Es wird immer neugieriger und schaut nach Spielzeug oder interessanten Dingen aus. Dabei drückt es sich immer mehr nach oben hoch. In Bauchlage zeigt das Kind jetzt den sog. unreifen Handstütz, d. h. es stützt sich zwar auf den Handwurzeln mit gestreckten Armen hoch, aber die Finger – außer den Daumen – sind noch eingeschlagen. Mit dem Handstütz beginnt die Orientierung aus der „2. Etage".

Sieht das Kind etwas Interessantes und möchte es erreichen, stützt es sich hoch, um gleich wieder zurückzufallen. Es hebt Arme und Beine von der Unterlage ab, wobei es seinen Rücken überstreckt, und strampelt heftig (➤ Abb. 4.104). Dieser Bewegungssturm, das sog. Schwimmen, ist entwicklungsgeschichtlich eine „Sackgasse", da es keine Fortbewegung bedeutet, sondern eher Ausdruck der kindlichen Aufregung ist. Es gehört daher auch nicht zu den Meilensteinen.

Hand- und Fußentwicklung

Mit Erreichen dieses Meilensteins hat das Kind seine Armbewegungen soweit unter Kontrolle, dass es die Hände gezielt zum Spielzeug führen kann. Durch die Vernetzung beider Gehirnhälften ist es dem Kind in der Rückenlage nun möglich, über die Mitte nach Spielzeug zu greifen (➤ Abb. 4.105).

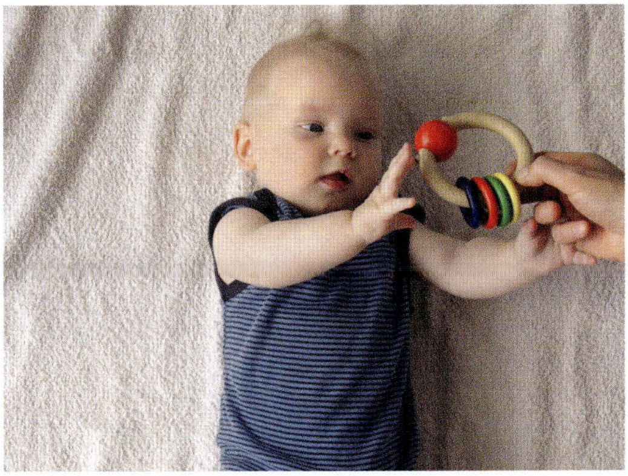

Abb. 4.105 Greifen über die Körpermitte

Jetzt beginnt das Greifen mit der Daumenseite (sog. radiales Greifen), d. h. Daumen, Zeige- und Mittelfinger ergreifen das Spielzeug. Die Hand neigt sich dabei Richtung Daumen und kann im Handgelenk gestreckt werden (sog. Dorsalextension). Das radiale Greifen ist die Voraussetzung dafür, dass das Kind später ein Werkzeug oder einen Stift halten kann.

Wenn ein Spielzeug den Handrücken berührt, wendet das Kind seine Hand und ergreift es mit der Handinnenfläche. Es reicht Spielzeug von einer Hand in die andere, meist noch unbewusst.

Auch die Füße greifen. Beim Spielen und Strampeln berühren sich die Fußsohlen ganz und drücken gegeneinander (Fuß-Fuß-Koordination). Dadurch werden die Bauchmuskeln für das spätere Krabbeln trainiert.

Sonstige Fähigkeiten

Sehen Ein Spielzeug, das kreisend vor dem Kind bewegt wird, kann mit den Augen verfolgt werden. Das Kind sieht jetzt scharf.

Sprache Das Kind sammelt Speichel und schlägt Blasen damit. Es prustet und bildet rhythmische Silbenketten wie „ge-ge-ge“, „mem-mem-mem“, „de-de-de“ oder „die-die-die“. Es versteht auffordernde, ermunternde und beruhigende Tonfälle und reagiert dementsprechend; Voraussetzung für das Verstehen ist immer der Blickkontakt.

Die Ausdrucksweise des Kindes wird vielseitiger, Emotionen wie Spaß, Ärger oder Wut können ausgedrückt werden. Auch Schmerz oder Freude kann es zum Ausdruck bringen, indem es Tonfall, Rhythmus und Lautstärke seiner Stimme variiert. Es beginnt zu flüstern.

Sozialverhalten Das Kind lächelt seinem Spiegelbild zu und findet es außerordentlich interessant. Es differenziert zwischen bekannten und vertrauten sowie unbekannten Gesichtern. Das Kind unterscheidet jetzt auch eine freundliche von einer ernsten Stimmlage. Durch Ausbreiten der Arme zeigt es deutlich, dass es hochgenommen werden will.

4.5.2 Anregungen für Spiel und Bewegung

Das Kind beginnt, Dinge aus der Mitte zu greifen. Es gefällt ihm einfach alles, was sich interessant anfühlt, was sich bewegt und womöglich noch Töne von sich gibt. Sie können kleine Dosen mit etwas Reis oder Ähnlichem füllen und als Rassel anbieten; auch nach bunten Seidentüchern, die Sie über Ihrem Kind bewegen, wird es gerne greifen, besonders, wenn Sie Glöckchen daran befestigen. Seidentücher fühlen sich gut an; vielleicht genießt es Ihr Kind, wenn Sie ihm damit über die Haut fahren. Lassen Sie Ihrer Fantasie freien Lauf und probieren Sie aus, was Ihr Kind begeistert.

Auch das Spielzeug der letzten Monate bleibt interessant, z. B. der Wasserball und der mit ein paar Erbsen versehene Luftballon.

Üben Sie weiterhin das Drehen aus ➤ Kap. 4.4.2. Unterteilen Sie das Drehen vom Rücken auf den Bauch nun in einzelne Sequenzen. Drehen Sie langsam vom Rücken auf die Seite und wieder zurück. Danach von der Seite auf den Bauch und wieder zurück auf die Seite. Das Kind muss den einzelnen Bewegungsabschnitten folgen können. Mit einer freien Hand können Sie das Kind zusätzlich mit einem Spielzeug motivieren.

ZIELE
- Das Kind ergreift Spielzeug aus und über die Mitte.
- Es bringt seine Fußsohlen zusammen.
- Es erreicht mit seinen Händen die Knie.
- Das Kind beginnt, sich zu drehen.

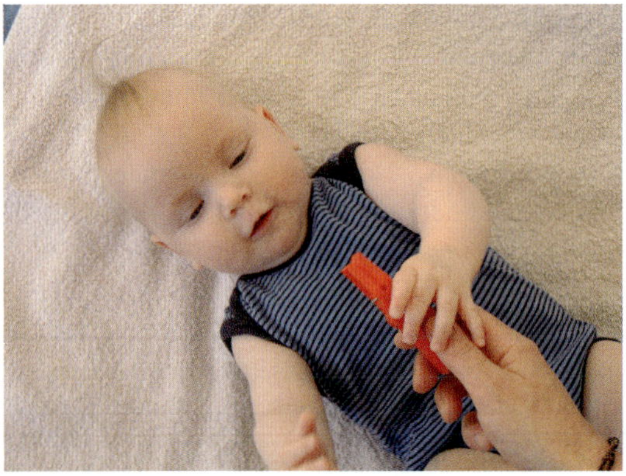

Abb. 4.106 Nun können Sie Ihrem Kind Spielzeug aus der Mitte anbieten und es kann sich entscheiden, mit welcher Hand es zugreift. Es spielt jetzt auch mit Dingen, die mittig über seinem Bett hängen.

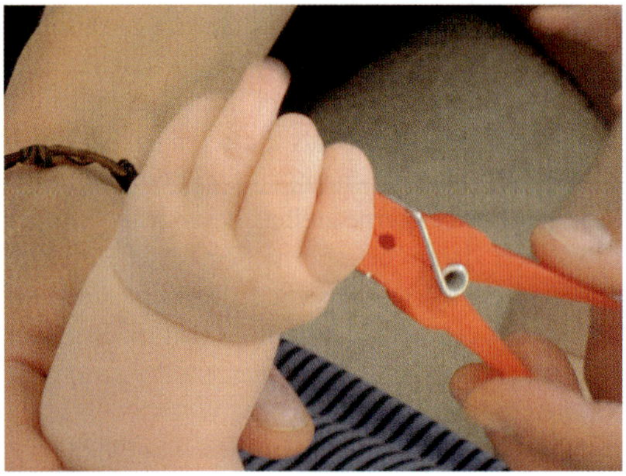

Abb. 4.107 Allmählich greift es nicht mehr mit der Kleinfingerseite, sondern mit der Daumenseite. Dieses sog. radiale Greifen ist ein wichtiger Schritt in der Greifentwicklung, den Sie unterstützen können, indem Sie Spielzeug von der Daumenseite anbieten.

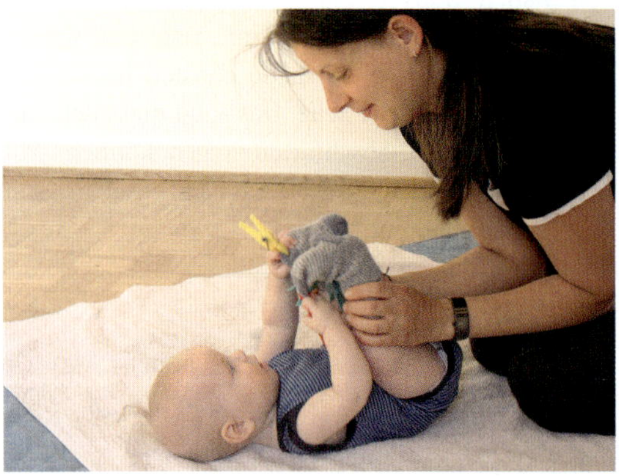

Abb. 4.108 Die Füße sind jetzt nicht mehr so weit weg! Wäscheklammern an den Strümpfen machen jetzt besonders viel Spaß.

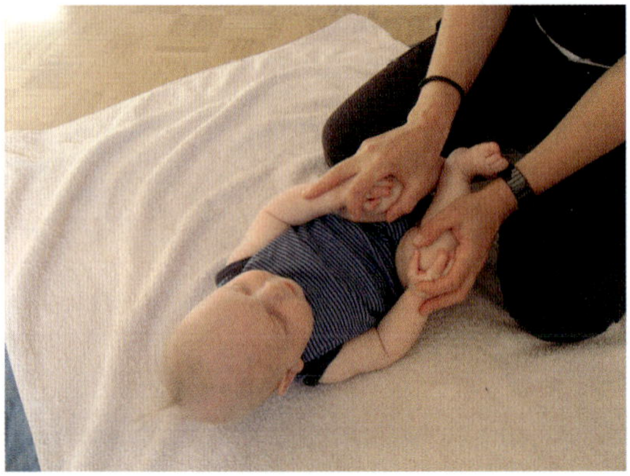

Abb. 4.109 Beim „Schiffchen schaukeln" kommt jetzt vielleicht schon der Kopf mit hoch: Umfassen Sie Hände und Knie Ihres Kindes, schaukeln Sie es sanft von einer auf die andere Seite und verharren Sie jeweils kurz auf der Seite. Manche Kinder heben jetzt selbstständig den Kopf von der Unterlage ab.

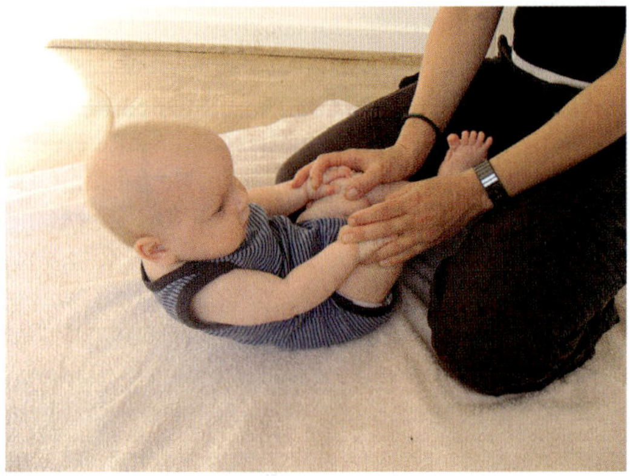

Abb. 4.110 Führen Sie die Bewegung weiter bis fast zum Sitzen. Diese Übung kräftigt die schrägen Bauchmuskeln. Aber bitte ziehen Sie das Kind nicht in die Position; es sollte sich aus eigener Kraft aufrichten.

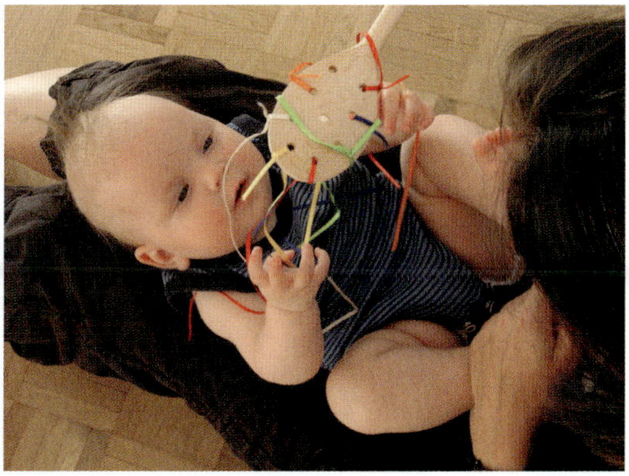

Abb. 4.111 Die Küche bietet manchmal die interessantesten Spielzeuge, z. B. einen Kochlöffel mit bunten Bändern.

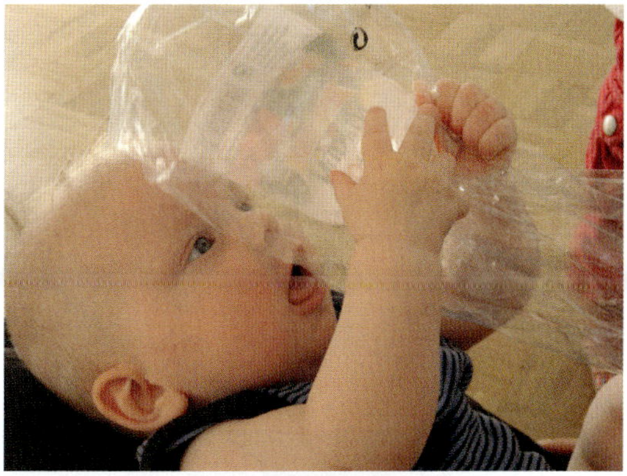

Abb. 4.113 Auch eine Knistertüte wird untersucht und belauscht.

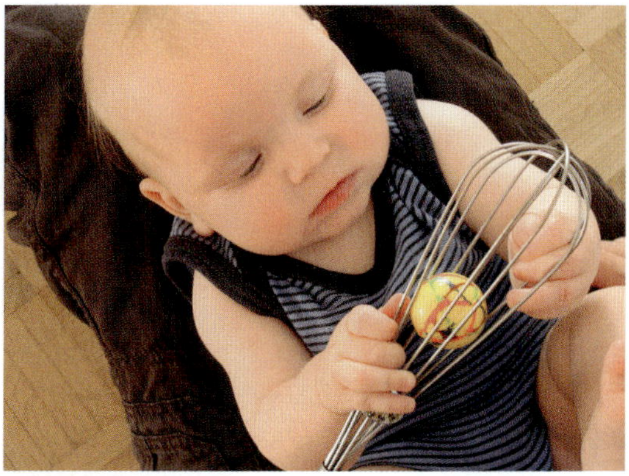

Abb. 4.112 Ein Schneebesen mit Ball oder Glocke. Wahrscheinlich wird Ihr Kind versuchen, mit spitzen Fingerchen an den Ball zu kommen.

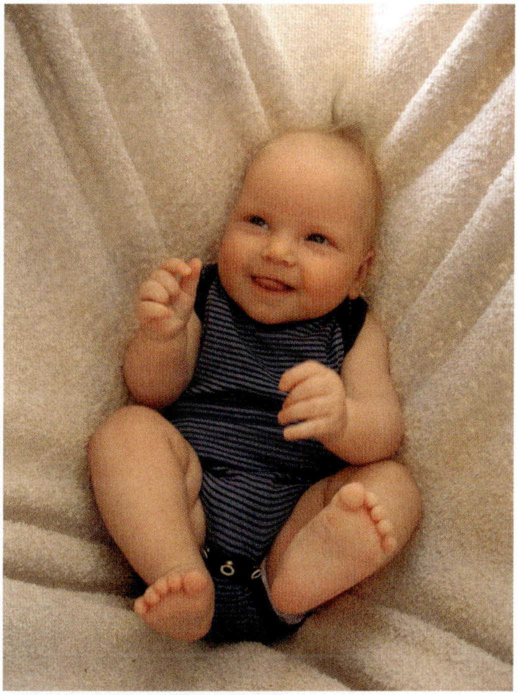

Abb. 4.114 Die „Handtuchschaukel" macht Ihrem Kind mit Sicherheit viel Spaß: Legen Sie es in ein großes Handtuch, das Sie an seinen vier Enden mit einer weiteren Person hochheben, und schaukeln Sie Ihr vergnügtes Kind. Gleichgewicht und die Wahrnehmung werden dabei ganz besonders angesprochen.

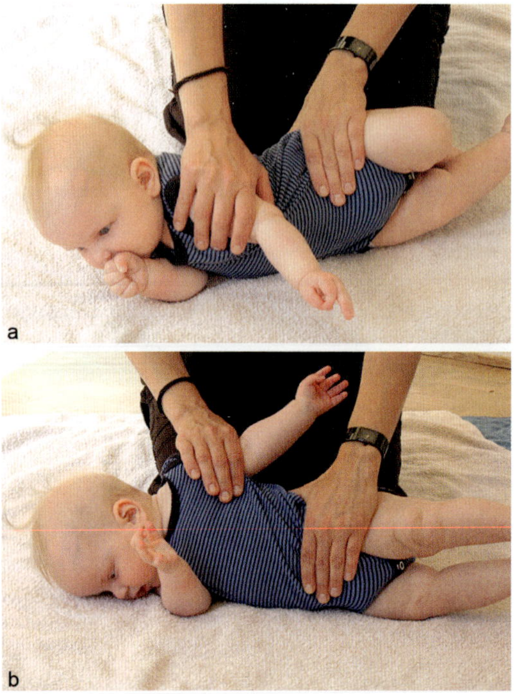

Abb. 4.115 „Pizzateig kneten“. Dabei werden Becken- und Schultergürtel sanft gegeneinander verschoben, sodass das Kind im Rumpf rotiert. Legen Sie eine Hand auf die Schulter, die andere Hand über den Beckenkamm des Kindes, und geben Sie einen sanften Druck abwechselnd nach vorne und hinten, als würden Sie einen Teig durchkneten. Vielen Kindern gefällt das schnelle Wechselspiel und sie glucksen vor Freude.

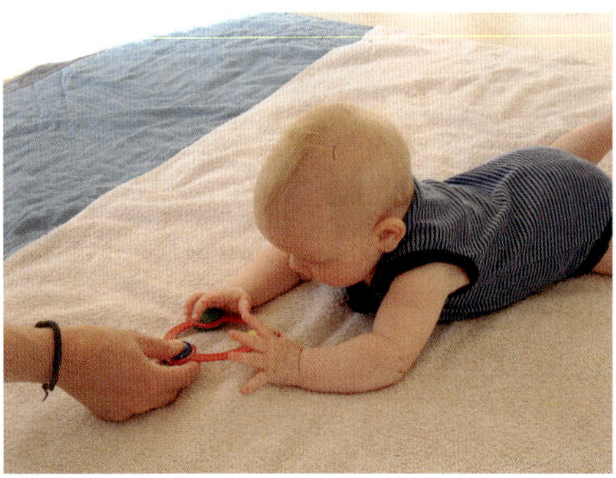

Abb. 4.116 Auch in Bauchlage kann Ihr Kind nun nach Spielzeug greifen, das direkt vor ihm in der Mittel liegt. Locken Sie es mit Spielzeug; jetzt können Sie es ihm auch leicht von oben anbieten. Bei Interesse wird es seinen Arm sogar abheben und sich nur noch auf einem Arm abstützen.

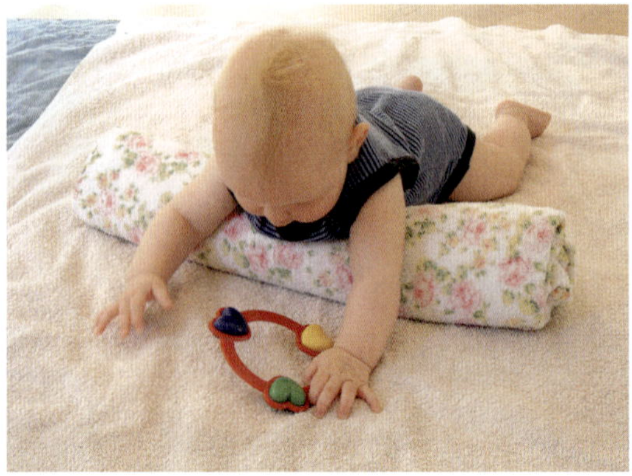

Abb. 4.117 In Bauchlage über einem gerollten Handtuch kann es noch leichter einarmig stützen und gleichzeitig spielen.

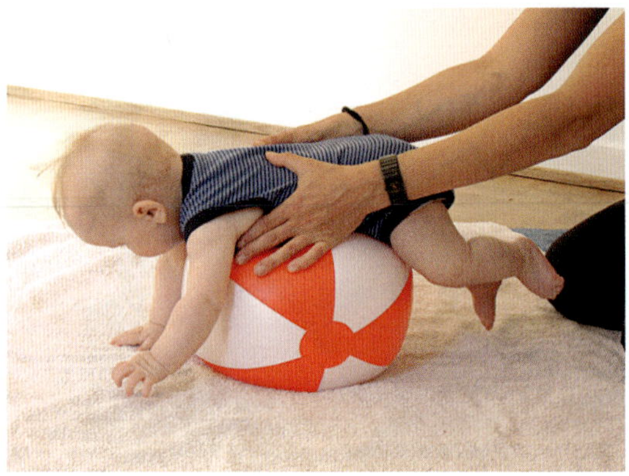

Abb. 4.118 Legen Sie Ihr Kind in Bauchlage über einen Wasserball oder kleinen Gymnastikball, fixieren es gut am Becken und rollen Sie den Ball nach vorne und zurück, nach rechts und links. In diesem Monat wird es zunehmend besser und selbstständiger stützen.

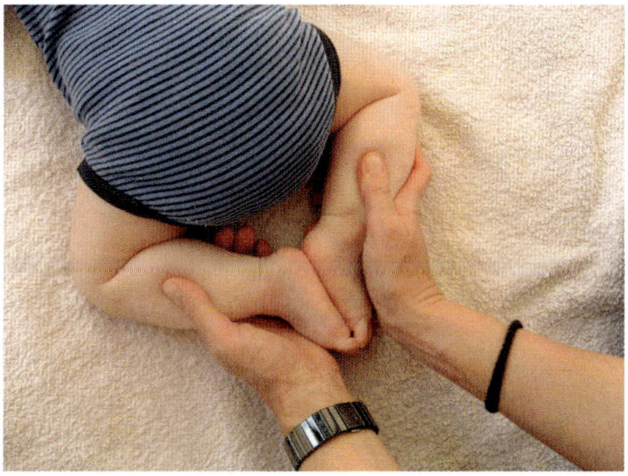

Abb. 4.119 Auch in Bauchlage greifen die Zehen ineinander, wenn die Hände greifen. Unterstützen Sie die Fuß-Fuß-Koordination, indem Sie die Fußsohlen Ihres Kindes mit gebeugten Beinen zusammenführen. Diese Stellung fördert zudem die symmetrische Hüft- und Fußentwicklung.

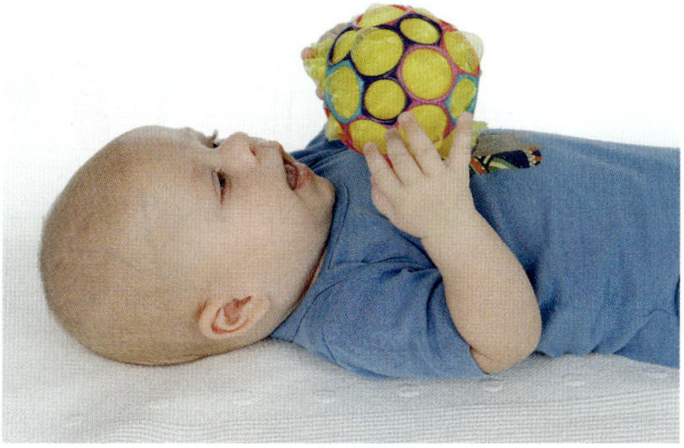

Abb. 4.120 Ein sog. O-Ball mit einem innenliegenden Seidentuch. [K382]

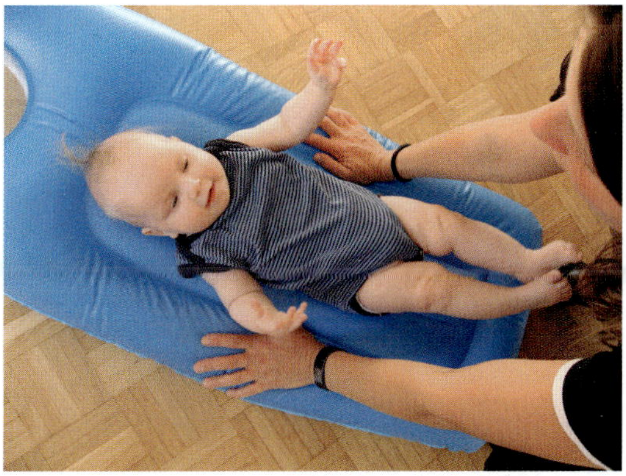

Abb. 4.121 Auch eine Luftmatratze bietet Bewegungsanreize. Sie können Ihr Kind in Bauch- oder Rückenlage darauflegen und die Matratze zum Schwingen bringen. Oder die Matratze umfassen und das Kind leicht schaukeln. Es wird versuchen, sein Gleichgewicht zu halten.

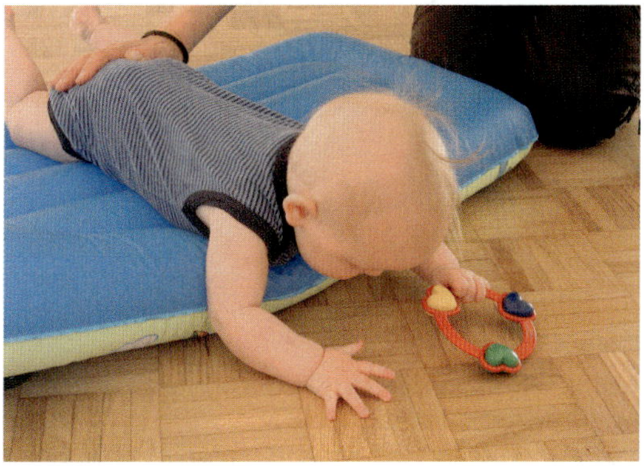

Abb. 4.122 Wenn das Kind quer auf der Matratze liegt, kann es sich auf dem festen Boden aufstützen und spielen.

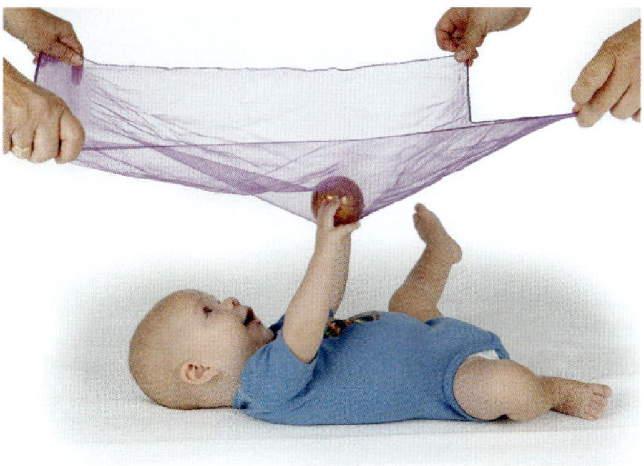

Abb. 4.123 Das macht neugierig: ein Ball im durchsichtigen Tuch. [K382]

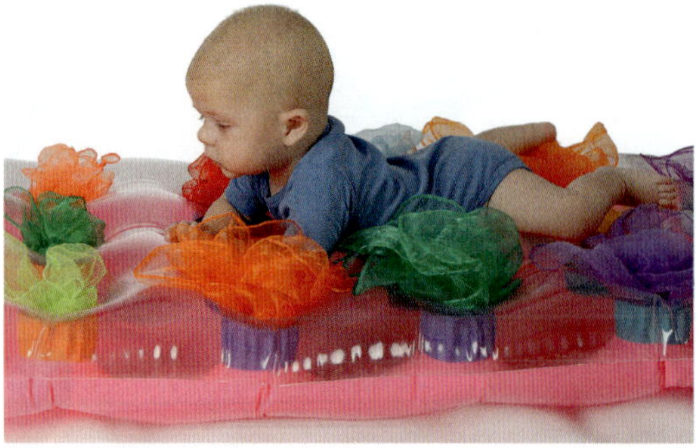

Abb. 4.124 Auch die Luftmatratze mit ihren vielen Vertiefungen animiert Ihr Kind. [K382]

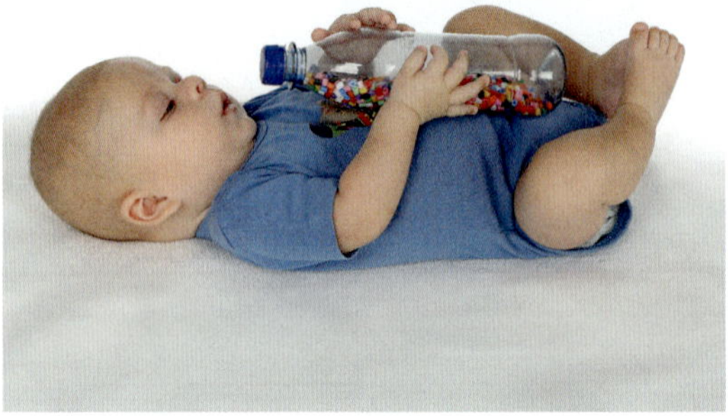

Abb. 4.126 Drehen, kippen, schütteln, eine Flasche mit Perlen oder kleinen Steinen gibt interessante Geräusche von sich. [K382]

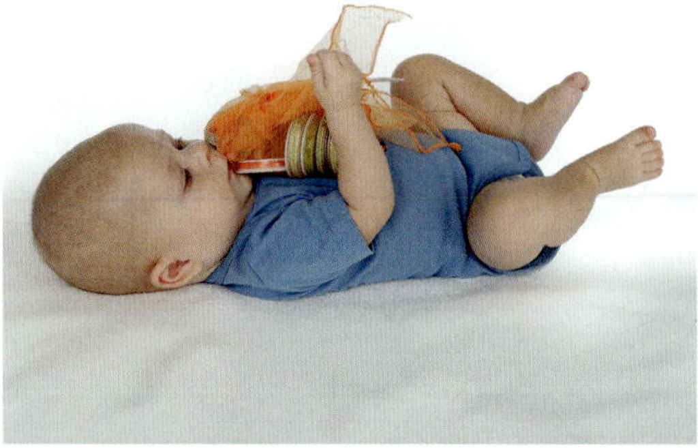

Abb. 4.125 Klappernde Deckel, in ein Tuch gebunden, werden ausgiebig untersucht. [K382]

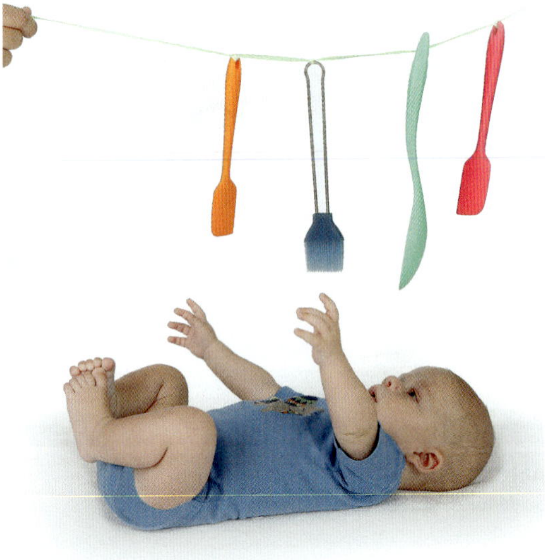

Abb. 4.127 Ein Küchenmobile ist schnell hergestellt und kann immer mal wieder umgestaltet oder ergänzt werden. [K382]

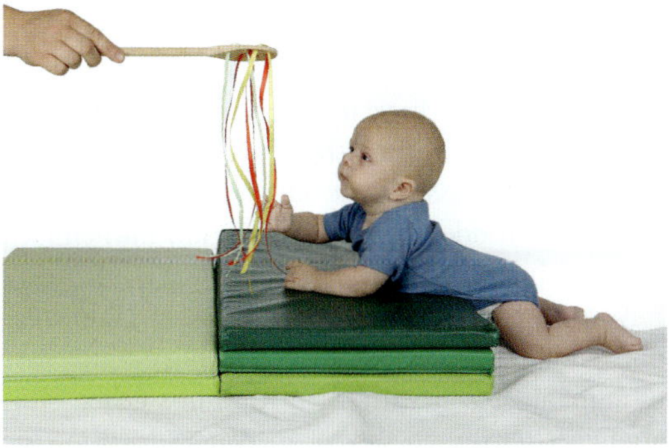

Abb. 4.128 Ein Rührlöffel mit vielen bunten Bändern. Eine kleine Erhöhung zum Hochstützen vereinfacht das Greifen. [K382]

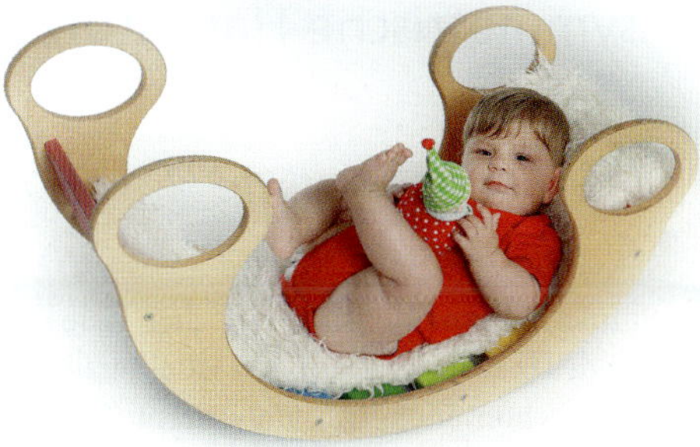

Abb. 4.129 Schaukeln in der Regenbogenwippe [K382]

4.6 Sechster Meilenstein: Der symmetrische Handstütz

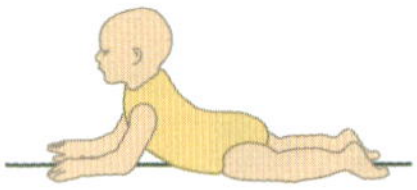

Den symmetrischen Handstütz erreichen viele Kinder am Ende des 6. Monats. Das Kind ist ein halbes Jahr alt und hat schon unendlich viel gelernt. Es erkennt seine Eltern und weiß, zu wem es gehört. Es versteht die ersten Wörter. Es lächelt bewusst und seine Gefühle spiegeln sich in seinem Gesicht. Es kann Menschen und Dinge fixieren und verfolgen. Der Körper hat sich von der Wirbelsäule bis zur Hand entfaltet und das Kind setzt seine Hände zum gezielten Greifen und Stützen ein. Der Abbau der Neugeborenenreflexe bildet die Voraussetzung für die freie Entwicklung; neu entstandene Reflexe wie der Blinzelreflex schützen ein Leben lang. Die Vernetzung beider Gehirnhälften ermöglicht die zunehmend bessere Koordination beider Körperseiten. Damit kündigt sich ein weiterer wichtiger Schritt im Leben des Kindes an: die Aufrichtung und die Fortbewegung, die das Kind in seinem 2. Lebenshalbjahr entdecken wird.

Die Reifung des Gehirns zeigt sich nicht nur in der motorischen, sondern auch in der mentalen Entwicklung des Kindes. Man spricht auch hier von der beginnenden emotionalen Intelligenz. Dies bedeutet, die eigenen Gefühle zu kennen und Gefühle von anderen zu deuten, z. B. bewusstes Mitweinen, wenn ein anderes Kind weint.

Aufmerksame Eltern bemerken, wie sich nach dem 1. Lebenshalbjahr das Kurzzeitgedächtnis ihres Kindes entwickelt. Das Kind sucht jetzt das Spielzeug, das ihm aus der Hand gefallen ist oder das unter einem Tuch versteckt wurde. Es beginnt, die Folgen seiner Handlungen zu realisieren. Darin zeigt sich eine neue Dimension seines Selbstbewusstseins.

In der kindlichen Entwicklung ist das allmähliche Erkennen dieser Selbstwirksamkeit von entscheidender Bedeutung. Die Handlungen des Kindes sind nun nicht mehr nur Ausdruck seiner Befindlichkeit, wie es das erste halbe Jahr der Fall war, als das Kind bei Bauchweh oder Hunger schrie. Mit seinem erweiterten Bewusstsein kann das Kind seine Handlungen auch danach ausrichten, was es erreichen will. Es schreit immer noch, wenn es Hunger oder Schmerzen hat oder wenn es sich einsam fühlt, aber jetzt *weiß* es auch, dass Mutter oder Vater kommen, um es zu füttern oder zu trösten oder um ihm einfach nah zu sein.

War im ersten halben Jahr noch kein „Erziehen" notwendig, so spüren Eltern jetzt häufig intuitiv, dass es allmählich Zeit wird, dem Kind in solchen Situationen Grenzen zu setzen, in denen das Kind sie sucht und herausfordert. Während es in den ersten Monaten nur darum ging, das kleine Wesen kennen zu lernen und seine Bedürfnisse zu befriedigen, müssen Eltern nun erkennen, wann aus den Bedürfnissen ihres Kindes Forderungen werden, die sie nicht akzeptieren möchten. Eltern müssen die Gratwanderung meistern, ihrem Kind weiterhin liebevoll und doch konsequent zu begegnen.

Kinder suchen Orientierung. Sie brauchen Grenzen, um sich bei ihren Eltern sicher und geborgen zu fühlen. Sie möchten „wissende" Eltern haben, auf die sie sich verlassen und denen sie bedingungslos vertrauen können. Deshalb „müssen" die Kinder die Konsequenz ihrer Eltern immer mal wieder herausfordern. Auf diese Weise testen sie die Glaubwürdigkeit ihrer Eltern.

Im 2. Lebenshalbjahr sind der Entdeckungsdrang und das Bewegungsvermögen des Kindes erheblich; es will alles befühlen, erkunden und in den Mund stecken. Eltern brauchen viel Zeit, Geduld und Aufmerksamkeit, um das Kind in den vielen Momenten des Alltags immer wieder mit Grenzen und Regeln vertraut zu machen.

Die emotionalen und sozialen Kompetenzen eines Kindes sowie die Vielfalt seiner Persönlichkeitsmerkmale entwickeln sich behutsam über viele Jahre. Für eine lange Zeit wird es die Aufgabe der Eltern sein, ihrem Kind Sicherheit und Orientierung zu vermitteln – durch liebevolle Konsequenz. Und vielleicht in noch höherem Maße durch das Vorbild, das sie selbst abgeben, und durch den Umgang, den sie miteinander pflegen.

4.6.1 Merkmale

Rückenlage

In Rückenlage spielt das Kind mit seinen Beinchen und kommt mit seinen Händen schon an seine Unterschenkel (➤ Abb. 4.130). Die Bauchmuskeln haben jetzt so viel Spannung, dass die Beine vermehrt angebeugt werden können und die Füße fast das Gesicht berühren. Der untere Teil des Beckens kann von der Unterlage abgehoben werden.

Mit diesem Meilenstein beginnt die Entdeckung der Fortbewegung: Das Drehen gelingt. Voraussetzung für das koordinierte Drehen ist die Überwin-

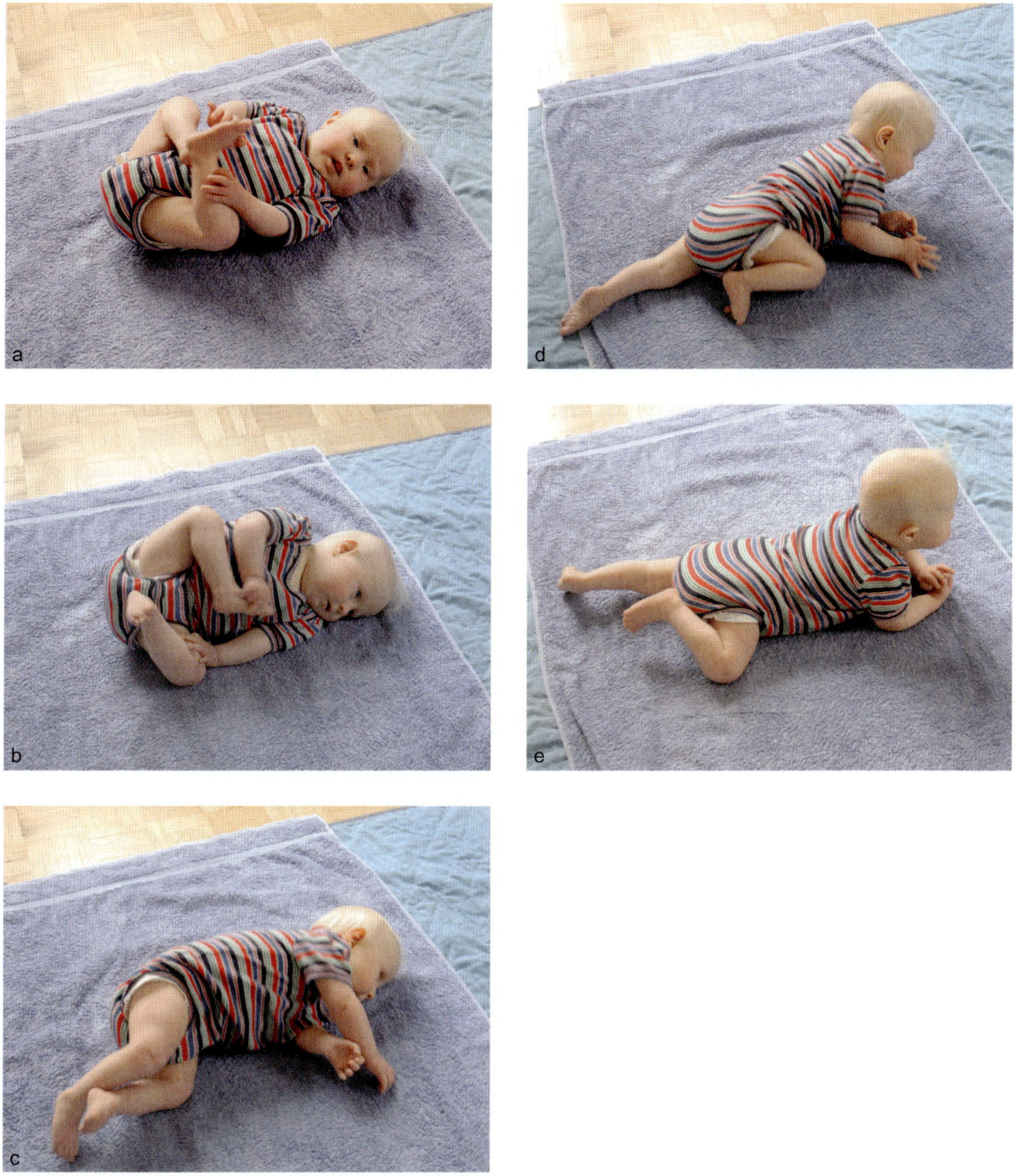

Abb. 4.130a–e Drehen vom Rücken auf den Bauch

dung der Split-Brain-Phase im fünften Meilenstein. Nur wenn die Hand über die Mitte greifen kann, ist Drehen möglich. Bislang drehte sich das in Rückenlage spielende Kind eher zufällig auf den Bauch, wenn es mit angezogenen Beinen und geringer Unterstützungsfläche das Gleichgewicht verlor, auf die Seite fiel und schwungvoll auf dem Bauch landete. Jetzt entdeckt es das Drehen, um ein aus den Händen gefallenes Spielzeug zu verfolgen oder um sich einfach neugierig in eine andere Lage zu bringen. Liegt ein Spielzeug außerhalb seiner Reichweite, so beginnt sich das Kind koordiniert vom Rücken auf den Bauch zu drehen (➤ Abb. 4.130). Möchte sich das Kind über seine linke Seite drehen, so beginnt der Drehvorgang mit dem rechten Arm, den es nach schräg vorne/oben bringt. Mit gebeugtem Rumpf, angebeugten Beinen – und manchmal sogar mit abgehobenem und geneigtem Kopf – dreht es sich auf die Seite und gelangt von dort mit einer Art Schrittstellung in die Bauchlage.

Das Zurückdrehen auf den Bauch gelingt oft genau 2 Wochen später. Auch dieser Drehvorgang sollte zunehmend koordinierter und ohne Überstreckung der Wirbelsäule erfolgen. Kinder, welche nicht gerne auf dem Bauch liegen, zeigen ihren stolzen Eltern manchmal schon sehr früh das „Drehen" vom Bauch auf den Rücken, aber bei genauerem Hinsehen handelt es sich eher um ein unkoordiniertes Fallen mit überstreckter Wirbelsäule und passiver Bauchmuskulatur.

Den Drehprozess bewusst zu unterbrechen und z. B. auf der Seite weiterzuspielen, das ist eine Fähigkeit, die wiederum einige Wochen Zeit braucht.

Es gibt Kinder, die sich das Drehen vom Rücken auf den Bauch vereinfachen. Wenn ihre Bauchmuskeln noch nicht die nötige Spannung haben, drehen sie sich nicht mithilfe der Rumpfbeugung, sondern der Überstreckung des gesamten Körpers, wobei sie sich zusätzlich mit einer Ferse abdrücken. Wird dieses Bewegungsmuster automatisiert, so besteht weiterhin ein Missverhältnis zwischen Bauch- und Rückenmuskeln. Eltern sollten gerade auf die Qualität der Drehbewegung achten, denn das korrekte Drehen und eine starke Bauchmuskulatur sind die Voraussetzungen für eine lange Krabbelphase und eine gute Aufrichtung.

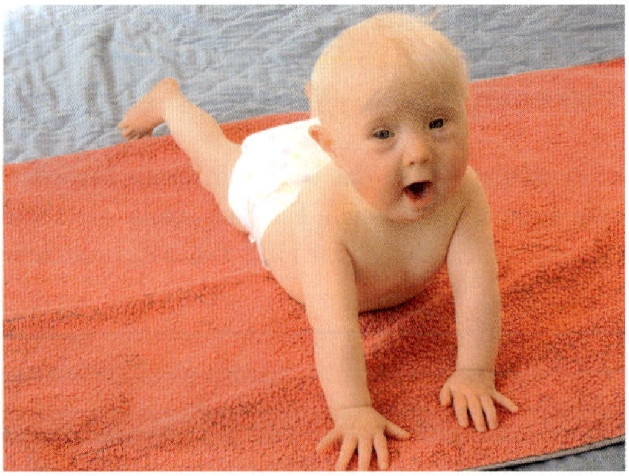

Abb. 4.131 Symmetrischer Handstütz

Bauchlage

In Bauchlage zeigt das Kind für kurze Zeit wieder eine symmetrische Entwicklung. Ein wichtiger Meilenstein wird erreicht: der symmetrische Handstütz (➤ Abb. 4.131). Man nennt ihn auch den reifen Handstütz, wenn die Hände „entfaltet", d. h. ganz geöffnet sind, und der Daumen abgespreizt außerhalb der Hand liegt. Der Handstütz an sich ist wie das „Schwimmen" eine motorische „Sackgasse", da sich keine Möglichkeit der Fortbewegung ergibt und kein Spielzeug erreicht werden kann. Aber das Kind erhält eine bessere Übersicht. Um einfach besser seine natürliche Neugier befriedigen zu können, stützt sich das Kind auf seine Handteller und orientiert sich so gleichsam aus der „2. Etage". Die Stützfläche liegt nun zwischen Händen und Oberschenkeln; der Bauch wird angehoben und die Hüftgelenke erreichen ihre vollständige Streckung.

Für den reifen Handstütz braucht das Kind genügend Gleichgewichtsreaktionen sowie aktive Bauch- und Rückenmuskeln, die den Rumpf gegen die Schwerkraft stabilisieren. Durch die Handtellerbelastung entwickelt das Kind ein Gefühl für die sog. Tiefensensibilität, d. h. die Fähigkeit, sich selbst wahrzunehmen und zu spüren.

Allmählich überwindet das Kind den Streckimpuls der Beine, indem es den Kopf absenkt und gleichzeitig den Po abhebt (➤ Abb. 4.132). Das ist die Vorstufe zum Vierfüßlerstand, der nun beginnt und immer sicherer wird (➤ Abb. 4.133).

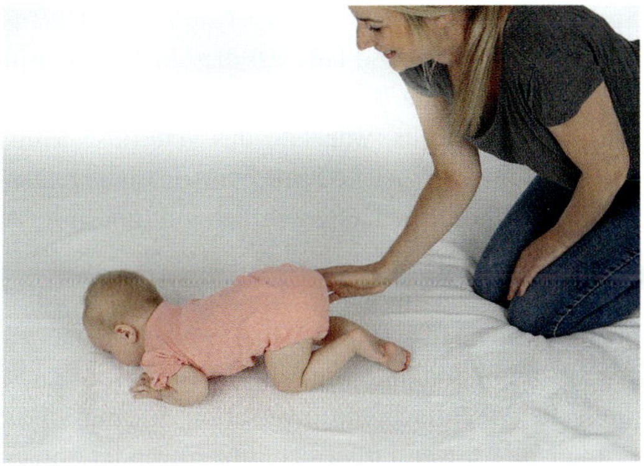

Abb. 4.132 Köpfchen nach unten und Po nach oben: Das ist die Vorstufe zum Vierfüßlerstand. [K382]

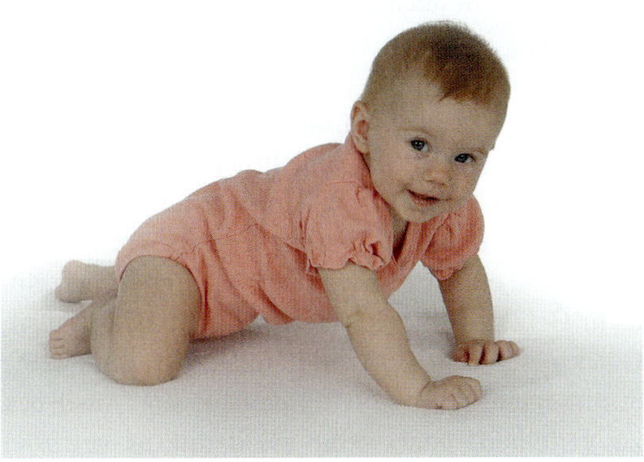

Abb. 4.133 Beginnender Vierfüßlerstand [K382]

Atmung

Bisher atmete das Kind vermehrt in seinen Bauch. Mit dem Beginn der Aufrichtung im Handstütz kommt es zu einem Zug (Dehnreiz) auf die Hüftbeugemuskulatur und das Kind kommt hoch in den Vierfüßlerstand. Das Zwerchfell wird in Richtung Becken gezogen, wodurch die Lungenkapazität mehr Volumen erhält. Durch den Zug beginnen die Rippen, die zuvor quer zum Becken standen, einen diagonalen Verlauf einzunehmen. Lunge und Rippenstellung brauchen übrigens insgesamt 7 Jahre bis zur endgültigen Reifung und Position.

Hand- und Fußentwicklung

Mit dem sechsten Meilenstein beginnt sich allmählich die orale Phase abzuschwächen. Gegenstände werden immer mehr mit den Händen und Augen begriffen, nicht mehr nur mit dem Mund.

Der Greifreflex ist ganz erloschen; die Hände sind voll entfaltet, d. h. der Daumen kann ganz abgespreizt werden und die Fingerstreckung ist möglich. Die Entfaltung der Hand ist wichtig, damit taktile und tiefensensible Erfahrungen möglich sind. Die Wahrnehmung der Hand wäre ohne ihre Öffnung enorm eingeschränkt. Spielzeug wird von einer zur anderen Hand gereicht, gewendet und genau untersucht, dabei darf zum jetzigen Zeitpunkt keine Hand dominierend sein. Für die vielfältigen Greifaktivitäten differenzieren sich die Bewegungen der Hände immer mehr. Die Hand neigt sich beim Greifen seitlich Richtung Daumen und erfasst mit der Daumenseite das Spielzeug (sog. radiales Greifen). Außerdem kann die Hand im Handgelenk gestreckt werden (sog. Dorsalextension).

Es beginnt jetzt auch die Bewegung des Daumens zur Kleinfingerseite (sog. Daumenopposition). Der Daumen wird nach innen in Richtung Kleinfinger gedreht. Diese Präzisionsbewegung unseres Daumens unterscheidet uns von allen anderen Lebewesen. Sie bildet die Voraussetzung für den Pinzetten- und Zangengriff und damit für das spätere Schreiben, ist also die Basis unserer mentalen und schließlich kulturellen Entwicklung.

Die Entwicklung des präzisen Greifens ist mit einem großen Massezuwachs des Gehirns in dieser Zeit verbunden, da sich das Gehirn durch die zunehmende Handnutzung mehr und mehr vernetzt. Greifen und Begreifen fördern die mentale Entwicklung!

Die Füße sind im Säuglingsalter Greiforgane und finden erst mit der Aufrichtung zu ihrer späteren Stützfunktion. Bis dahin greifen die Füße gemeinsam mit den Händen und können in Rückenlage sogar zusammen mit den Händen ein Spielzeug halten. Auch ohne Spielzeug führt das Kind häufig die Fußsohlen zueinander und greift mit den Zehen ineinander (Fuß-Fuß-Koordination). Nur durch den häufigen Fußsohlenkontakt und das Greifen mit den Füßen entwickeln sich gesunde Längs- und Quergewölbe.

Füttern und Essen

Mit diesem Meilenstein zeigen sich oft die ersten zwei Zähnchen im Unterkiefer. Mahlbewegungen mit dem Unterkiefer, die das Kind zum Kauen (Mastipation) braucht, massiver Speichelfluss und das brennende Interesse an den Speisen auf dem Tisch weisen darauf hin, dass das Kind reif für die erste festere Nahrung ist.

Beim Füttern scheint das Kind mit dem ganzen Körper essen und schmecken zu wollen, der Mund ist geöffnet, Hände und Füße greifen. Damit die Zunge richtig im Mundboden liegt und weder nach vorne herausgeschoben wird noch nach hinten fällt, ist die richtige Körperhaltung wichtig; das ist leicht nachvollziehbar, wenn man sich vorstellt, z. B. mit überstreckter Halswirbelsäule zu essen. Vermeiden Sie eine Überstreckung der Wirbelsäule, füttern Sie Ihr Kind von der Mitte aus. Halten Sie es seitlich, halb zugewandt im Arm und reichen Sie ihm den Löffel mittig. Oder legen Sie sich Ihr Kind – Ihnen zugewandt – auf die Oberschenkel, auch so können Sie ihm von vorne den Löffel reichen.

Lassen Sie Ihr Kind das Essen selbst aktiv vom Löffel nehmen und streifen Sie es nicht an seiner Oberlippe ab. Nimmt das Kind mit seinen Lippen das Essen nicht vom Löffel, können Sie den Brei in seine Backentaschen fließen lassen, denn dadurch werden die aktiven Kaubewegungen des Kiefers angeregt.

Zwei farbige Löffel (aus Gummi, Kunststoff oder Metall) können die Sinne für süß bzw. deftig schärfen: Nehmen Sie den hellen Löffel für Obst-, den dunklen für Gemüsebrei. Geben Sie Ihrem Kind in die andere Hand ebenfalls einen kleinen Löffel. So gelingt das Essen leichter, denn das Greifen mit der Hand und die Bewegungen des Kiefers sind eng miteinander verbunden. Lassen Sie das Essen auch mal mit der Zungenspitze schmecken.

Jetzt können Sie Ihrem Kind auch Brotrinde oder Reiswaffeln zum Lutschen geben. Die zunehmend festere Nahrung fördert die Mundmotorik und damit das Sprechenlernen. Tee oder verdünnten Saft können Sie auch schon mal aus einem Becher anbieten.

Sonstige Fähigkeiten

Hören Das Kind lauscht zunehmend auf Gesang und Musik. Eine verringerte Hörfähigkeit wird jetzt deutlich, indem die Lautäußerungen des Kindes abnehmen und es nicht adäquat auf laute Geräusche reagiert.

Sprache Das Kind formt Lippen- und Zungenlaute. Es gurrt, juchzt und lallt. Ab diesem Meilenstein weitet das hörende Kind immer mehr sein Repertoire an Lauten aus, während das gehörlose Kind, das bis dahin die gleiche Sprachentwicklung zeigte, zunehmend weniger Laute von sich gibt und mit ca. 1 Jahr verstummt.

Nun setzt das Sprachverständnis ein. Das Kind beginnt, einige Worte wie „Papa" oder „Mama" zu verstehen und schaut zu der jeweiligen Person. Auch die erste vereinfachte Konversation beginnt: Das Kind plaudert, wenn man sich ihm zuwendet und es anspricht.

Sozialverhalten Das Kind sabbert vermehrt, vielleicht wegen des jetzt häufig beginnenden Zahnens, vielleicht auch als Ausdruck seiner Begierde: Es möchte Spielzeug erreichen und „schmeckt" es schon.

An Gemeinsamkeiten möchte das Kind nun teilhaben. Dazu gehört das gemeinsame Essen, bei dem es die Eltern beobachtet und auch schon einmal probieren möchte, was die Erwachsenen essen.

Und die ersten „echten" Gefühle stellen sich ein, d. h. Gefühle werden bewusst erlebt: Traurigkeit, Glücksgefühle, Wut. Vorher setzte das Kind seine Stimme ein, um seinen Bedürfnissen Ausdruck zu verleihen, jetzt weint es, damit es getröstet wird. Dieser Prozess hängt mit der Reifung des Gehirns zusammen. Nach 6 Monaten koppeln sich die tieferen Strukturen des sog. limbischen Systems – zuständig für unsere Gefühlswelt – an die Stirnhirnregion, die für unser Handeln verantwortlich ist. Dadurch kann sich das Handeln unmittelbarer an den Gefühlen orientieren und die Selbstwahrnehmung wird zunehmend bewusster. Die emotionale Intelligenz entwickelt sich. Dieser Reifungsprozess dauert bis weit über die Zeit der Pubertät hinaus an.

Aufmerksame Eltern stellen fest, dass ihr Kind sie in anderer Weise anschaut, so als würde es seine Eltern zum ersten Mal bewusst wahrnehmen. Oft wird es in dieser Zeit auch besonders anhänglich und fordert die ungeteilte Aufmerksamkeit.

Reflexe Alle Neugeborenenreflexe sind abgebaut. Stattdessen haben sich einige Reflexe entwickelt, die das Kind ein Leben lang vor Gefahren schützen:

- Bei dem sog. Blinzelreflex (Optikofazialis-Reflex) schließen sich die Augen des Kindes reflektorisch, sobald ein Gegenstand plötzlich vor seinen Augen erscheint. So schützt er die Augen vor Fremdkörpern. Er beginnt mit 4½ Monaten sich zu entwickeln und ist mit 6 Monaten vorhanden.
- Bei dem (Akustikofazialis-Reflex) blinzelt das Kind, wenn es einen lauten Knall hört. Er beginnt ab dem 10. Tag.
- Die sog. Sprungbereitschaft ist ein Abstützmechanismus der Hände und bietet Schutz bei Stürzen. Das Kind streckt seine Arme nach vorne aus, wenn es in Bauchlage gehalten und schnell nach vorne zur Unterlage gebracht wird. In der Regel ist sie nach dem 6. Monat vorhanden.
- Die sog. Fremdreflexe ermöglichen eine schnelle Reaktion des Körpers, bevor der Schmerz im Gehirn ankommt. Beispiel: das Wegziehen der Hand von der heißen Herdplatte.

Diese Schutzmechanismen sowie ein konstant gehaltener Blickkontakt sollten in diesem Alter vorhanden sein. Sie sind auch ein Zeichen für eine gute mentale Entwicklung des Kindes.

HINWEIS

Gehen Sie mit Ihrem Kind zum Arzt/zur Ärztin, wenn Ihr Kind mit 6 Monaten:
- nur kurze Zeit seinen Kopf in Bauchlage halten kann (weniger als 1 Minute)
- eine asymmetrische Haltung hat
- noch deutlich den Moro-Reflex zeigt

4.6.2 Anregungen für Spiel und Bewegung

Die meisten Kinder werden allmählich zu groß für die Schoßgymnastik. Probieren Sie aus, welche Übungen noch auf dem Schoß funktionieren, ansonsten legen Sie Ihr Kind am besten in Rückenlage auf den Boden. Sie können sich auch in den Langsitz setzen und sich das Kind zwischen Ihre abgespreizten Beine legen.

ZIELE

- Das Kind dreht sich vom Rücken auf den Bauch.
- In Bauchlage kann es sich symmetrisch auf die (geöffneten!) Hände stützen.
- Es reicht Spielzeug bewusst von einer in die andere Hand und greift Dinge mit der Daumenseite der Hand.
- Es erreicht mit den Händen seine Unterschenkel.

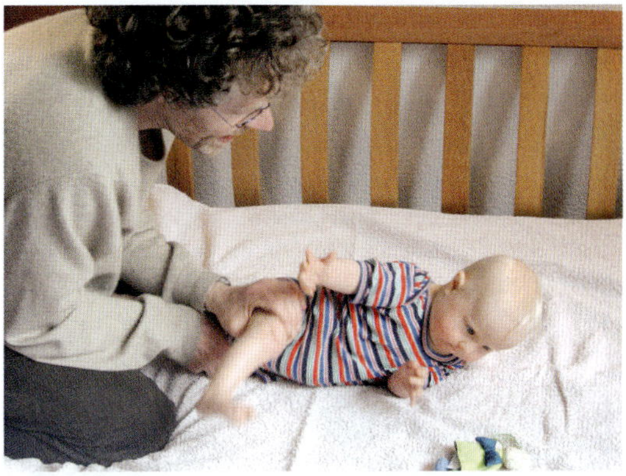

Abb. 4.134 Je mehr das Kind beim Drehen mithilft, desto weniger Unterstützung brauchen Sie ihm zu geben. Vielleicht reicht es schon aus, wenn Sie es mit seinem Lieblingsspielzeug locken. Sie können ihm noch etwas helfen, indem Sie sein unteres Bein strecken und sein oberes anbeugen und leicht in die Drehung führen. Vielleicht ist auch nur noch ein Impuls am unteren Bein oder an der Schulter nötig.

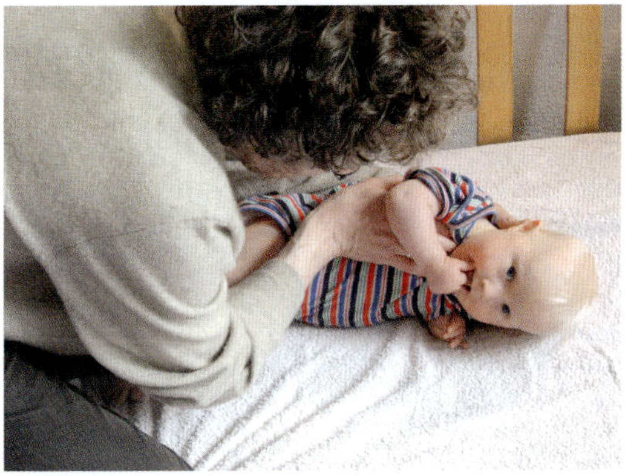

Abb. 4.135 Das Zurückdrehen vom Bauch auf den Rücken ist für viele Kinder noch schwierig; vielleicht meiden sie es sogar, weil sie dabei mal unsanft auf dem Hinterkopf gelandet sind. Führen Sie Ihr Kind sanft zurück in die Rückenlage und beugen Sie dabei seinen Rumpf und seinen Nacken. Auch beim Zurückdrehen ist es wichtig, dass das Kind seinen Kopf einrollt und sich nicht überstreckt.

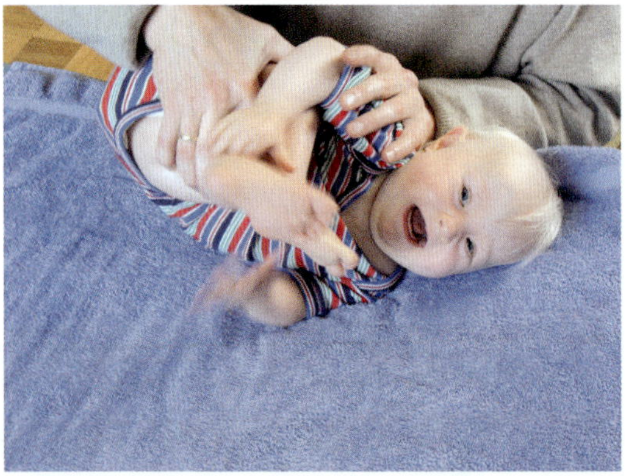

Abb. 4.136 Das „Päckchen drücken" darf ein wenig wilder werden, wenn es Ihrem Kind gefällt! Umfassen Sie seine Beine und Schulter und bewegen Sie es in Beugung und Seitneigung, dabei darf auch das Becken von der Unterlage abheben. Viele Kinder haben großen Spaß dabei.

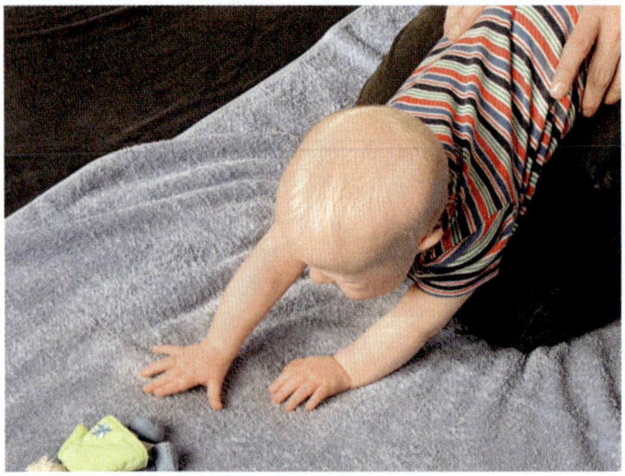

Abb. 4.137 Wenn Sie im Fersensitz auf dem Boden sitzen, können Sie sich Ihr Kind in Bauchlage so auf die Oberschenkel legen, dass es seine Hände auf dem Boden abstützt. Vielleicht kann es auch schon dabei spielen.

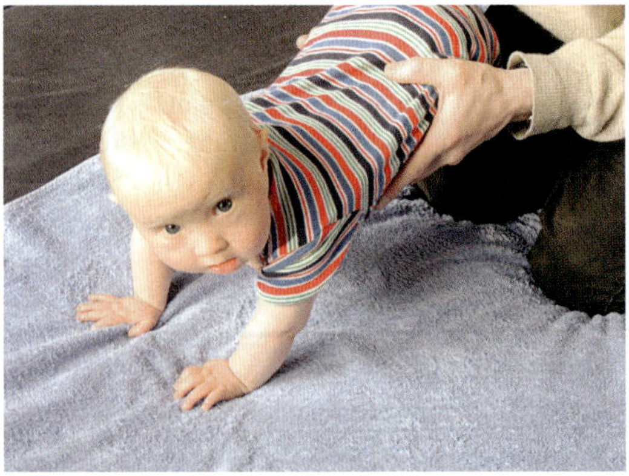

Abb. 4.138 Wenn das gut klappt, können Sie auch „Schubkarre" spielen: Halten Sie das Kind an seinem Rumpf und lassen Sie es mit seinen Händen auf der Unterlage stützen.

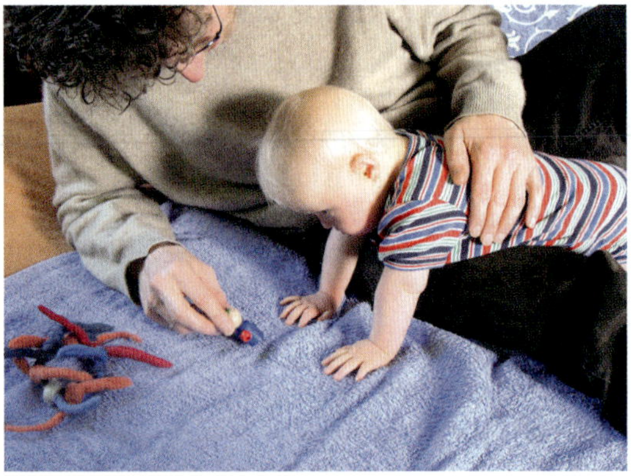

Abb. 4.139 Legen Sie sich Ihr Kind quer über den Oberschenkel, dann kann es mit seinen geöffneten Händen den Boden ertasten, stützen oder auch spielen. Die Ellenbogen werden dabei gestreckt und können auch geführt werden.

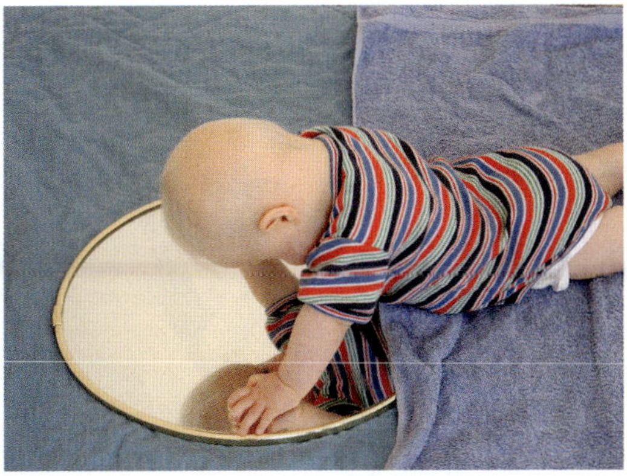

Abb. 4.140 Achten Sie auf die Kopfhaltung Ihres Kindes, wenn Sie es im Unterarm- oder Handstütz auf einen Spiegel oder eine interessante Decke legen. Wahrscheinlich wird es den Kopf einrollen, um sich selbst im Spiegel besser sehen zu können. Damit bereitet es seinen Rumpf für den späteren Vierfüßlerstand vor, denn mit der Beugung der Halswirbelsäule kommt auch die Lendenwirbelsäule aus ihrer Hohlkreuzstellung und die Bauchmuskeln werden aktiviert.

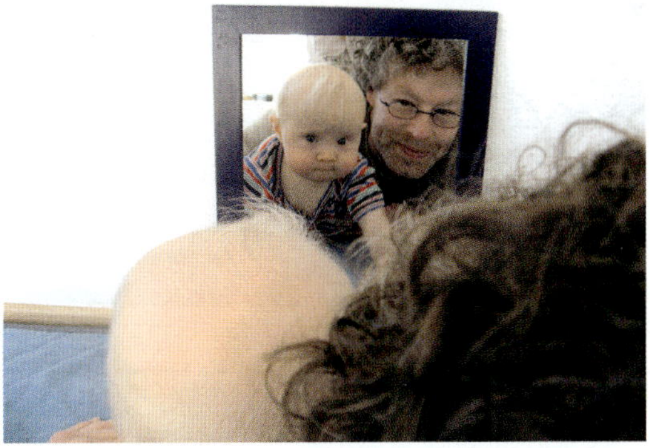

Abb. 4.141 „Das bist du, das sind wir!" Entdecken Sie sich gegenseitig in einem Spiegel über dem Wickeltisch!

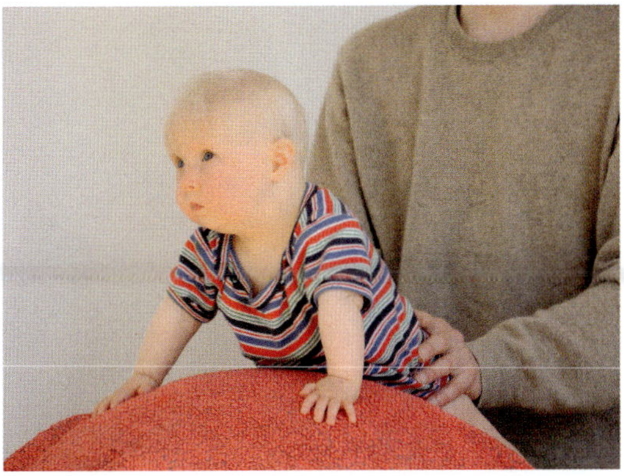

Abb. 4.142 Der Handstütz ist auch auf einem großen Gymnastikball möglich. Sie können mit Ihrem Körper gut das Becken Ihres Kindes fixieren und haben die Hände frei, um bei Bedarf die gestreckten Arme Ihres Kindes zu stabilisieren. Rollen Sie nun den Ball vor und zurück. Wenn Ihr Kind Spaß daran hat, wird es sich beim Zurückrollen hoch auf seine beiden geöffneten Hände stützen.

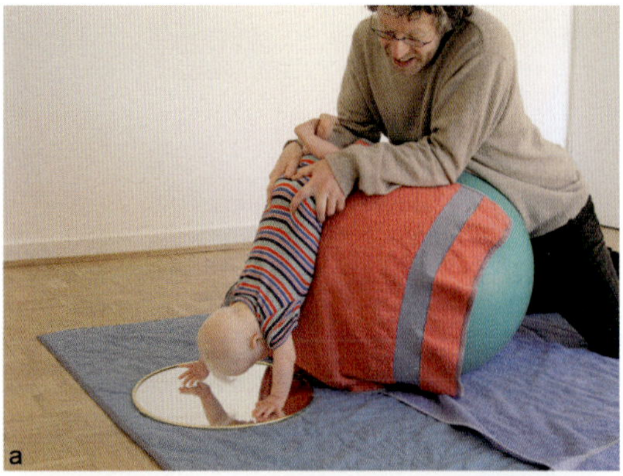

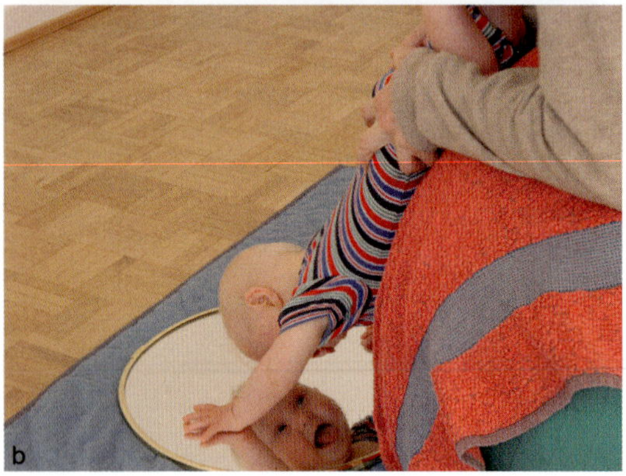

Abb. 4.143 Das macht den meisten Kindern viel Spaß: Rollen Sie den Ball so weit nach vorne, dass Ihr Kind gestützt ist und es sein vergnügtes Gesicht im Spiegel entdeckt. Erst wenn die Moro-Reaktion abgebaut ist und sich stattdessen die sog. Sprungbereitschaft entwickelt hat, können die Arme zum Stützen nach vorne schnellen.

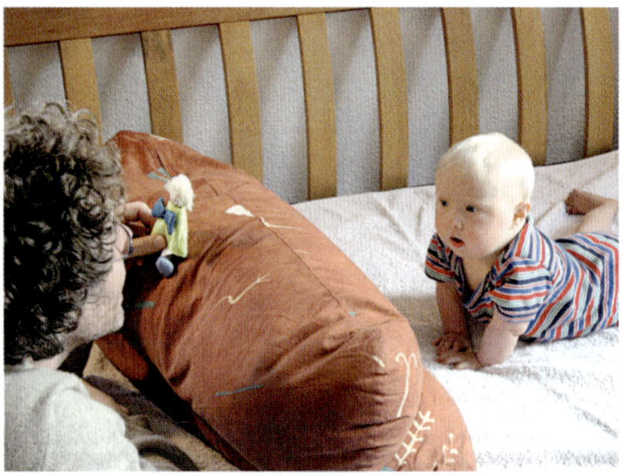

Abb. 4.144 Legen Sie Spielzeug auf eine Erhöhung, Ihr Kind ist viel zu neugierig, um sich nicht zu strecken und aufzustützen. Auch ein nicht allzu hohes Hindernis zwischen Ihrem Kind und seinem Spielzeug fördert die Aufrichtung.

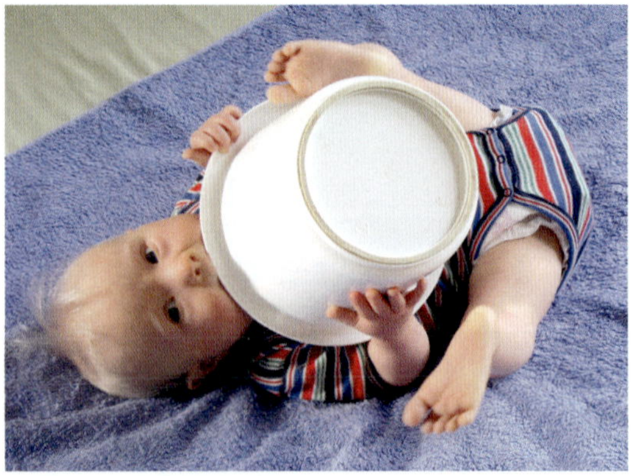

Abb. 4.145 Geben Sie Ihrem auf dem Rücken liegenden Kind eine Plastikschüssel zum Spielen. Mit Begeisterung wird es seine nackten Füße zum Spielen einsetzen, die Schüssel umfassen und mit den Händen an ihrem Rand ziehen.

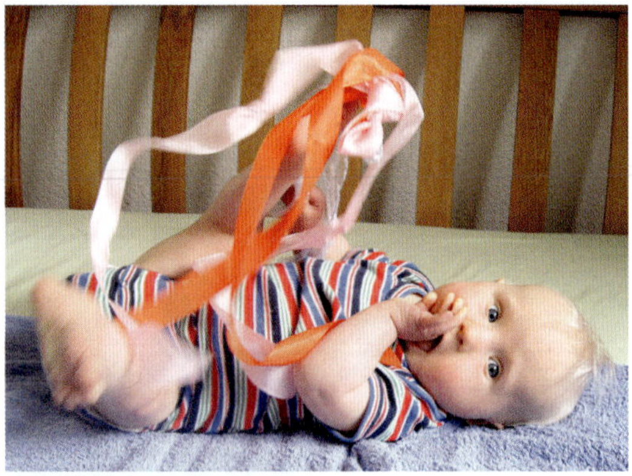

Abb. 4.146 Alle Materialien werden erforscht, von einer Hand in die andere gereicht, mit dem Mund ertastet und geschmeckt. Geben Sie Ihrem Kind Knisterpapier, Badetiere, kleine Holztiere, einen kleinen Ball mit Gummifusseln usw. Spielzeug muss nicht aufwändig sein. Schon mit bunten Bändern kann sich ein Kind lange beschäftigen.

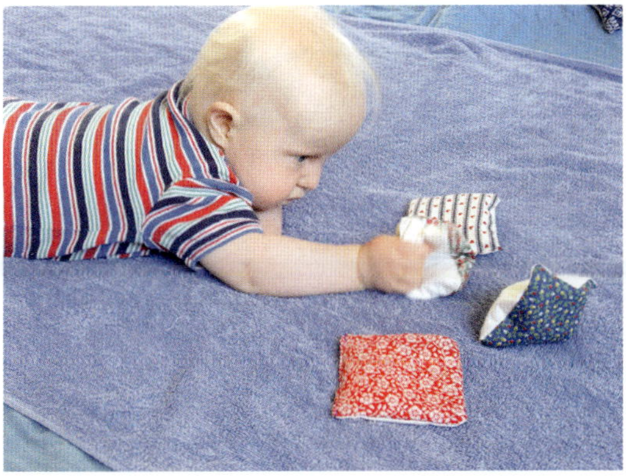

Abb. 4.147 Wenn Sie Perlen, Erbsen oder Reiskörner in kleine Stoffsäckchen nähen, brauchen Sie keine Angst zu haben, dass sich Ihr Kind daran verschluckt. Ertasten wird es die kleinen Dinge genauso interessiert.

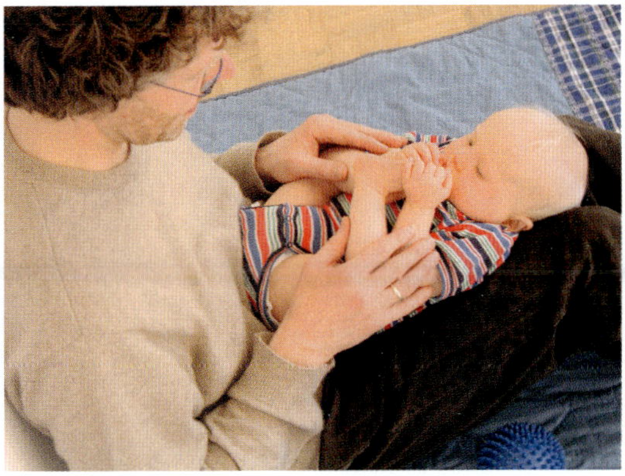

Abb. 4.149 Die Füße sind ein herrliches Spielzeug!

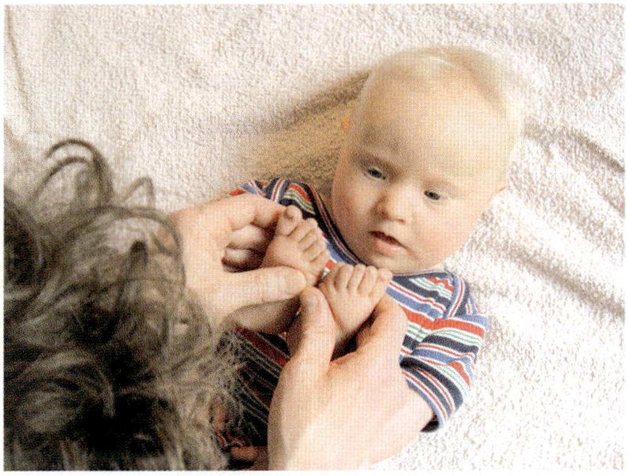

Abb. 4.148 Führen Sie mit gebeugten Beinen die Fußaußenkanten zueinander, sodass das Kind in seine Fußsohlen wie in ein aufgeschlagenes Buch schauen kann. Auch wenn das nicht so aussieht: Diese sog. Supinationsstellung ist Voraussetzung für ein späteres korrektes Aufstellen der Füße.

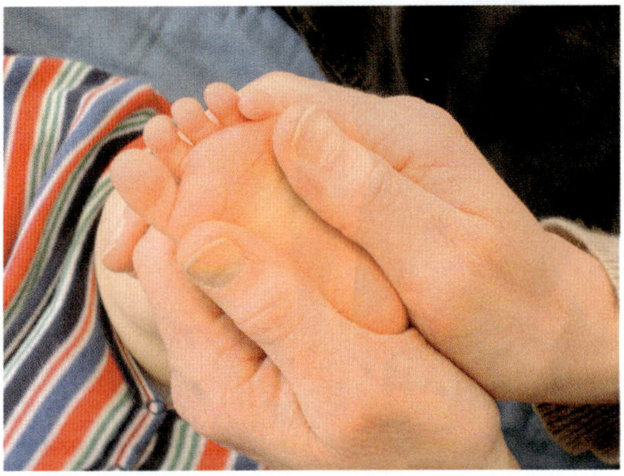

Abb. 4.150 Massieren Sie die Fußsohlen in Länge und Breite. Sie fördern damit schon die Ausbildung der Fußgewölbe.

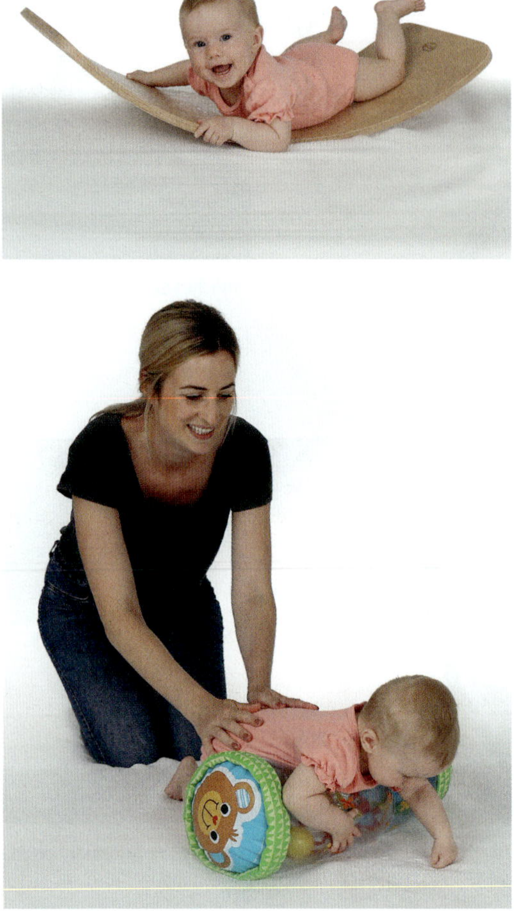

Abb. 4.151 Ihr Kind kann auf einem geeigneten Brett durch die Wohnung „surfen“ … oder bäuchlings auf einer aufblasbaren Rolle spielen. [K382]

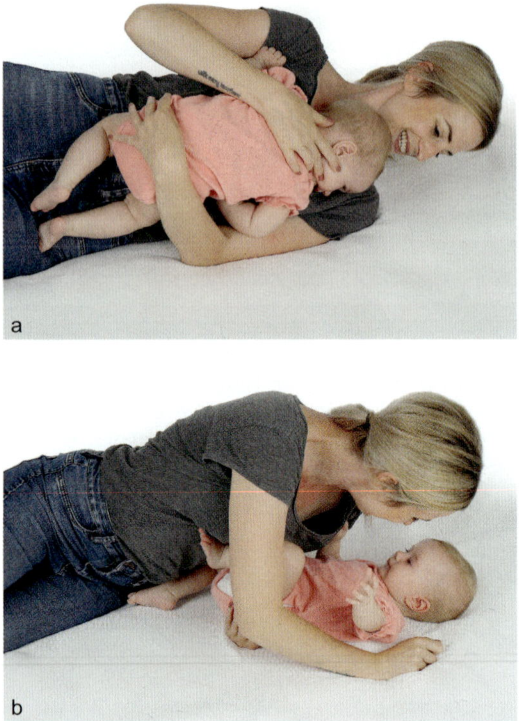

Abb. 4.152 Hier geht alles drunter und drüber. Kullern Sie gemeinsam mit Ihrem Kind durch die Wohnung. [K382]

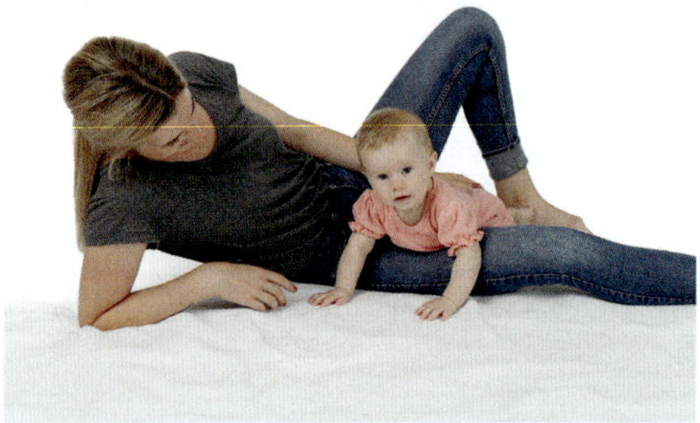

Abb. 4.153 Liegestütze über Mamas Oberschenkel [K382]

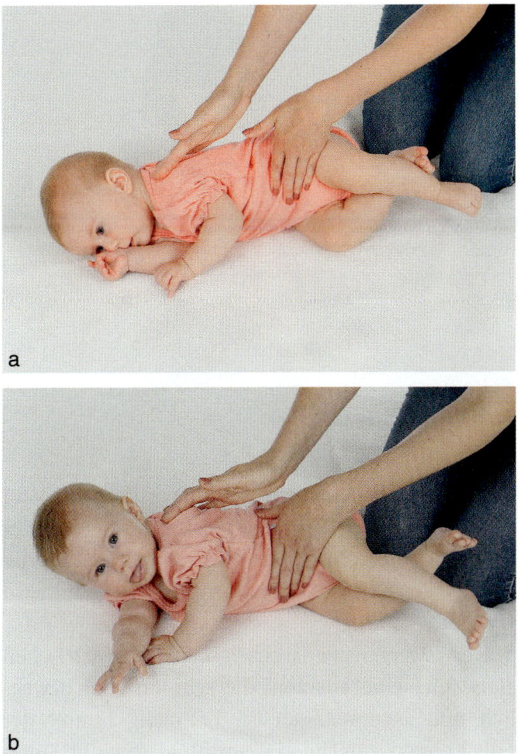

Abb. 4.154 Die „instabile Seitenlage" ist eine spannende Erfahrung für Ihr Kind. Die Rumpfmuskeln werden gekräftigt, die für das Drehen und später für die Aufrichtung wichtig sind. a) Ihr Baby liegt hier auf der Seite und Sie geben ihm Halt am hinteren Schulterblatt und vorne am Becken. b) Jetzt geben Sie einen leichten Zug am Becken. Wahrscheinlich hebt Ihr Kind seinen Kopf und genießt den neu gewonnenen Überblick. [K382]

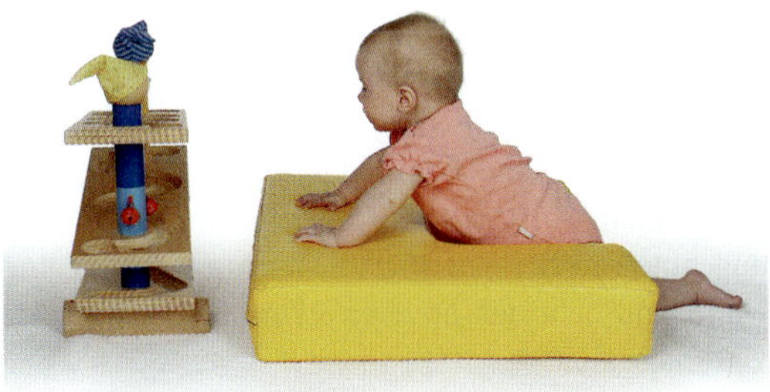

Abb. 4.155 Ein U-Kissen oder eine ähnliche Erhöhung gibt den Beinen eine Begrenzung und hilft beim Handstütz. [K382]

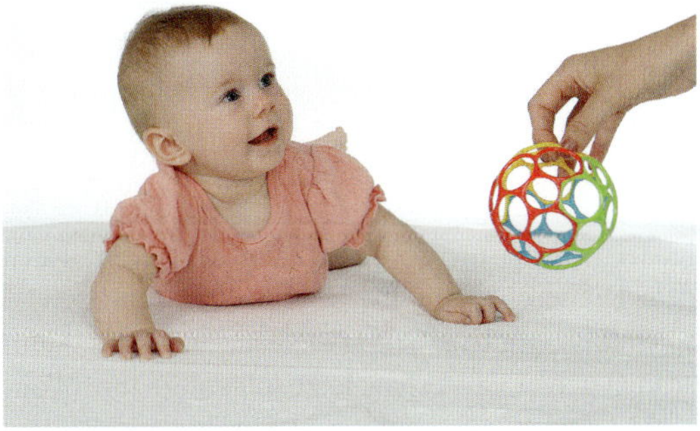

Abb. 4.156 Für Kinderhände ist der sog. O-Ball ein abwechslungsreiches Spielzeug, denn er fällt nicht so leicht aus der Hand.
Spannend wird es, wenn ein Stofftuch in den Ball gesteckt wird und die kleinen Finger versuchen, es herauszuziehen. Wird ein Luftballon in den Ball gepustet, kann er springen. Aber aufpassen: Mit spitzen Fingern kann der Ballon platzen und Kleinteile könnten verschluckt werden. [K382]

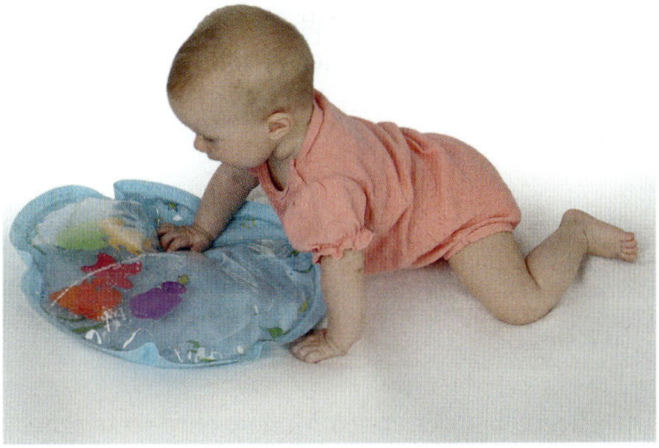

Abb. 4.157 Eine Wasserspielmatte ist interessant zu erforschen. [K382]

4.7 Siebter Meilenstein: Das Robben

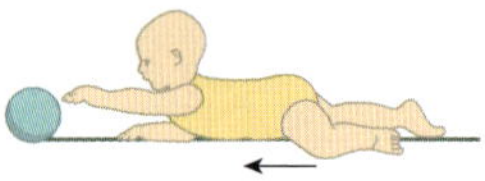

Jetzt ist nichts mehr vor Ihrem Kind sicher! Nach dem Drehen beginnt Ihr Kind, seinen Bewegungsspielraum immens zu erweitern, und das kann schnell gehen. Spätestens jetzt sollten Sie Ihre Wohnung kritisch auf Gefahrenquellen hin inspizieren, Steckdosen mit Kindersicherungen versehen, Reinigungsmittel und Medikamente verschließen, Treppen und Stufen sichern, stachlige Pflanzen entfernen usw. Je nachdem, welche Gefahren Ihre Küche birgt, ist ein Absperrgitter an der Tür sinnvoll. Auch das Bettchen muss rechtzeitig niedriger gestellt werden, denn es dauert nicht mehr lange, bis sich Ihr Kind an den Stäben hochzieht und Sie plötzlich aufrechtstehend begrüßt.

Viele Kinder erreichen den Meilenstein des Robbens am Ende des 7. Monats. Auf glatten Fußböden und nur mit Strampel- oder Strumpfhose bekleidet fällt ihnen das Robben leichter als auf Teppichböden in steifen Jeans.

4.7.1 Merkmale

Rückenlage und Zwergensitz

Die Rückenlage der ersten Monate wird jetzt zunehmend uninteressanter. Nur noch kurz bleibt das Kind auf dem Rücken liegen, um ein Spielzeug genauer zu erkunden oder mit seinen Füßen zu spielen, die es jetzt sogar mit dem Mund ertasten kann (Hand-Fuß-Mund-Koordination). Neu ist die nachlassende Kniebeugung in Rückenlage: Die Beine werden schon mal gestreckt hoch zur Decke gebracht. Das ist der beginnende Langsitz – wenn auch in Rückenlage!

Interessanter als die Rückenlage ist die Fortbewegung. Geschwind dreht sich das Kind vom Rücken auf den Bauch und wieder zurück. Es kann zu jeder Zeit den Drehvorgang unterbrechen, auf der Seite liegen bleiben und spielen. In Seitenlage beginnt das Kind, sich auf seinen unteren Arm zu stützen.

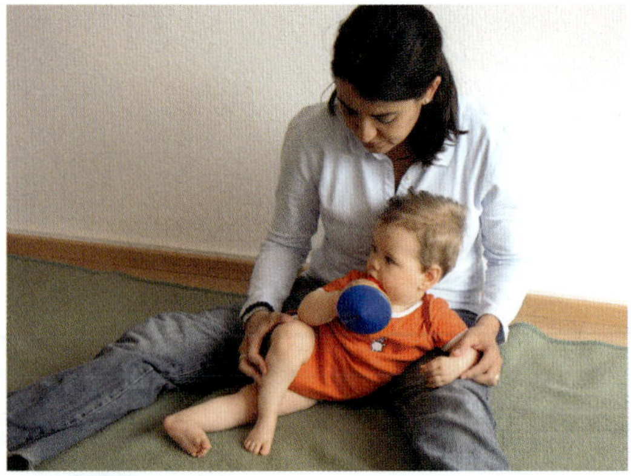

Abb. 4.158 Zwergensitz, noch mit etwas Unterstützung

Dabei liegt das obere Bein entweder angewinkelt auf dem unteren (sog. Römersitz) oder es steht mit der gesamten Sohle im rechten Winkel auf der Unterlage, eine Position, die auch Zwergensitz genannt wird (➤ Abb. 4.158).

Der Zwergensitz ist nach dem symmetrischen Handstütz eine Position, die sehr instabil, beweglich und asymmetrisch ist. Erstmalig nimmt der Fuß Kontakt zur Unterlage auf und gewinnt Stützfunktion. In dieser Zeit zeigt das Kind auch Stehbereitschaft. Gerne hüpft es, gut festgehalten, auf den Oberschenkeln von Mutter oder Vater. Gegen dieses Hüpfen auf dem Schoß ist nichts einzuwenden, aber stellen Sie Ihr Kind noch nicht passiv hin. Fußfehlstellungen wären die Folge. Die Beine übernehmen erst ganz langsam das Körpergewicht in der Senkrechten und die Knie müssen sich stabilisieren. Dass die Füße dabei noch eine starke Senk-Knick-Fußstellung zeigen, ist normal: Bis zum freien Gehen ist es eben noch ein langer Weg!

Bauchlage und Robben

In Bauchlage kann das Kind ein Spielzeug mit gestrecktem Arm ergreifen, welches ihm von oben angeboten wird. Dazu stützt es sich nur noch auf eine Hand und hebt den anderen Arm deutlich von der Unterlage ab.

Neben dem Drehen – jetzt auch vom Bauch auf den Rücken – entdeckt das Kind noch andere Möglichkeiten der Fortbewegung. Es beginnt, in Bauchlage um die eigene Achse zu kreiseln, eine Bewegung, die

Pivoting genannt wird (➤ Abb. 4.159). Auch schiebt es sich im symmetrischen Handstütz rückwärts und stellt verblüfft fest, dass es sich dadurch immer mehr von dem Spielzeug entfernt, das es eigentlich erreichen wollte.

Etwas später gelingt ihm dann aber mit dem Robben die Vorwärtsbewegung (➤ Abb. 4.160). Das Verlangen nach dem Spielzeug außerhalb der Reichweite ist so groß, dass das Kind keine Anstrengung scheut. Und eigentlich hat es mit den vergangenen Meilensteinen schon alles gelernt, was es zum Robben braucht, nämlich den Ellenbogenstütz und die Gewichtsverlagerung zum Einzel-Ellenbogenstütz. Jetzt kann es sich im mehr oder minder gleichmäßigen Wechsel der Arme auf dem Bauch nach vorne ziehen, wobei die Beine locker nachgezogen werden oder leicht mithelfen. Die Hände sollten beim Robben geöffnet sein.

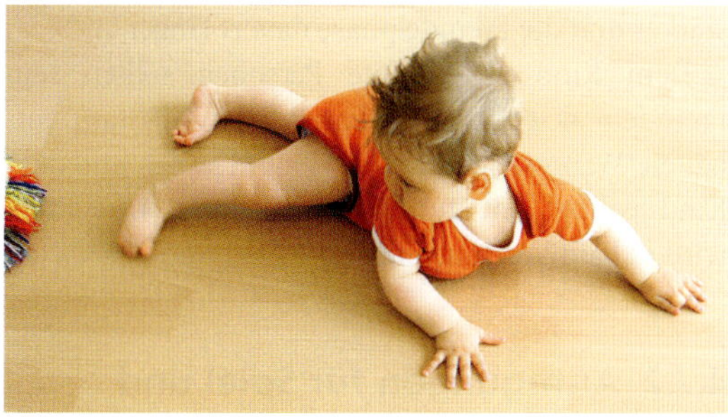

Abb. 4.159 Um Ihr Kind dazu anzuregen, in Bauchlage um seine eigene Achse zu kreiseln (sog. Pivoting), locken Sie es mit einem Spielzeug von der Seite. Es wird versuchen danach zu greifen, und wenn Sie es das Spielzeug nicht ganz erreichen lassen, wird es sich vielleicht auf seinem Bauch kreiselförmig um sich selbst drehen. Die Wirbelsäule erfährt dadurch eine starke Seitneigung und die Rumpfmuskeln eine gute Vorbereitung für die Krabbelphase.

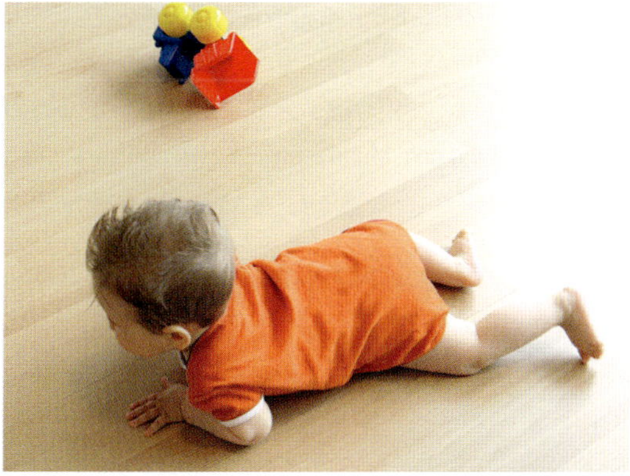

Abb. 4.160 Robben

Nicht jedes Kind fängt an zu robben, meist sind es die besonders neugierigen Kinder, die vor dieser anstrengenden Fortbewegungsart nicht zurückschrecken. Auf glatten Fußböden lässt es sich leichter robben. Das Robben ist auch nur von kurzer Dauer, denn eigentlich möchte Ihr Kind höher hinaus. Es versucht, sich auf Händen und Knien in den Vierfüßlerstand hochzudrücken und schaukelt hier vor und zurück (sog. Rocking). Das nur ca. 2 Wochen auftretende Rocking ist wie manche anderen Bewegungsversuche des Kindes eine Art „Sackgasse", denn ein Spielzeug erreicht es mit dieser Bewegung nicht, weshalb es lieber wieder auf das Robben zurückgreift. Mit dem Rocking jedoch sammelt das Kind neue Erfahrungen im Kniestütz und bekommt schon mal eine Idee von der nächst höheren Position. Aber da aus einem Vierfüßlerstand noch keine Schrittstellung resultiert, führt das Rocking nicht zum eigentlichen Krabbeln. Erst mit dem nächsten Meilenstein bietet der sog. schräge Sitz die Schrittstellung der Arme und Beine und damit die Voraussetzung für das Krabbeln.

Hand- und Fußentwicklung

Aus dem Greifen mit der Daumenseite, das sich während der letzten Meilensteine beobachten ließ, entwickelt sich nun der sog. unreife Pinzettengriff: Das Kind greift nicht mehr mit der gesamten Hand, sondern isoliert mit Daumen und Zeigefinger, vielleicht noch mit Hilfe des Mittelfingers. Dadurch können kleine Krümel zunehmend geschickter aufgehoben und untersucht werden. Anfangs können Daumen und Zeigefinger auch noch wie bei einer Schere gestreckt sein (➤ Abb. 4.161).

Einige Wochen später lässt sich dann der reife Pinzettengriff beobachten, bei dem sich die Fingerbeeren gezielt berühren (➤ Abb. 4.179).

In Rückenlage werden die Füße ausgiebig betrachtet, angefasst und in den Mund genommen (Hand-Fuß-Mund-Auge-Koordination). Dafür müssen die Hüftgelenke beweglich genug sein. In Bauchlage bringt das Kind mit angebeugten Kniegelenken die Fußsohlen zusammen (Fuß-Fuß-Koordination).

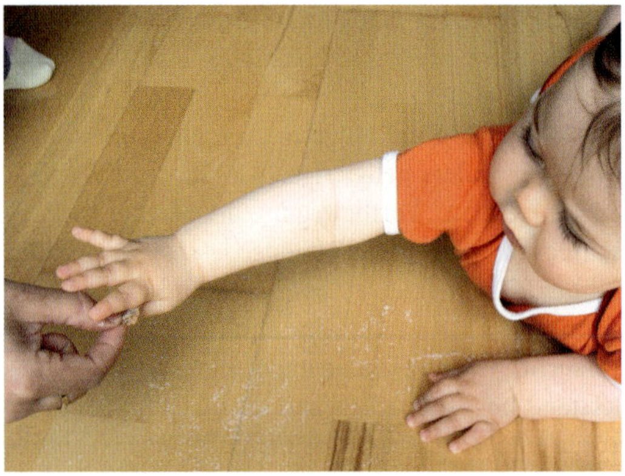

Abb. 4.161 Unreifer Pinzettengriff: Erstes Greifen mit Daumen und Zeigefinger

Mit dem Zwergensitz verlieren die Füße ihre reine Greiffunktion und beginnen zu stützen.

HINWEIS

Gehen Sie mit Ihrem Kind zum Arzt/zur Ärztin, wenn es mit 7 Monaten noch keine Gegenstände von der einen in die andere Hand geben kann und wenn das Robben einseitig/diagonal erfolgt, d. h. immer dasselbe Bein schiebt und derselbe Arm zieht.

Sonstige Fähigkeiten

Sprache Die Feinmotorik und die Sprachentwicklung sind eng miteinander verbunden. Das Kind beginnt, Doppelvokale wie „au" oder „ei", Silben wie „wa", „ba" und „ka" auszusprechen. Das Kind hört sich selbst und ahmt sich nach.

Sozialkontakt Viele Kinder beginnen jetzt zu fremdeln. Das Fremdeln bzw. die Trennungsangst setzt bei den meisten Kindern zwischen dem 6. und 9. Monat ein. Wenige Kinder fremdeln schon früher, wenige erst mit 2 Jahren. Die Fremdelphase dauert meist bis zum 2. oder 3. Lebensjahr an und ist von Kind zu Kind unterschiedlich ausgeprägt.

Das Fremdeln markiert einen wichtigen Abschnitt in der mentalen kindlichen Entwicklung, da es seine Gefühlslage stabilisiert. Es ist Ausdruck seiner Bindung an vertraute Menschen. Schon mit 2 Monaten unterscheidet es bekannte von unbekannten Personen und erkennt über Geruch, Stimme und taktile Wahrnehmung, ob es von einem ihm vertrauten Menschen getragen wird. Aber zu dem Zeitpunkt verhält es sich noch nicht unbedingt abweisend gegenüber fremden Personen.

Je ähnlicher die fremde Person den Eltern ist, desto weniger fremdelt das Kind. Die Natur sorgt durch das Fremdeln dafür, dass sich das Kind an die Personen hält, die es zuverlässig versorgen. Kinder, die schon früh Kontakt mit unterschiedlichen Menschen haben, fremdeln häufig in abgeschwächter Form. Dagegen fremdeln Kinder mit wenigen Kontakten stärker und die Fremdelphase dauert länger an.

Dem Kind unbekannte Personen sollten sein Fremdeln akzeptieren und ausreichend Distanz einhalten. Wenn sie dann noch Geduld haben und dem Kind genug Zeit zum Kennenlernen einräumen, wird es bald Vertrauen fassen.

4.7.2 Anregungen für Spiel und Bewegung

Um das Robben anzubahnen, genügt oft schon ein dickes Kissen oder Polster, auf das Sie Ihr Kind legen. Ein Spielzeug davor – in fast greifbarer Nähe – und das Kind robbt vom Kissen Richtung Spielzeug.

ZIELE

- Das Kind dreht sich vom Bauch auf den Rücken.
- In Bauchlage kreiselt es um die eigene Achse (Pivoting).
- Das Kind robbt.
- Es spielt im Zwergensitz.
- Es ertastet mit dem Mund seine Füße (Hand-Fuß-Mund-Koordination).

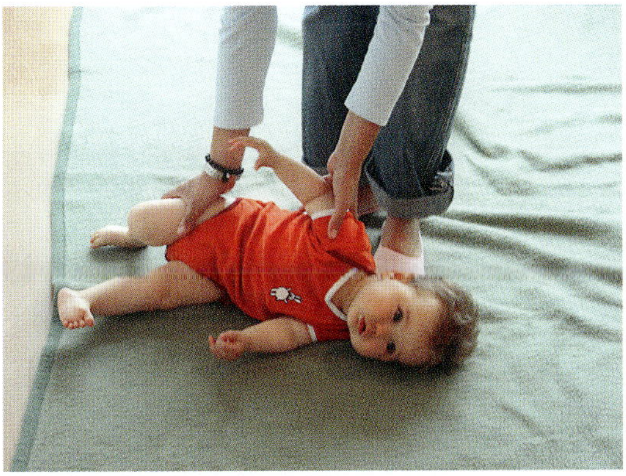

Abb. 4.162 „Da bist du ja wieder!" Viel Spaß beim Rollen durch die ganze Wohnung! Rollen Sie Ihr Kind über den Teppich, vom Bauch auf den Rücken und wieder weiter auf den Bauch. Jedes Mal, wenn es auf dem Rücken landet, werden Sie es mit einer erstaunten Begrüßung leicht zum Glucksen bringen. Dieses Spiel macht auch auf einer weichen Unterlage viel Spaß, z. B. auf einer Luftmatratze oder im Bett der Eltern.

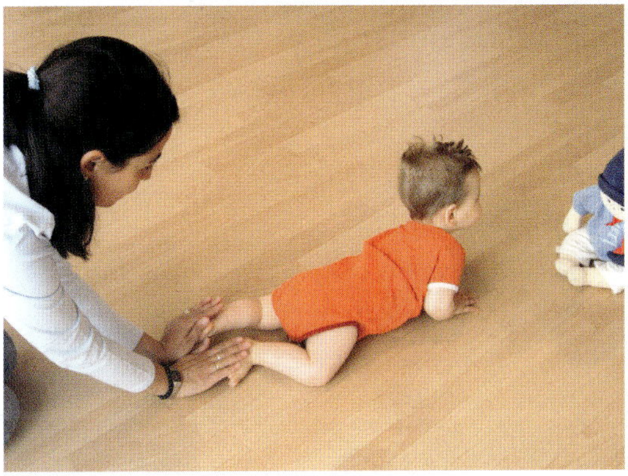

Abb. 4.163 Die Neugier ist groß, aber das Spielzeug liegt so weit weg! An den Füßen können Sie Ihrem Kind eine kleine Starthilfe zum Robben geben. Es wird sich gern an Ihren Händen abdrücken und nach vorne Richtung Spielzeug robben.

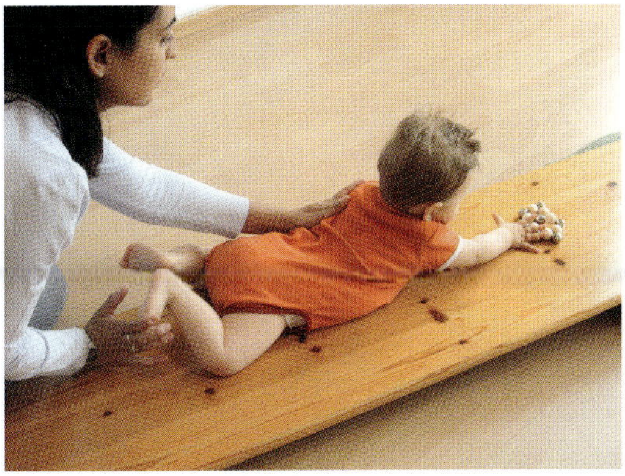

Abb. 4.164 Bergauf gelingt das Robben leichter, weil die Ellbogen durch die Schräge etwas entlastet sind. Sie können eine feste Matratze oder auch ein Brett auf einer Seite leicht erhöhen. Jetzt fehlen dem Kind nur noch ein interessantes Spielzeug und vielleicht noch Ihre Hände, an denen es sich mit den Füßen abdrücken kann.

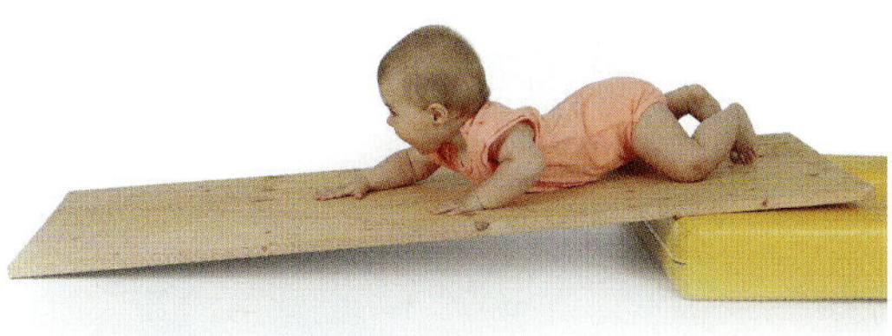

Abb. 4.165 Robben bergab, auch eine besondere Erfahrung. [K382]

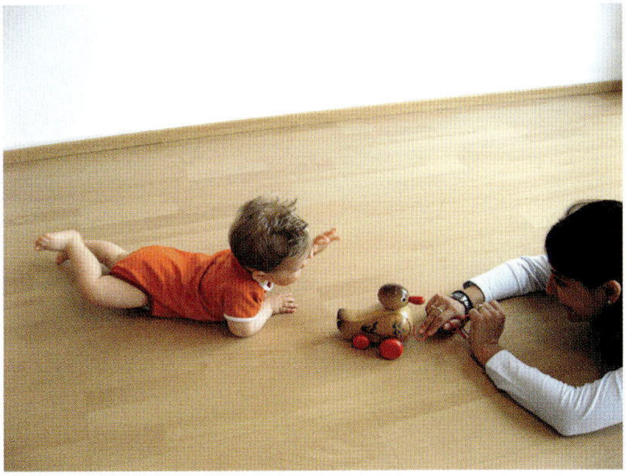

Abb. 4.166 „Halt' mich fest!" Langsam entfernt sich die Ente. Tiere zum Nachziehen, die langsam davonrollen, locken Ihr Kind.

4

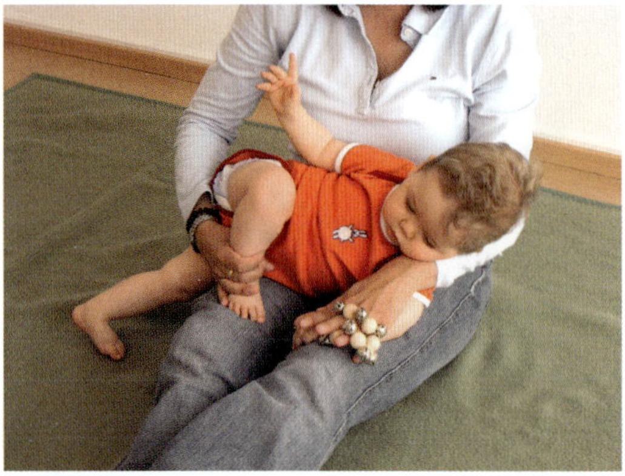

Abb. 4.167 Der Zwergensitz: Es ist gar nicht so einfach, in der Seitenlage mit aufgestütztem Arm das Gleichgewicht zu halten. Aber über den Zwergensitz kann sich Ihr Kind allmählich aufrichten. Auf Ihrem Schoß ist der Zwergensitz zunächst einfacher, Sie können den Fuß Ihres Kindes aufstellen und fixieren und mit Spielzeug locken. Vielleicht hebt Ihr Kind schon den Kopf ab.

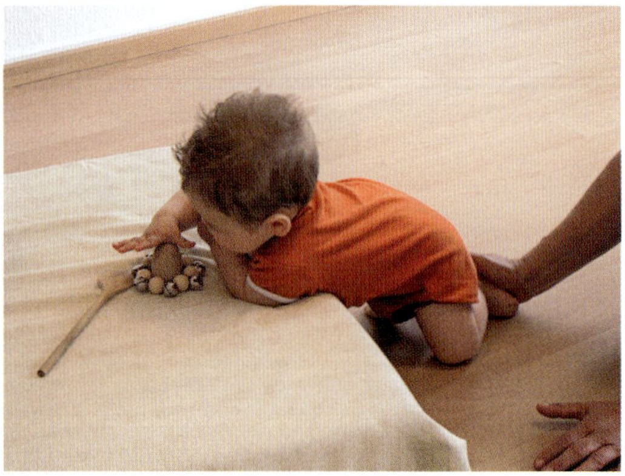

Abb. 4.168 Eine kleine Erhöhung kann das Kind mit Ihrer Hilfe schon meistern. Legen Sie Spielzeug auf ein Polster und geben Sie Ihrem Kind noch etwas Halt an den Füßen: So kann es sein Becken leichter umstellen und trainiert seine Bauchmuskeln.

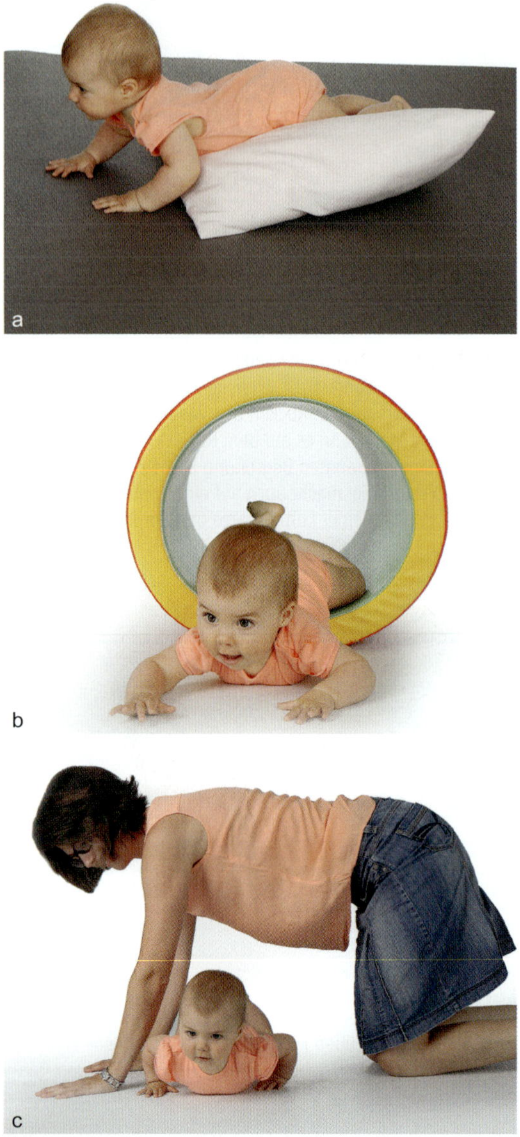

Abb. 4.169 Über ein Kissen geht es leichter. Und durch eine Rolle oder unter dem Bauch der Mutter macht das Robben Spaß. [K382]

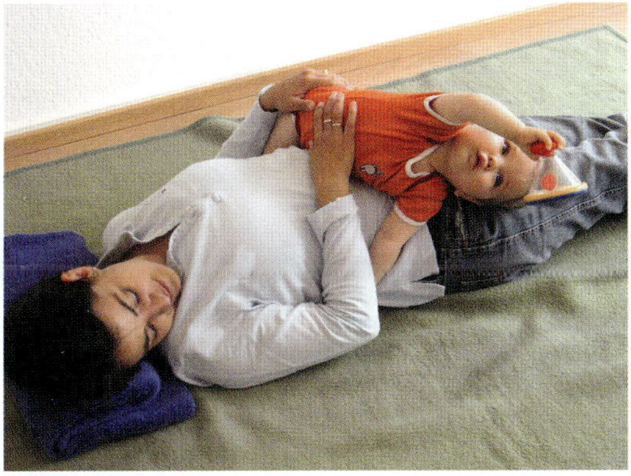

Abb. 4.170 Vergessen Sie nicht: Sie selbst sind das beste „Turngerät" für Ihr Kind!

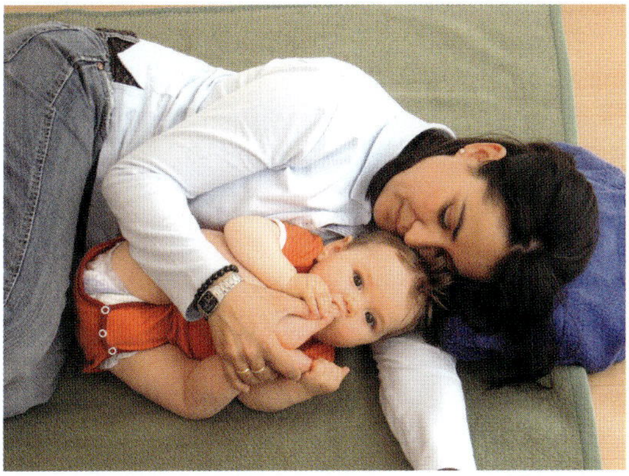

Abb. 4.171 Helfen Sie Ihrem Kind, mit seinen Händen einen oder beide nackten Füße zu ergreifen und sie mit Mund und Zunge zu erforschen. Das geht in Rücken- und Seitenlage, aber auch gut auf dem Schoß. Ziehen Sie Ihrem Kind immer mal wieder die Socken aus, streicheln und drücken Sie die Füße und achten Sie darauf, dass sie warm und belebt sind.

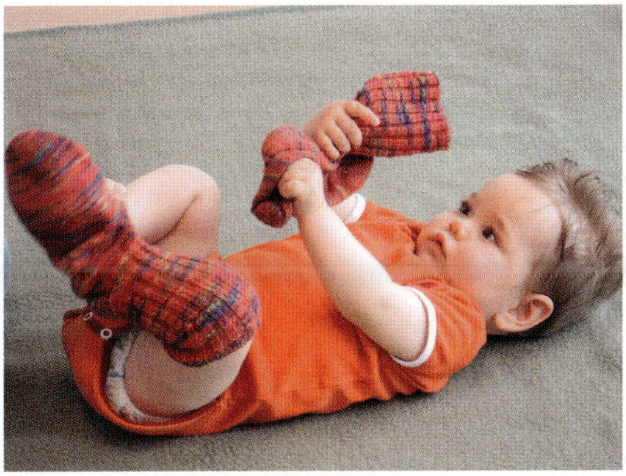

Abb. 4.172 Große Socken kann sich Ihr Kind leicht selbst ausziehen und dabei seine Füße entdecken.

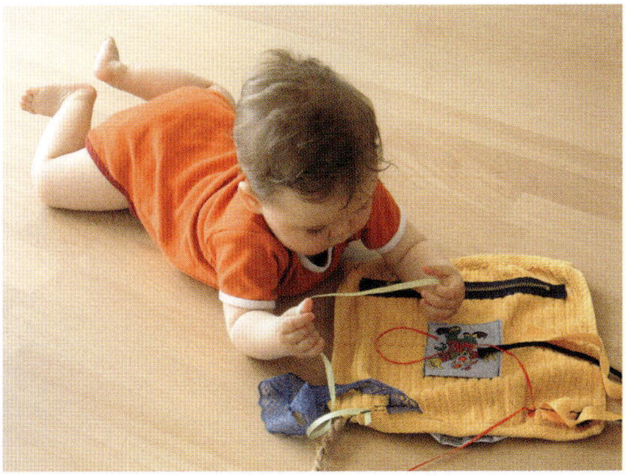

Abb. 4.173 Knöpfe, Reißverschlüsse, verschiedene Stoffe und Bänder, das Erlebnistuch, alles wird genau erforscht.

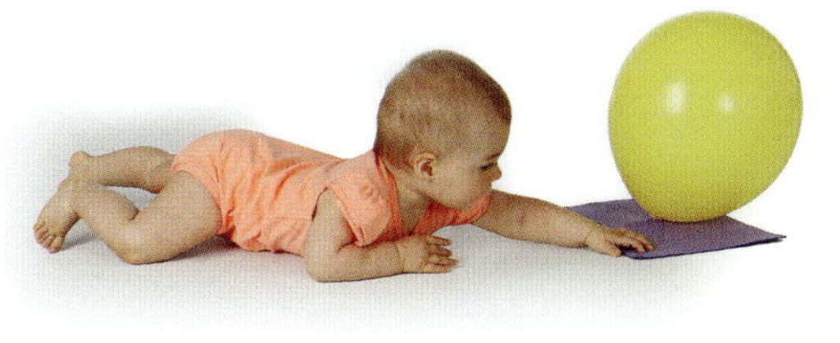

Abb. 4.174 Ein „stehender Luftballon", selbst gebastelt, fasziniert Ihr Kind. [K382]

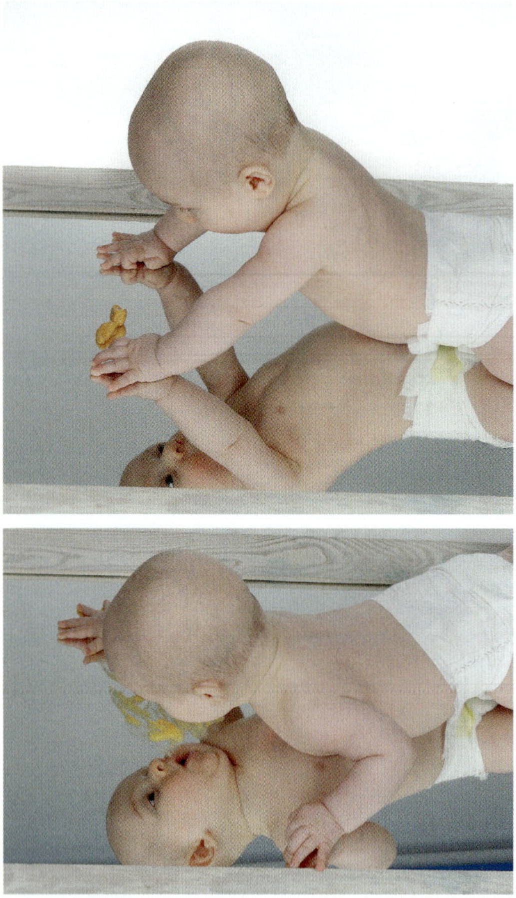

Abb. 4.175 Ein Klecks Gemüsebrei weckt die Neugier zum Probieren und Verschmieren. [K382]

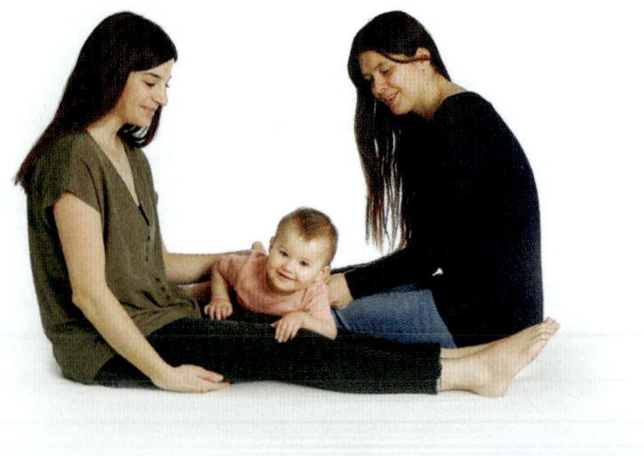

Abb. 4.176 Setzen Sie sich mit ausgestreckten Beinen gegenüber und lassen Sie Ihr Kind das Hindernis überwinden. [K382]

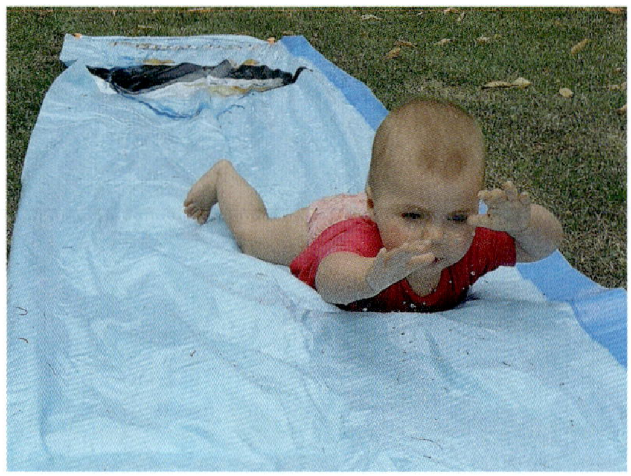

Abb. 4.177 Im Sommer macht jetzt die Wasserrutsche so richtig Spaß! [K405]

4.8 Achter Meilenstein: Der schräge Sitz

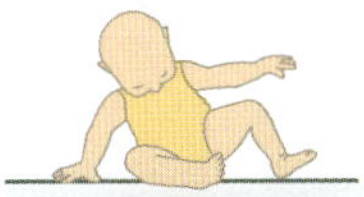

Viele Kinder möchten jetzt selbstständig essen. Auch wenn nicht alle Nahrung den Weg zum Mund findet, lassen Sie Ihr Kind ruhig gewähren. Es wird ihm viel Spaß machen, weichgekochte Erbsen mit der Hand oder auch schon mal mit dem Pinzettengriff aufzunehmen und in den Mund zu stecken. Auch Brotwürfel schmecken wunderbar und können gekaut oder gelutscht werden. Apfelstücke dagegen sind eher ungeeignet. Da sie sich beim Verschlucken nicht auflösen, besteht im schlimmsten Fall Erstickungsgefahr. Erst im Kindergartenalter, also mit ca. 3 Jahren, kauen die Kinder die Apfelstücke richtig. Vorher schmecken gekochte Äpfel bzw. Apfelmus.

Der Bewegungsradius des Kindes hat sich in den letzten Wochen enorm vergrößert, robbend kommt es durch die ganze Wohnung und der Sitz erschließt den Raum nach oben. Die Welt ist spannend! Oft fällt es dem Kind schwer, sich abends ruhig und entspannt dem Schlaf zu überlassen. Den Übergang zwischen Tag und Nacht können Sie für sich selbst und Ihr Kind durch eine feste Einschlafzeremonie schön gestalten und erleichtern. Zu einem solchen Ritual kann das Erzählen gehören („Was haben wir heute erlebt?"), das ruhige Wiegen und Schmusen, ein Lied, ein Gebet oder auch noch die beruhigende Spieluhr aus der ganz frühen Babyzeit. Durch konsequentes Einhalten der Zeremonie kann sich Ihr Kind auf das Zubettgehen einstellen. Dabei ist es nicht wichtig, dass beide Elternteile dieselbe Zeremonie durchführen; sie sollten nur bei ihrem jeweils eigenen Verhalten bleiben.

Viele Kinder erreichen diesen Meilenstein am Ende des 8. Monats.

HINWEIS

Gehen Sie mit Ihrem Kind zum Arzt/zur Ärztin, wenn es sich mit 8 Monaten noch nicht vom Rücken auf den Bauch dreht.

4.8.1 Merkmale

Aufrichtung und Fortbewegung

Dieser Meilenstein steht ganz im Sinne der Fortbewegung und der Aufrichtung. Bewegung macht Spaß! Das Kind dreht sich mit Leichtigkeit auf den Bauch und wieder zurück, kreiselt in Bauchlage um die eigene Achse, robbt schnell und gut durch die ganze Wohnung. Es greift nach Spielzeug, untersucht es gekonnt in Rückenlage oder spielt mit ihm im Zwergensitz. Und es findet zum ersten Mal und eigenständig eine richtige Sitzposition, den sog. schrägen Sitz (➤ Abb. 4.178).

Das Kind hat verschiedene Möglichkeiten, zum schrägen Sitz zu kommen:

- Meist über den Vierfüßlerstand: Aus dem symmetrischen Handstütz in Bauchlage richtet es seinen Rumpf so gut auf, dass nur noch die Oberschenkel belastet und die Hüftgelenke vollständig gestreckt sind. Stemmt es sich dann noch höher, kommt es zu einer reflektorischen Anspannung der Bauch- und Hüftbeugemuskulatur: Das Kind erreicht den Vierfüßlerstand, aus dem heraus es sein Becken seitlich auf die Unterlage bringen und sein Gesäß belasten kann.
- Das Kind kann aber auch in den schrägen Sitz kommen, indem es sich im Zwergensitz nicht mehr nur auf den Unterarm stützt, sondern im Handstütz nach oben stemmt. Damit werden das Gesäß und der untenliegende Oberschenkel

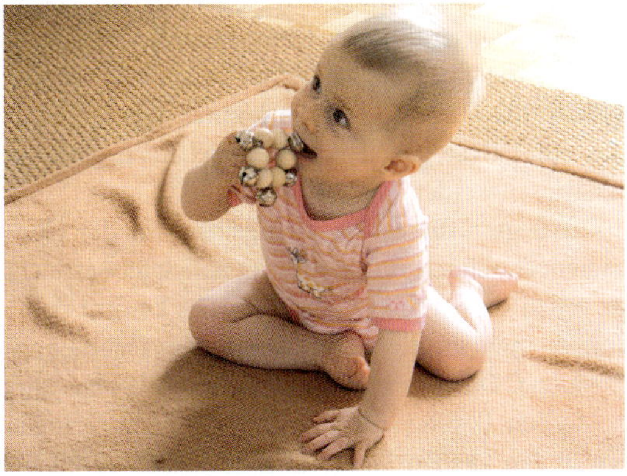

Abb. 4.178 Der schräge Sitz

erstmalig seitlich belastet: Das Kind sitzt, Hüft- und Kniegelenke sind angewinkelt. Es braucht jetzt nur noch eine Hand zum Stützen; die andere wird frei, kann über den Kopf genommen werden, mit Spielzeug hantieren oder kleine Krümel vom Boden auflesen.

Der schräge Sitz ist noch asymmetrisch und bedarf einer Stützhand, aber er ist die Brücke zwischen den liegenden und den aufrechten Positionen des Kindes und bahnt den Weg in die Aufrichtung. Etwas später wird das Kind aus dem schrägen Sitz in den Vierfüßlerstand und zum Krabbeln gelangen und sich über den Kniestand an Möbeln hochziehen können. Außerdem kann es im schrägen Sitz leichter und höher nach oben greifen. Nur aus dem schrägen Sitz entdeckt das Kind selbstständig den Langsitz, indem es den Oberkörper etwas von der Stützhand wegdreht und die Beine streckt. Er wird zunächst noch als unreifer Langsitz bezeichnet, wenn die Beine nach innen oder zu weit nach außen rotiert und Becken und Wirbelsäule noch zu stark gebeugt – noch nicht „entfaltet" – sind. Aber jetzt hat das Kind beide Hände frei und kann sich voller Neugier dem feinmotorischen Spiel widmen.

Solange das Kind noch nicht den sog. reifen Langsitz (➤ Kap. 4.9) beherrscht, sollten Sie es noch nicht passiv hinsetzen.

Hand- und Fußentwicklung

Nun verfeinert sich das Greifen erneut und der reife Pinzettengriff entwickelt sich. Der Pinzettengriff ist ein Präzisionsgriff, denn Daumen und Zeigefinger werden wie eine Pinzette benutzt: Es berühren sich präzise die Fingerbeeren. So können kleine Perlen aus einer Dose geholt oder Krümel noch gezielter aufgelesen werden (➤ Abb. 4.179).

Zu Beginn dieses Pinzettengriffs trifft der Daumen noch seitlich am Zeigefinger auf. Später erreicht er genau dessen Spitze. Der Daumen kommt dabei immer mehr in die Abspreizung (sog. Daumenopposition). Das ältere Kind (ab dem 3. Lebensjahr) sollte den Daumen zu allen Fingerspitzen bringen sowie den kleinen Finger und den Daumen zueinander führen können. Ist die Feinmotorik nur unzureichend entwickelt, bringt das Kind den Daumen wie beim Schlüsselhalten nur an die Außenseite des

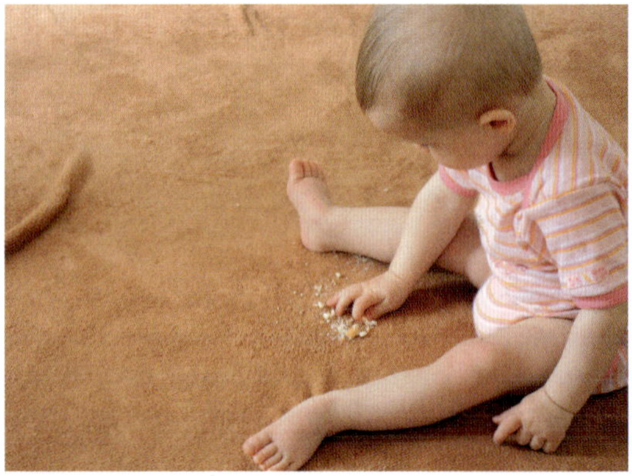

Abb. 4.179 Pinzettengriff. Leckere Krümel werden präzise aufgegriffen und verspeist.

Zeigefingers und wird später Schwierigkeiten haben, einen Stift zu halten.

Der Pinzettengriff unterscheidet uns von allen anderen Säugetieren. Nur der Affe kann ebenfalls den Daumen zum Zeigefinger bringen, jedoch nicht den kleinen Finger zum Daumen, wodurch dem Menschen noch weit vielfältigere Handlungen möglich sind. Dieser kleine Griff ist für die Entstehungsgeschichte der Menschheit von großer Bedeutung, denn die fortschreitende Handnutzung führte zu einer enormen Massezunahme des Gehirns, insbesondere im Bereich des Stirnhirns. Handlungen bewusst werden zu lassen, zu planen und die Konsequenzen bestimmter Handgriffe zu reflektieren, das sind Aufgaben des Stirnhirns, die bei uns Menschen in einzigartiger Weise ausgebildet sind.

Mit diesem Meilenstein werden nicht nur die Finger, sondern auch die ganzen Hände immer vielfältiger und gezielter eingesetzt. Sie stützen, ziehen und greifen. Zudem beginnt das beidhändige Greifen. Nun kann das Kind mit beiden Händen je einen kleinen Gegenstand halten und ihn in die andere Hand bewusst übergeben. Dazu ist es notwendig, dass es die Hände unabhängig voneinander öffnen und schließen kann. Vor dieser Zeit kann es passieren, dass es einen Gegenstand mit einer Hand festhält und mit der freien Hand nach einem neuen Gegenstand greifen möchte. Dabei fällt der erste Gegenstand aus der Hand, da sich diese mit öffnet.

Mit der allmählichen Aufrichtung verbessert sich auch die Stehbereitschaft der Füße, wodurch die Beinmuskulatur gestärkt wird. Im letzten Meilenstein entwickelte sich die Hand-Fuß-Mund-Koordination, jetzt ist sie ausgereift und das Kind ist in der Lage, seinen Fuß in den Mund zu nehmen und ausführlich zu erkunden.

Sonstige Fähigkeiten

Sehen Mit der Fähigkeit, nun scharf und dreidimensional zu sehen, erwacht eine unstillbare Neugierde, alles genau zu untersuchen, was unter die Augen und in die Finger gerät.

Sprache Silbenverdopplungen wie „dadada", „gagaga" oder „mamama" werden gebildet. Kinder hören interessiert bei Gesprächen zwischen Erwachsenen zu. Sie ahmen Laute nach, welche vorgesprochen werden, und sind fasziniert von den Bewegungen des Mundes, der diese Laute hervorbringt. Mit der Hand wird der Mund des Gegenübers ertastet.

Das Kind beginnt, erste Worte zu verstehen. „Nein" versteht das Kind schon schnell, befolgt wird es noch nicht. Das Kind reagiert auf seinen Namen, es unterbricht sein Spiel und sucht den Blickkontakt. Jetzt wäre der Zeitpunkt, an dem Eltern mit der „Zwergensprache" beginnen können, d. h. mit Handzeichen für gebräuchliche Begriffe oder Handlungen (➤ Kap. 2.3).

Sozialverhalten Die Mimik des Kindes ist sehr lebhaft; Gefühle prägen den Gesichtsausdruck. Das Kind schaut seinem Spiegelbild in die Augen und betastet es mit Hand und Mund.

Verstecken spielen macht jetzt großen Spaß. Auch Spielzeug, welches unter einem Tuch versteckt wird, bleibt nicht lange unentdeckt. Was für Dinge gilt, gilt auch für Menschen: Ist die Mutter in einem anderen Raum, muss sich das Kind nicht ständig ihrer Anwesenheit vergewissern. Dies ist ein Zeichen für die Entwicklung des Kurzzeitgedächtnisses.

4.8.2 Anregungen für Spiel und Bewegung

Beide Hände werden zum Spielen frei, sodass Ihr Kind plötzlich viele neue Spielmöglichkeiten entdeckt. Geben Sie ihm Alltagsgegenstände, Topf und Löffel zum Trommeln und Rühren oder den schon bewährten Korb mit Wäscheklammern. Auch leere Plastikflaschen mit verschiedenen Verschlüssen werden oft mit viel Geduld erforscht. Ein wunderbares Spielzeug ist eine Röhre aus Plastik oder Pappe, durch die Sie mit Ihrem Kind kleine Bälle hindurchrollen lassen können.

ZIELE

- Das Kind begibt sich in den Vierfüßlerstand.
- Es entdeckt den schrägen Sitz.
- Es benutzt den Pinzettengriff.

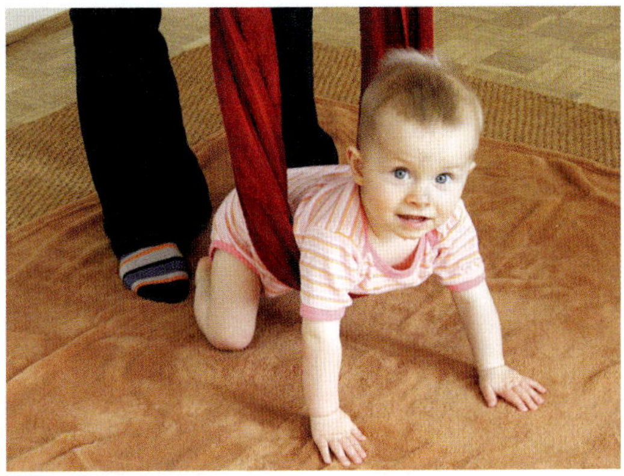

Abb. 4.180 Fertig ist der Vierfüßlerstand! Ein Badehandtuch kann hilfreich sein, das Sie unter dem Bauch Ihres Kindes breit hindurchführen und etwas anheben. Der Handstütz wird leichter und das Kind kann seine Beine besser anbeugen.

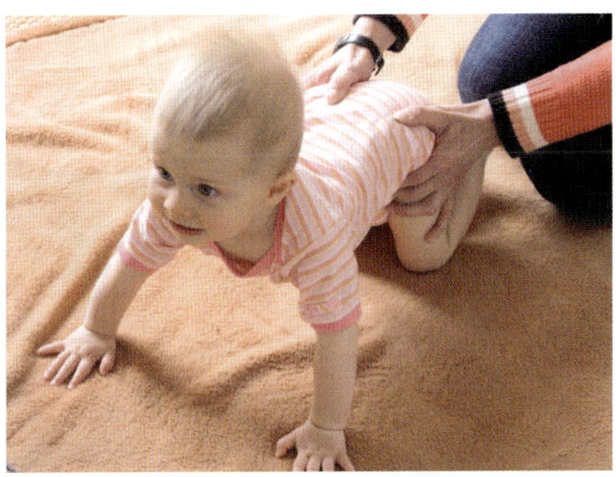

Abb. 4.181 So wird der Vierfüßlerstand sicherer: Halten Sie Ihr Kind am Becken und schaukeln Sie es leicht vor und zurück (Rocking).

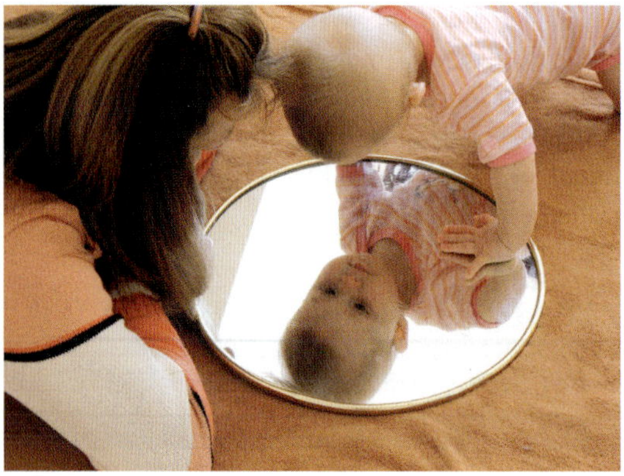

Abb. 4.182 Legen Sie Ihr Kind auf einen Spiegel. Es wird sich aufstützen und vielleicht auch schon mit etwas Unterstützung in den Vierfüßlerstand kommen.

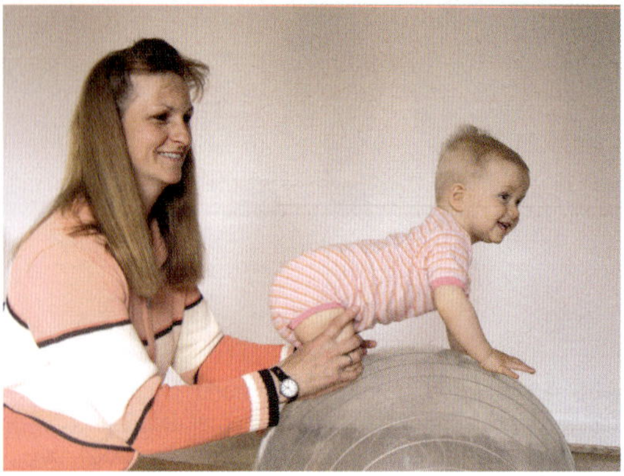

Abb. 4.183 Gut gesichert: der Vierfüßlerstand auf dem großen Ball!

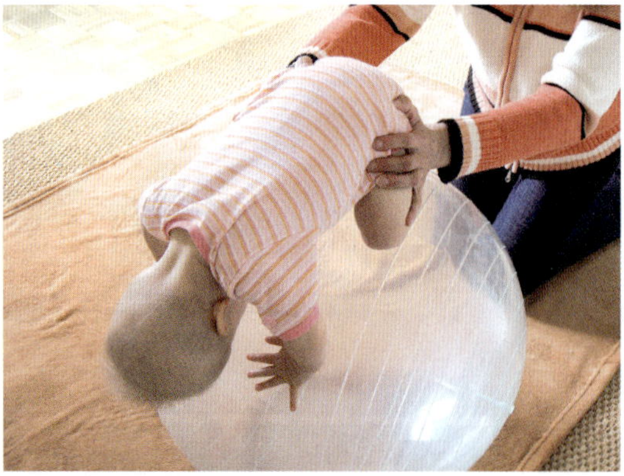

Abb. 4.184 Wenn das Ihrem Kind Spaß macht, rollen Sie den Ball langsam vor und zurück, hin und her.

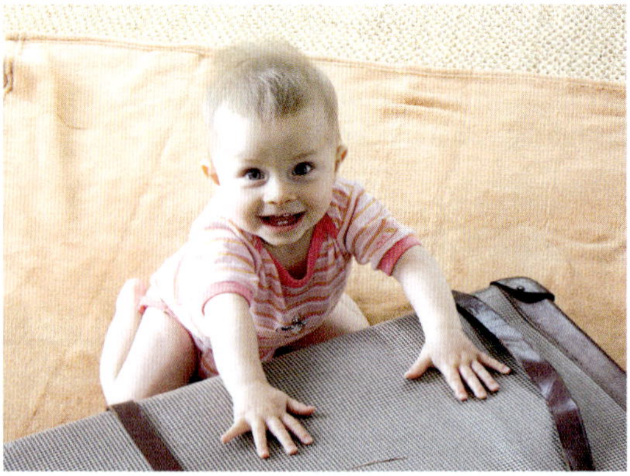

Abb. 4.185 Ein alter Koffer weckt mit seinen Schnallen, seinem Griff und seinem geheimnisvollen Inhalt die Neugier eines jeden Kindes. Er bietet vielfältige Spielmöglichkeiten, die das älter werdende Kind nach und nach mit Freude entdeckt. Jetzt kann es zum Koffer robben und sich daran hochziehen, um ein Spielzeug zu erreichen. Es kommt in den erhöhten Vierfüßlerstand, bei dem es erstmalig seine Knie belastet. Zudem hat das Trommeln auf dem Koffer seine musikalischen Reize.

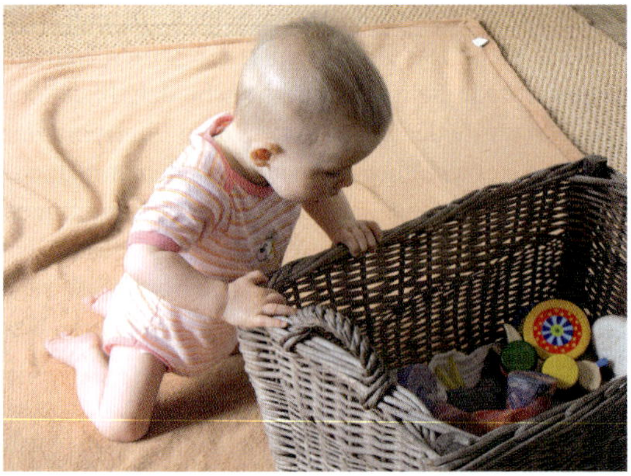

Abb. 4.186 Auch ein großer Korb weckt die Neugier Ihres Kindes. Aus dem Vierfüßlerstand zieht es sich nach oben auf die Knie.

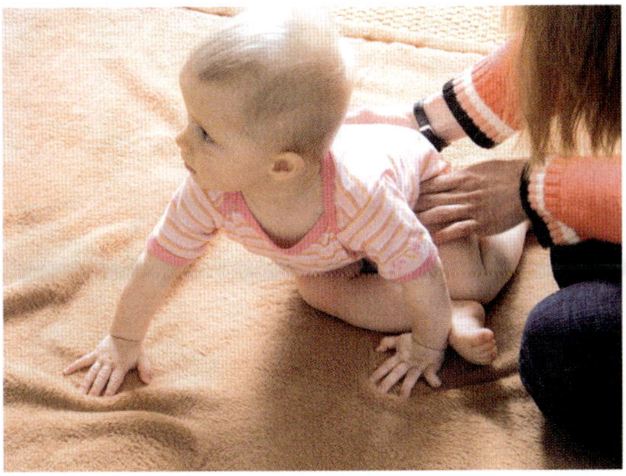

Abb. 4.187 Aus dem Vierfüßlerstand findet Ihr Kind mit etwas Hilfe leicht in den schrägen Sitz. Halten Sie es am Becken und bringen Sie seinen Po seitlich Richtung Unterlage.

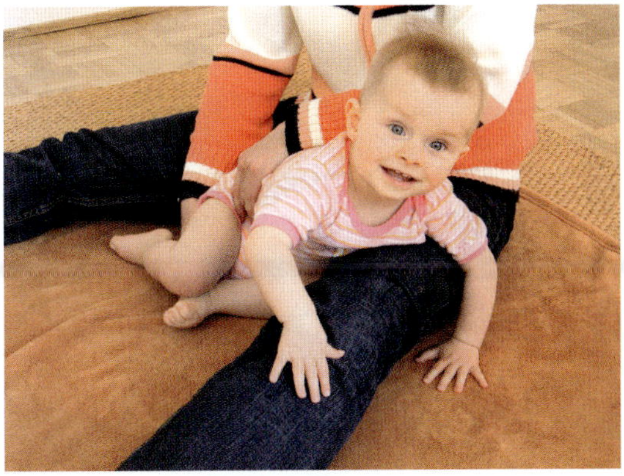

Abb. 4.188 Das funktioniert auch gut, wenn Ihr Kind den Vierfüßlerstand über Ihrem Bein einnimmt. Jetzt kann es sich seitlich auf den Po setzen und mit Ihnen brabbeln und spielen.

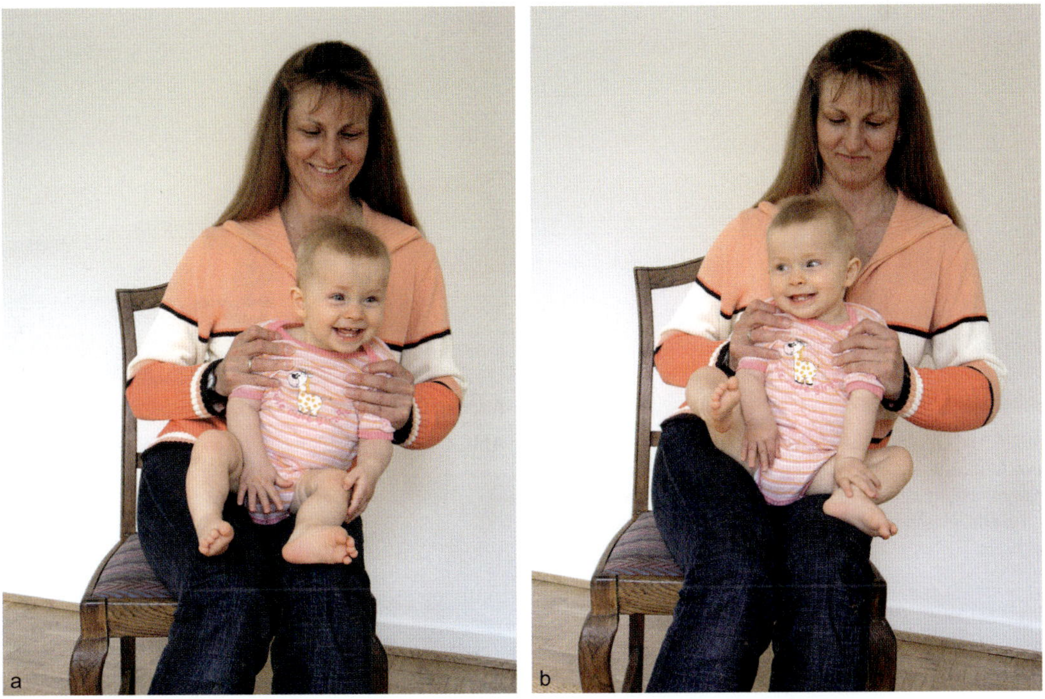

Abb. 4.189 a) Gleichgewicht halten! Setzen Sie sich auf einen Stuhl oder in den Langsitz auf den Boden. Ihr Kind sitzt angelehnt auf Ihrem Schoß. Stützen Sie es am Rumpf oder an den Schultern. Jetzt können Sie gemeinsam schaukeln, d. h. das Gewicht von der einen auf die andere Gesäßhälfte verlagern und auf jeder Seite einen Moment innehalten. Ihr Kind wird Ihre Bewegung mit viel Spaß mitmachen, wird seine belastete Rumpfseite strecken und die unbelastete verkürzen – eine Fähigkeit, die es für seine weitere Aufrichtung benötigt. Auch wird es seinen Kopf immer wieder so im Raum einstellen, dass die Augen horizontal stehen. b) Sitzen, Schaukeln und dann noch Drehen! Das geht, denn allmählich bewegt Ihr Kind seine Wirbelsäule in allen drei Dimensionen. Schaukeln Sie mit Ihrem Kind wie bei a) beschrieben, nur fügen Sie der Seitneigung eine Drehung hinzu: Wenn Sie nach rechts schaukeln, drehen Sie sich und Ihr Kind nach links und umgekehrt.

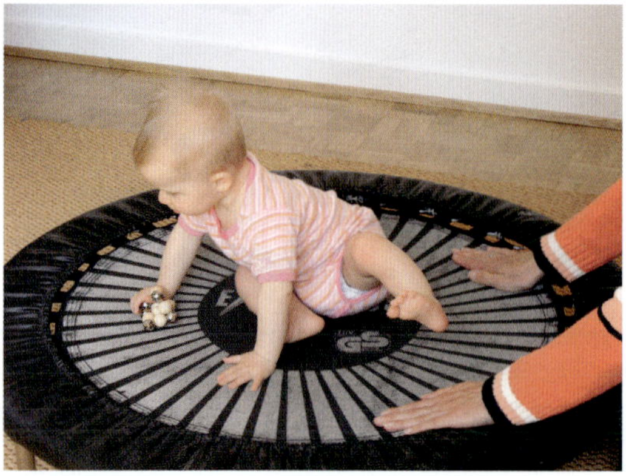

Abb. 4.190 „Nicht umkippen!" Der schräge Sitz auf einem Trampolin, einer Luftmatratze oder einem Wackelkissen fördert das Gleichgewicht und die Reaktionsfähigkeit. Bringen Sie das Trampolin sanft mit Ihrer Hand in Schwingung und achten Sie darauf, dass Ihr Kind den schrägen Sitz auf beiden Seiten einnehmen kann.

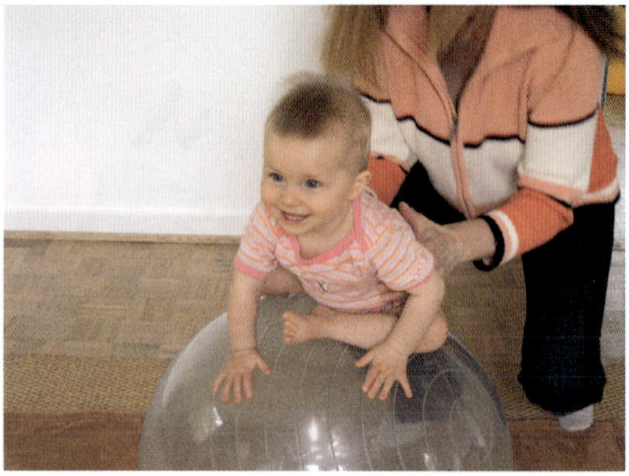

Abb. 4.192 Der schräge Sitz macht Spaß und wird sicherer auf einem großen Ball. Halten Sie Ihr Kind gut am Becken fest!

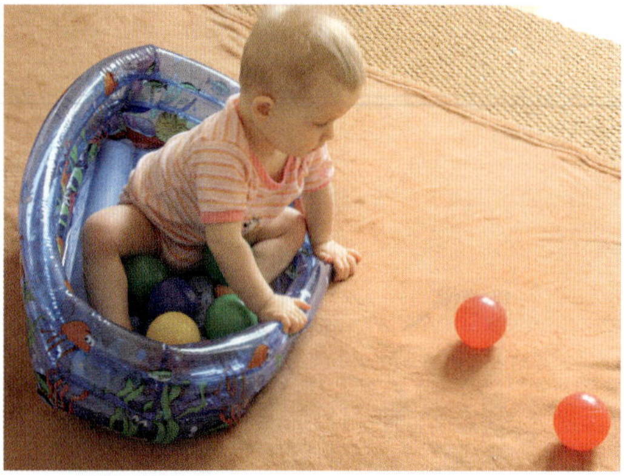

Abb. 4.191 Auch das Babyschwimmbad trainiert das Gleichgewicht im Sitz. Sie können Ihrem Kind auch Bälle mit ins Schwimmbad geben. Wahrscheinlich wird es sie hinauswerfen und wieder einsammeln und dabei häufig die Positionen wechseln.

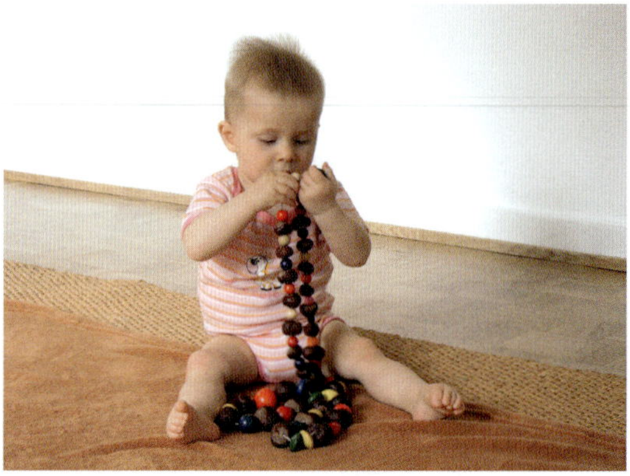

Abb. 4.193 Eine Kastanienkette wird genau erforscht.

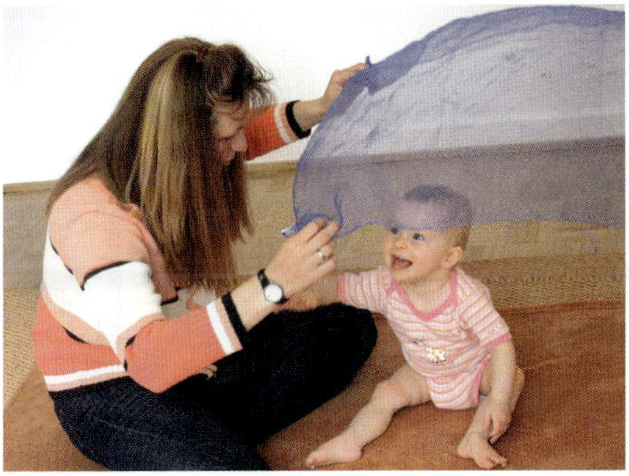

Abb. 4.194 Spiel mit der Wolke: Ein blaues Tuch schwebt immer wieder herab und das Kind freut sich auf die Freude.

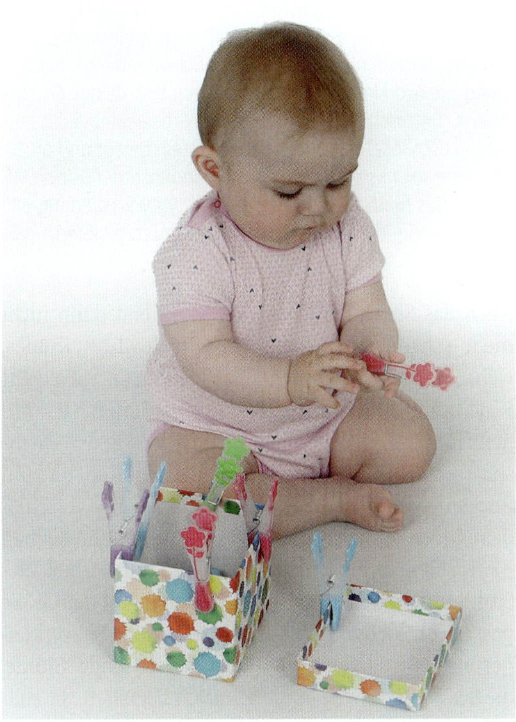

Abb. 4.195 Eine Box mit Wäscheklammern wird begeistert aus- und vielleicht auch wieder eingeräumt. [K382]

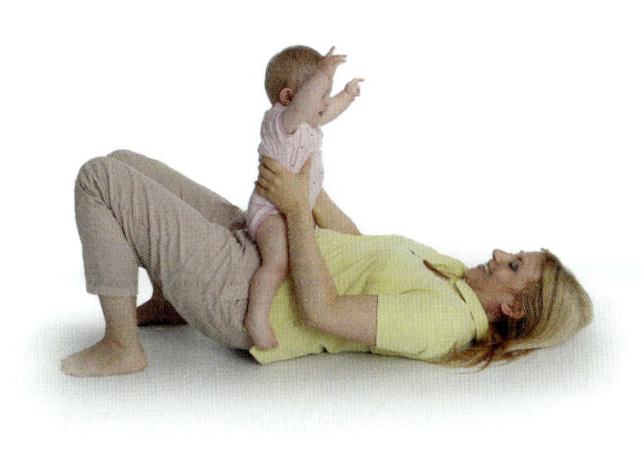

Abb. 4.196 Der Klassiker: auf dem Bauch Pferdchen spielen. [K382]

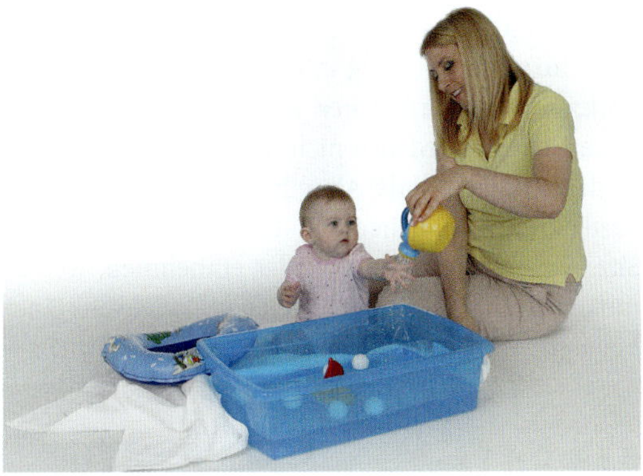

Abb. 4.197 Indoor-Wasserspiel [K382]

4.9 Neunter Meilenstein: Das Krabbeln

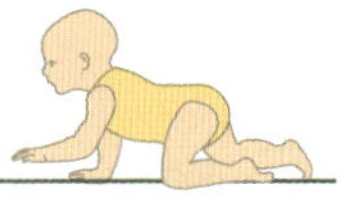

Der schräge Sitz, das Krabbeln, der Langsitz und das Hochziehen an Möbeln lassen sich kurze Zeit nacheinander und zuweilen sogar in unterschiedlicher Reihenfolge beobachten. Viele Kinder machen Ende des 9. Monats die ersten Krabbelversuche und setzen sich vielleicht sogar schon zum Spielen in den sog. reifen Langsitz, bei dem die Beine gestreckt sind, die Kniescheiben nach oben bzw. leicht nach außen zeigen und die Wirbelsäule aufgerichtet ist (➤ Abb. 4.198).

4

Das Kind erlernt den Langsitz, weil es sich brennend für sein Spielzeug interessiert und dieses mit *beiden* Händen erforschen möchte. Ein Kind ohne diese Neugier wird sich nicht hinsetzen, auch wenn es das entsprechende Alter hat und seine Motorik dazu bereit wäre. Beherrscht das Kind allerdings den Sitz, wird es ihn immer wieder einnehmen, weil er ihm mehr Möglichkeiten bietet, das Umfeld aus einer höheren Warte zu erforschen.

BEACHTE

Das Sitzen

Erst wenn das Kind über den schrägen Sitz selbstständig in den reifen Langsitz gefunden hat, darf es passiv hingesetzt werden, denn erst dann ist die Wirbelsäule stabil genug und kann vertikal belastet werden. Vorher beherrscht das Kind noch nicht die Bewegungsmuster, mit deren Hilfe es den Sitz erreicht bzw. die Sitzposition auch wieder verlassen kann.

Das Rutschen auf dem Po

Kinder, die zu früh hingesetzt werden und vorwärtskommen wollen, beginnen, sich auf dem Gesäß rutschend fortzubewegen anstatt zu krabbeln. Sie sitzen meist auf einem Bein und strecken das andere nach vorn. Dann stoßen sie sich mit einer Hand nach vorne ab.
Diese unkonventionelle Fortbewegungsweise wirkt sich hemmend auf die weitere Bewegungsentwicklung aus. Wenn die Kinder das Krabbeln auslassen und man ihnen zudem beim Stehen und Gehen „hilft", werden sie eher später als früher das freie Gehen erlernen, da sie sich die Entwicklungsmeilensteine nicht selbst erarbeitet haben.

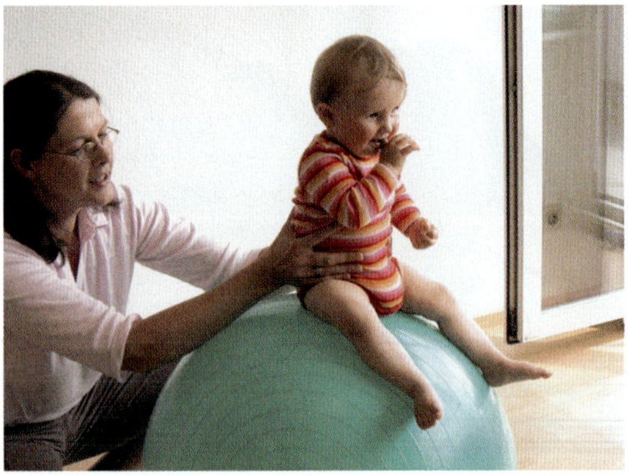

Abb. 4.198 Langsitz auf großem Ball

Die asymmetrische krumme Sitzhaltung können die Kinder ihre gesamte Wachstumsphase und darüber hinaus beibehalten. Eine Beckenschaufel zeigt nach vorne, die andere nach hinten. Durch die unterschiedliche Belastung entwickeln sich die Beckenschaufeln in der Größe meist unterschiedlich. Für eine Wirbelsäulenverkrümmung (Skoliose) ist somit der Grundstein gelegt und auch die Hüftgelenkstellung erhält eine ungünstige Position. Wenn das Kind auf dem Po geschickt vorwärtskommt, ist es schwierig, es wieder zum Krabbeln zu motivieren.

Auch das Sitzen im Hochstuhl wirkt erst dann nicht mehr schädigend auf die Wirbelsäule Ihres Kindes, wenn es frei und selbstständig sitzen kann. Sobald Ihr Kind krabbelt und in den Langsitz gefunden hat, können Sie es jedoch bedenkenlos zum Essen in den Hochstuhl setzen. Der Rücken sollte dabei vom Kopf bis zum Becken gerade und aufgerichtet sein. Es gibt verschiedene Modelle von Hochstühlen, aus unterschiedlichen Materialien, in verschiedenen Größen und Farben. Der Stuhl muss absolut kippsicher sein und von der Größe passen; für kleine, zierliche Kinder ist eine Sitzverkleinerung sinnvoll. Geeignet sind „mitwachsende" Stühle, die das Kind bis weit in die Schulzeit begleiten. Sie sollten ein Fußbrett haben, auf dem das Kind seine Füße abstellen kann. So kann sich das Kind besser aufrichten und sackt nicht in sich zusammen.

Auch im Kinderwagen darf Ihr Kind nun sitzen und die Welt aus einer höheren Position betrachten. Es wird viel Interessantes entdecken und sich nur noch ungern hinlegen. Stellen Sie die Rückenlehne hoch und drehen Sie ab und an die Sitzvorrichtung, sodass Ihr Kind auch mal in Fahrtrichtung schauen kann. Denken Sie aber daran: Selbst Kinder, die schon laufen können, benötigen noch einen Kinderwagen und v. a. bei Müdigkeit die entlastende, flache Rücken- oder Bauchlage.

Vielen Kindern wird jetzt der Autositz zu klein und sie benötigen einen größeren. Wenn Sie auf längere Touren nicht verzichten können, sollte sich die Rückenlehne in Schlafposition bringen lassen.

Sobald sich das Kind aktiv in den Stand hochzieht, können Sie ihm kurze Fahrten im Fahrradsitz zumuten, achten Sie aber darauf, dass es nicht ermüdet, zusammensackt und einschläft. Dann verliert die Wirbelsäule ihre Stabilität und wird ungünstig gestaucht. Mit längeren Radtouren sollten Sie sich Zeit lassen; die Wirbelsäule ist erst dann auch in der Vertikalen ganz aufgerichtet und entfaltet, wenn das Kind läuft. Dasselbe gilt für das Tragen im Kinderrucksack (➤ Kap. 2.1.3).

4.9.1 Merkmale

Aufrichtung und Fortbewegung

Aus dem schrägen Sitz entwickelt sich zunächst das sog. unreife Krabbeln, d. h. das Kind krabbelt zunächst auf noch nicht vollständig geöffneten Händen und auf den Knien, während Füße und Unterschenkel noch abgehoben sind. Dabei ist es unsicher und vorsichtig. Oft steht die Wirbelsäule noch im Hohlkreuz und der Rumpf bleibt in der Vorwärtsbewegung gerade. Mit zunehmender Übung wird das Kind so krabbeln, dass der Rumpf mit jedem Schritt seitlich ausschwingt und die Unterschenkel nicht mehr abgehoben sind (➤ Abb. 4.199).

Auch wenn man heute Gegenteiliges lesen kann: Das Krabbeln ist für die motorische Entwicklung des Kindes von großer Bedeutung. Lassen die Kinder diesen Meilenstein aus, so entwickeln sich v. a. die Fähigkeiten Koordination und Gleichgewicht nicht optimal. Diese Defizite überwinden die Kinder dann auch später nicht mehr. Sind die Bewegungen beim Krabbeln nicht gleichmäßig, so können Einschränkungen in den Schulter- und Hüftgelenken sowie in der Wirbelsäule vorhanden sein.

Wenn Eltern ihre Kinder jedoch frühzeitig an die Bauchlage gewöhnen und sie nicht zu früh hinsetzen oder gar hinstellen, können sie Meilenstein für Meilenstein in guter Qualität meistern. Dann entdecken sie auch das Krabbeln als schnelle Fortbewegungsart vor dem Gehen. Die Krabbelphase kann gut und gerne 3 Monate dauern, oder noch länger. Durch das Krabbeln gewinnt der Rumpf an Stabilität und die Beine nehmen die Schrittfolge des späteren Gehens vorweg. Mit jedem Schritt trainiert das Kind die Koordination von Armen und Beinen. Über die abwechselnd stützenden Hände und Knie verbessert sich das Gespür für die Stellung der Gelenke: Die sog. Tiefensensibilität entwickelt sich, die eine Voraussetzung für ein gutes Gleichgewicht ist.

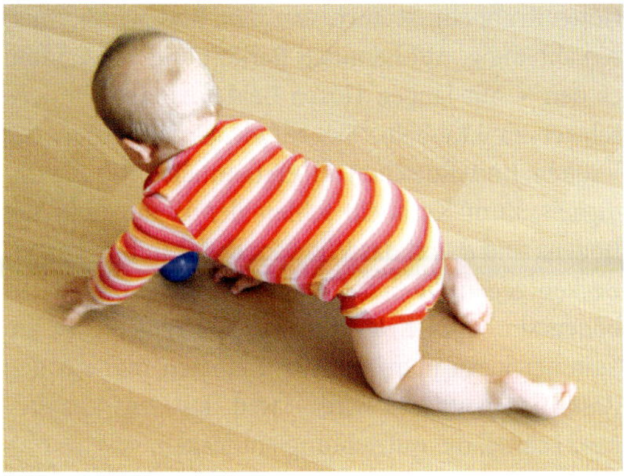

Abb. 4.199 Krabbeln

BEACHTE

Krabbeln macht schlau

Krabbeln hat in mancher Hinsicht schon mit der Schule zu tun: Gleichgewicht, Ausdauer, Koordination und Kraft werden angesprochen. Das abwechselnde Nah- und Fernsehen – an die Tafel, auf das Heft – wird trainiert. Beim Krabbeln besteht der gleiche Hand-Augen-Abstand wie beim späteren Schreiben.

Die Wirbelsäule entfaltet sich beim Krabbeln vollständig, sie ist in der horizontalen Ebene komplett aufgerichtet, mit angebeugten Hüftgelenken. Diese Haltung entspricht dem späteren aufrechten und entspannten Sitz.

Becken- und Schultergürtel können gegeneinander bewegt werden. Jeder einzelne Wirbel wird in seiner Drehbewegung aktiviert und frei. Die Rumpfmuskeln werden für die spätere Aufrichtung gekräftigt.

Die Tiefenwahrnehmung über die Handfläche gibt Auskunft über die Haltung und Stellung des Körpers im Raum, über Bodenbeschaffenheit und Unebenheiten; die Raumwahrnehmung durch die Fortbewegung wiederum gibt ein Gefühl für Mathematik. Beide Gehirnhälften werden durch die diagonalen Bewegungsabläufe miteinander verbunden, wodurch komplexere Aufgaben besser gelöst werden können.

Gutes Krabbeln ist auch von den Bodenverhältnissen abhängig. Auf Laminat, Parkett und Fliesen fällt es den – mit langen Hosen bekleideten – Kindern schwer zu krabbeln. Sie entwickeln hingegen das Robben und Rutschen in erstaunlicher Geschwindigkeit. Zum Krabbeln fehlen der Widerstand des Bodens und damit das Widerlager der Beine, um das Becken gegen die Schwerkraft anzuheben. Teppichböden sind zum Krabbeln weit besser geeignet. Im Sommer kann man sein Kind einfach mal auf den Rasen legen und es wird – weil das Gras kitzelt – ganz schnell die Aufrichtung entdecken.

In der Krabbelphase ist kein Schrank, keine Schublade mehr vor Ihrem Kind sicher. Nach interessanten Aufgaben suchend krabbelt es durch die Wohnung. Hat es sein Ziel erreicht, setzt es sich in den reifen Langsitz, wobei die Beine gestreckt und locker nach außen fallen und Wirbelsäule und Becken ganz aufgerichtet sind. So lässt sich gut der Inhalt der Schublade erforschen. Ausräumen macht Spaß; das Einräumen wird meist anderen überlassen. Auch so manche Blume leidet, weil es die meisten Kinder lieben, die Erde auszuräumen und die Wurzeln freizulegen.

Durch das Krabbeln gewinnt das Kind soviel Rumpfstabilität, dass es beginnt, seine Arme nach oben zu strecken und sich an festen Gegenständen hochzuziehen. Dabei zieht es sich symmetrisch mit beiden Armen hoch und streckt beide Beine. Später ist es in der Lage, sich nur noch mit einem Arm hochzuziehen, indem es das gleichseitige Bein in den Boden stemmt (➤ Abb. 4.235).

Im noch breiten Stand wippt es dann mit Begeisterung und Ausdauer hoch und runter. Um das Gleichgewicht halten zu können, muss es sich noch gut mit beiden Händen festhalten.

Verschiedene Möglichkeiten des Sitzens

Jedes Kind ist in seinen Sitzgewohnheiten individuell. Manche Kinder bevorzugen einen Sitz, andere wechseln häufig die verschiedenen Sitzpositionen, die ihnen nun zur Verfügung stehen:

- Der Ringsitz ist der Vorläufer des Langsitzes. Beim Ringsitz werden die Beine leicht gebeugt und die Kniescheiben zeigen nach außen. Die Lendenwirbelsäule ist dabei noch rund geformt (➤ Abb. 4.200). Aber beide Hände sind zum Spielen frei!

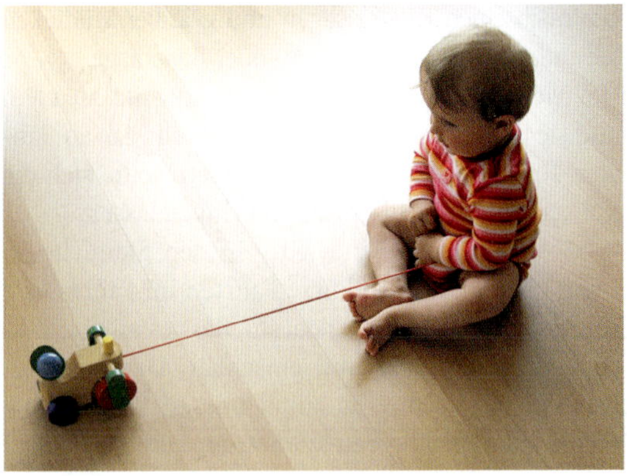

Abb. 4.200 Ringsitz

- Der reife Langsitz ist eine symmetrische Sitzposition, d. h. das Kind sollte seine Mitte gefunden haben und gleichmäßig auf beiden Poseiten sitzen. Die Beine sind gestreckt, die Kniescheiben zeigen nach oben und die Wirbelsäule ist aufgerichtet. Belastet es vermehrt nur eine Gesäßhälfte, so können Sie Ihrem Kind helfen, seine Mitte zu finden, indem Sie dem etwas abgehobenen Beinchen einen leichten Druck nach unten geben.
- Im Seitsitz braucht sich das Kind nun nicht mehr mit einer Hand aufzustützen, wie noch Wochen vorher im schrägen Sitz, sondern hat beide Hände zum Spielen frei (➤ Abb. 4.201). Kinder mit einer noch bestehenden Asymmetrie haben Schwierigkeiten, den Seitsitz beidseitig einzunehmen und bevorzugen eine Seite. In dem Fall sollte der Arzt/die Ärztin nach der Ursache sehen.
- Das Kind kommt in den Fersensitz, wenn es zu einem Möbelstück krabbelt und das Gewicht Richtung Füße verlagert, um sich hochzuziehen. Es sitzt dann direkt auf den Knien, der Po ruht auf den Fersen (➤ Abb. 4.202).
- Der Zwischenfersensitz kann dann auf ein Problem hinweisen, wenn er übermäßig häufig eingenommen wird und wenn die Unterschenkel zu weit nach außen gedreht werden. Nimmt Ihr Kind kaum andere Sitzpositionen ein, sollte der Arzt/die Ärztin die Hüftgelenke auf ihre Beweglichkeit testen.

Das Kind wird zunehmend sicherer bei der Kombination der verschiedenen Sitzpositionen. Über den Langsitz wechselt das Kind die Gesäßhälfte, die es beim Seitsitz belastet. Symmetrische und asymmetrische Sitzpositionen wechseln sich ab. Aus dem

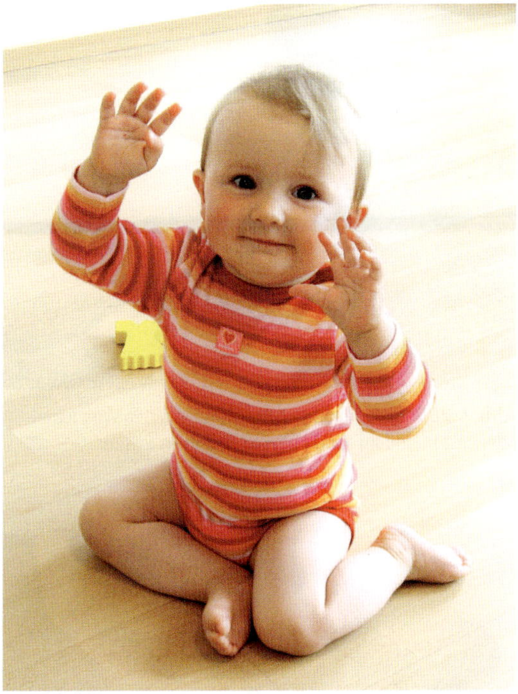

Abb. 4.201 Seitsitz

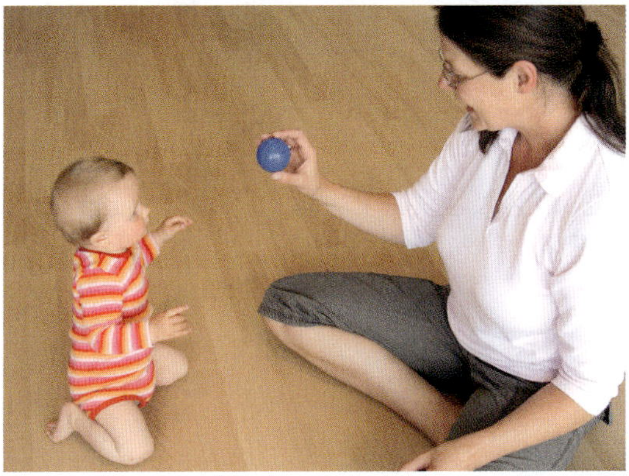

Abb. 4.202 Fersensitz

Seitsitz kommt das Kind in den Vierfüßlerstand und dann krabbelnd in die Fortbewegung.

Hand- und Fußentwicklung

Die Finger- und Handmotorik wird immer präziser, alles wird genau mit den Fingern untersucht. Beine und Füße zeigen immer mehr Stehbereitschaft. Unsicherheiten lassen sich noch an den eingekrallten Zehen erkennen.

Die Feinmotorik der Hände und Füße ist umso besser, je besser sich die Wirbelsäule gestreckt und das Becken aus der Hohlkreuzhaltung umgestellt hat, denn Hände und Füße spiegeln in ihrer Präzision die Entfaltung der Wirbelsäule. Ist die Brustwirbelsäule noch zu rund geformt, hat auch das Schulterblatt noch nicht die Position auf dem Brustkorb eingenommen, die eine freie Arm-, Hand- und Fingerbeweglichkeit ermöglicht. Es bringt dann recht wenig, mit einem Kind nur die Feinmotorik zu üben. Das Krabbeln dieses Meilensteins fördert die Entfaltung der Wirbelsäule und somit den präzisen Gebrauch von Hand und Fingern.

Sonstige Fähigkeiten

Sehen Weit- und Nahsichtigkeit. Kann gut kleine Krümel auf dem Boden erkennen, beim Hochblicken hat das Kind sein Krabbelziel im Auge.

Sprache Viele Kinder benutzen jetzt unterschiedliche Silben und Silbenketten. Dabei variieren sie Lautstärke und Tonhöhe. Manche Kinder sprechen jetzt die ersten Worte. Aus den Silbenketten „ma-ma-ma“ und „ba-ba-ba“ bilden sie die Wörter Mama und Papa. Weitere Silben sind auch „da-da“, „ada“.

Das Kind versteht einzelne Wörter und ihre Bedeutung wie Mütze, Jacke, Spazierengehen. Sein passives Sprachverständnis wächst. Fragen Sie es nach seiner Nase, seinem Bauch, seinen Füßen, und es wird stolz an die richtigen Stellen greifen.

Sozialverhalten Das Kind interessiert sich für Gespräche und hört interessiert zu, wenn Erwachsene sich unterhalten. Beim gemeinsamen Essen will es dabei sein. Typisch ist jetzt das beginnende Nachahmen. Das Kind klatscht beim „Backe, Backe, Kuchen“ in die Hände und winkt beim Verabschieden.

4.9.2 Anregungen für Spiel und Bewegung

Mit der zunehmenden Merkfähigkeit des Kindes ergeben sich neue Spielmöglichkeiten. Ihr Kind wird jetzt das Guck-Guck-Spiel in allen Variationen lieben: Verstecken Sie Ihr Gesicht hinter Ihren Händen und zeigen Sie sich wieder, nehmen Sie ein Seidentuch und ziehen Sie es über das freudig-erstaunte Gesicht Ihres Kindes. Sie können auch Spielzeug unter dem Tuch verstecken und Ihr Kind das Spielzeug suchen lassen. Es wird immer wieder begeistert das Tuch wegziehen.

Zu Beginn von ➤ Kap. 4 wurde bereits Spielzeug genannt, das dem nun komplexer werdenden kindlichen Spiel entgegenkommt.

ZIELE
- Das Kind krabbelt.
- Es kommt selbstständig in Seit- und Langsitz.
- Es entdeckt immer mehr den Raum über dem Kopf und streckt sich nach oben.

4

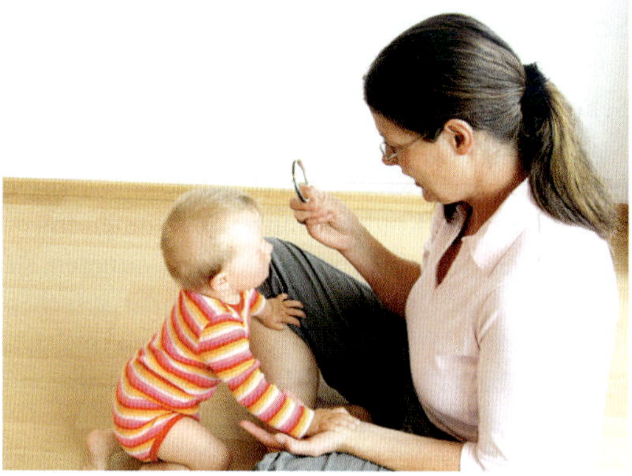

Abb. 4.203 Setzen Sie sich zu Ihrem Kind auf den Boden und lassen Sie es an Ihnen hochklettern. Auch wenn Sie es in anderen Situationen auf den Arm nehmen möchten, fordern Sie es dazu auf, ein Stückchen an Ihnen hochzuklettern.

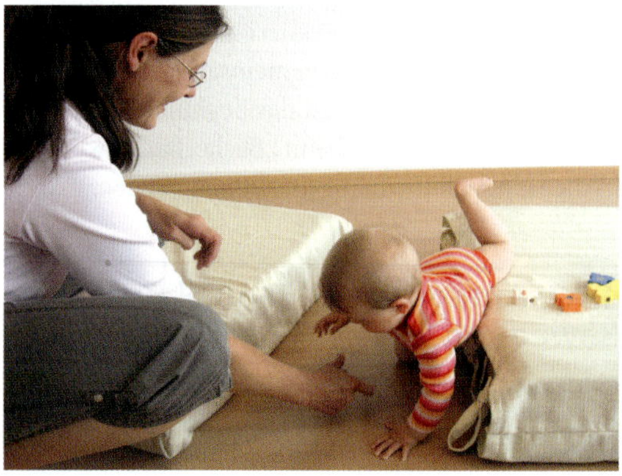

Abb. 4.204 Legen Sie Ihrem Kind Hindernisse in den Weg, z. B. Kissen, Rolle oder Polster.

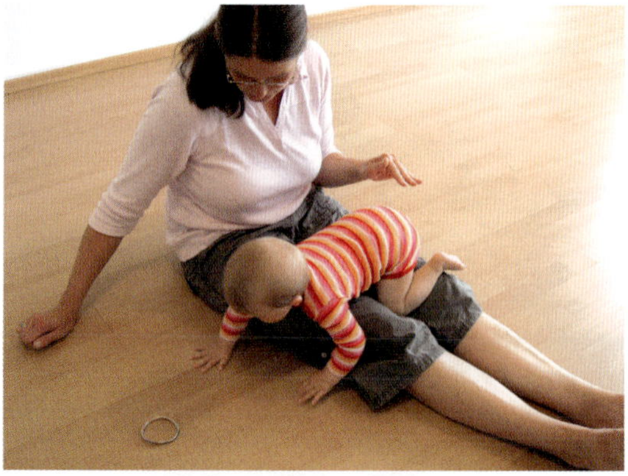

Abb. 4.205 Sie können sich auch selbst in den Weg legen oder setzen und Ihr Kind über sich krabbeln lassen.

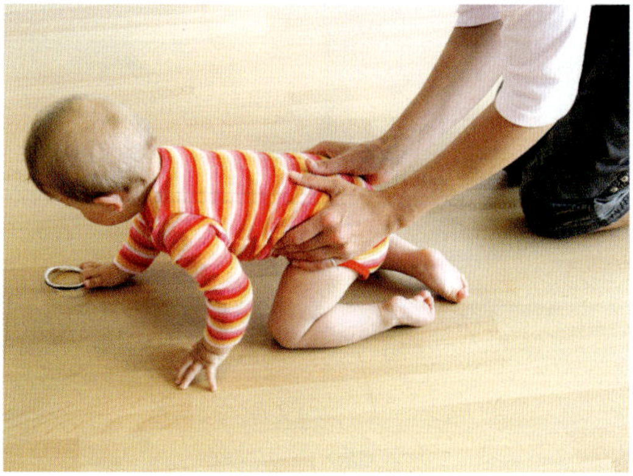

Abb. 4.206 Solange Ihr Kind noch unsicher krabbelt, halten Sie es im Vierfüßlerstand am Becken und geben die Bewegungen zum Krabbeln vor.

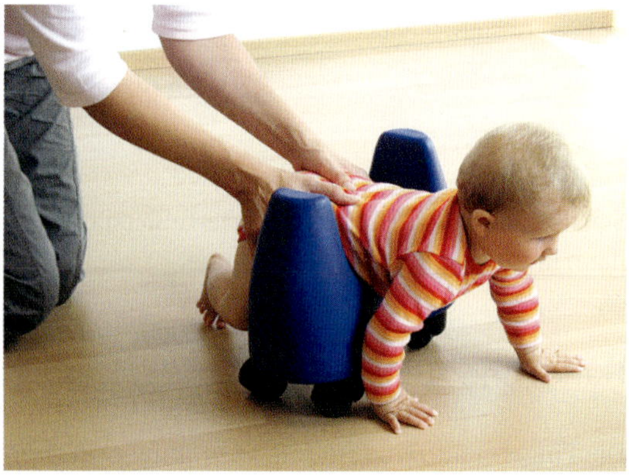

Abb. 4.207 Eine ganz neue Erfahrung: Auf Händen, Knien und Rädern krabbeln!

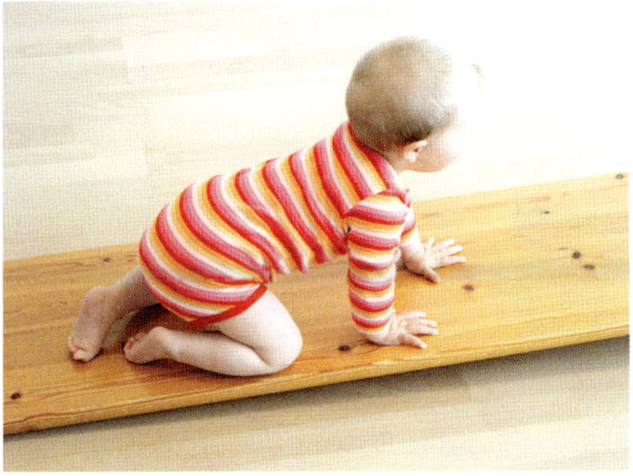

Abb. 4.208 Bauen Sie eine schräge Ebene mit einem breiten Brett und locken Sie Ihr Kind mit seinem Lieblingsspielzeug. Vielleicht wird es zunächst robben, dann aber feststellen, dass Krabbeln weniger anstrengend ist.

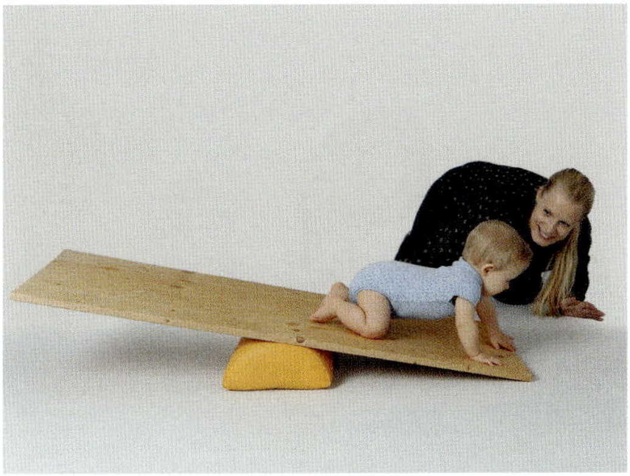

Abb. 4.209 Bergauf und bergab krabbeln über die selbst gebaute Wippe [K382]

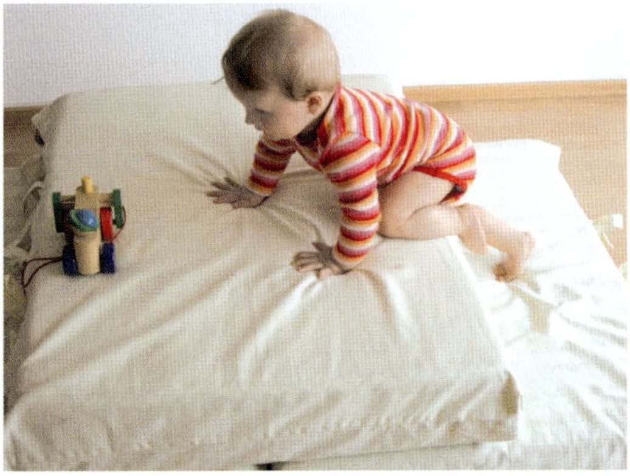

Abb. 4.210 Die Polstertreppe: Hier kann sich Ihr Kind aufrichten, hochziehen, krabbeln und klettern.

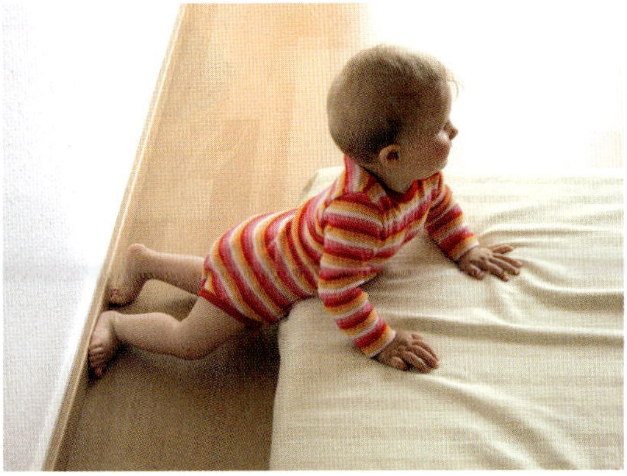

Abb. 4.211 Vielleicht hat Ihr Kind Lust, zwischen Polster und Wand zu spielen. Durch das Abdrücken an der Wand und Abstützen auf dem Schaumstoff aktiviert es die Rumpfmuskeln, die es zur Aufrichtung braucht.

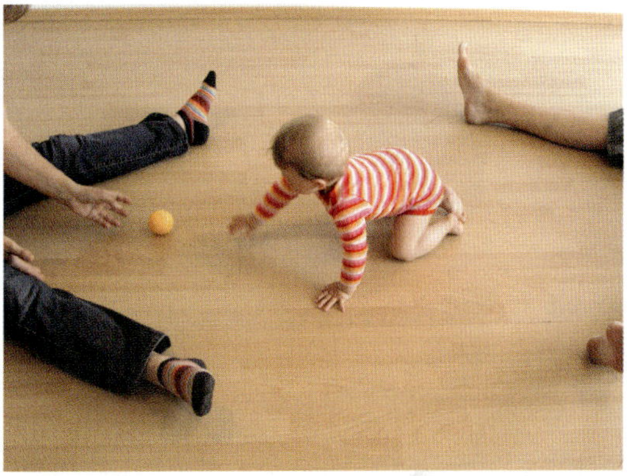

Abb. 4.212 Setzen Sie sich zu zweit gegenüber; vielleicht findet Ihr Kind Gefallen daran, zwischen Ihnen hin und her zu krabbeln.

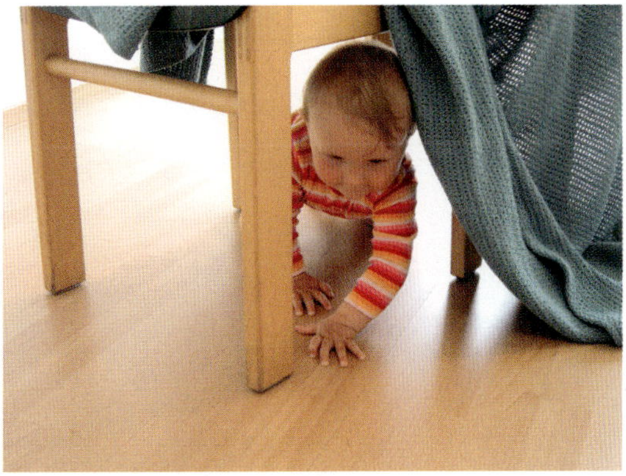

Abb. 4.213 Lassen Sie Ihr Kind unter Stühlen hindurchkrabbeln. Bauen Sie ihm eine Höhle mit Decken oder ein Haus mit Tür und Fenster aus einem großen Karton.

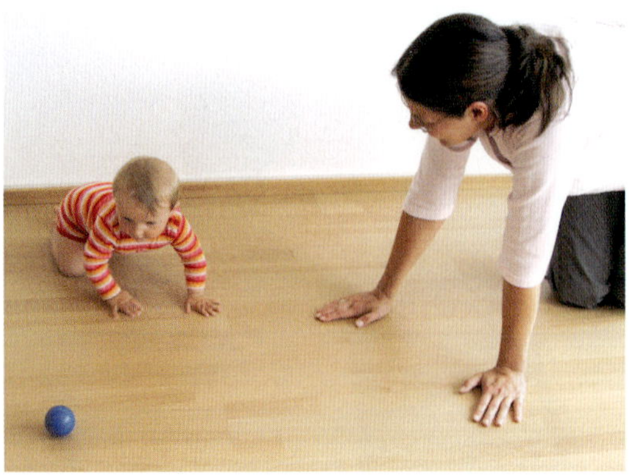

Abb. 4.214 „Wer bekommt den Ball?" Krabbeln Sie mit Ihrem Kind um die Wette.

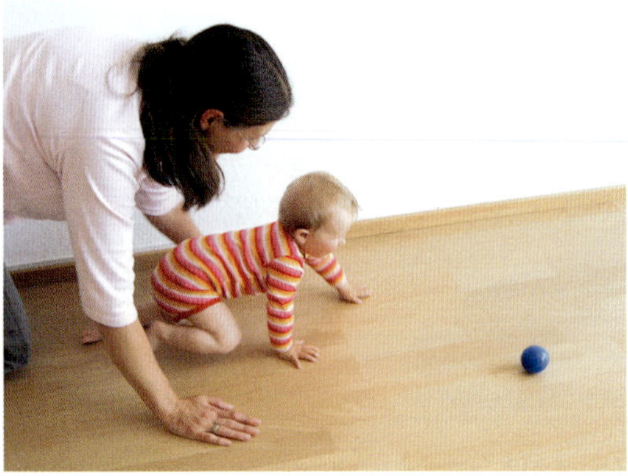

Abb. 4.215 „Fang' mich!"

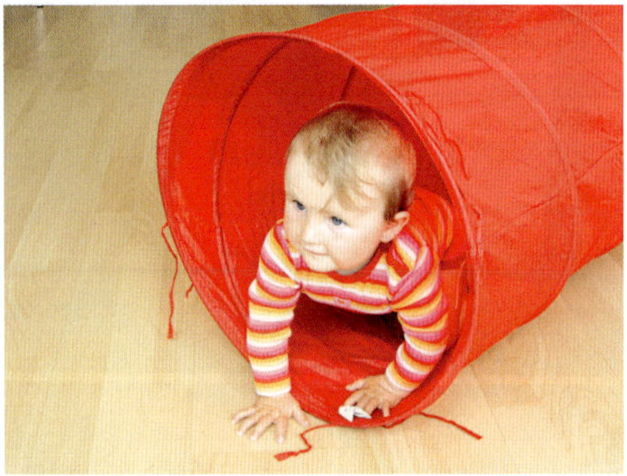

Abb. 4.216 Krabbeln durch einen Tunnel: Das ist für manche Kinder eine richtige Mutprobe!

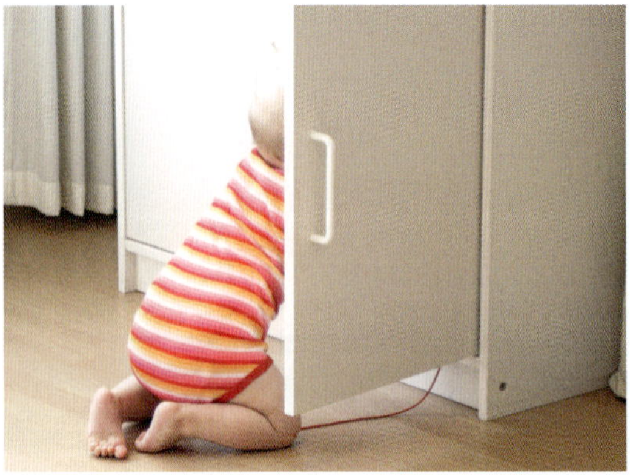

Abb. 4.217 Kinder klettern gerne in Schränke. Vielleicht findet sich im Wohnbereich ein Schrank oder eine Schublade, die ganz persönlich für Ihr Kind da ist. Hier kann das Kind Plastikschüsseln ein- und ausräumen. Oder es kann sich darin auch einmal verstecken.

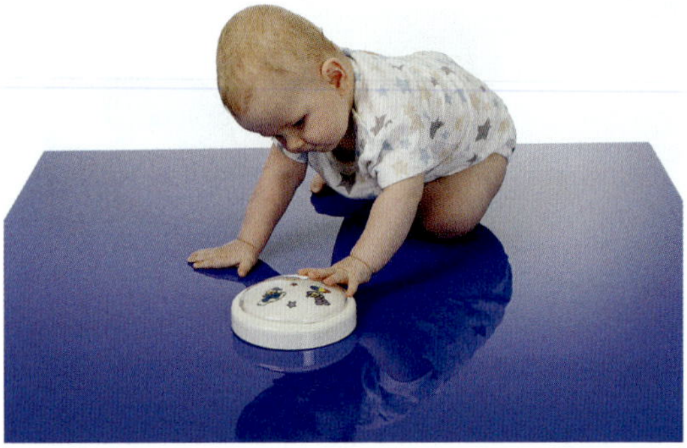

Abb. 4.218 Ein Berührungsnachtlicht unterstützt die geöffnete Hand bei den ersten Krabbelversuchen. [K382]

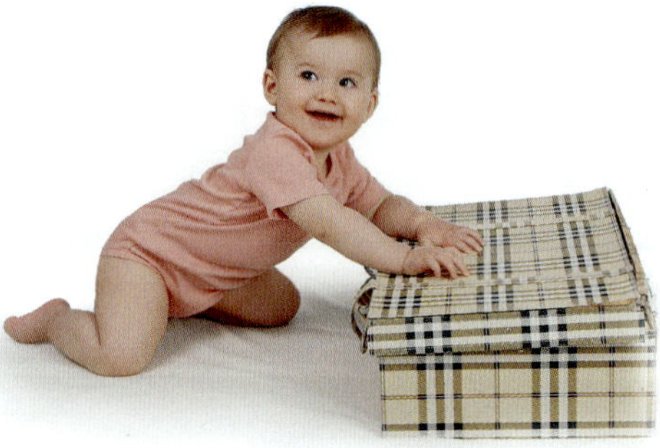

Abb. 4.219 Der Anfang ist geschafft, ein Koffer hilft bei der Aufrichtung. [K382]

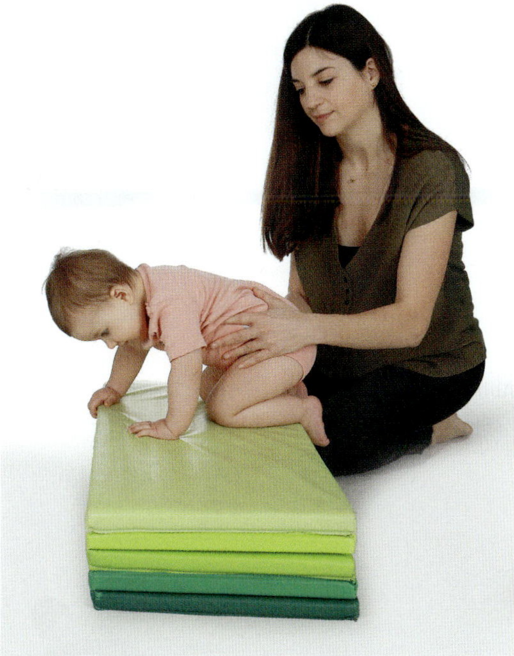

Abb. 4.220 Eine faltbare Gymnastikmatte ist eine weitere Möglichkeit, um die Aufrichtung zu entdecken. [K382]

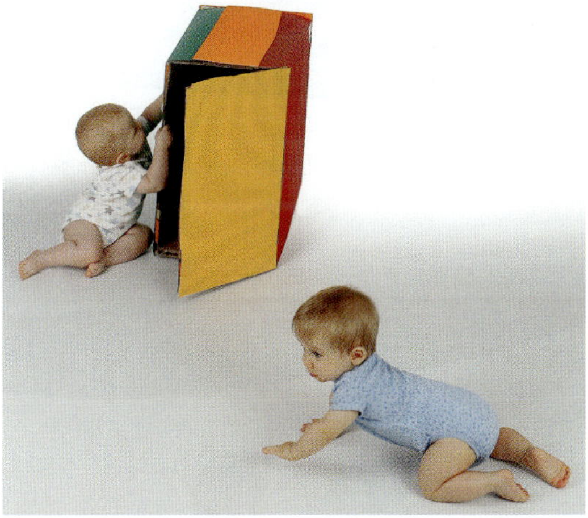

Abb. 4.221 Mein buntes Haus, selbst gebaut … [K382]

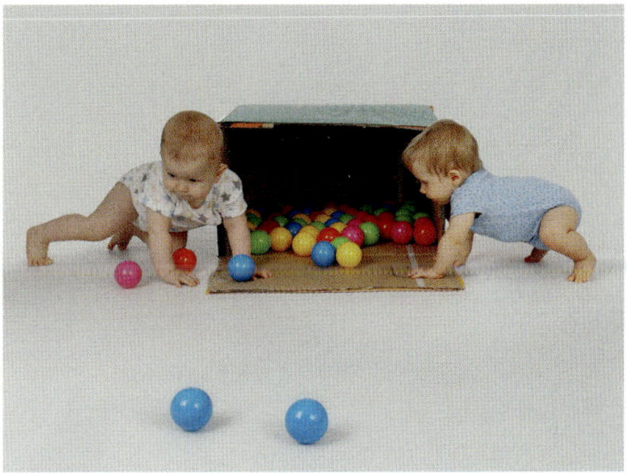

Abb. 4.222 … ist voller Bälle. [K382]

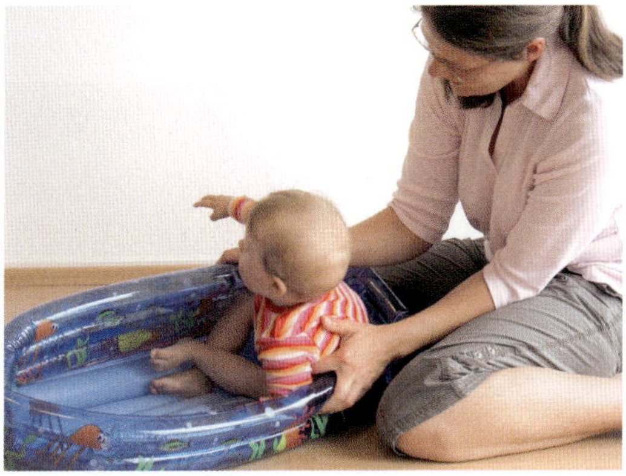

Abb. 4.223 „Achtung, das Boot kentert!" Wenn sich Ihr Kind selbstständig hinsetzen kann, darf es auch im Babyschwimmbad versuchen, sein Gleichgewicht zu halten. Je nach Temperament mag es sanft oder auch wilder hin- und hergeschaukelt werden.

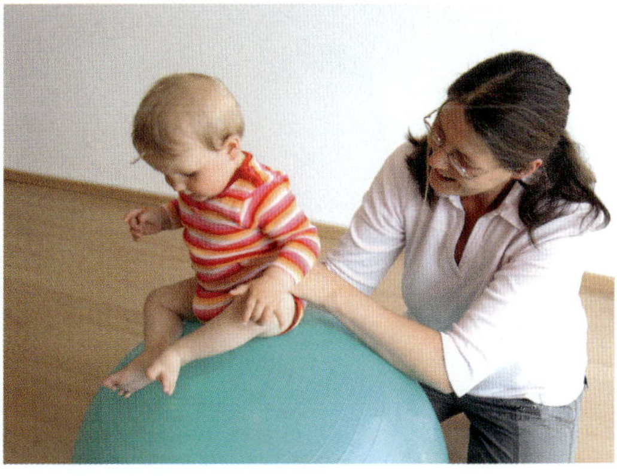

Abb. 4.224 Auch auf dem großen Ball sitzend kann Ihr Kind Gewichtsverlagerung und Koordination trainieren.

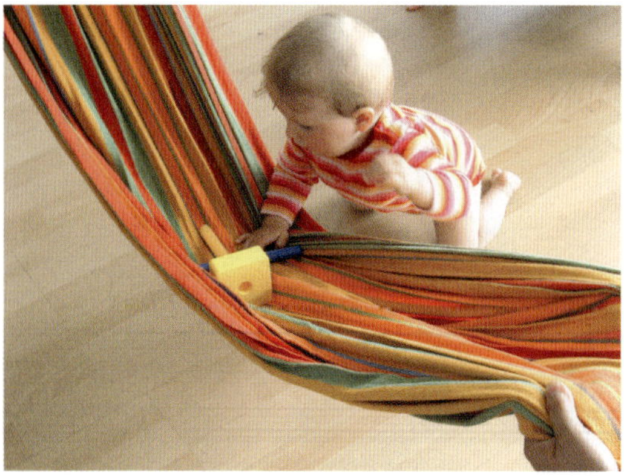

Abb. 4.225 Eine Hängematte dient nicht nur der Entspannung. Hängt sie tief genug, kann sich Ihr Kind interessantes Spielzeug daraus angeln.

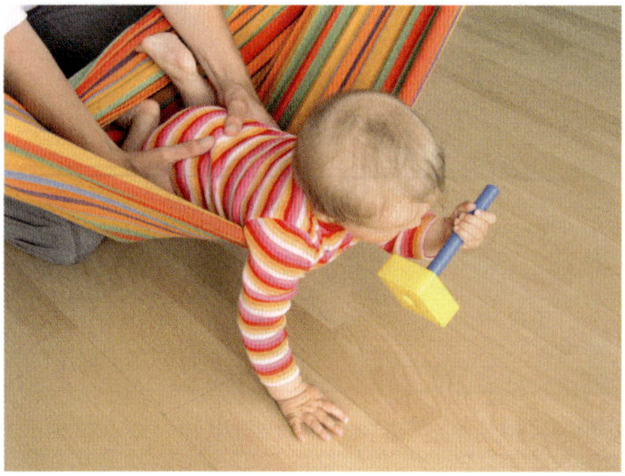

Abb. 4.226 Es kann auch bäuchlings in der Hängematte schaukeln, vielleicht sogar stützen und spielen.

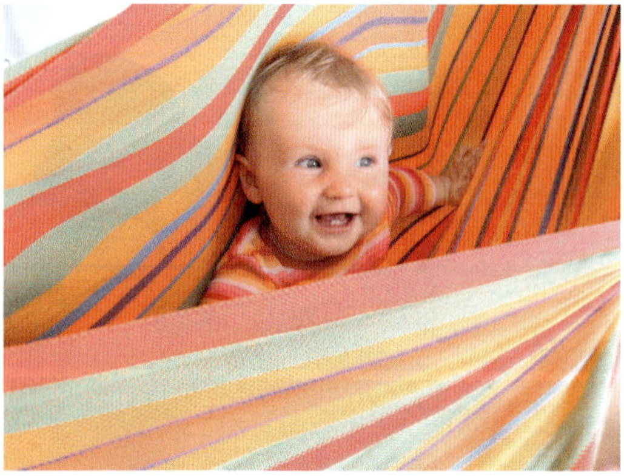

Abb. 4.227 Und das ist wahrscheinlich das Schönste: Schaukeln, Verstecken und wieder Entdecken!

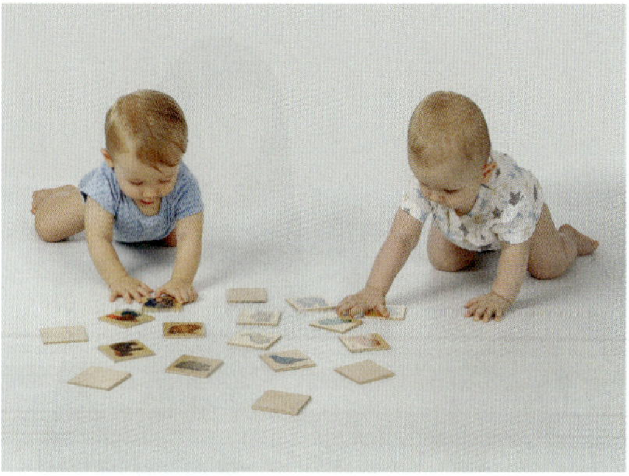

Abb. 4.228 Zu zweit spielen, das funktioniert allmählich immer besser. Hier werden mit präzisem Griff die Plättchen umgedreht. [K382]

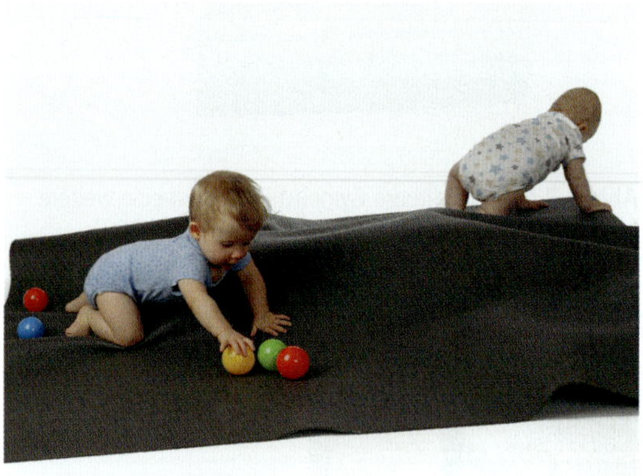

Abb. 4.229 Gemeinsam krabbeln! Über die „Hindernisdecke" … [K382]

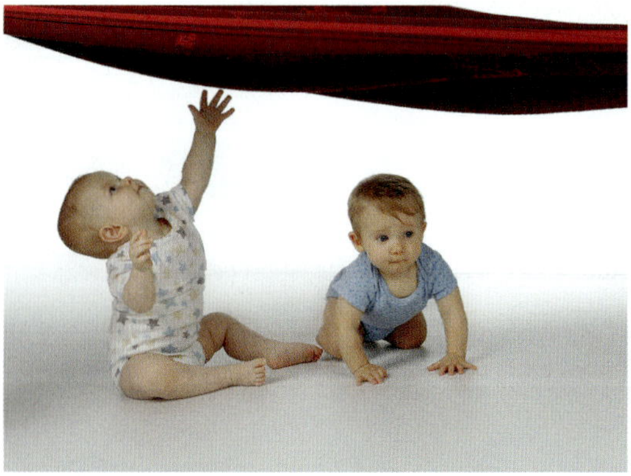

Abb. 4.230 … unter dem Schwungtuch … [K382]

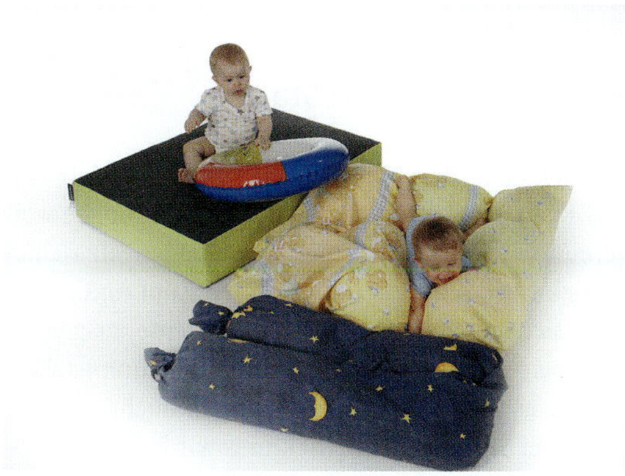

Abb. 4.231 … über die Spielwiese … [K382]

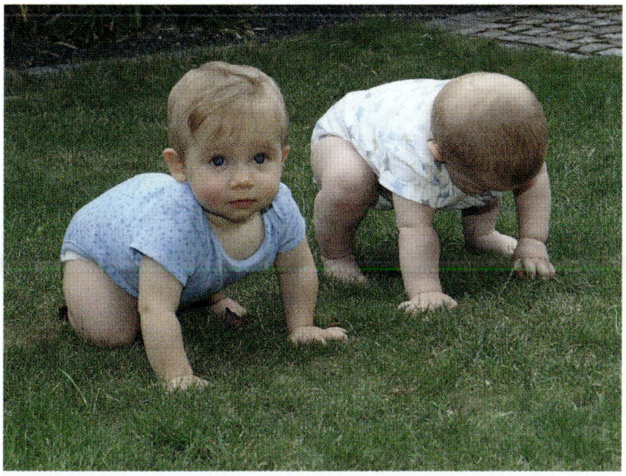

Abb. 4.233 … und über echtes Gras! [K382]

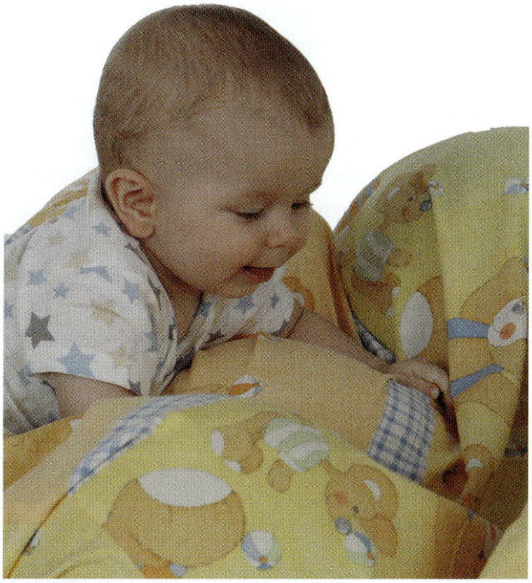

Abb. 4.232 … mit dem „Luftballonbett" … [K382]

4.10 Zehnter Meilenstein: Der Halbkniestand

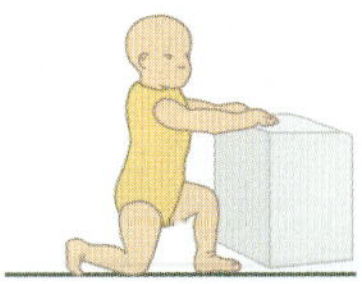

Diesen Meilenstein erreichen viele Kinder mit oder nach dem Krabbeln am Ende des 10. Monats.

In der Zeit brechen häufig die Backenzähne durch und das Kind braucht zunehmend festere Nahrung (zum Essen s. a. ➤ Kap. 2.1.4). Wenn Sie die schöne Sitte des gemeinsamen Essens pflegen, lassen Sie Ihr Kind teilhaben, kleine Portionen von Ihren Speisen probieren, aus einer richtigen Tasse trinken usw. Nehmen Sie es freudig in Ihrer Runde auf. Bestimmen Sie, was und wann gegessen wird, lassen Sie aber Ihr Kind entscheiden, wie viel es essen möchte (➤ Abb. 4.234).

Genießen Sie gemeinsam und in aller Ruhe das Essen, wenn möglich ohne Ablenkung, Zeitung oder Fernsehen. Das Kind sollte sein Essen auch anfassen, untersuchen und bewusst wahrnehmen dürfen. Setzen Sie aber Grenzen, wenn es beginnt, in einer Weise mit dem Essen zu spielen, die Sie nicht mehr tolerieren. Seien Sie sich bewusst, dass Ihr Kind in dieser ersten Zeit am Familientisch durch Ihr Vorbild eine Vorstellung davon gewinnt, was Essen bedeutet, ob es ein gleichermaßen soziales wie sinnliches Erlebnis ist oder ein hektischer, von Verboten begleiteter Vorgang.

4.10.1 Merkmale

Hochziehen in den Stand

Die beiden letzten Meilensteine, der schräge Sitz und das Krabbeln, bieten die Voraussetzung für die weitere Aufrichtung des Kindes. Im schrägen Sitz richtet es sich hoch auf, greift über seinen Kopf und orientiert sich neugierig im Raum. Und eine ausgiebige Krabbelphase verschafft dem Kind die Rumpfstabilität, die es für die aufrechte Haltung braucht.

In der normalen Entwicklung wird die Aufrichtung erreicht, wenn das Kind fähig ist, den Raum in der Vertikalen zu erfassen und nach oben zu greifen. Der Motor der Vertikalisierung ist also wieder die Neugier. Bietet sich ein interessanter Anreiz, zieht und stemmt sich das Kind nach oben, anfangs zieht es sich hauptsächlich mit den Armen hoch; zu einem späteren Zeitpunkt haben auch die Beine ausreichend Kraft, um den Körper nach oben zu stemmen.

Die Aufrichtung erfolgt aus dem schrägen Sitz oder aus der Krabbelposition, aus der sich das Kind an Möbeln hoch in den Kniestand zieht, dann ein Bein aufstellt und im asymmetrischen Halbkniestand verharrt. Beim Hochkommen in den Stand zieht sich das Kind dann nicht kreuzorientiert nach oben, sondern benutzt den Arm auf der Seite des aufgestellten Knies (➤ Abb. 4.235). Später kann es auch an der glatten Wand in den Stand hochkommen, die braucht es allerdings noch eine ganze Weile, um sein Gleichgewicht zu halten. In den Sitz zurück kommt das Kind meist sehr unsanft. Es plumpst auf den Po und verzichtet danach für etliche Tage auf den „Ausflug nach oben".

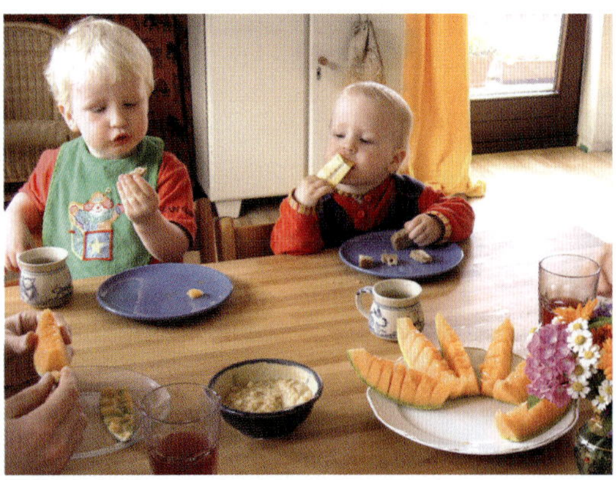

Abb. 4.234 Essen und Trinken

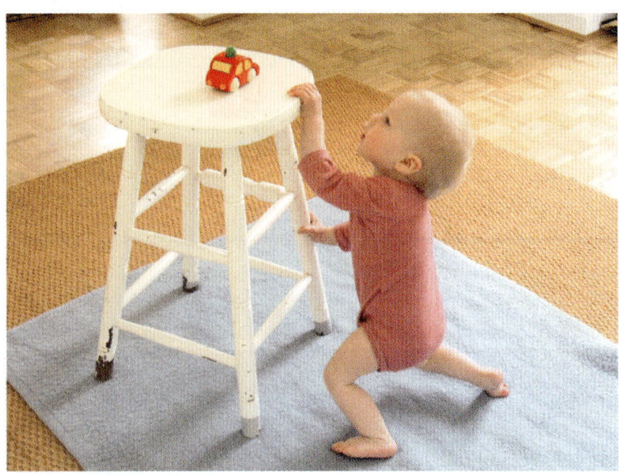

Abb. 4.235 Hochziehen aus dem Halbkniestand

Bis zum ersten Schritt dauert es mindestens noch 3 Monate, in denen das Stehen geübt wird, anfangs noch breitbeinig und unsicher. Beide Hände sind noch nötig, um auf den kleinen Füßen zu stehen; beim Lösen einer Hand fällt das Kind zurück auf den Hosenboden.

BEACHTE

Ziehen Sie Ihr Kind nicht in den Stand. Warten Sie ab, bis Ihr Kind von selbst den Weg in die Aufrichtung findet! Erst dann können Sie sicher sein, dass sein Körper vorbereitet ist, d. h. der Rumpf stabil genug ist und Füße und Wirbelsäule entfaltet sind.

Hand- und Fußentwicklung

Das Kind kann nun zwei Gegenstände, z. B. zwei Würfel, gleichzeitig in einer Hand halten. Es kann Spielzeug an einer Schnur zu sich heranziehen. Jetzt macht das Wegwerfspiel besonders viel Spaß. Sitzt das Kind erhöht, lässt es Spielzeug fallen, schaut ihm nach und freut sich, wenn es aufgehoben wird und das Spiel von Neuem beginnen kann. Ganz bewusst loslassen kann es das Spielzeug jedoch noch nicht, es wird eher aus der Hand geschleudert.

Mit diesem Meilenstein entdeckt das Kind häufig den sog. Zangengriff (➤ Abb. 4.236). Dieser weitere Präzisionsgriff hat sich aus dem Pinzettengriff entwickelt und ermöglicht dem Kind noch feineres Greifen. Bei dem Zangengriff trifft die Fingerkuppe des Daumens auf die Fingerkuppe des Zeigefingers – Nagel an Nagel. Der Daumen muss für diesen Griff weit abgespreizt und zum Zeigefinger gedreht werden können. Die Gelenke der beiden Finger sind leicht angewinkelt und bilden beim Greifen das Aussehen einer Zange. Diese Form des Greifens ist die schwerste bzw. differenzierteste Greiffunktion, welche ein Kind im 1. Lebensjahr erlernen kann. Auch Erwachsene zeigen diesen Griff nicht immer korrekt, da er eine vollständig entfaltete Brustwirbelsäule voraussetzt. Je runder die Brustwirbelsäule, desto mehr Bewegungseinschränkungen weisen die Hände auf.

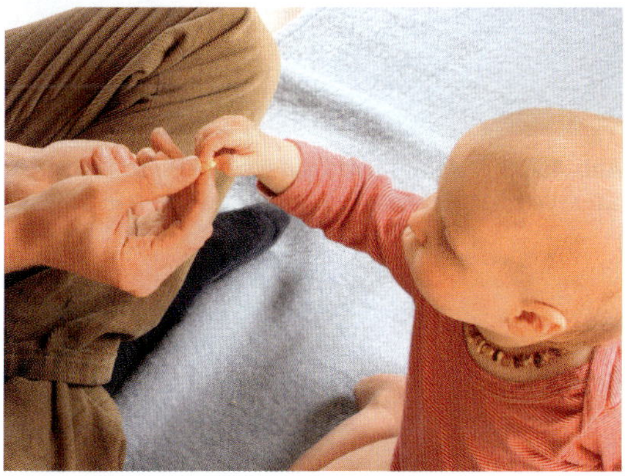

Abb. 4.236 Zangengriff

Beim Essen kann das Kind kleine Brotstückchen, Haferfleks oder Erbsen zunehmend gezielter aufpicken, untersuchen und in den Mund stecken. Zum Erforschen von Gegenständen benutzt das Kind seinen Zeigefinger auch isoliert, indem es z. B. an Rädern von Spielzeugautos dreht.

Sonstige Fähigkeiten

Sehen Dem Kind bleibt nichts mehr unentdeckt: Es sieht nun auch in der Ferne scharf.

Hören Das Kind nimmt Geräusche wahr, die sich außerhalb seines Gesichtsfeldes befinden. Fährt auf der Straße ein Auto vorbei, so lauscht das Kind auf das Geräusch und verharrt kurz in seiner Bewegung.

Sprache Die sprachliche Imitation wird immer genauer: Das Kind versucht, erste spontane Worte nachzusprechen. Oft ist das erste Wort „Papa". Tiere werden mit „wau-wau" gerufen. Das Kind schüttelt den Kopf, um „Nein" zu sagen.

Sozialverhalten Mit diesem Meilenstein imitieren Kinder häufig Handlungen, z. B. das Trinken aus der Tasse oder das Essen vom Löffel.

Das Kind erkennt sein Spielzeug, d. h. es kann eigenes von fremdem Spielzeug unterscheiden. Es lacht sein Spiegelbild an und betastet es, erkennt sich jedoch noch nicht.

Das Kind reagiert auf seinen Namen. Es testet, wie ehrlich Verbote gemeint sind und prüft die Konsequenz oder Inkonsequenz seiner Eltern. Es bestimmt selbst, wann und mit wem es kuscheln will. Es zeigt überschwänglich seine Liebe und versucht zu küssen, indem es weit den Mund öffnet und mal kurz in die Wange von Mama oder Papa beißt. Die Feinmotorik ist für einen gezielten Kuss noch nicht so weit entwickelt und die kleinen Zähnchen sind scharf.

4.10.2 Anregungen für Spiel und Bewegung

Mit der Aufrichtung verlieren die Füße mehr und mehr ihre Greiffunktion und werden zum Stützen eingesetzt. Am besten lassen Sie Ihr Kind mit nackten Füßen spielen. Dann nimmt es mehr Impulse über seine Fußsohlen auf und seine Fußmuskeln werden vermehrt gestärkt. Hängen Sie ihm interessantes Spielzeug an die Gitterstäbe seines Bettchens oder seines Laufstalls, dann zieht sich Ihr Kind vielleicht nach oben. Geben Sie ihm Anreize, aber „helfen" Sie ihm nicht, indem Sie es hochziehen!

Angeblich von Fachleuten empfohlene Geräte wie der „Hopser" oder das „Gehfrei" sind absolut ungeeignet. Sie sollen das Kind in der Aufrechten halten und das Laufen schneller herbeiführen. Eine gute Bewegungsqualität verhindern sie jedoch (➤ Kap. 2.5).

ZIELE

- Das Kind zieht sich hoch in den Stand.
- Es benutzt den Zangengriff.

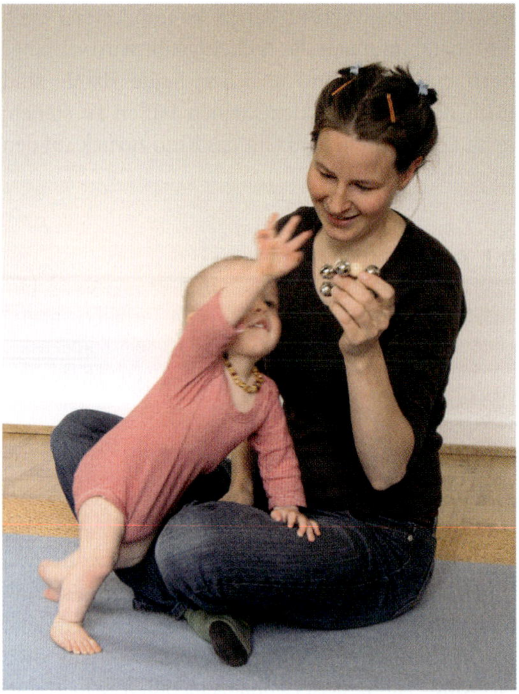

Abb. 4.238 Setzen Sie sich zu Ihrem Kind auf den Boden und zeigen Sie ihm etwas Interessantes in der hoch erhobenen Hand. Vielleicht zieht es sich an Ihnen hoch.

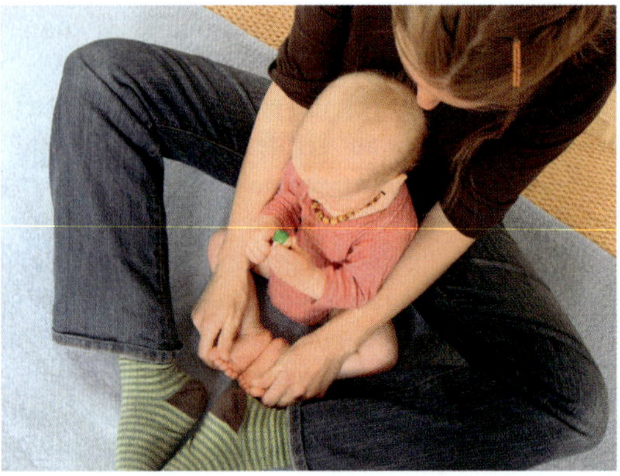

Abb. 4.237 Sie können sich mit Ihrem Kind wunderbar hintereinander in den Ringsitz begeben, dann können Sie seine Füße ergreifen, sie massieren und ausstreichen. Bringen Sie die Außenkanten seiner Füße zusammen, sodass Sie beide in die Fußsohlen wie in ein aufgeschlagenes Buch schauen können. In dieser Position sollten auch die Knie des Kindes auf dem Boden liegen können.

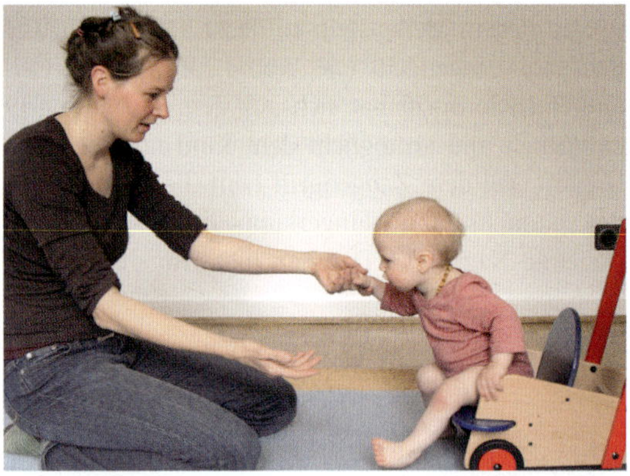

Abb. 4.239 Mit etwas Hilfe kann sich Ihr Kind schon vom Sitz in den Stand hochdrücken und in Ihre Arme fallen lassen.

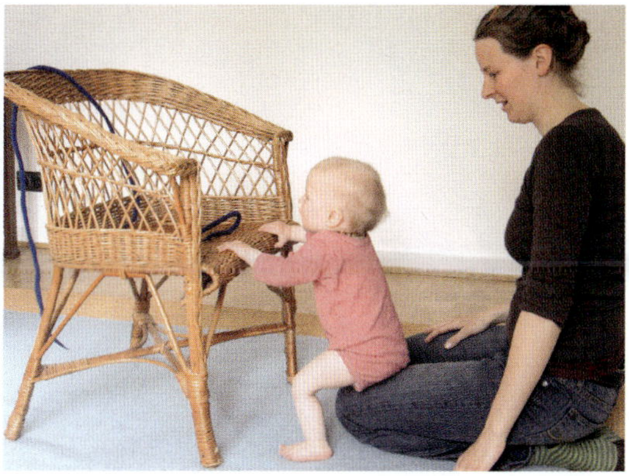

Abb. 4.240 Begeben Sie sich zu Ihrem Kind auf den Fußboden und lassen Sie es auf Ihren Beinen sitzen. Aus der Position kann es sich leicht erheben, um ein interessantes, etwas erhöhtes Spielzeug zu erforschen.

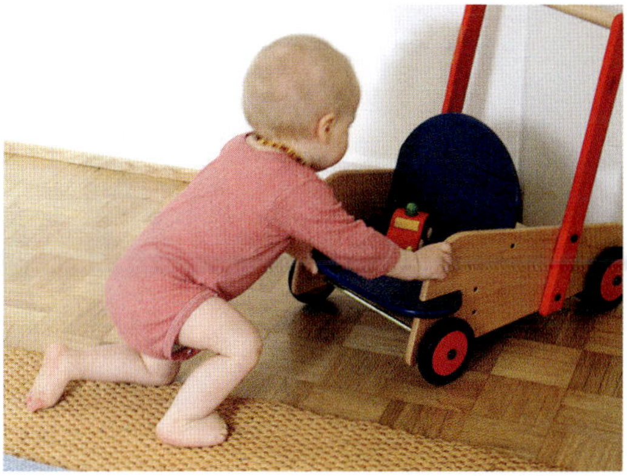

Abb. 4.242 Alles, was Räder hat, wird geschoben, dieser Wagen z. B. im Halbkniestand.

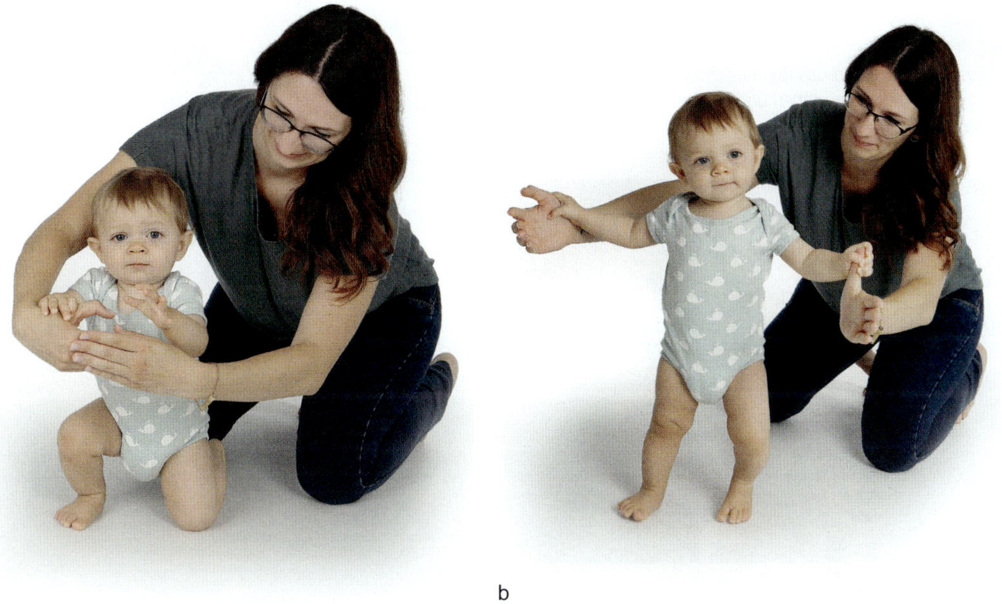

a b

Abb. 4.241 a) Das Kind zieht sich selbst in den Stand … b) und steht! [K382]

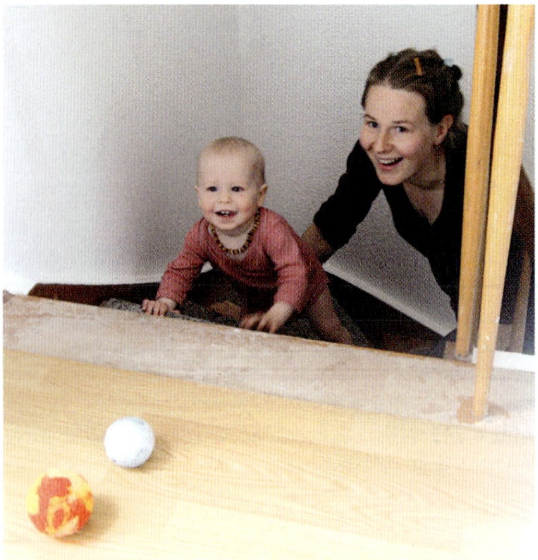

Abb. 4.243 Machen Sie Ihr Kind ausführlich mit der Treppe vertraut, bevor es sie in einem unbeobachteten Moment allein erforscht. Zudem hat das Treppenkrabbeln einen besonderen Reiz, den die meisten Kinder immer wieder suchen, vielleicht weil die Treppenstufen das rhythmische Wechselspiel zwischen Händen und Beinen vorgeben und es oben Neues zu entdecken gibt?

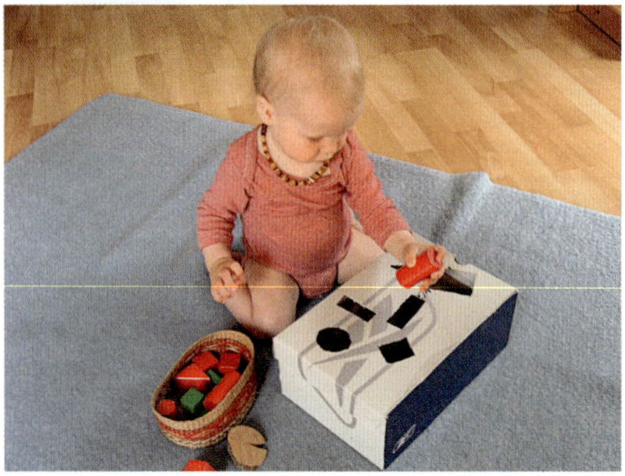

Abb. 4.244 Dinge verschwinden lassen und wieder zum Vorschein holen: Dazu nehmen Sie einen Schuhkarton, schneiden ein oder mehrere verschieden große Löcher in den Deckel und geben Ihrem Kind Bauklötze dazu.

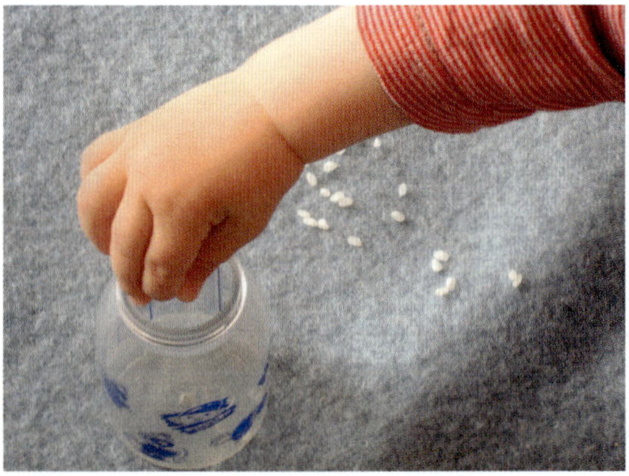

Abb. 4.245 Reiskörner in eine Flasche zu füllen erfordert eine sehr hohe Geschicklichkeit!

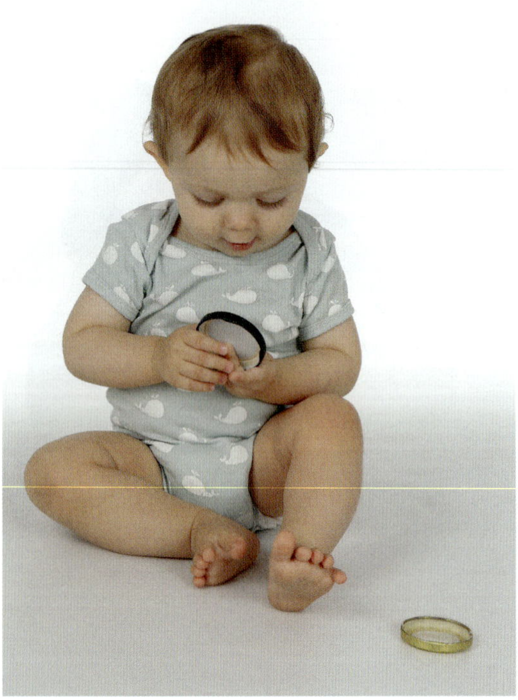

Abb. 4.246 Hier fasziniert das Klicken eines Deckels. [K382]

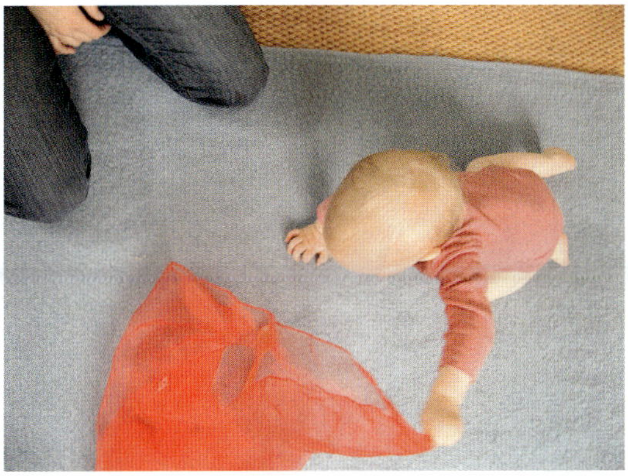

Abb. 4.247 „Auf Schatzsuche": Allmählich weiß Ihr Kind, dass der Löffel nicht weg ist, nur weil Sie ihn unter einem Tuch verbergen. Neugierig wird es das Tuch wegziehen und das Spiel immer wieder von Neuem spielen wollen.

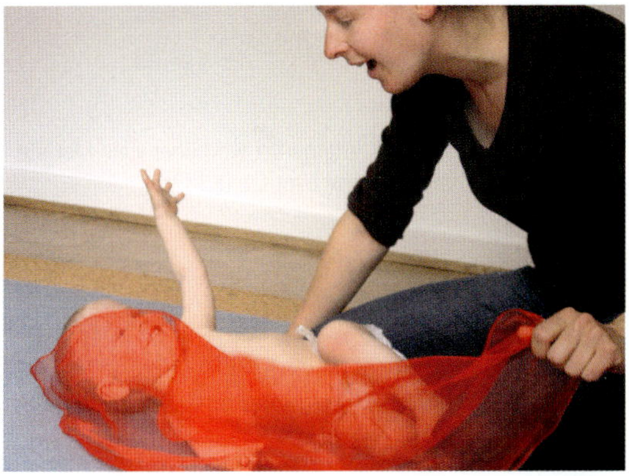

Abb. 4.248 Bestimmt mag es auch selbst unter dem Tuch entdeckt werden!

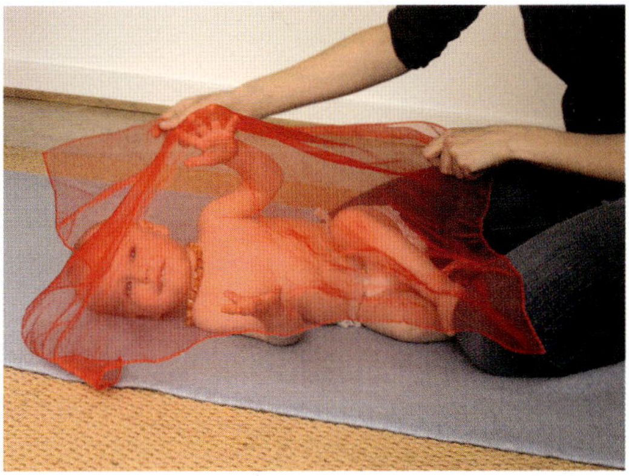

Abb. 4.249 Streichen Sie mit dem Tuch oder einem anderen weichen Gegenstand, z. B. einer Feder, über die Haut Ihres Kindes. Das macht unruhige Kinder ganz aufmerksam und gelöst.

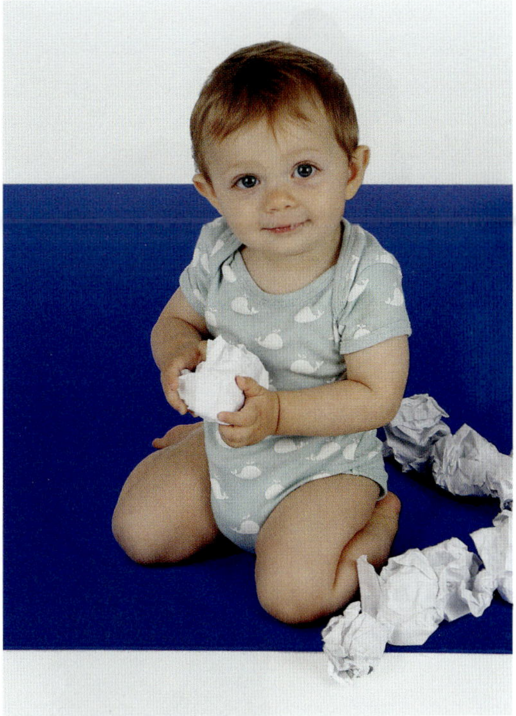

Abb. 4.250 Mit Bällen aus Papier lässt sich eine Schneeballschlacht machen. [K382]

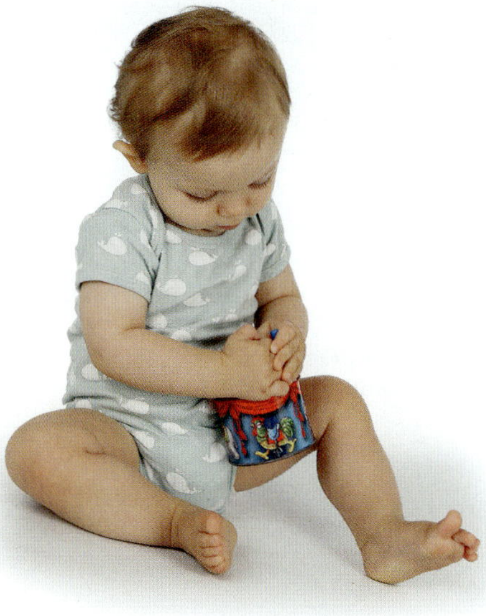

Abb. 4.251 Die erste Musik aus einer Drehorgel [K382]

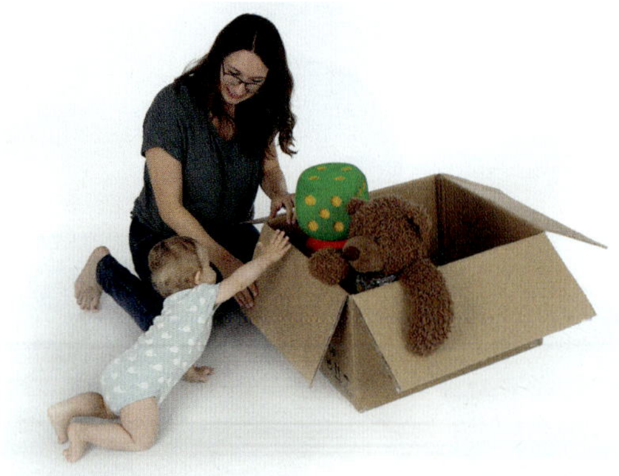

Abb. 4.252 Spiel mit großer Kiste. In der Kiste haben viele Spielsachen Platz, die auch wieder herausgeholt werden können. [K382]

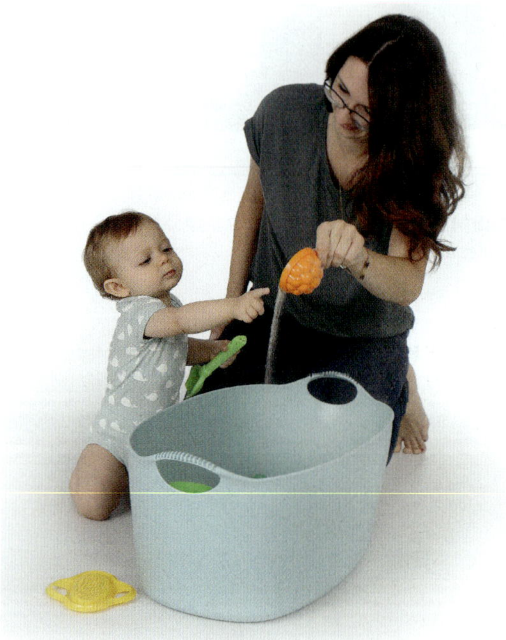

Abb. 4.253 Eine kleine Wanne lässt sich zum Sandkasten umfunktionieren. [K382]

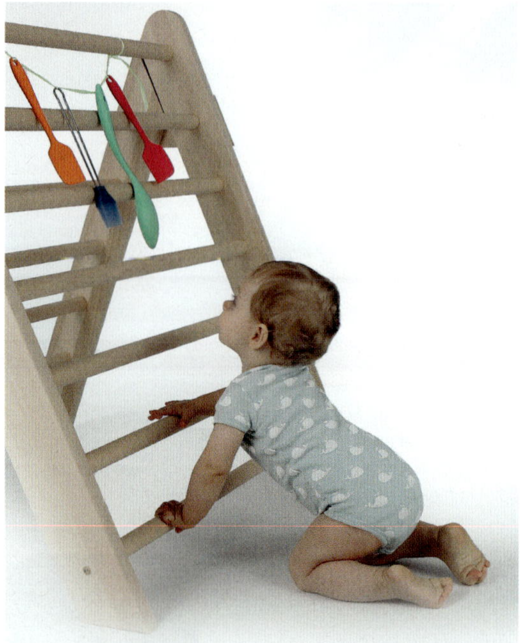

Abb. 4.254 Ein Indoor-Klettergerüst wird über viele Monate gerne und in vielfältiger Weise benutzt. [K382]

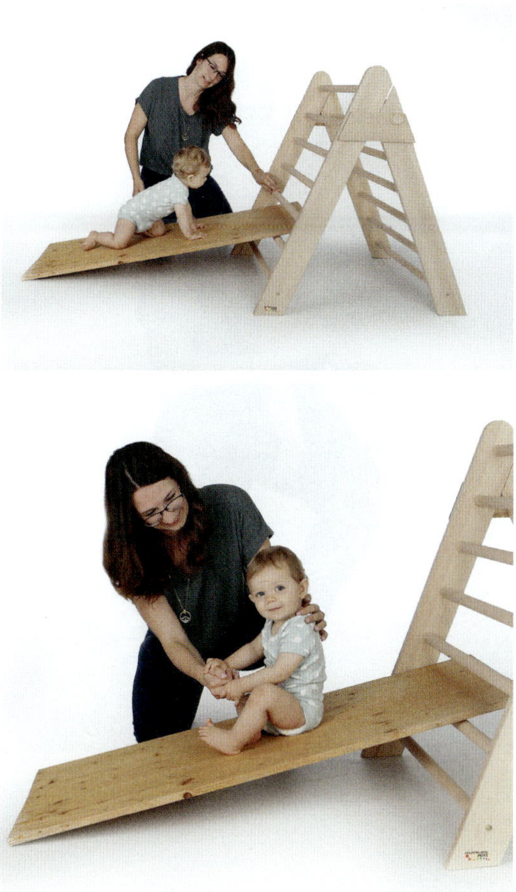

Abb. 4.255 Über ein Brett hochklettern und wieder runterrutschen. [K382]

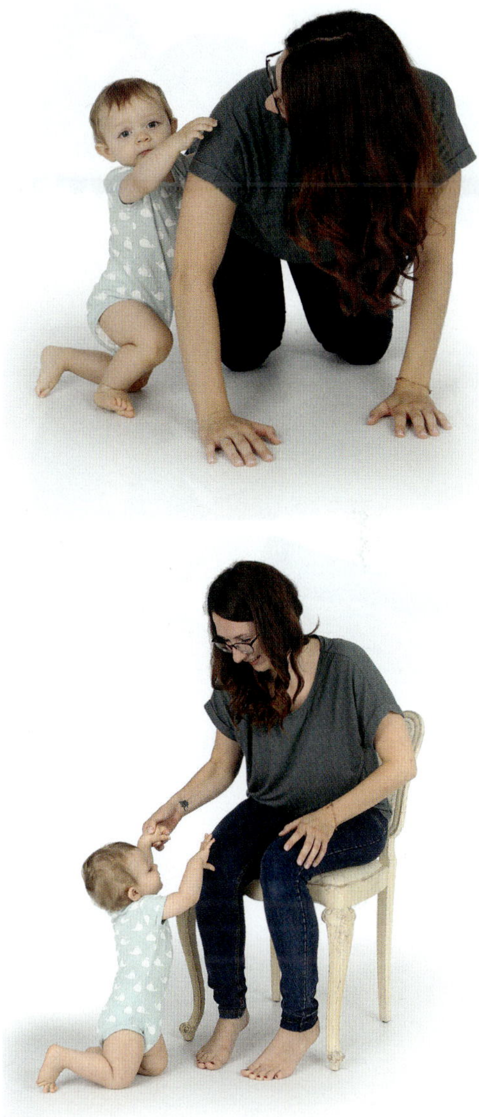

Abb. 4.256 Hier sind Sie selbst das Klettergerüst und die Aufstehhilfe. [K382]

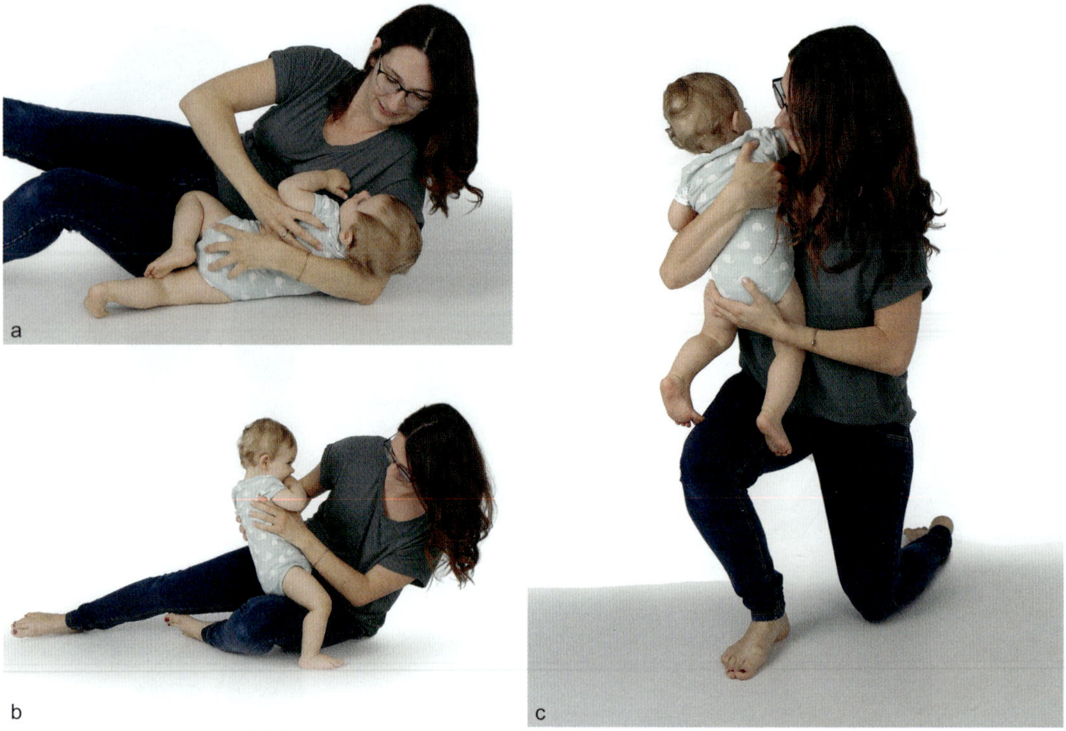

Abb. 4.257 Gemeinsam – sehr sportlich! – in den Stand. [K382]

4.11 Elfter Meilenstein: Der freie Stand

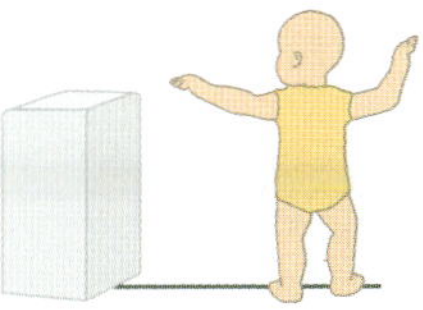

Für diesen Meilenstein variiert das tatsächliche Alter besonders stark. Wenige Kinder sind besonders schnell und stehen schon mit 9 Monaten frei, die größere Mehrheit entdeckt den freien Stand am Ende des 11. Monats. Aber es ist auch nicht besorgniserregend, wenn die Kinder sich Zeit lassen und den freien Stand erst mit 14 Monaten zeigen. Oft sind es gerade solche Kinder, die recht schnell und früh sprechen und sehr geschickt in der Feinmotorik sind.

Für die Aufrichtung und den freien Stand muss die Rumpfmuskulatur gut ausgebildet sein und die nötige Spannung bereithalten. Ebenso wichtig ist es, dass die Kinder ein Bewusstsein für die Füße entwickelt haben. Sind die Fußgelenke übermäßig beweglich, so fällt es den Kindern schwer, sich darauf aufzurichten.

4.11.1 Merkmale

Die Fähigkeiten der letzten Meilensteine – Krabbeln, Sitzen und Hochziehen – werden zunehmend selbstverständlicher beherrscht. Die Muskulatur ist kräftiger geworden und die Bewegungen koordinierter. Mit Leichtigkeit krabbelt das Kind die Treppe hoch und über Hindernisse und lässt sich in seinem Bewegungs- und Forscherdrang nicht aufhalten. Gegenstände, die in Regalen oder auf Kommoden stehen und zuvor noch außer Reichweite waren, wecken die Neugier des Kindes. Es zieht sich nach oben, steht breitbeinig mit herausgewölbtem Bauch und braucht sich jetzt oft nur noch mit einer Hand festzuhalten. Die andere ist frei zum Spielen.

Auch der Stand muss geübt und stabilisiert werden. Dazu hält sich das Kind mit beiden Händen an einem Möbelstück fest, wippt hoch und runter und schaukelt nach rechts und links. Diese Gewichtsverlagerung von einem auf das andere Bein wird Küstenschifffahrt genannt. Wird ihm jetzt ein Spielzeug von hinten gereicht, so kann es sich in den Raum drehen (➤ Abb. 4.258). Nur, wie kommt das Kind wieder zurück auf den Boden? Entweder es schreit, bis jemand zur Hilfe kommt, oder es lässt sich einfach zurück auf den Po fallen. Anders geht es meist noch nicht.

Die ersten „Gehversuche" beginnen auf Händen und Füßen. Über den Vierfüßlerstand kommen die Kinder hoch in den sog. Bärenstand (➤ Abb. 4.269). Sie strecken ihre Beine durch und den Po in die Höhe. Anfangs ist die Wegstrecke noch recht kurz und die Kinder fallen wieder zurück in den Vierfüßlerstand. Aber schon bald können sie längere Strecken im Bärengang zurücklegen. Diese Fortbewegungsart kräftigt die Rumpf- und Beinmuskeln und fördert wie das Krabbeln die Koordination von Armen und Beinen.

Aus der Küstenschifffahrt entsteht das seitliche Gehen. Will das Kind ein Spielzeug erreichen, erfolgen die ersten Schritte in der Aufrechten zur Seite, an Möbeln entlang, eine Art aufgerichteter Vierfüßlergang mit Händen und Füßen, wobei letztere nach vorne zeigen sollten. Später reicht die glatte Wand als Halt und Orientierung. Durch das seitliche Gehen werden die Fußmuskeln gekräftigt und die Fußgewölbe können sich ausbilden.

Der freie Stand erfolgt zufällig, wenn das Kind abgelenkt ist und beide Hände loslässt. Plötzlich steht es frei, noch unsicher mit eingekrallten Zehen und hochgezogenen Schultern. Mit einem Gegenstand in der Hand, z. B. einem Rührlöffel, gelingt der Stand leichter; das Kind hat hier einfach noch das Gefühl, es würde sich festhalten (➤ Abb. 4.259).

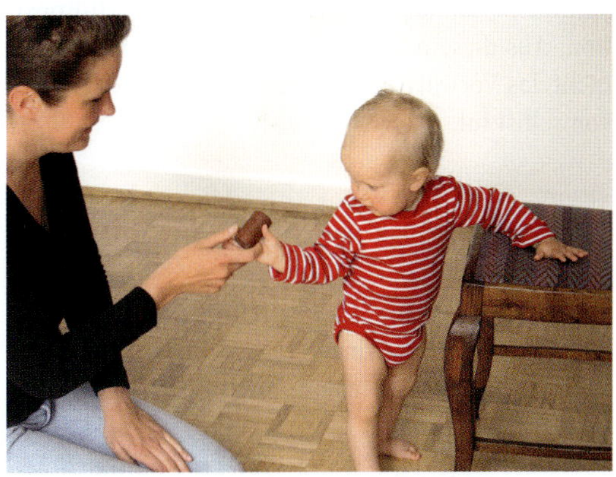

Abb. 4.258 Stehen, Festhalten und Umdrehen

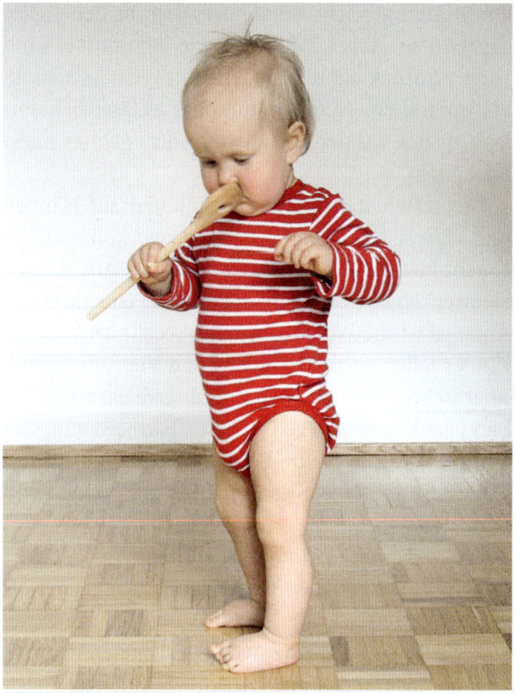

Abb. 4.259 Der freie Stand

Hand- und Fußentwicklung

Das Kind spielt mit einem Ball und beginnt, ihn zu rollen. Spielzeugautos werden hin- und hergeschoben. Es klatscht in die Hände; Finger und Handgelenke sind dabei gestreckt.

Bevor das Kind vorwärtsläuft, geht es seitlich. Dadurch werden die kleinen Fußmuskeln gekräftigt und die Fußgewölbe bilden sich aus. Der Fuß kommt so allmählich aus der Knick-Senkfußposition. Aus diesem Grund sollten Sie mit Ihrem Kind nicht das Vorwärtsgehen üben, solange es dies nicht von selbst tut.

Sonstige Fähigkeiten

Sprache Häufig werden mit diesem Meilenstein die ersten Worte sinnvoll gebraucht. „Papa" und „Mama" werden richtig auf die Person bezogen eingesetzt.

Sozialkontakt Das Kind gibt und nimmt Spielzeug auf Aufforderung („Bitte-und-Danke-Spiel").

HINWEIS

Gehen Sie mit Ihrem Kind zum Arzt/zur Ärztin:

- wenn es sich mit 11 Monaten noch nicht vom schrägen Sitz in den Langsitz aufsetzt
- wenn es noch keine Stehbereitschaft zeigt, d. h. wenn es zusammensackt, sobald es auf die Füße gestellt wird

4.11.2 Anregungen für Spiel und Bewegung

Spielzeug, das etwas erhöht liegt, ist ein Anreiz zur Aufrichtung. Immer häufiger werden Sie nun Ihr Kind in aufrechten Positionen spielen sehen. Lassen Sie Ihr Kind auch barfuß spielen, dann spürt es den Boden intensiver und Wahrnehmung und Gleichgewicht werden stärker angesprochen. Schuhe haben noch etwas Zeit!

ZIELE

- Es geht seitlich an Möbeln entlang („Küstenschifffahrt").
- Es stellt sich in den Bärenstand.
- Das Kind beherrscht den freien Stand.

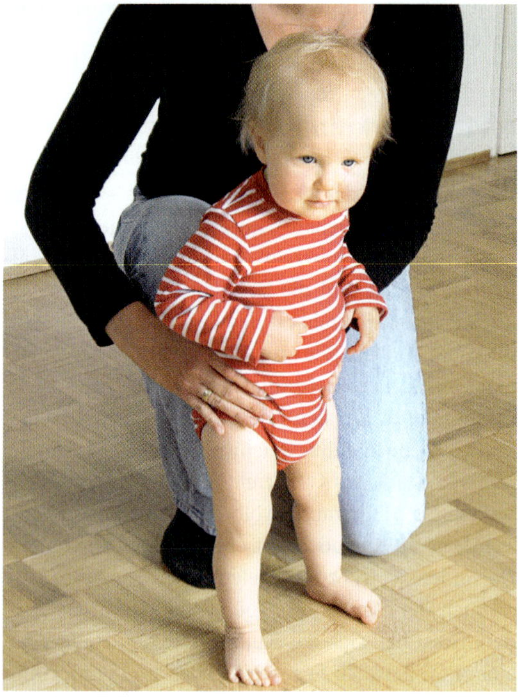

Abb. 4.260 Halten Sie Ihr Kind im Stand am Becken fest. Geben Sie über das Becken einen leichten Druck Richtung Boden und verstärken Sie dadurch die Wahrnehmung des Stehens.

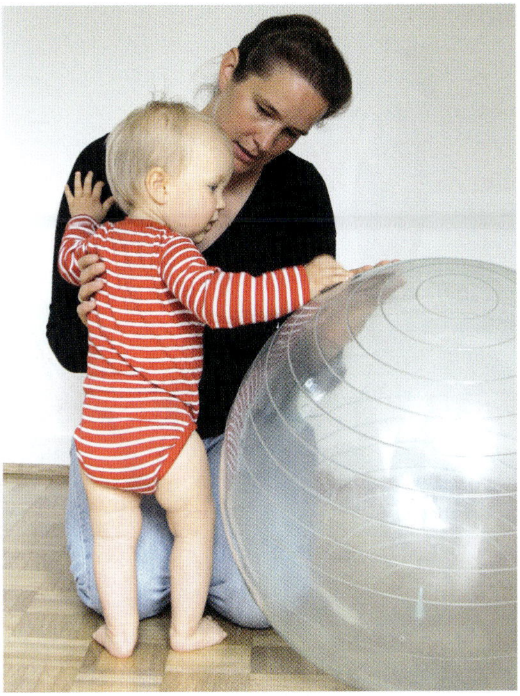

Abb. 4.261 Ein großer Ball fasziniert jedes Kind; er gibt Sicherheit, obwohl er rollt. Geben Sie Ihrem Kind den nötigen Halt am Rumpf oder nur noch an den Oberschenkeln.

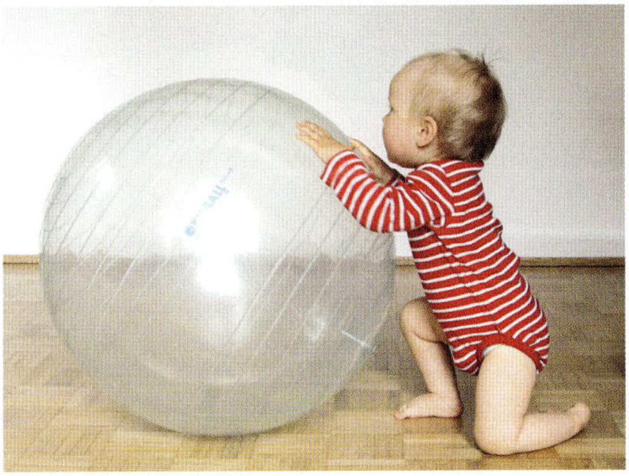

Abb. 4.262 Vielleicht gelingt auch schon das Hochziehen ganz ohne Hilfe?

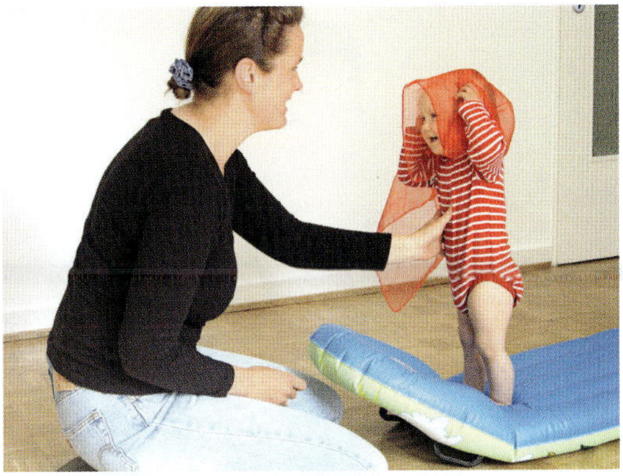

Abb. 4.263 Auf einer Luftmatratze das Gleichgewicht zu halten ist schwierig, aber der Stand wird sicherer.

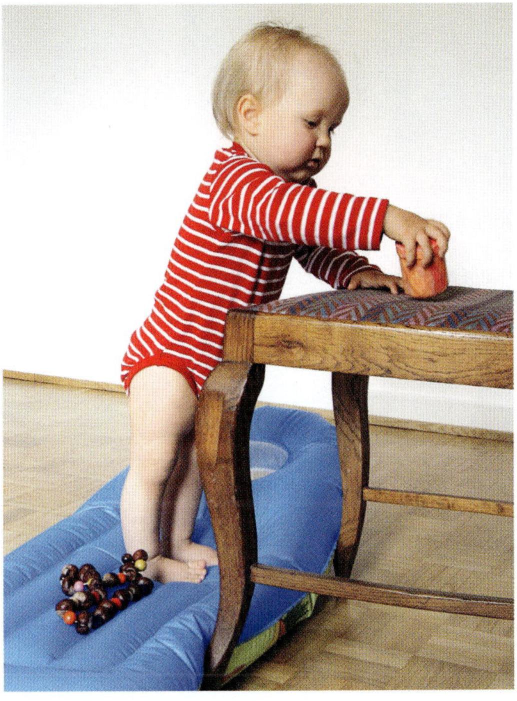

Abb. 4.264 Sie können die Luftmatratze auch vor einen Stuhl legen und Ihr Kind animieren, sich an ihm hochzuziehen. Mit der einen Hand wird es sich noch festhalten müssen, aber die andere ist frei zum Spielen.

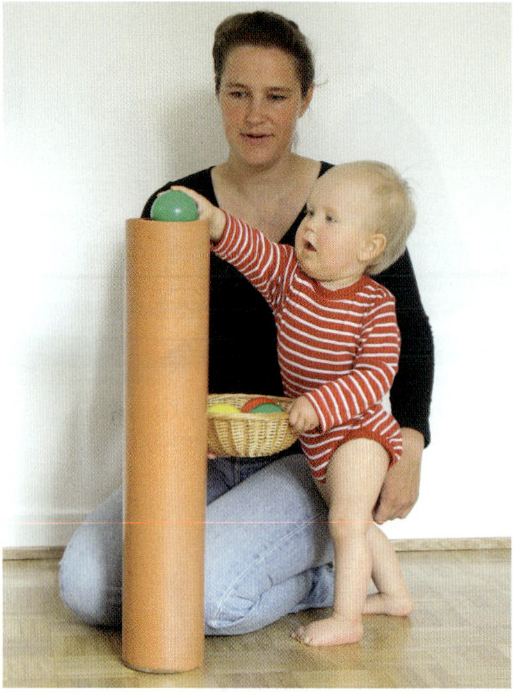

Abb. 4.265 Nehmen Sie Bälle, ein Abflussrohr oder eine Papprolle und lassen Sie Ihr Kind die Bälle hineinwerfen. Das klappt gut, sobald Ihr Kind genug Gleichgewicht im Stand hat. Ist es schon sehr sicher, kann es auch in die Hocke gehen und die Bälle vom Boden nehmen.

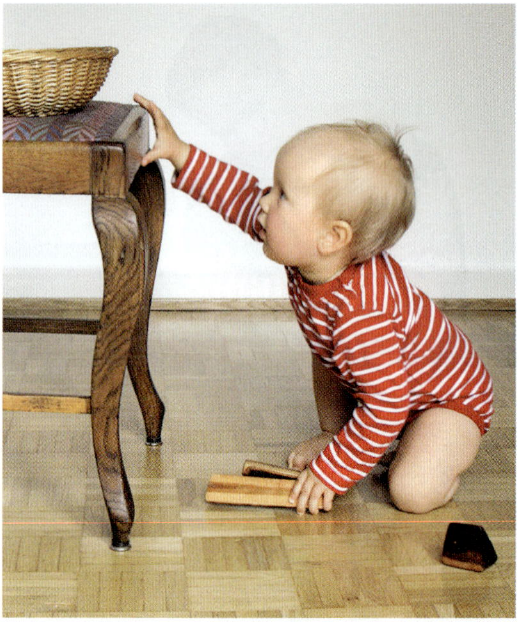

Abb. 4.266 Hinstellen und Hinhocken im Wechsel: Ein Korb auf einem Stuhl wird gerne mit Bällen oder Bauklötzen gefüllt.

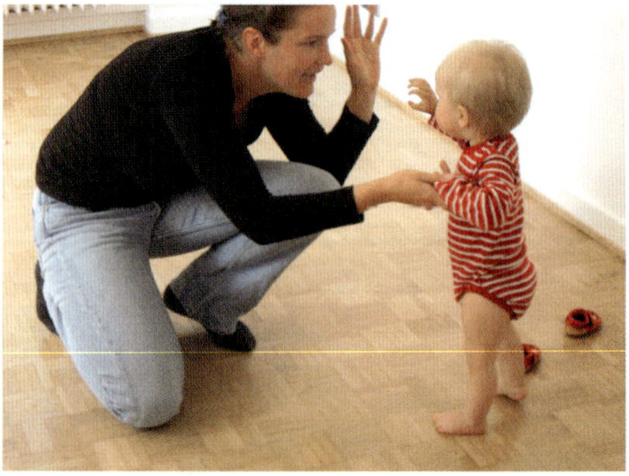

Abb. 4.267 Bewegen Sie sich zu schöner Musik, Ihr Kind wird mitmachen und von selbst anfangen zu schaukeln und hoch und runter zu wippen.

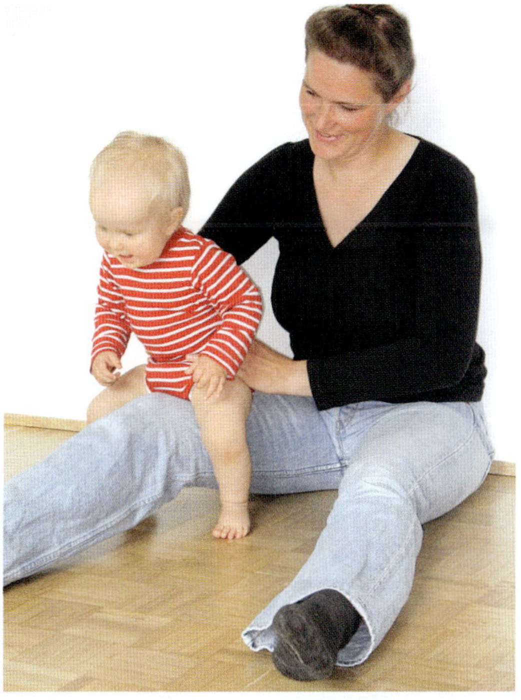

Abb. 4.268 Setzen Sie sich auf den Boden und lassen Sie Ihr Kind auf einem Ihrer Oberschenkel reiten. So kommt es immer wieder zum Stehen. Sie können sein Becken umfassen und es auch mal etwas nach hinten kippen, sodass Ihr Kind Zehen und Vorfuß abheben muss. Dies ist eine natürliche Gleichgewichtsreaktion, welche im Stand benötigt wird.

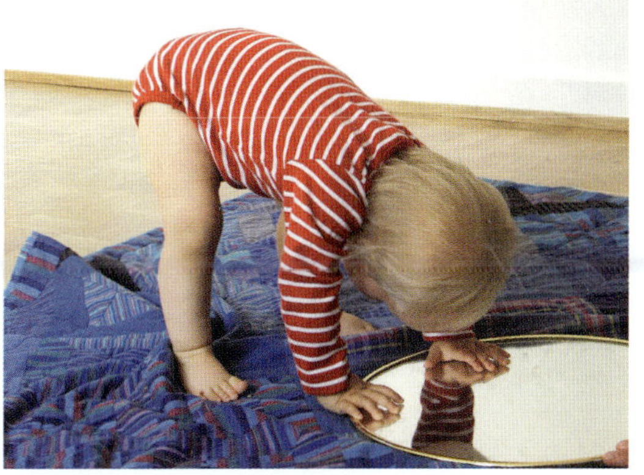

Abb. 4.269 Aus dem Vierfüßlerstand können Sie Ihr Kind in den Bärenstand bringen, indem Sie es einfach auf die Füße stellen. So ist das Spiegelbild interessant oder auch ein Ball, den Sie unter seinem Bauch hindurchrollen.

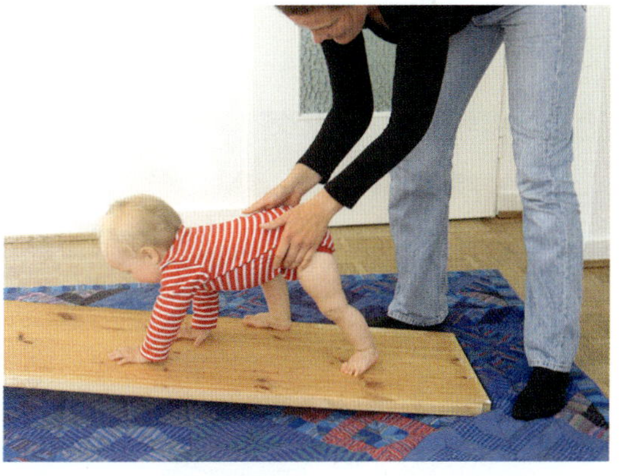

Abb. 4.270 Im Bärengang geht es das Schrägbrett hinauf.

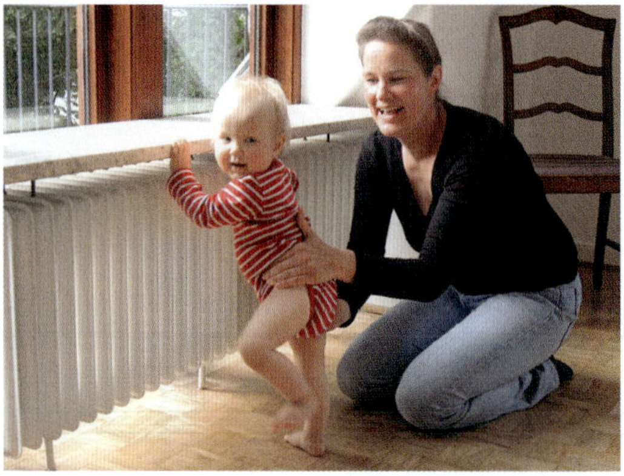

Abb. 4.271 So können Sie die „Küstenschifffahrt" unterstützen: Wenn Ihr Kind sich gut festhält, umfassen Sie sein Becken und schaukeln es leicht von links nach rechts. Verstärken Sie die Gewichtsverlagerung und Ihr Kind hebt im Wechsel seine Beine ab.

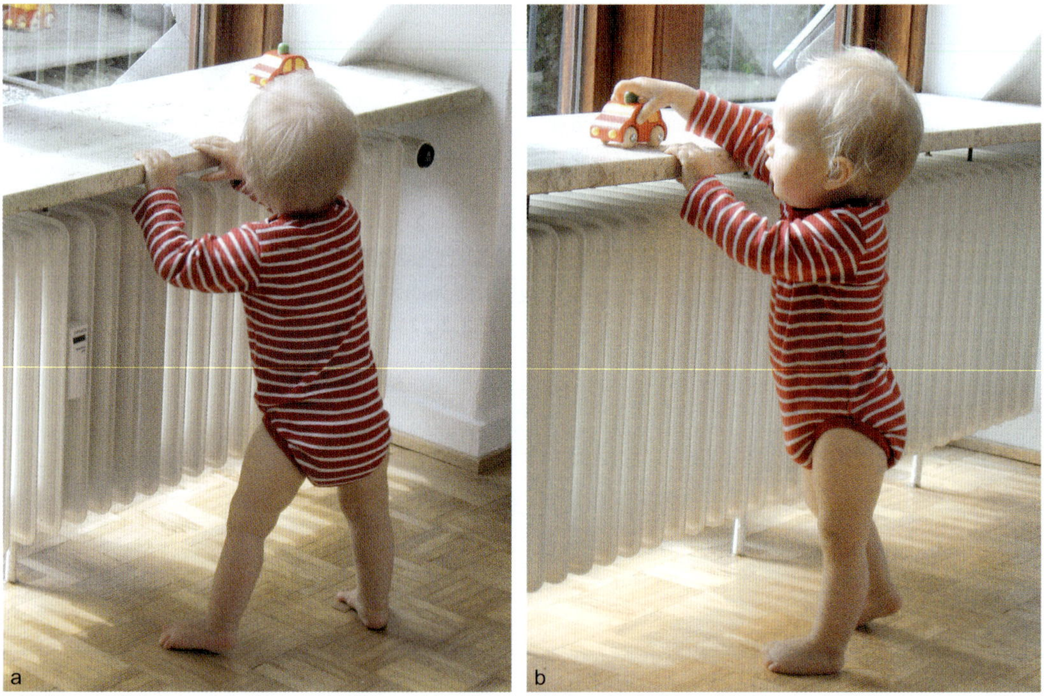

Abb. 4.272 a) Locken Sie Ihr Kind mit einem Spielzeug und es wird seine ersten seitlichen Schritte tun. b) Und ein Auto muss natürlich fahren!

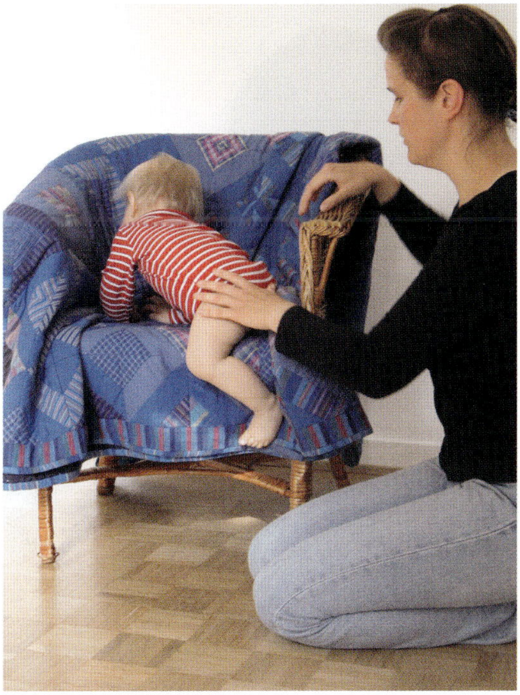

Abb. 4.273 Treppe, Stuhl und Sofa: Hochklettern geht ja gut, aber wie kommt Ihr Kind wieder herunter? Zeigen Sie ihm, dass es mit den Füßen voran am besten geht. Dies dient auch als Vorsichtsmaßnahme, falls Ihr Kind doch in einem unbeobachteten Moment an eine Stufe gerät. Ein Schutz vor Stürzen ist es natürlich nicht.

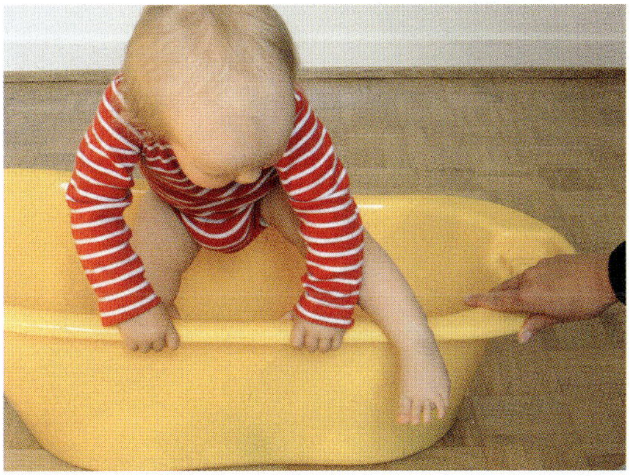

Abb. 4.274 Die alte Babywanne bietet auch ohne Wasser viele Spielmöglichkeiten. Ihr Kind kann hineinklettern, Bootfahren spielen und wieder herausklettern.

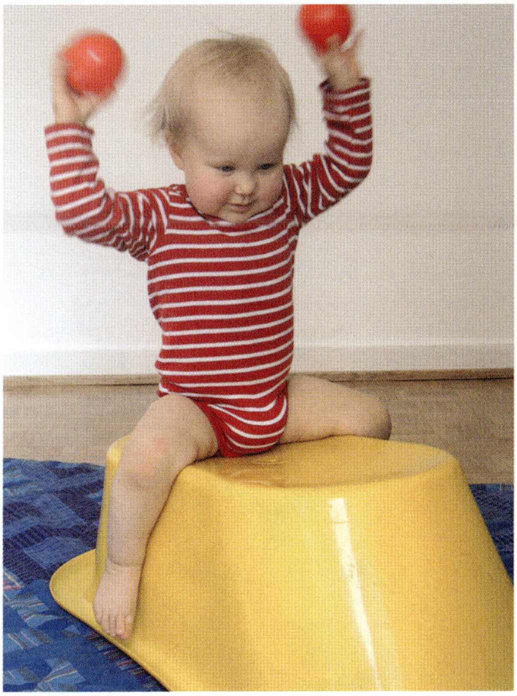

Abb. 4.275 Es kann darauf wie auf einem Pferd reiten.

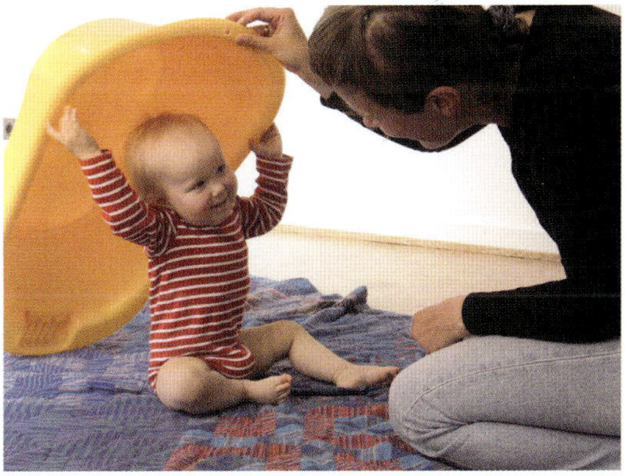

Abb. 4.276 Oder das Lieblingsspiel spielen: Verstecken!

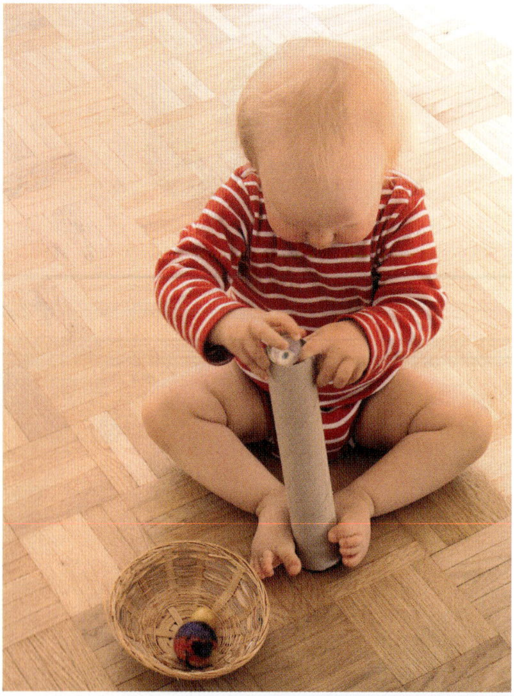

Abb. 4.277 Mit einer Papprolle und ein paar Kugeln kann sich das Kind ausdauernd beschäftigen.

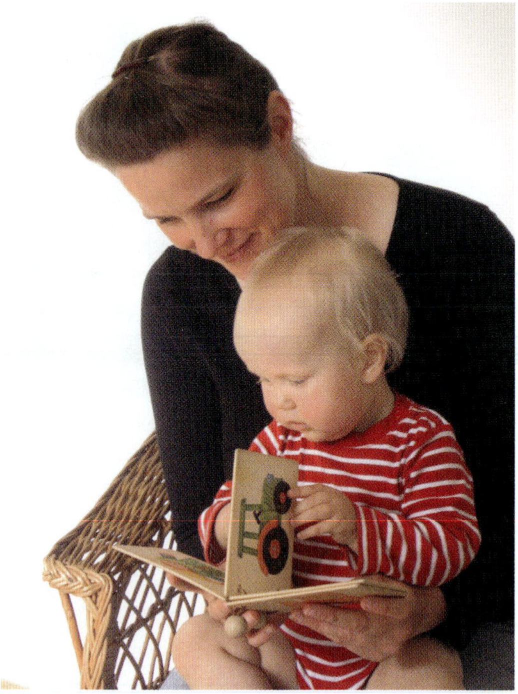

Abb. 4.278 „Was macht die Katze?" Vielleicht interessiert sich Ihr Kind schon für Bilderbücher und hat Spaß daran, Geräusche von Tieren oder Dingen nachzumachen. Dann gefällt ihm sicher auch ein kleines Fotoalbum, in dem es Geschwister, Eltern, Großeltern und Haustiere suchen kann.

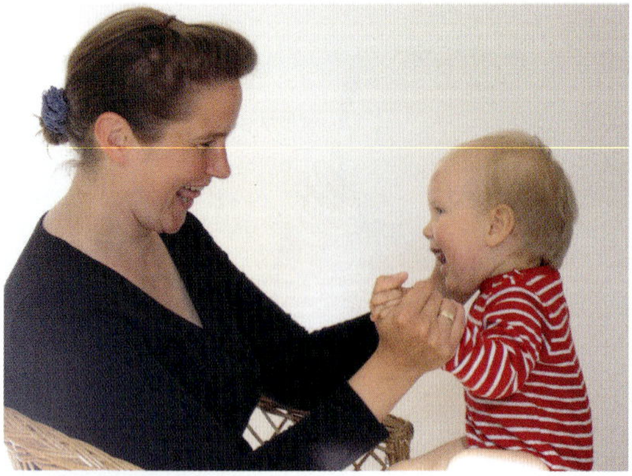

Abb. 4.279 Mit der Zunge spielen: Herausstrecken, nach rechts und links bringen, in den Wangentaschen bewegen, mit den Lippen plustern, die aufgeblasenen Wangen mit den Händen zum „Platzen" bringen. Ihr Kind wird lachen und Sie nachzuahmen versuchen. Die Koordination der Zunge und die Feinmotorik der Hand gehören zusammen, wie auch die Zungenmotorik und die Sprachentwicklung miteinander verbunden sind.

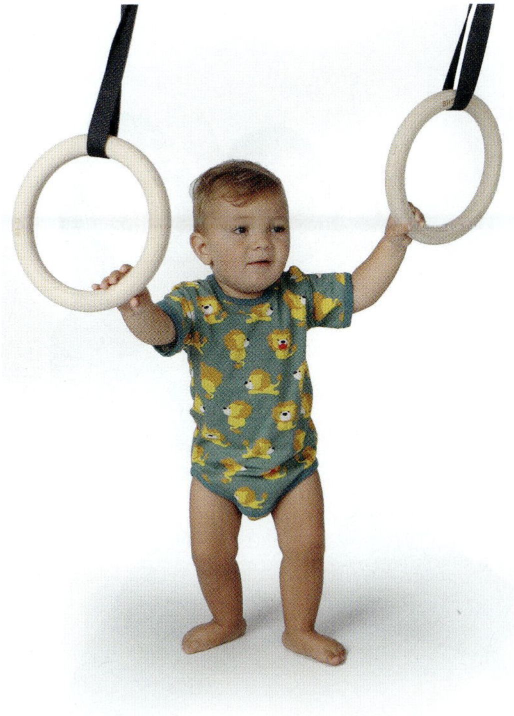

Abb. 4.280 Jetzt möchte Ihr Kind stehen, z. B. an Ringen … [K382]

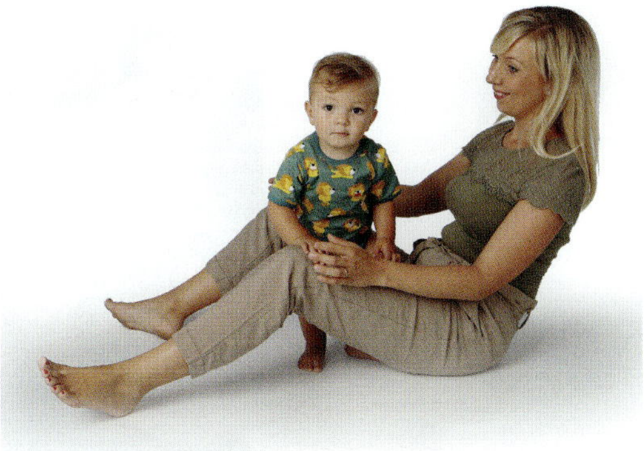

Abb. 4.281 … zwischen Ihren Knien … [K382]

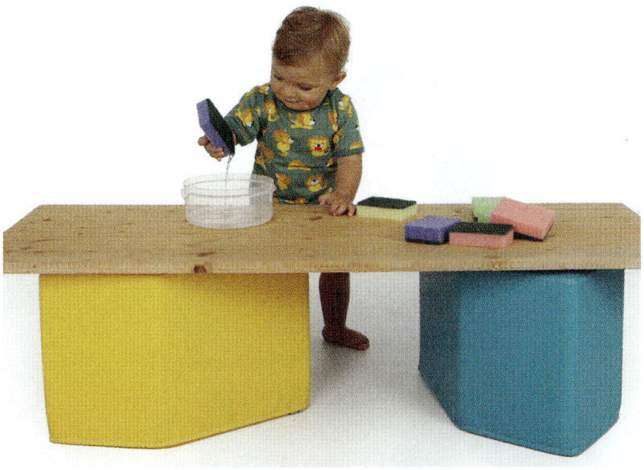

Abb. 4.282 … oder am improvisierten Tisch … [K382]

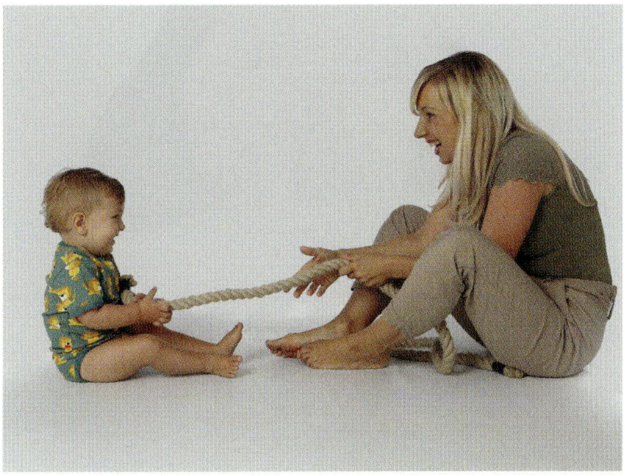

Abb. 4.283 Tauziehen im Stehen ist dann doch noch zu schwer. [K382]

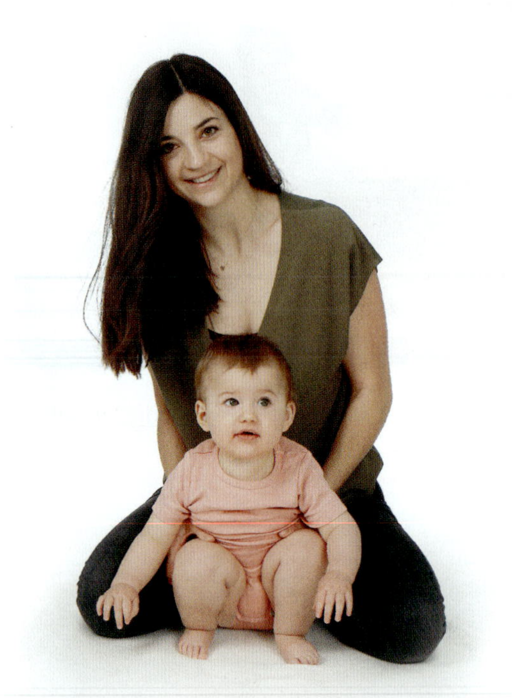

Abb. 4.284 Aus der Hocke hoch in den Stand [K382]

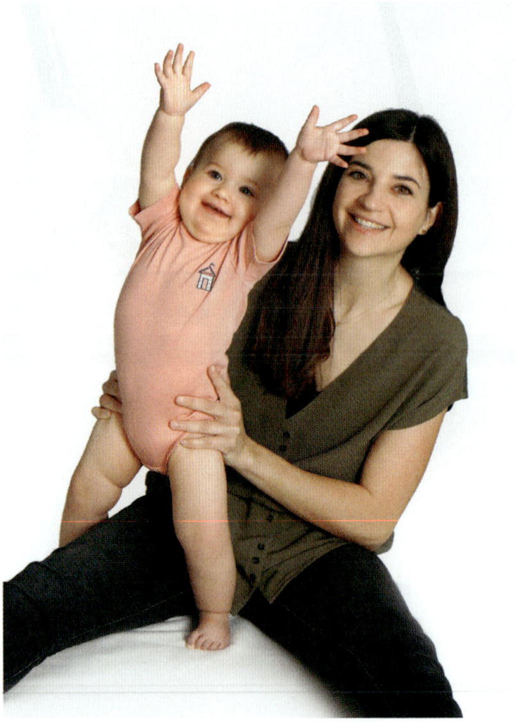

Abb. 4.285 „Wie groß bist Du?" Aus dem Sitz hoch in den Stand. [K382]

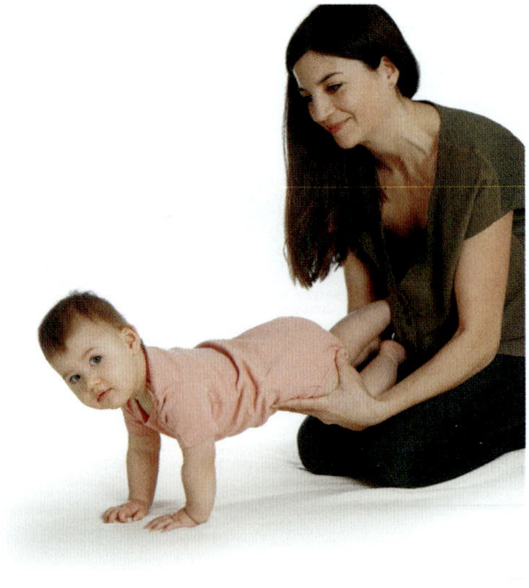

Abb. 4.286 Schubkarre fahren [K382]

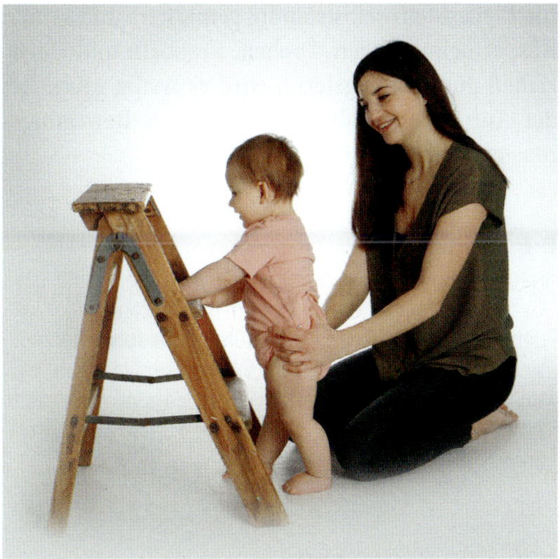

Abb. 4.287 Hoch hinaus auf einer Haushaltsleiter [K382]

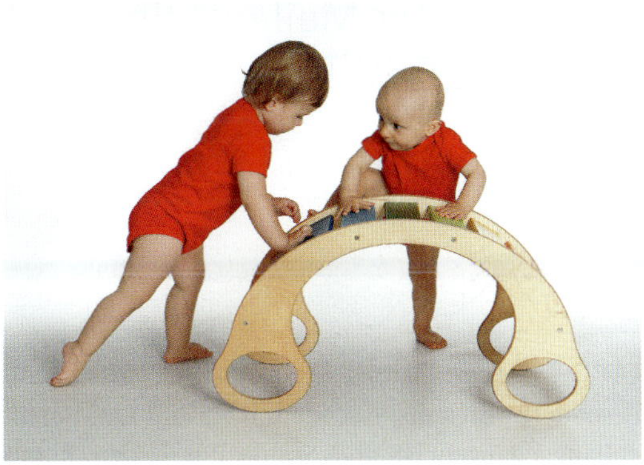

Abb. 4.289 Hoch hinaus auf der Regenbogenwippe [K382]

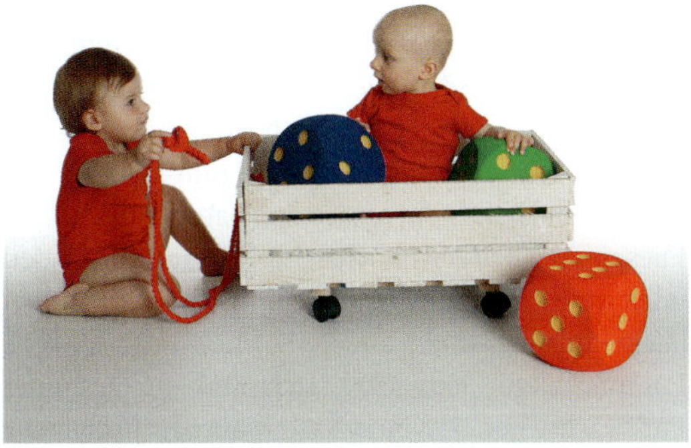

Abb. 4.288 „Ich zieh Dich bis ans Ende der Welt!" Eine Obstkiste wird auf einem Blumentopfroller befestigt. [K382]

4.12 Zwölfter Meilenstein: Der erste Schritt

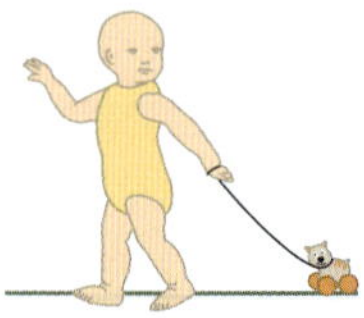

Der erste Schritt Ihres Kindes ist für Eltern ein besonderes Ereignis. Nachdem das Kind an Möbeln entlanggegangen ist und Stühle durch den Raum geschoben hat, kommt es einem plötzlich frei und mit staunendem Gesichtsausdruck entgegen. Auch für das Kind selbst ist diese plötzlich entdeckte Fortbewegungsweise ein Ereignis. Hat es das selbstständige Laufen entdeckt, so ist es nicht mehr zu stoppen und nutzt jede Gelegenheit, um die neue Fähigkeit zu erproben. Dabei braucht es nun kein lockendes Spielzeug mehr; das Laufen selbst ist das Ziel.

Die meisten Kinder machen ihren ersten Schritt zwischen dem 13. und 14. Monat. Manche Kinder laufen wesentlich eher, andere erst mit 18 oder gar 20 Monaten. Wann ein Kind mit dem Laufen beginnt, hängt im Wesentlichen davon ab, wie rasch die Funktion des Gehens im Gehirn ausreift. Kinder, deren Eltern spät gelaufen sind, entdecken das freie Gehen meist auch mit Verzögerung. Erreicht das Kind diesen Meilenstein, so ist es manchmal so sehr damit beschäftigt, dass Fortschritte in anderen Entwicklungsbereichen für eine Weile stagnieren.

Voraussetzung für das freie Gehen ist nicht immer der freie Stand. Manche mutigen Kinder stürmen einfach drauflos und laufen, noch bevor sie frei stehen können, wissen dann aber nicht, wie sie im Lauf anhalten sollen und lassen sich in die Arme der Eltern fallen. Beim Laufen das Gleichgewicht zu halten ist leichter als es im Stand zu beherrschen. Andere Kinder stehen erst frei, bevor sie zaghaft den ersten Schritt wagen. Das Laufen wird in dem Moment sicherer, sobald das Kind seine Bewegung stoppen und die Richtung ändern kann. Über unebene Böden, Rasen oder Kies zu laufen, das wird noch viele Monate eine Herausforderung bleiben.

Dieses anspruchsvolle Bewegungsprogramm fällt dem Kind umso leichter, je besser sich sein Gleichgewichtssinn und seine Koordination in den letzten Monaten entwickeln konnten. Hat es Meilenstein für Meilenstein selbstständig gemeistert und seinen Körper beim Stützen, Drehen, Krabbeln und Hochziehen gut kennengelernt, wird es wenig Mühe bei der Aufrichtung haben und ein gutes Bewegungsmuster zeigen.

BEACHTE

Häufig „üben" Eltern schon vorher mit ihrem Kind das Gehen, indem sie es an beiden hochgezogenen Händen oder unter den Achseln führen. Dadurch können sich Fußfehlstellungen bilden. Warten Sie lieber ab, bis sein Gleichgewichtsgefühl so gut ist, dass es die ersten Schritte alleine schafft. Danach können Sie es spielerisch unterstützen.

Zeigt her eure Füße – zeigt her eure Schuh'

Am besten lernt das Kind mit nackten Füßen laufen. Es spürt intensiv den Boden und die Tragfähigkeit seiner Füße. Dadurch werden seine Wahrnehmung und sein Gleichgewichtssinn angeregt. Wenn die Füße zu kalt werden, ziehen Sie Ihrem Kind Antirutschsocken an oder besser noch weiche Schuhe ganz aus Leder (➤ Abb. 4.290). Damit hat Ihr Kind den besten Halt, wenn es sich auf glatten Böden, z. B. Fliesen oder Parkett, hochzieht. Mit nackten Füßen oder weicher Fußbekleidung kann das Kind zudem leicht von einer in die andere Position wechseln. Die Fußmuskulatur entwickelt sich und ein gesunder Fuß wächst heran. Kinderfüße brauchen übrigens 7 Jahre, bis sie sich vollständig entwickelt haben. Bis

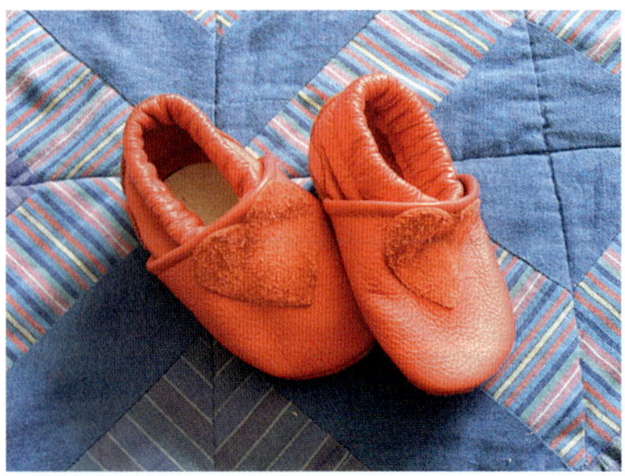

Abb. 4.290 Geeignete Schuhe zum Laufenlernen

dahin müssen die Füße einige Entwicklungsschritte durchlaufen.

- Bereits im Bauch drücken sich die kleinen Füße gegen die Wand der Gebärmutter. Der Schreitreflex (➤ Kap. 3.2.8) kurz nach der Geburt zeigt gleich zu Beginn der Entwicklung die spätere Aufgabe der kleinen Füße.
- Im dritten Meilenstein beginnen die Füßchen, bei der Aufrichtung mitzuhelfen, indem sich die kleinen Zehen bei der Bauchlage in die Unterlage drücken.
- Mit dem siebten Meilenstein beginnt die „Stehbereitschaft", mit der der Arzt/die Ärztin testet, wie weit das Kind in seiner Entwicklung ist. Stellt man das Kind auf seine Füße, streckt es seine Beinchen. Die Füße übernehmen zu diesem Zeitpunkt zum ersten Mal das Körpergewicht.
- Der Halbkniestand bringt das Kind in die Aufrichtung, danach folgt mit der „Küstenschifffahrt" das seitliche Laufen an der Wand entlang. Dadurch formen sich die Quer- und Längsgewölbe der Füße.

Mit fast 14 Monaten laufen die meisten Kinder frei. Die ersten freien Schritte sind noch ein wenig wackelig und tollpatschig, werden aber immer sicherer (➤ Abb. 4.291). Das Kind zieht die Schultern hoch und benutzt die Arme zum Ausbalancieren, indem es sie seitlich abhebt. Durch eine Seitwärtsverlagerung des Körpers gelangt es vorwärts. Das bedeutet, dass die Standphase des Fußes vorhanden ist, die Abstoßphase und das Abrollen des Fußes sich jedoch noch entwickeln müssen. Das geschieht langsam bis zum 3. Lebensjahr; erst dann hat sich die Wirbelsäule vollständig in der Vertikalen entfaltet, d. h. das Becken ist aufgerichtet und das Hohlkreuz verstrichen. Vorher zeigen die Kinder den typischen (natürlichen!) Knickfuß und den vorgewölbten Bauch. Ihr Watschelgang ähnelt dem einer kleinen Ente.

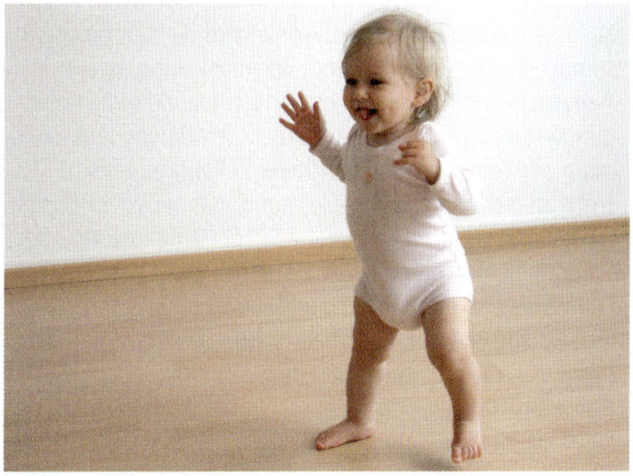

Abb. 4.291 Die ersten Schritte sind schwierig. Hier ist sogar die Zunge beteiligt!

Es braucht Sie nicht zu beunruhigen, dass die Beinachsen Ihres Kindes bei den ersten Schritten noch nicht geradestehen. Während des Laufenlernens zeigt Ihr Kind mehr oder minder ausgeprägte O-Beine, ein Jahr später sogar X-Beine. Erst im 3. Lebensjahr begradigt sich die Beinachse. Dann kann das Kind über die Fußsohlen abrollen und verliert den typischen Watschelgang.

BEACHTE

Füße sind zum Laufen da. Das Laufen formt die Füße.

Laufen Sie los, raus aus dem Buggy, gemeinsam unterwegs, zum Bäcker, zum Spielkameraden, zum Kindergarten, einfach so, in den Wald, über die Wiese, an den Strand, durch Watt, über Stock und Stein. Gerne auch barfuß, wenn möglich.

Das Laufrad und das Dreirad ersetzen nicht das Gehen. Die Muskeln der Oberschenkel werden aktiviert, nicht die vielen kleinen Fußmuskeln, auch fehlt die Abrollphase des Fußes.

Endlich feste Schuhe kaufen?

Einen festen Schuh benötigt das Kind erst dann, wenn es frei läuft (➤ Abb. 4.292). Freies Laufen heißt, das Kind läuft ohne Hilfe, kann allein aufstehen und loslaufen, stoppen und die Richtung selbstständig ändern. Draußen sind die Schuhe ein notwendiger Nässe- und Kälteschutz.

In den ersten Jahren wächst der Fuß recht schnell und man muss sehr darauf achten, dass das Kind nie zu kleine Schuhe trägt. Der Fuß würde beachtlich darunter leiden. Schuhe müssen passen, in der Länge, in der Breite und im Schaft, sonst verändern sie in unguter Weise die Fußform und das Gangbild. Die Sohlen sollten biegsam und elastisch sein, damit sie nicht ungünstig in die Fußentwicklung eingreifen (➤ Abb. 4.293).

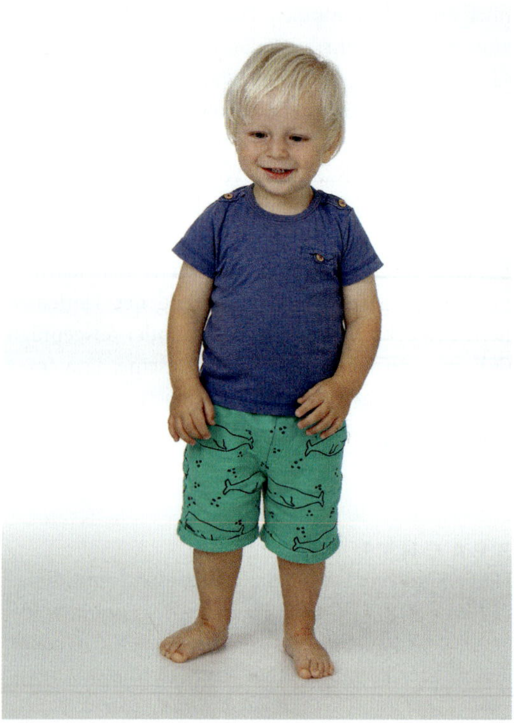

Abb. 4.292 Jetzt beginnt die Zeit des sicheren freien Laufens. [K382]

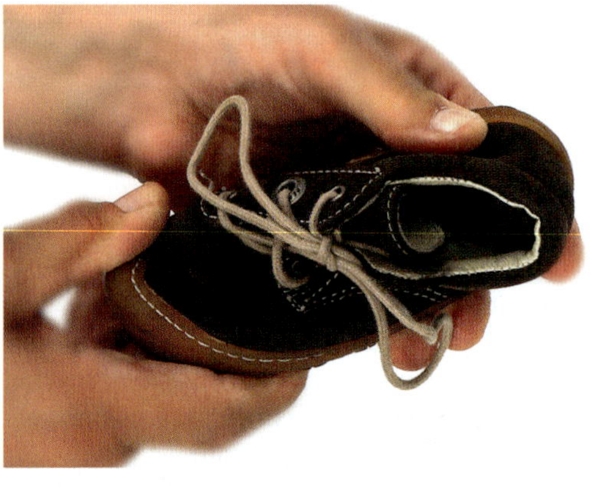

Abb. 4.293 Wie barfuß: Schuhe mit elastischen Sohlen machen jede Bewegung mit. Die Füße werden nicht manipuliert und können sich gesund entwickeln. [K382]

BEACHTE

Zeichnen Sie eine Schablone aus Pappe von beiden Füßen Ihres Kindes, um die Größe zu bestimmen. Dazu setzen Sie den Fuß im Stand auf ein Stück Pappe und zeichnen die Umrisse ab. Nun geben Sie an der Fußspitze noch ca. 1 cm dazu und schneiden die Schablonen aus. Damit können Sie im Schuhgeschäft prüfen, ob die ausgewählten Schuhe auch die Richtigen sind: Die Schablonen müssen problemlos in die Schuhe passen.
Zusätzlich sollten Sie darauf achten, dass sich die Sohle gut in alle Richtungen biegen lässt und dass die Fersen ganz umschlossen sind. Der Schuh sollte bis zum Sprunggelenk reichen, auch bei Sandalen, dies gilt für die ersten beiden Lebensjahre Ihres Kindes. Gebrauchte Schuhe sind vorgeformt und daher weniger geeignet. Auch Gummistiefel, Badeschuhe und Schlappen sind nicht geeignet für Kinderfüße, weil sie durch das Krallen der Zehen den Fußgreifreflex auslösen, der sich eigentlich verlieren sollte. Barfußschuhe (s.u.) hingegen sind bei gut entwickelten Füßen zu empfehlen.

Meist freuen sich Eltern auf den ersten Schuhkauf und sind ganz überrascht, dass ihr Kind da anderer Meinung ist. Die Enge um die Füße ist für die meisten Kinder so ungewohnt und unangenehm, dass sie anfangen zu schreien und versuchen, die Schuhe wieder auszuziehen. Wenn man Glück hat, mischt sich ein Außenstehender ein und bestaunt die schönen Schuhe. Dann kann alles schnell vergessen sein, und das Kind ist stolz, Schuhe wie die Großen zu tragen.

BEACHTE

Und was ist mit Barfußschuhen?

Barfußschuhe sind besonders weich im Obermaterial, sie sind leicht und die dünne Sohle lässt sich in alle Richtungen biegen. Der Schuh hat keinen Absatz, kein Fußbett und der Schnitt lässt den Zehen vorne viel Platz.
Barfußschuhe sind eher mit Socken als mit herkömmlichen Schuhen vergleichbar. Wenn das Kind sicher gehen kann und sein Gleichgewicht gefunden hat, spricht nichts dagegen, es hin und wieder auch in Barfußschuhen laufen zu lassen. Denn über die Fußsohle wird die Sensomotorik stimuliert und die Fuß- und Beinmuskulatur gekräftigt. Außerdem kann das Kind besser abrollen und seine Bewegungen besser koordinieren. Durch den Bewegungsspielraum der Zehen minimiert sich der Zehengreifreflex.
Trotz dieser vielen Vorteile kann der ausschließliche Gebrauch von Barfußschuhen zur Überlastung der Sprunggelenke führen. Denn Kinder zeigen zu Beginn des Laufenlernens einen physiologischen Knick-Senkfuß. Für längere Strecken ist daher ein Schuh geeignet, der über das Sprunggelenk reicht und dem Kinderfuß ausreichend Halt gibt. Das gilt erst recht für Kinder mit einer starken Fußfehlstellung.
Auch bei Barfußschuhen gilt die Regel: keine gebrauchten. Langsam mit dem Tragen beginnen. Erstmal kurze Wegstrecken.

4.12.1 Merkmale

Geschafft!

Die ersten Gehversuche enden oft auf dem Hosenboden, wenn sich das Kind nicht gerade noch mit den Händen abstützt. Nach wenigen Wochen wird das Laufen jedoch so sicher, dass das Kind die Arme nicht mehr zum Ausbalancieren einsetzen muss, sondern seitlich mitschwingen lassen kann. Auch passt es das Tempo zunehmend besser den räumlichen Gegebenheiten an. Es kann den Laufvorgang stoppen und die Richtung ändern. Ohne sich festzuhalten steht es – meistens aus dem Bärenstand – vom Boden auf und setzt sich wieder hin. Es steht frei und kann sich gleichzeitig mit dem Spielzeug in seinen Händen befassen.

Treppen werden noch eine Weile hochgekrabbelt. Später hält sich das Kind mit beiden Händen am Treppengeländer fest und geht die Treppe im Nachstellschritt seitlich hoch. Runter geht es noch am besten auf dem Hosenboden oder auch schon seitlich am Geländer.

Sonstige Fähigkeiten

Sprache Das passive Sprachverständnis wächst, das Kind versteht schon ca. 50 bis 100 Worte. Mit dem freien Laufen beginnt die Wort- und Satzbildung. Die Sprache wird aktiv und sinnvoll benutzt. Mit der sicheren Zuordnung der Begriffe verringert sich das Bedürfnis des Kindes, die Gegenstände mit Mund und Zunge zu erforschen. Bis zum zweiten Geburtstag spricht es ca. 20 Wörter.

Sozialverhalten Die Trotzphase beginnt. Hier offenbart sich das starke Streben des Kindes nach Selbstständigkeit.

4.12.2 Anregungen für Spiel und Bewegung

Mit der Fähigkeit des Laufens und Kletterns kommt Ihr Kind überall hin. Es beobachtet Sie bei Ihren Arbeiten im Alltag und möchte teilhaben. Es möchte auch essen, wenn Sie essen, es möchte mit Ihren Alltagsgegenständen umgehen, es möchte „mithelfen", wenn Sie Dinge reparieren, saubermachen, kochen oder Kuchen backen. Versuchen Sie, es langsam mit einzubeziehen und ihm kleine Aufgaben anzuvertrauen, auch wenn alle Tätigkeiten dann etwas länger dauern.

ZIELE

- Das Kind kann frei über den Bärenstand aufstehen.
- Es geht selbstständig in die Hocke und kommt wieder in den Stand.
- Es geht ohne Hilfe, kann beim Laufen innehalten und die Richtung wechseln.

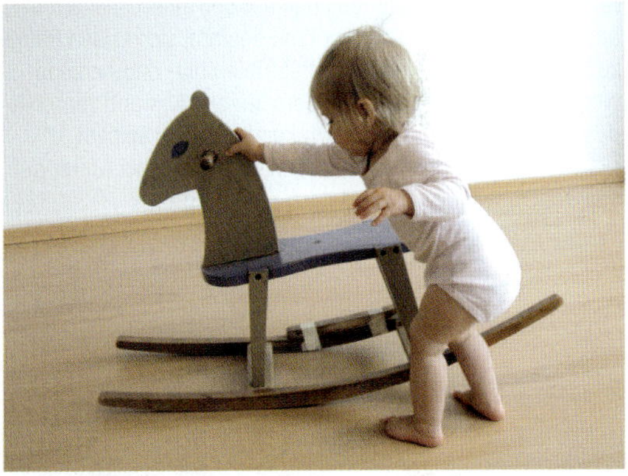

Abb. 4.294 Jetzt können Sie Ihr altes Schaukelpferd vom Dachboden holen!

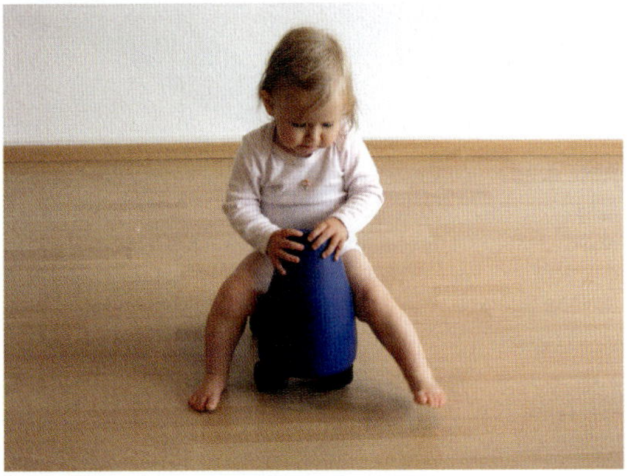

Abb. 4.295 Oder modernere Varianten anbieten, die für Kinder mit Gleichgewichtsproblemen eine gute Herausforderung sind.

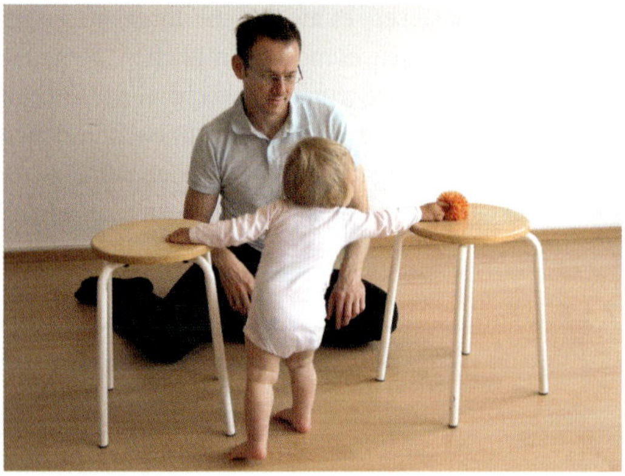

Abb. 4.296 Wenn Ihr Kind noch sehr unsicher läuft, stellen Sie zwei Stühle mit kurzem Abstand nebeneinander, sodass es beide Stühle mit den ausgestreckten Händen erreichen kann. Jetzt können Sie ein Spielzeug mal auf den einen, mal auf den anderen Stuhl legen, damit Ihr Kind beginnt, sich in den Raum zu drehen und sich zwischen den Stühlen hin- und herzubewegen. Gelingt das gut, vergrößern Sie den Abstand zwischen den Stühlen. Das Kind muss sich kurzfristig von seinem sicheren Halt mit den Händen lösen. Geht es dabei runter auf den Boden, war der Abstand doch noch zu groß.

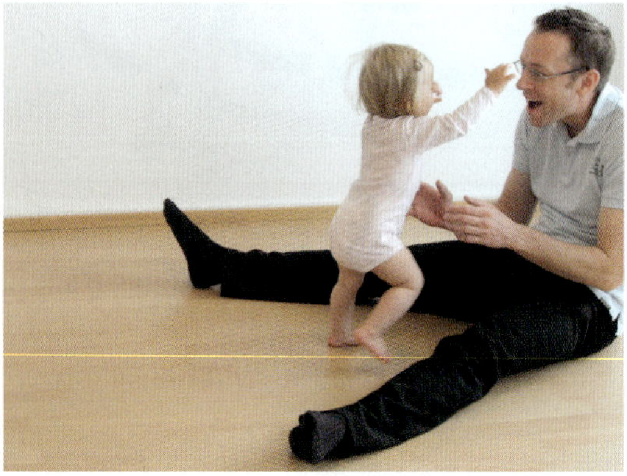

Abb. 4.297 Schöner ist es, zwischen zwei vertrauten Menschen hin- und herzulaufen und sich in ihre Arme fallen zu lassen. Fühlt sich das Kind sicher, so vergrößern Sie auch hier den Abstand. Vor Freude glucksend überwindet es so immer größere Strecken.

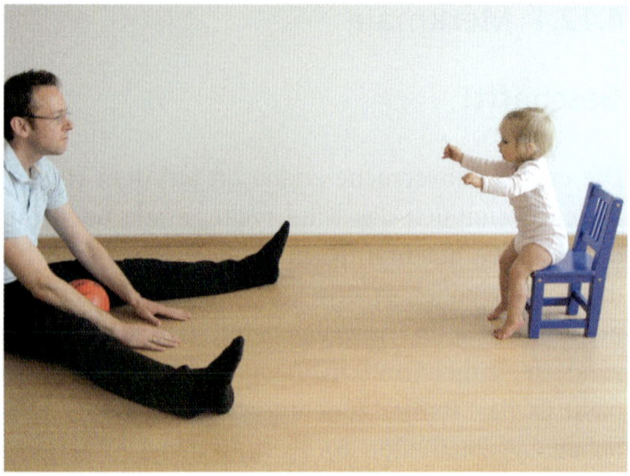

Abb. 4.298 Sie können Ihr Kind auch zu sich locken, wenn es auf einem kleinen Kinderstuhl sitzt.

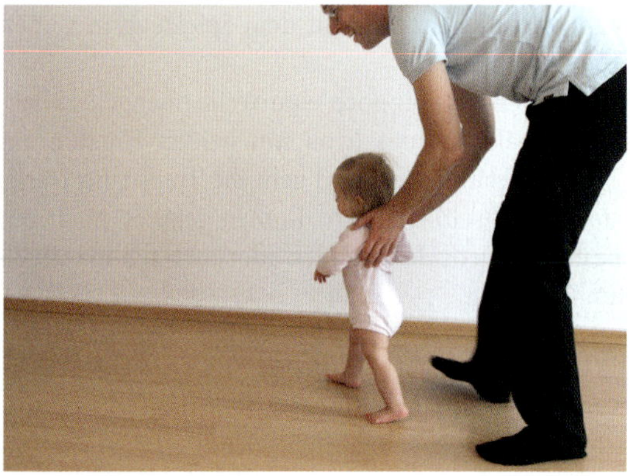

Abb. 4.299 Beim Laufen können Sie Ihr Kind von hinten entweder am Becken oder auch an beiden Schultern führen. Eine Hand kann auch von vorne an das Brustbein und die andere an die Brustwirbelsäule greifen.

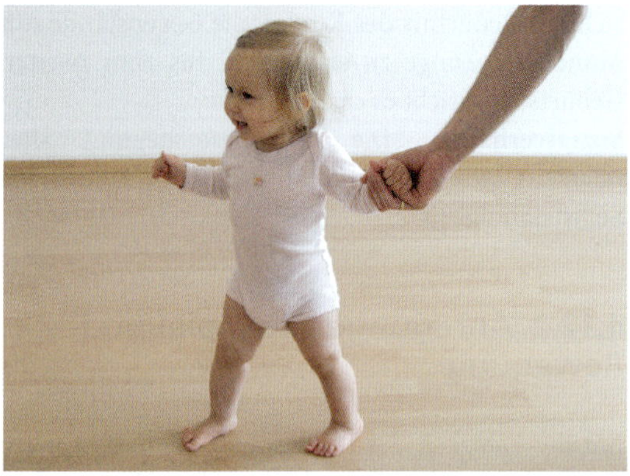

Abb. 4.300 Die ersten Schritte: Geben Sie leichte Unterstützung an beiden Händen, später nur noch an einer Hand. Achten Sie aber darauf, dass Sie sich der Größe des Kindes anpassen und seine Arme nicht nach oben ziehen.

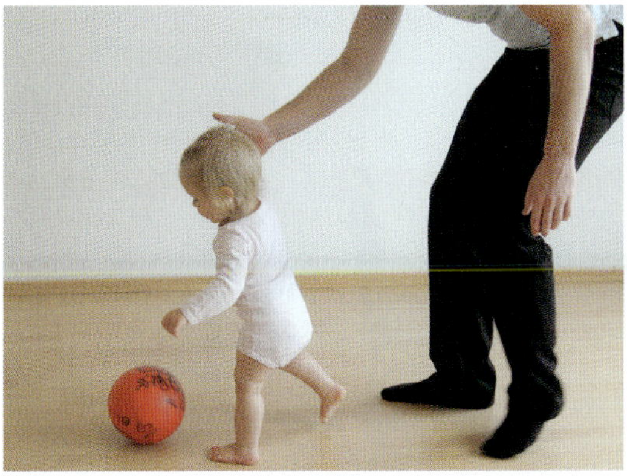

Abb. 4.301 So können Sie sogar Fußball spielen!

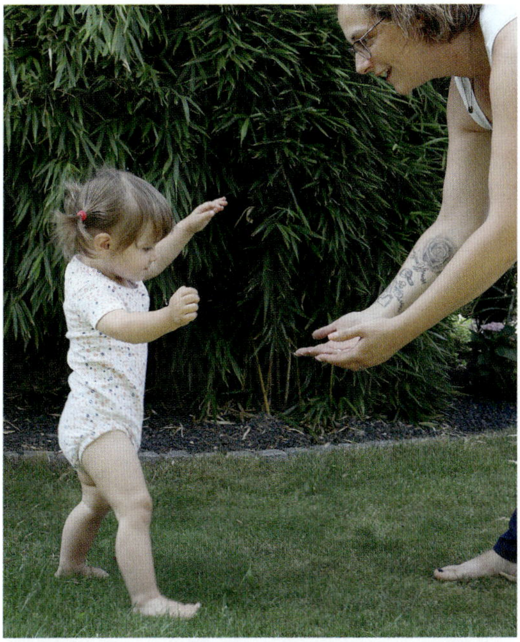

Abb. 4.302 Über Gras zu laufen ist eine besondere Herausforderung. [K382]

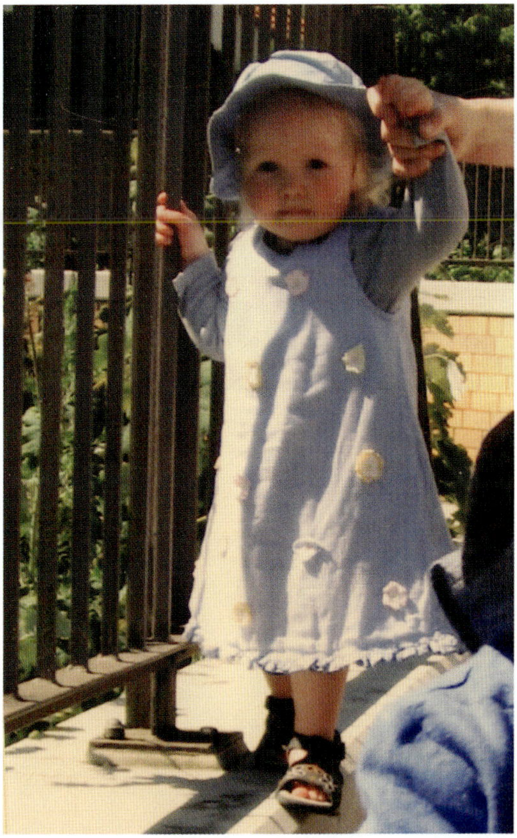

Abb. 4.303 Die Zeit beginnt, in der Ihr Kind über jede Mauer balancieren will.

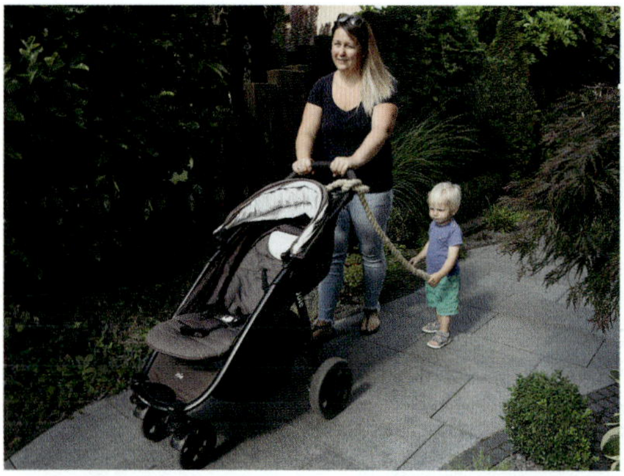

Abb. 4.304 Am „Kinderwagenseil" geht es gekonnt und mit Vergnügen. [K382]

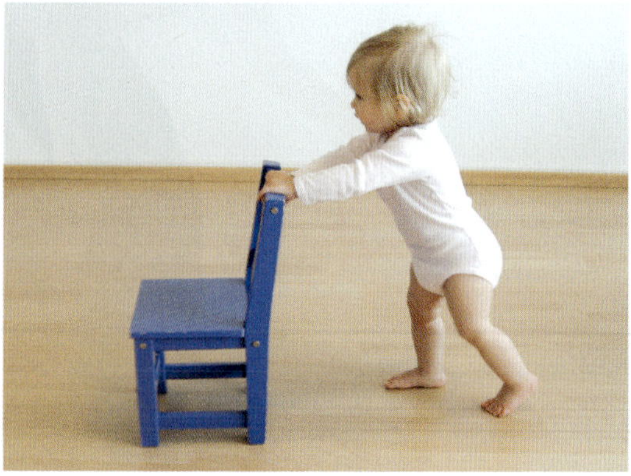

Abb. 4.306 Mit Vorliebe schiebt das Kind Dinge vor sich her, z. B. einen Stuhl.

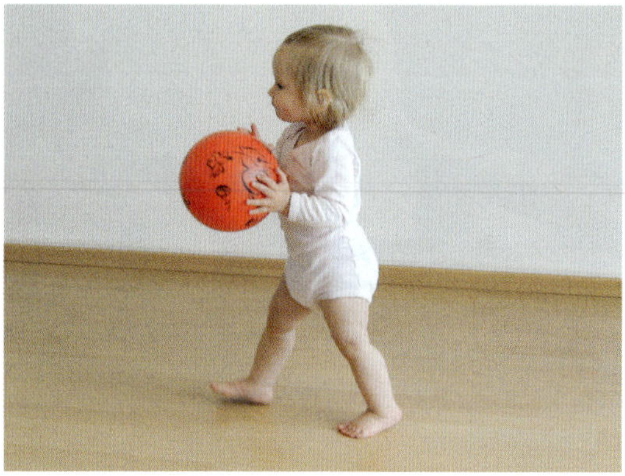

Abb. 4.305 Das freie Gehen wird auch sicherer, wenn Ihr Kind den Ball zum „Festhalten" in der Hand hält.

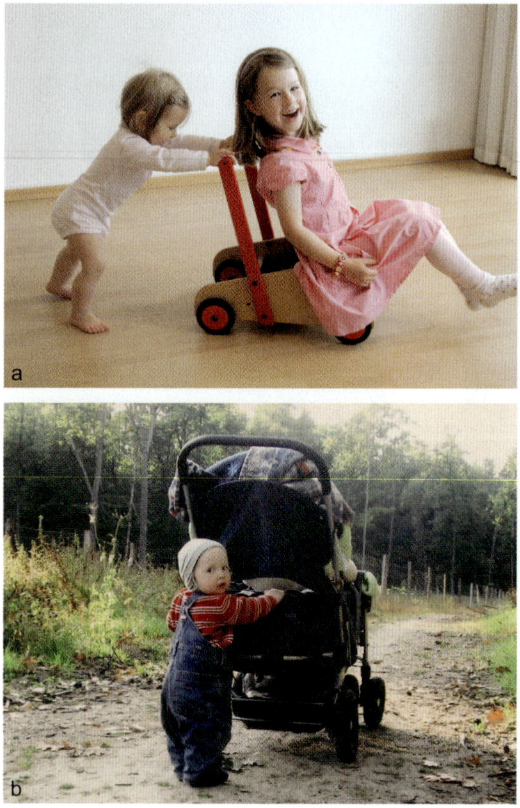

Abb. 4.307 a) Oder einen Puppenwagen, der ruhig schwer beladen sein darf, damit er nicht kippt. b) Viele Kinder wollen jetzt auch den eigenen Kinderwagen schieben.

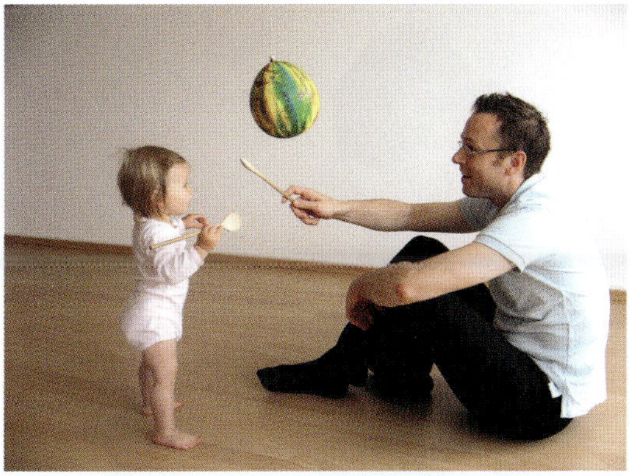

Abb. 4.308 Luftballontennis: Dazu brauchen Sie nur einen von der Decke baumelnden Luftballon und zwei Kochlöffel.

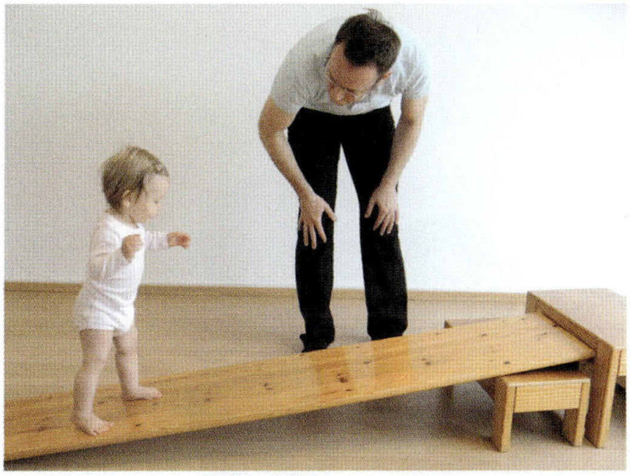

Abb. 4.309 Bauen Sie einen Hindernisparcours mit schräger Ebene, Kisten, Bänkchen, Polstern. Probieren Sie aus, wie viel Führung Ihr Kind noch braucht und lassen Sie es selbst herausfinden, wie es die Höhenunterschiede am besten überwindet: im Bärengang, noch krabbelnd oder schon auf zwei Beinen laufend.

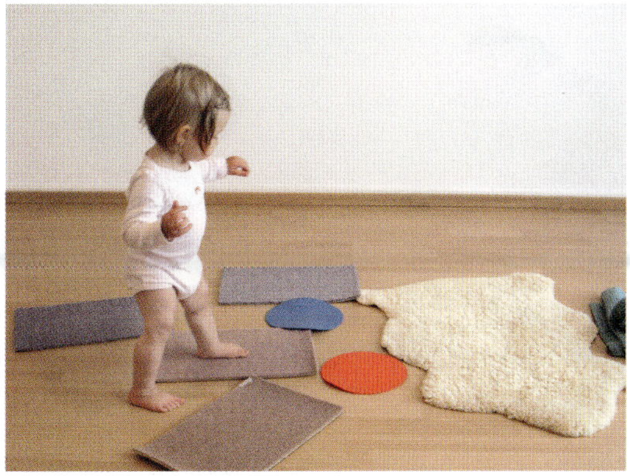

Abb. 4.310 „Barfußwege" regen alle Sinne an: Ein „weicher" Hindernisparcours aus Teppichresten, Fell, Decken, Kissen oder Luftmatratze fühlt sich schön an unter den nackten Füßen. Draußen brauchen Sie Ihrem Kind nur die Schuhe auszuziehen: Laufen Sie mit ihm zusammen über Rasen, Gehwegplatten, kleine Kieselsteine, durch Laub, über Moos, Zweige und Sand.

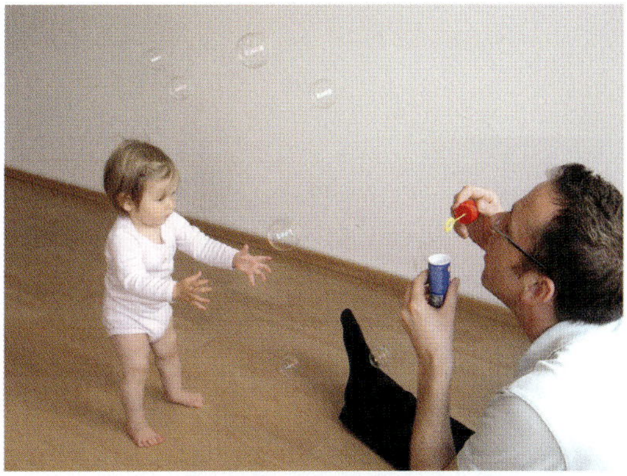

Abb. 4.311 Schauen Sie mal, wie Ihr Kind auf Seifenblasen reagiert! Es wird ganz fasziniert sein, vielleicht nur zuschauen, oder auch schon versuchen, die schillernden Kugeln zu fangen.

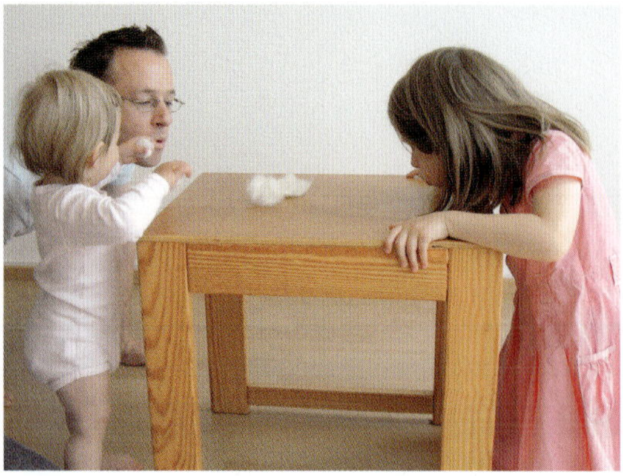

Abb. 4.312 Wattewölkchen fühlen sich leicht und weich an, sie lassen sich gut über den Tisch pusten. Das Pusten regt die Mundmotorik an und darüber die Sprache.

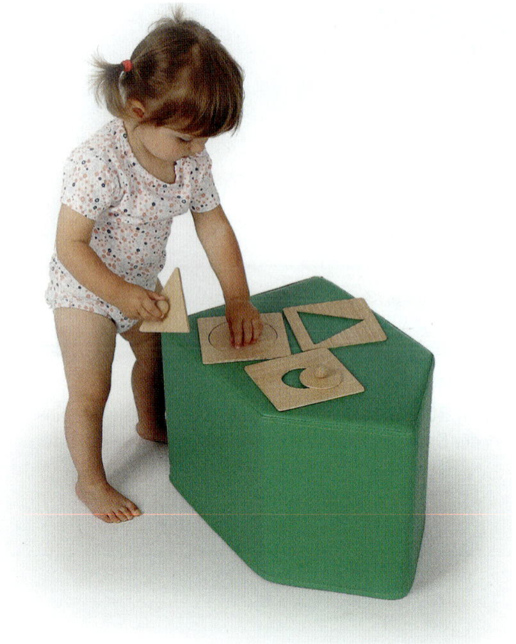

Abb. 4.314 Formen, selbst gebastelt. [K382]

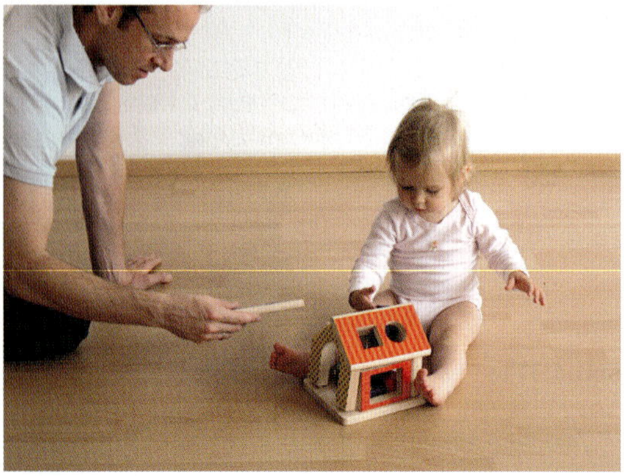

Abb. 4.313 Jetzt werden Steckspiele mit Löchern für verschiedene Formen interessant, denn Ihr Kind beginnt, die Formen zu unterscheiden und richtig zuzuordnen.

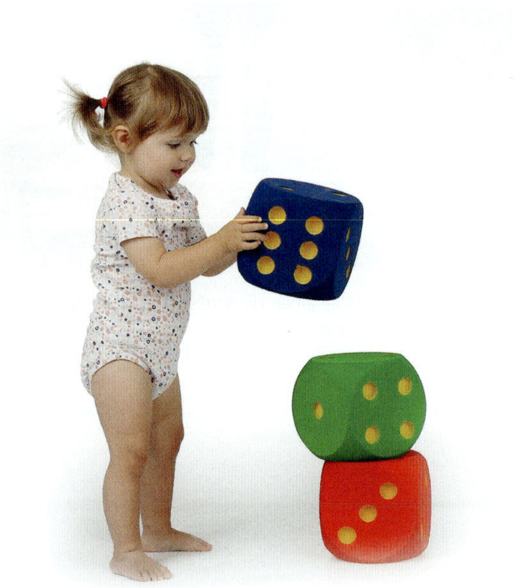

Abb. 4.315 „Bin ich größer als mein Turm?" [K382]

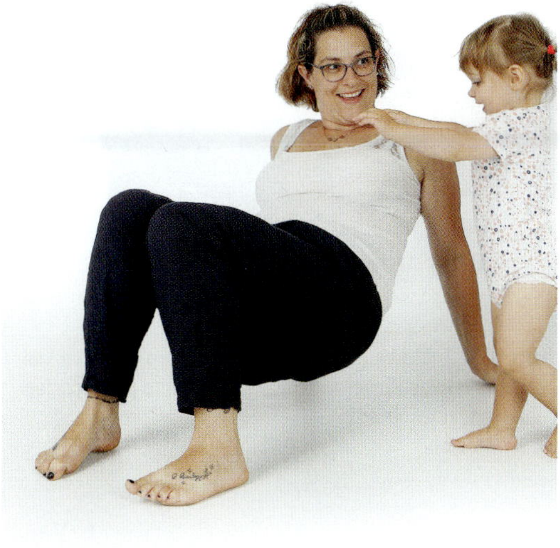

Abb. 4.316 Im Spinnengang geht es durch die Wohnung. [K382]

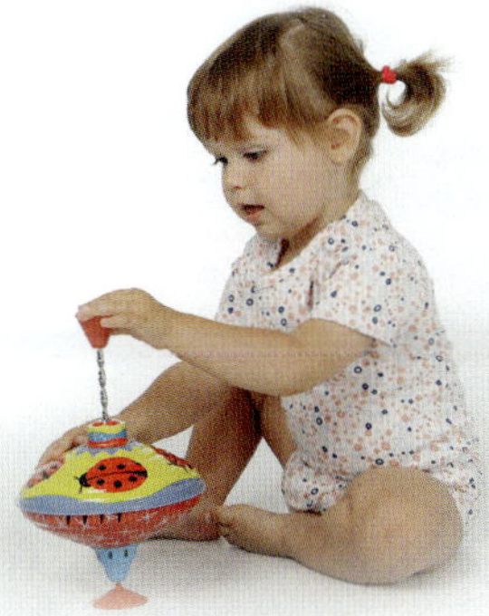

Abb. 4.318 Der Brummkreisel kann jetzt erfolgreich in Schwung gebracht werden. [K382]

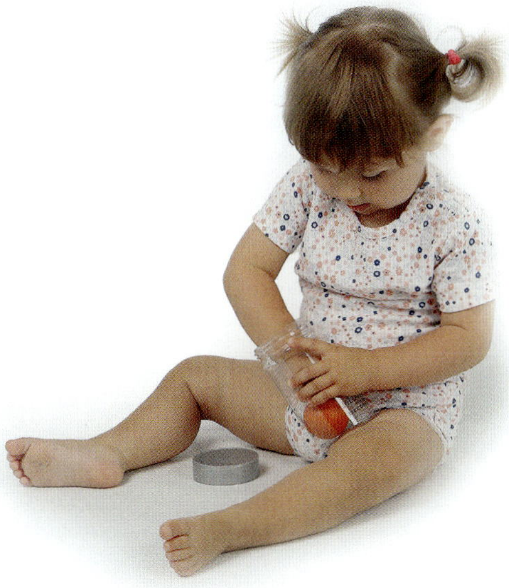

Abb. 4.317 Nun sind Dosen spannend, in denen die Hand verschwindet. [K382]

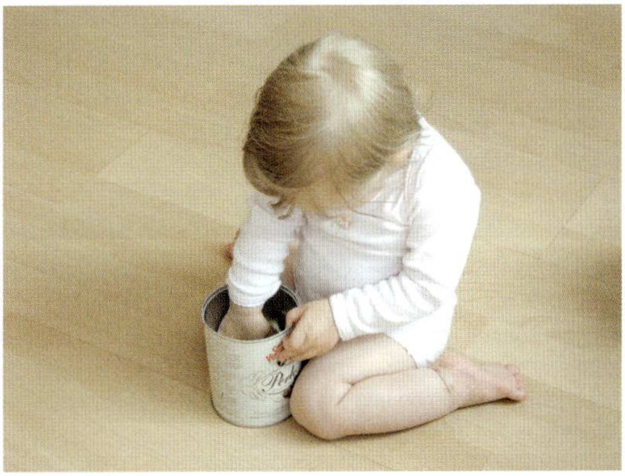

Abb. 4.319 Es scheint so einfach, aber erst mit diesem Meilenstein kann das Kind eine Dose nicht nur ausschütten, sondern auch mit der Hand hineingreifen. Es hat gelernt, dass seine Hand noch da ist, obwohl es sie nicht mehr sieht. Verstecken Sie interessante Dinge in Gefäßen mit schmalen Öffnungen und Ihr Kind entdeckt seinen Tastsinn.

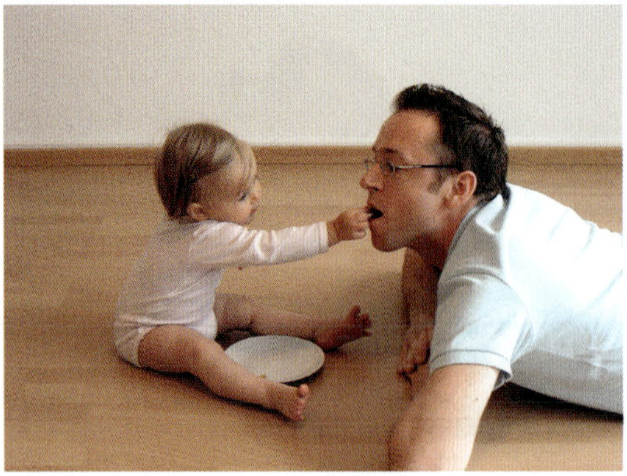

Abb. 4.320 Rollen tauschen und Handlungen nachahmen, ein unerschöpfliches Spiel, das Ihr Kind ab jetzt für einige Jahre fasziniert. Lassen auch Sie sich mal füttern; Sie werden erstaunt sein, wie sehr Ihr Kind Ihr Sorgeverhalten spiegelt.

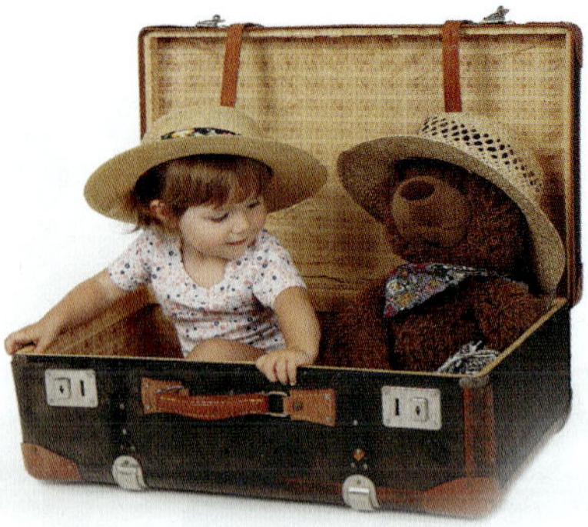

Abb. 4.322 Mit Vergnügen beginnt sich Ihr Kind zu verkleiden und in neue Rollen zu schlüpfen. Das wird die nächsten Jahre so bleiben. [K382]

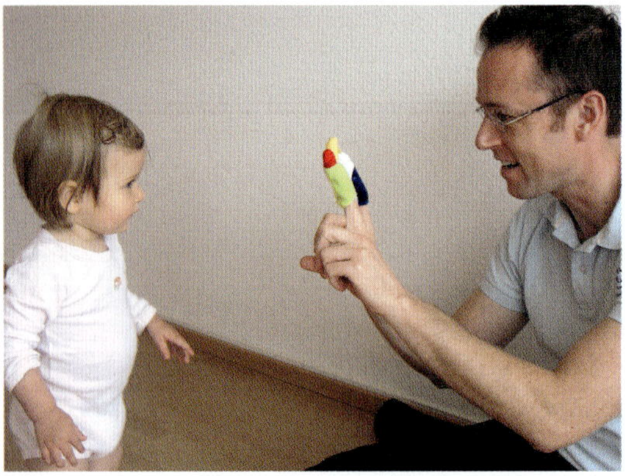

Abb. 4.321 Theater spielen mit Hand- oder Fingerpuppen oder auch nur mit auf die Finger gemalten Gesichtern. Die Puppen können miteinander sprechen, singen und tanzen, sie können aber auch das Kind direkt ansprechen, es froh oder nachdenklich stimmen und am Abend an die Erlebnisse des Tages erinnern. [K382]

4.13 Meilensteine nach dem 1. Lebensjahr

Während Eltern die Entwicklung ihres Kindes bis zum freien Laufen sehr aufmerksam verfolgen, nehmen sie die Meilensteine nach dem 1. Lebensjahr nicht mehr so bewusst wahr. Einzelne Fortschritte sind auch nicht mehr so einfach zu identifizieren, da die Entwicklung auf vielen Ebenen kontinuierlich erfolgt. Grob- und Feinmotorik, Sprache und Sozialverhalten zeigen darüber hinaus starke interindividuelle Schwankungen. Mehr denn je zeigt sich jetzt die Persönlichkeit des Kindes mit seinen ganz eigenen Vorlieben und Fähigkeiten.

Zunehmend intensiver prägt das familiäre Umfeld die Entwicklung des Kindes. Eltern und ggf. Geschwister sind Vorbilder in allen Bereichen. Kinder mit älteren Geschwistern kopieren deren Verhalten und schauen sich die Meilensteine buchstäblich ab.

Zwischen dem 1. und 3. Lebensjahr kann Ihr Kind:
- kurz auf einem Bein stehen (Einbeinstand)
- mit beiden Beinen von einer Stufe hüpfen
- rennen und Hindernissen ausweichen
- rückwärtsgehen
- Laufrad fahren
- Schuhe an- und ausziehen
- mit einem Löffel essen, meist ohne noch groß zu kleckern
- Perlen auffädeln
- bis 50 Wörter sprechen, Mehrwortsätze formen
- sich selbst beim Namen nennen oder auch schon in der Ich-Form sprechen

Zwischen dem 3. und 6. Lebensjahr kann Ihr Kind:
- nach Ausbildung der Fußgewölbe mit seinen Füßen abrollen (ohne O- und X-Beine)
- mit beiden Beinen gleichzeitig hüpfen
- im Wechselschritt die Treppe hoch- und runtergehen
- Purzelbäume schlagen, einen „Hampelmann“ machen
- Dreirad, Roller und Fahrrad fahren
- im Seitgalopp und Hopserlauf laufen
- einen Stift korrekt halten, sofern es ihm vorher gezeigt wurde
- alle emotionalen Lautäußerungen erkennen
- sich unter Anleitung selbstständig an- und ausziehen

Zwischen dem 4. und 6. Lebensjahr kann Ihr Kind:
- auf einem Bein vorwärts hüpfen
- eine Rechts- und Linkshändigkeit entwickeln

Mit 6 Jahren kann Ihr Kind:
- Bilder-Vorlagen sauber ausmalen
- eine Schleife binden
- alle Laute korrekt aussprechen

Kinder brauchen Zeit und Muße, um ihre Fähigkeiten zu entwickeln. Sie brauchen ein anregendes Umfeld, das ihnen ausreichend Möglichkeiten zum freien Spielen einräumt. Lernen erfolgt durch Nachahmung und durch die Chance, alles selbst zu erfahren und auszuprobieren. Kinder brauchen viel Zeit für Sinneserfahrungen, um zu riechen, sehen, hören, fühlen, schmecken. Sie wollen mit all ihren Sinnen und zunehmenden Fähigkeiten die Welt entdecken.

„Ein Grashalm wächst nicht schneller, auch wenn man daran zieht.“ Dieses afrikanische Sprichwort zeigt, was in der kindlichen Entwicklung so wichtig ist, nämlich Zeit.

KAPITEL

5 Die sinnliche Welt des Babys

5.1 Babymassage

Ihr Baby kommt mit einem bestens entwickelten Berührungssinn auf die Welt. Berührung und Liebkosung sind elementare Bedürfnisse des Säuglings und beeinflussen sein ganzes Leben. Über keinen anderen Weg kann Ihr noch junges Kind Zuwendung und Zärtlichkeit stärker empfinden als über die Haut. Berührung ist die erste „Sprache" zwischen Ihnen und Ihrem Kind und bietet eine wunderbare Möglichkeit, Ihre Beziehung von Beginn an zu festigen.

Babymassage unterstützt die Entwicklung Ihres Kindes. Die behutsame und ganzheitliche Berührung beruhigt und entspannt Ihr Kind. Sie hilft Ihrem Kind, sich zu orientieren, seine Wahrnehmung auszubilden und ein gesundes Körpergefühl zu entwickeln. Zudem wird das Herz-Kreislauf-System gestärkt, der Verdauungstrakt aktiviert und die Atmung intensiver. Haut und Muskulatur werden besser durchblutet. Sanftes Berühren und Streicheln der Gesichtszüge stimulieren die Trinkfähigkeit und sind daher auch geeignet, wenn Ihr Kind eher zögerlich trinkt.

5.1.1 Die Vorbereitung

Die Atmosphäre im Raum sollte entspannt, ruhig und freundlich sein. Mildes Licht und eine warme Umgebung ohne Zugluft geben den richtigen Rahmen für eine liebevolle Behandlung. Am zufriedensten sind ausgeschlafene und satte Kinder. Beruhigende Musik, ein gesungenes oder gesummtes Lied runden die Massage ab.

Massieren Sie Ihr Kind in einer Position, die Ihnen beiden bequem ist. Sie können sich im Ringsitz auf den Boden setzen und Ihr Kind – auf einem Kissen oder einem Handtuch – zwischen Ihre Knie legen; Ihre Füße berühren sich und formen eine Schale, in der das Köpfchen Ihres Kindes liegt (➤ Abb. 2.24).

Sie können Ihr Kind auch gut auf dem Schoß massieren. Dazu setzen Sie sich mit ausgestreckten oder angewinkelten Beinen auf den Boden oder quer auf das Sofa. Es kann auch ein Sessel sein; legen Sie nur Ihre Füße hoch genug und machen Sie es sich selbst bequem. Legen Sie sich nun Ihr nacktes Kind so auf Ihre mit einem Lammfell versehenen Oberschenkel, dass sie beide sich anschauen können (➤ Abb. 4.30). Auch auf dem Wickeltisch können Sie Ihr Kind massieren; dazu bereiten Sie ihm ein Nestchen vor (➤ Abb. 5.1).

Wenn der Nabel verheilt ist, kann mit der Babymassage begonnen werden. Für Früh- und Neugeborene sind zu Beginn 5 Minuten am Tag ausreichend, die Sie langsam bis auf 10 bis höchstens 15 Minuten steigern können – je nach Vorliebe Ihres Kindes.

Es gibt viele Möglichkeiten, das Kind Berührung fühlen zu lassen: Ein Schwamm, eine weiche Handbürste, ein Kosmetikpinsel, ein Duschschwamm, der Fantasie für eine Wohlfühlmassage sind keine Grenzen gesetzt (➤ Abb. 5.2).

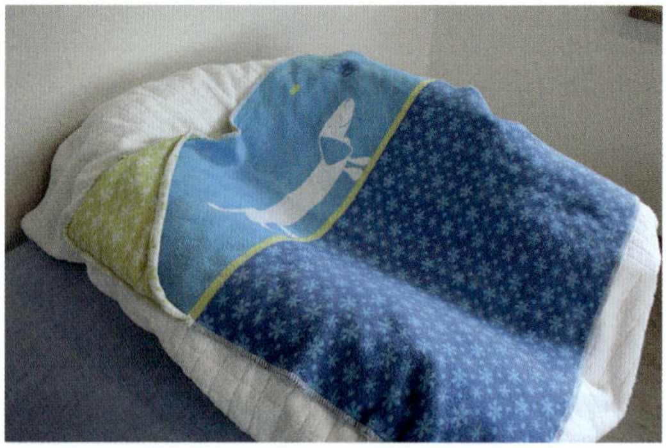

Abb. 5.1 Vorbereitung auf die Massage: Nestchen legen [P657]

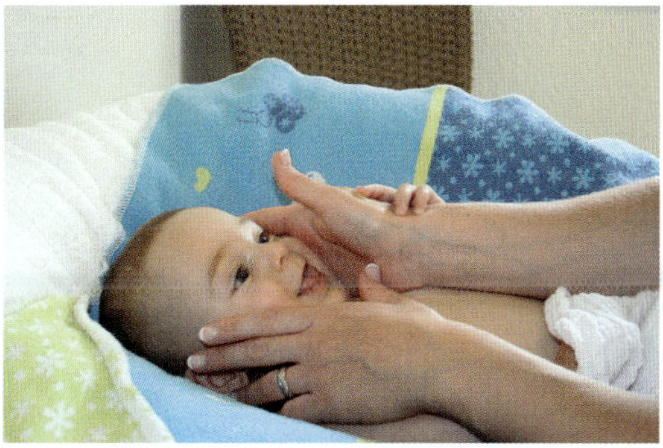

Abb. 5.2 Umrahmen Sie mit beiden Handflächen das Gesicht Ihres Kindes und streicheln Sie es. Sie können mit Ihren Fingern von innen nach außen sanft über Stirn, Wangen und Kinn fahren. [P657]

BEACHTE

Grundsätzlich gilt: Gehen Sie behutsam ans Werk. Die Gelenke Ihres Kindes sind noch in der Entwicklung, deshalb sollten Arme und Beine nie gegen einen Widerstand (also bis in die vollständige Streckung) bewegt werden.

Auch den Zeitpunkt für eine Babymassage sollten Sie von den Vorlieben Ihres Kindes abhängig machen. Morgens nach dem Aufstehen wirkt eine Massage eher anregend, wenn Sie sie mit vielen kreisenden Bewegungen versehen und anschließend mit Ihrem Kind spielen. Auch vor oder nach einer Spielphase kann eine Massage für Ihr Kind angenehm sein. Vielleicht hat es auch unzufriedene Zeiten am Tag, die Sie mit einer Massage gut überbrücken können. Abends dürfen die Berührungen langsamer und mit vielen Streichungen durchgeführt werden, damit die Massage entspannend wirkt. Im Anschluss an die abendliche Massage kann ein beruhigendes Bad folgen. Das warme Bad löst die letzten noch vorhandenen Verspannungen und sorgt für eine ruhige gute Nacht.

Die Massage soll Ihrem Kind Halt vermitteln. Das gelingt am besten durch großflächigen Kontakt über die Handflächen. Damit sich Ihr Kind wohlig entspannen kann, sollten Ihre Hände warm genug sein. Verreiben Sie einige Tropfen Massageöl in den Händen. Geeignete Öle für Babys sind Mandel-, Jojoba- oder Ringelblumenöl. Allergische Reaktionen sind hier selten.

Selbstgemischte Massageöle bestehen aus einem Basisöl und aus Aromen (ätherischen Ölen). Basisöle sind in der Apotheke erhältlich und können z. B. Oliven-, Weizenkeim-, Haselnuss- oder Sonnenblumenöl sein, aber auch Mandel- und Jojobaöl, die sich für Allergiker eignen. Basisöle sollten keinen starken Eigengeruch vorweisen, kein Parafin und keine Haltbarkeitsstoffe beinhalten. Am besten fragen Sie nach, ob sich das Produkt auch für Säuglinge eignet.

Das Basisöl können Sie mit ätherischen Ölen vermischen (2–5 Tropfen auf 10 ml Öl) und damit auf unterschiedliche Wirkungen abzielen, z. B. wirkt:

- Honig: balsamisch, beruhigend
- Kamille: krampflösend, beruhigend, stärkend
- Rose: beruhigend, ausgleichend
- Vanille: beruhigend
- Zitrone: entzündungshemmend, durchblutungsfördernd
- Lavendel: als Haut- und Nerventonikum

Bei Schlafstörungen können Sie 20 ml Weizenkeimöl mit 2 Tropfen Kamille und 1 Tropfen Lavendel versehen und Ihr Kind damit massieren. Bei Blähungen geben Sie 2–3 Tropfen Melisse zu 10 ml Haselnussöl.

Stellen Sie immer nur kleine Mengen Massageöl her, damit es nicht verdirbt. Und achten Sie auch bei den selbst hergestellten Pflegemitteln auf allergische Reaktionen.

BEACHTE

Grundsätzlich gilt: Halten Sie Blickkontakt mit Ihrem Kind und achten Sie auf die Zeichen seines Wohlbefindens. Zeigt es deutlich seinen Unmut gegen das Massieren, brechen Sie die Massage ab. Auch werden Kinder mit Fieber, Gelbsucht, Hautausschlag oder anderen Erkrankungen nicht massiert, um ihren Stoffwechsel nicht noch weiter zu belasten.

5.1.2 Die Massagegriffe

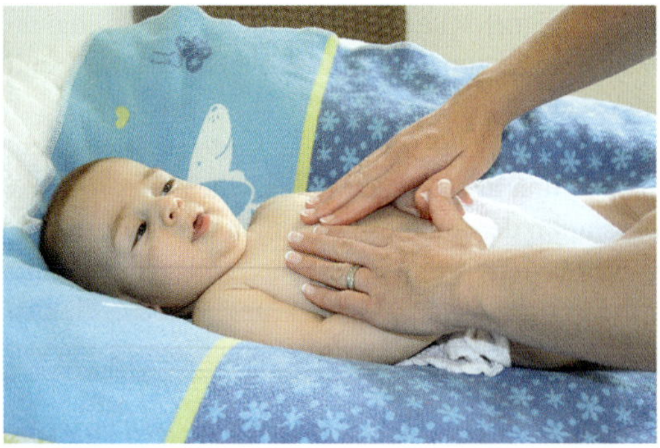

Abb. 5.3 Schmetterlingsgriff: Dieser Griff lässt sich sowohl in Rücken- als auch in Bauchlage anwenden. Dabei legen Sie Ihre Fingerspitzen auf das Brustbein bzw. die Wirbelsäule Ihres Kindes und streichen mehrmals sanft mit Ihren Händen im Verlauf der Rippen entlang nach außen. Ein Schmetterling ist sehr filigran und zart; ahmen Sie die leichte Bewegung mit Ihren Händen nach. [P657]

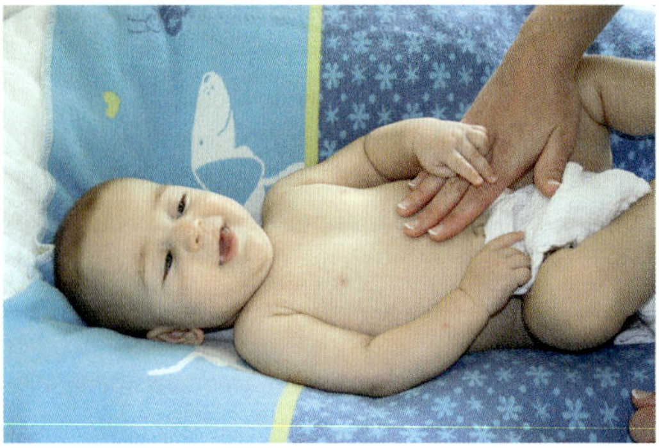

Abb. 5.4 Kreise auf dem Bauch zur Förderung der Darmtätigkeit oder einfach nur zum Wohlfühlen. Streicheln Sie den Bauch Ihres Babys kreisförmig und im Uhrzeigersinn. [P657]

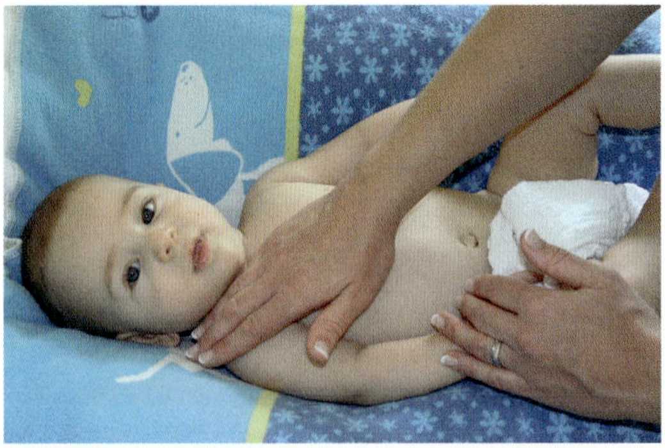

Abb. 5.5 „Andreasgriff": Ihr Baby liegt auf dem Rücken. Überkreuz und im Rhythmus geht es im Wechsel von der einen Schulter zur gegenüberliegenden Hüfte. [P657]

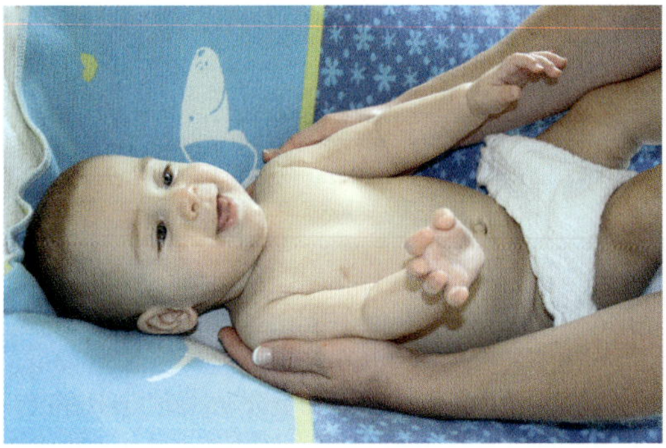

Abb. 5.6 Schulterkreisen: Beide Hände fassen unter die Schulterblätter und beginnen mit kreisenden, massierenden Bewegungen. Die Bewegungsrichtung geht nach unten/außen, sodass Ihr Baby seinen Hals zeigt! [P657]

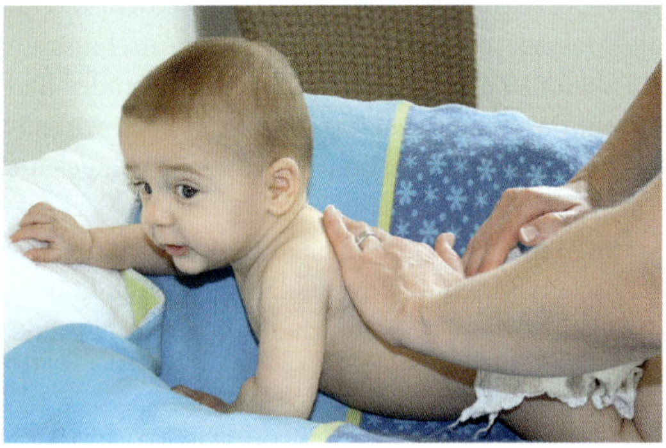

Abb. 5.7 Streichungen von Kopf bis Po: Streicheln Sie Ihr Baby mit breiter Handfläche über den Rücken, vom Kopf bis zum Po. [P657]

5

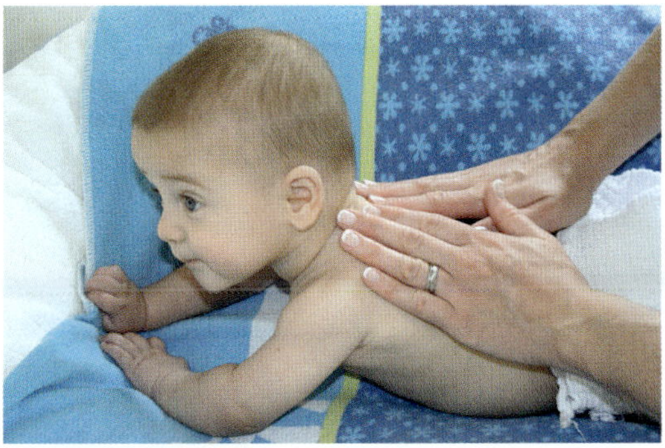

Abb. 5.8 Nachzeichnen des Schulterblatts. Zeichnen Sie von oben nach unten die Konturen des Schulterblattes mit den Fingerspitzen nach. [P657]

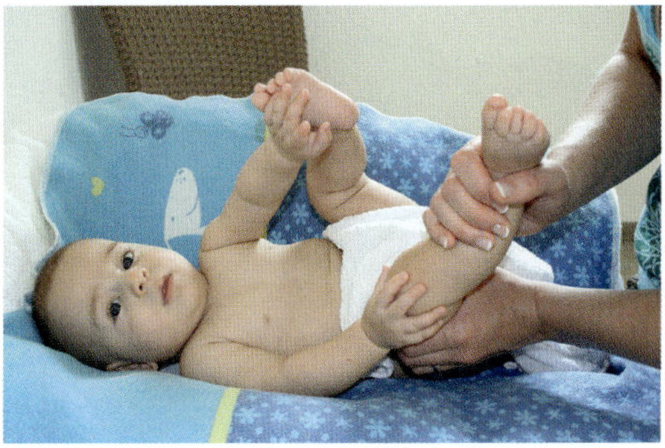

Abb. 5.9 Melkgriff in Rückenlage: Halten Sie mit einer Hand den Unterarm bzw. den Unterschenkel Ihres Kindes. Die andere Hand umschließt den Arm bzw. das Bein und streicht sanft massierend von der Hand zur Schulter bzw. vom Fuß zur Leiste. [P657]

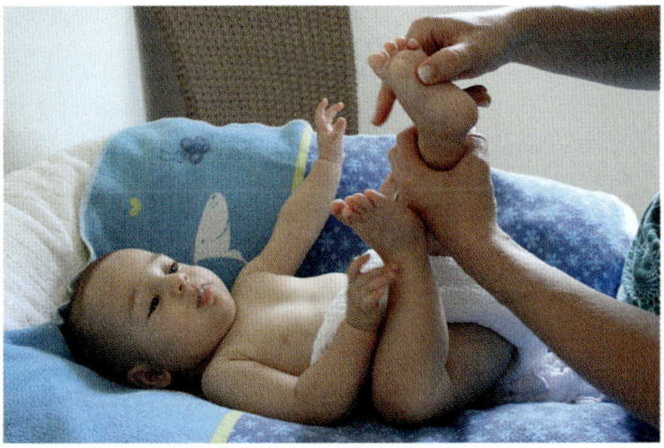

Abb. 5.10 Perlengriff: Massieren Sie die Handinnenflächen und die Fußsohlen mit kreisförmigen Bewegungen des Daumens und streichen Sie behutsam Finger und Zehen aus. Nach dem Massieren können Sie den Kontakt noch ein wenig beibehalten, Hände und Füße des Kindes festhalten oder Ihre Hände sanft auf seinen Bauch legen. [P657]

5.2 Baby-Wohlfühlgymnastik

„Spüre Dich und fühle meine Hände. Fühle den Rhythmus der Bewegung und die Wärme, die Dich umhüllt."

Liebe geschieht durch Berührung, sie gibt Kraft, Halt und lässt das Selbstvertrauen in unserem Kind wachsen. Es ist der Zauber, der in jeder liebevollen Berührung liegt.

Bevor Sie mit Ihrer sanften Gymnastik beginnen, reiben Sie Ihre Hände warm.

Ein Body schützt vor Zugluft. Auch ohne Bekleidung kann Ihr Baby die Bewegungen genießen.

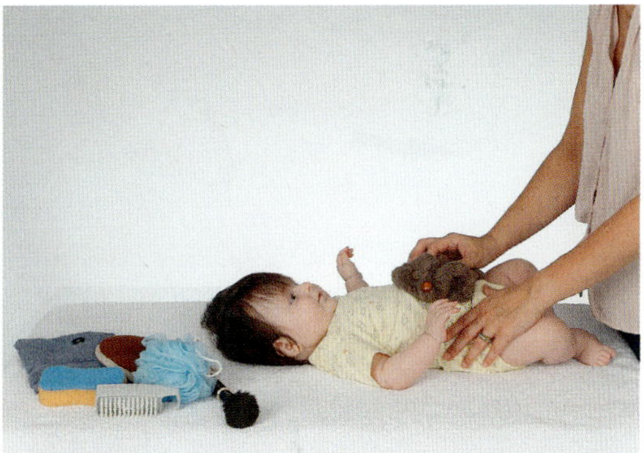

Abb. 5.11 Sie können verschiedene Massagematerialien verwenden, um Ihr Kind zu massieren, sei es die Massagemaus, die Sie aus einem Waschlappen genäht haben, den Massageschwamm, der Kosmetikpinsel oder die Nagelbürste, die besonders vorsichtig eingesetzt werden sollte. [K382]

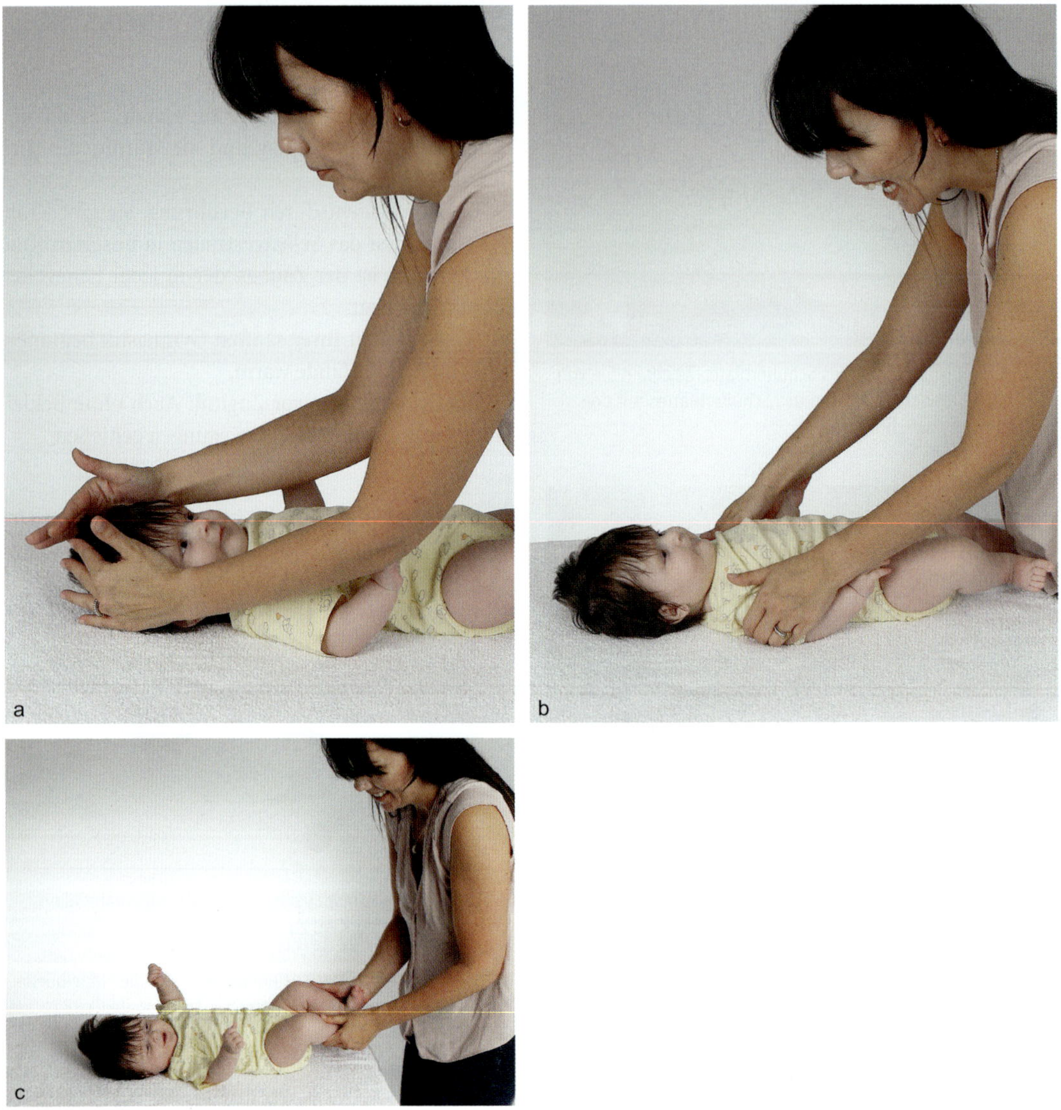

Abb. 5.12 Die Kleinen lieben es auch, wenn der ganze Körper von Kopf bis Fuß in ruhigen Bewegungen gestreichelt wird. [K382]

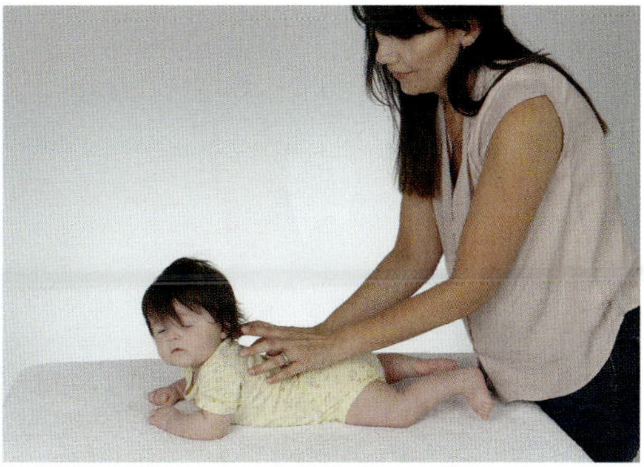

Abb. 5.13 „Regen": Die Finger tanzen wie Regentropfen auf dem Rücken. [K382]

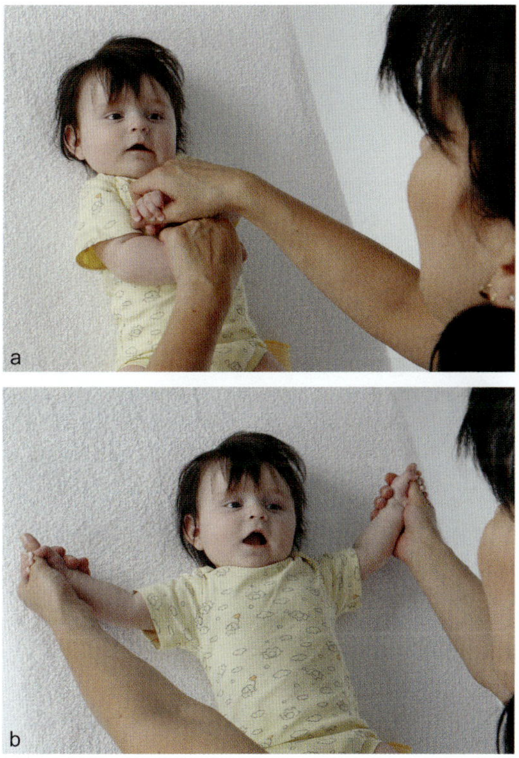

Abb. 5.14 a) Die Ärmchen vor dem Körper überkreuzen … b) und diagonal öffnen. [K382]

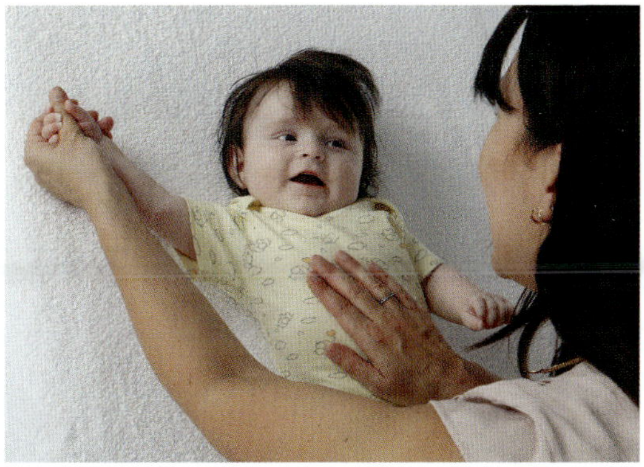

Abb. 5.15 Ergreifen Sie einen Arm Ihres Kindes und führen Sie ihn sanft diagonal nach oben. Ihre andere Hand liegt beruhigend auf dem Brustbein des Kindes. Arm wechseln. [K382]

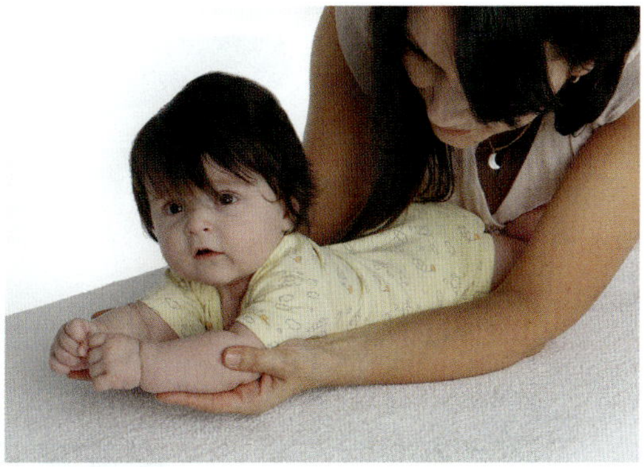

Abb. 5.16 Ihr Kind liegt in Bauchlage: Beide Arme werden nach vorne gestreckt. [K382]

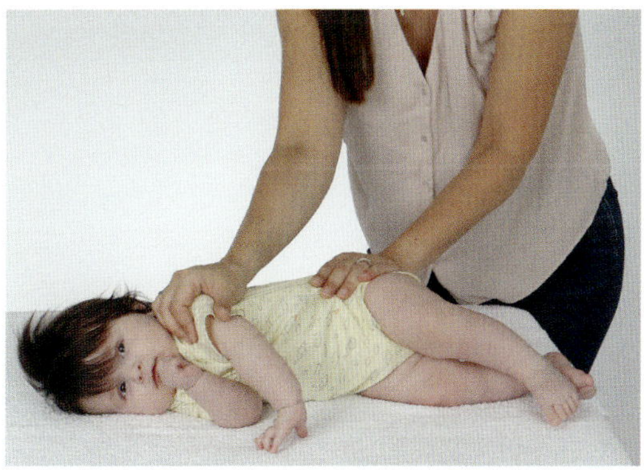

Abb. 5.17 Das Kind liegt auf der Seite: Eine Hand hält die obere Schulter, die andere Hand das untere Becken. Sanft wird die obere Seite diagonal gestreckt. [K382]

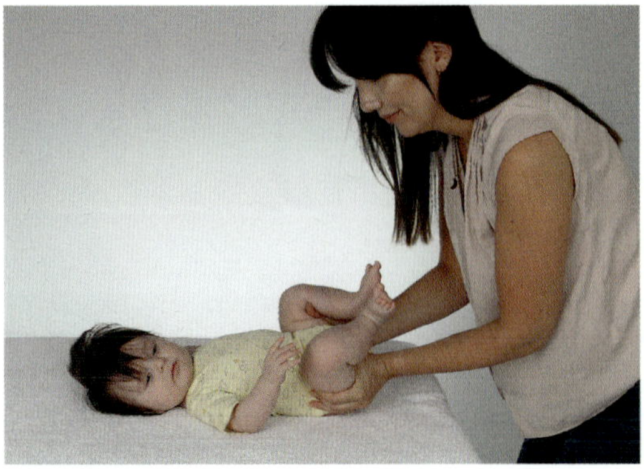

Abb. 5.18 „Beckenschaukel": Umgreifen Sie mit dem Schalengriff das Becken und runden Sie es nach oben. Schaukeln Sie in langsamen Bewegungen das Becken nach rechts und links, das tut gut und wirkt auf die Verdauung. [K382]

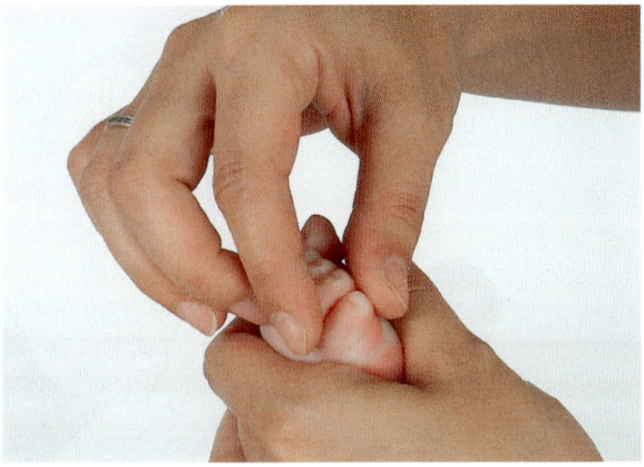

Abb. 5.20 „...Erbse, Erbse, Erbse, Erbse, Bohne ...", einzeln die Zehen zählen. Der große Zeh ist die Bohne. [K382]

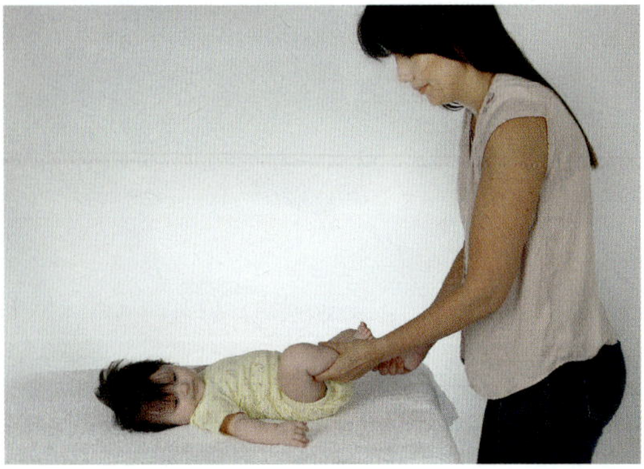

Abb. 5.19 „Fahrrad fahren", bitte etwas o-beinig, dann steht das Hüftgelenk korrekt. [K382]

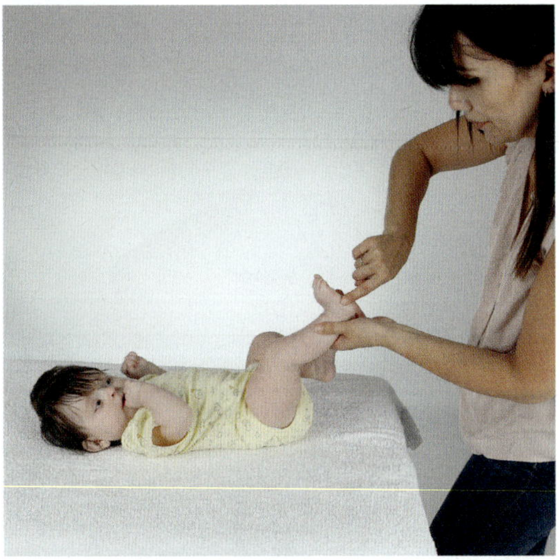

Abb. 5.21 Der „Magnetreflex" darf ausgelöst werden, da er die gesunde Fußentwicklung unterstützt: Streichen Sie an der Außenkante des Fußes entlang, und der Fuß wird angehoben. [K382]

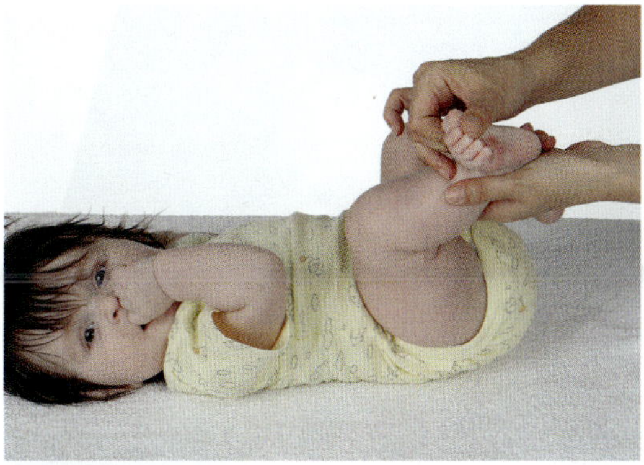

Abb. 5.22 Die Fußsohle von der Ferse bis zu den Zehen ausstreichen. [K382]

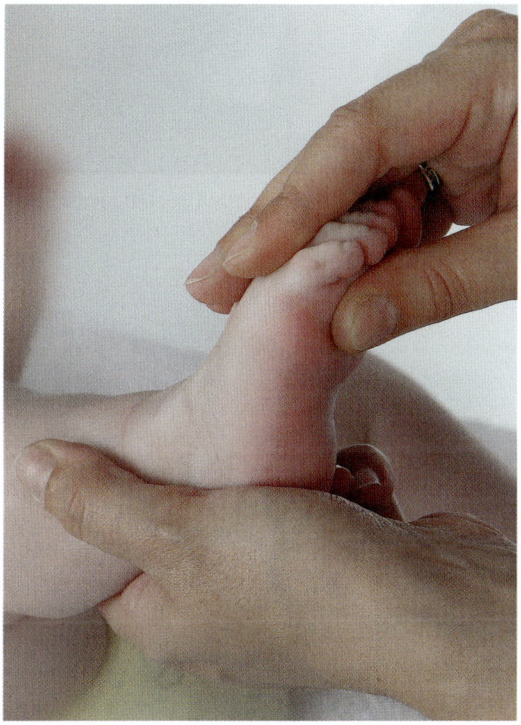

Abb. 5.23 Beim „Gummistiefelgriff" halten Sie die Ferse und streichen Sie den Fuß sanft nach unten. [K382]

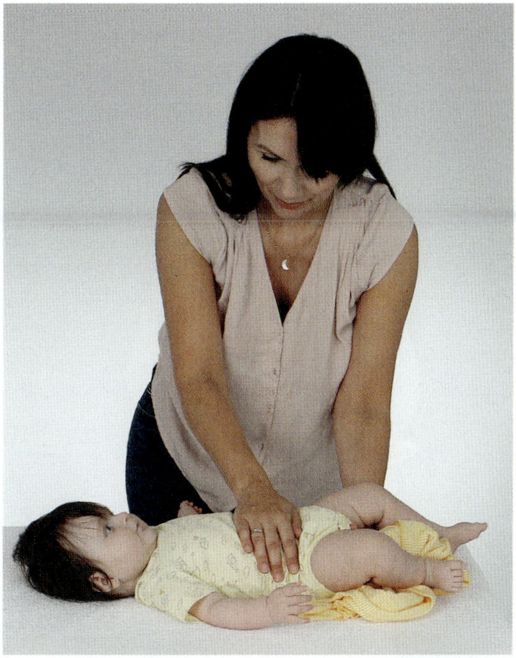

Abb. 5.24 Querstreichungen am Bauch gegen Bauchschmerzen: Unterlagern Sie die Beine Ihres Babys mit einem Handtuchknäuel. Mit einer Hand greifen Sie unter das Becken, die andere legen Sie auf den Bauch Ihres Kindes. Nun streicheln sie sanft, aber bestimmt quer über das untere Bäuchlein. Das entspannt die Bauchdecke und den darunterliegenden Darm. [K382]

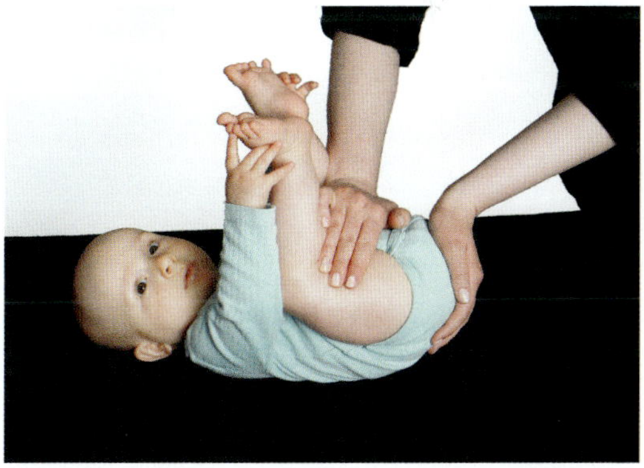

Abb. 5.25 Runden Sie weich das Becken und nehmen die gebeugten Beine mit. [K382]

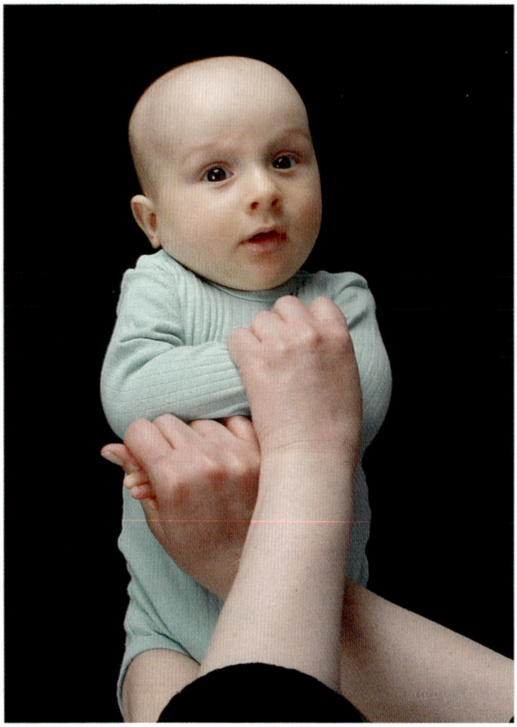

Abb. 5.26 Führen Sie die Arme vor dem Körper zusammen und geben Sie Ihrem Kind Halt. [K382]

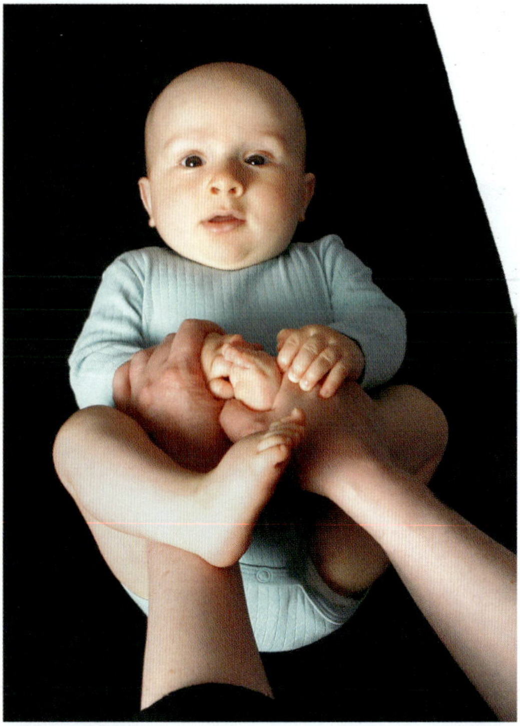

Abb. 5.27 Führen Sie überkreuz Hand und Fuß zusammen. [K382]

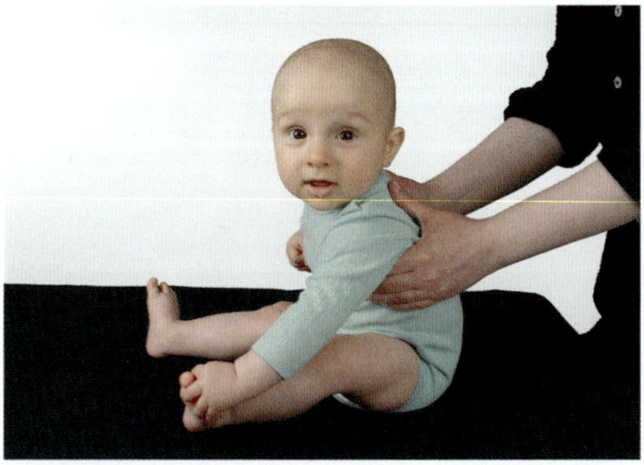

Abb. 5.28 Kann das Kind schon selbst in den Sitz kommen, können die Massagegriffe auch im Sitzen angewendet werden. [K382]

5.3 Fußmassage

Durch die Lage in der Gebärmutter kann es sein, dass Füße nach der Geburt nicht ganz entfaltet sind. So zeigen manche Füße eine Sichelform, manche Füße lagen mit dem Fußrücken am Unterschenkel. Manche Füße nennt man Kletterfüße, da sie aussehen als wollten sie sich an einem kleinen Baumstamm festhalten. Mit einfachen Fußstreichungen, die im Krankenhaus nach der Geburt den Eltern gezeigt werden, nehmen die Füße über kurze Zeit ihre natürliche Form ein.

Bei Kindern mit Klumpfüßen ist es ein wenig aufwendiger. Gleich in den ersten Tagen werden sie von einem Orthopäden betreut und auch diese Füße werden schön.

Da die Gewebestruktur an den Füßen noch weich ist, können die kleinen Füße in ihre natürliche Form gestreichelt werden. Der Magnetreflex von ➤ Abb. 5.21 spielt eine große Rolle bei der Fußgymnastik. An der Außenkante ausgelöst, zieht das Kind seinen Fuß aktiv in die Korrektur.

Die natürliche Form des Fußes sieht von der Fußsohle betrachtet wie ein „V" aus. Außenlinie und Innenlinie des Fußes laufen an der Ferse zusammen.

Regelmäßiges Ausstreicheln der Füße, z. B. nach dem Wickeln, unterstützt die natürliche Fußstellung. Wichtig ist, dass die Fußgymnastik sanft ausgeführt wird. So gibt das angespannte Gewebe nach und folgt dem natürlichen Verlauf.

Die Fußgymnastik kann auf dem Boden oder auf der Wickelkommode durchgeführt werden. Das Kind liegt auf dem Rücken, die Füße des Kindes zeigen zu Ihnen.

HINWEIS

Das Bein bleibt bei der Fußgymnastik in seiner natürlichen Beugehaltung, dabei zeigt das Knie nach außen an der Schulter vorbei. Das Hüftgelenk bleibt so in der korrekten Stellung.

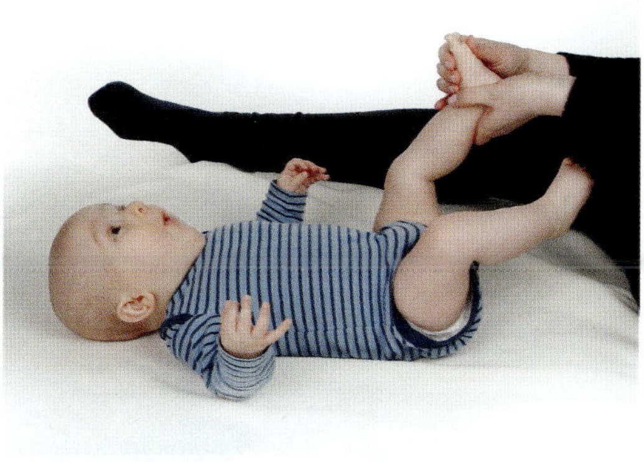

Abb. 5.29 Eine Hand umfasst die Ferse, die andere Hand den Vorfuß. Der Daumen streicht sanft über die Mitte der Fußsohle von der Ferse zu den Zehen. [K382]

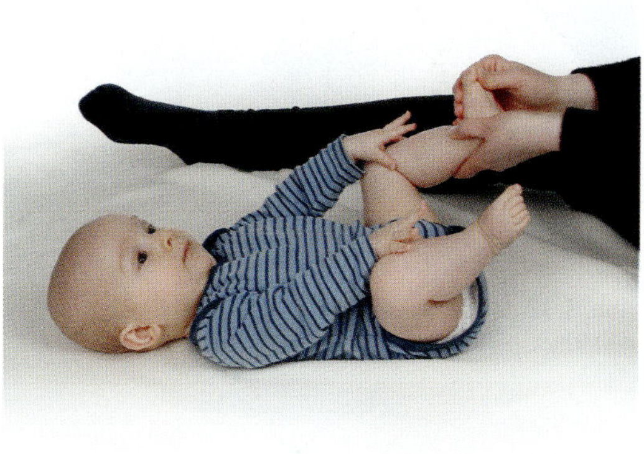

Abb. 5.30 Eine Hand umgreift die Ferse und übt einen sanften Zug in die Verlängerung des Unterschenkels aus. Die andere Hand hält den Vorfuß in seiner natürlichen Mitte. „Winke, winke." In dieser Position kann der Fuß hoch und runter bewegt werden, so als würde das Kind mit dem Fuß winken. [K382]

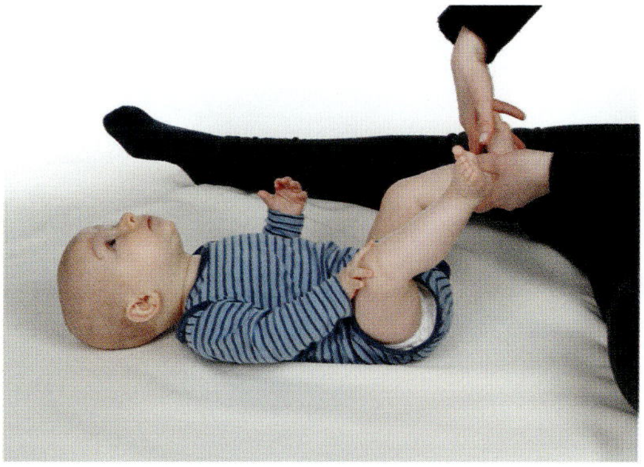

Abb. 5.31 Eine Hand hält die Ferse, die andere fasst von oben und führt den Fuß nach unten. [K382]

5

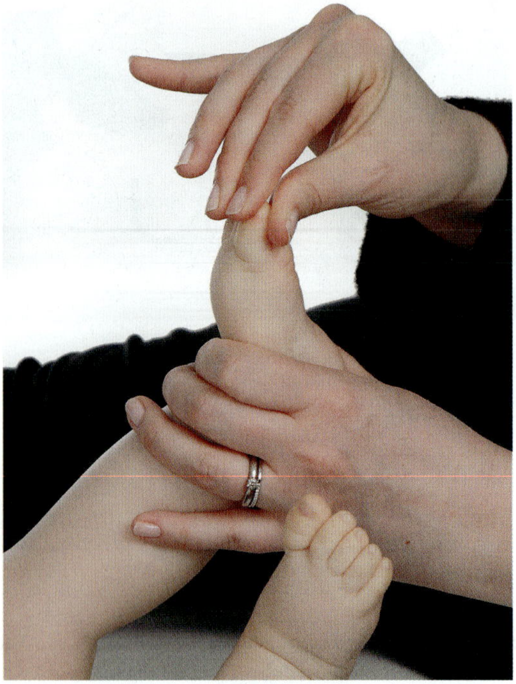

Abb. 5.32 Die Zehen werden einzeln in ihrer Länge ausgestrichen. [K382]

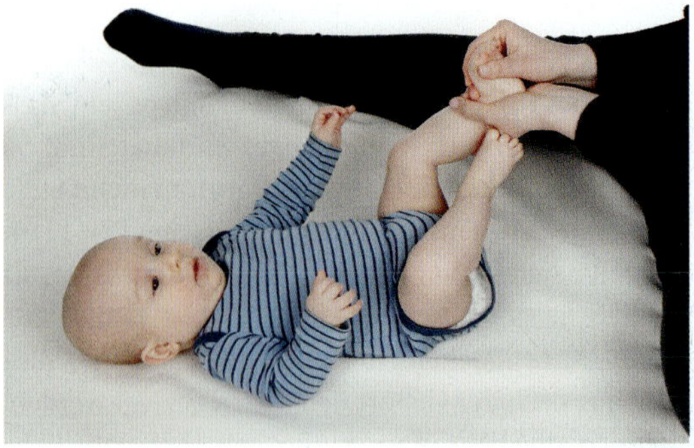

Abb. 5.33 „Wie die Fähnlein auf dem Turme, drehen sich meine Füße bei Wind und Sturm." Den Fuß nach innen und nach außen ein wenig wenden. [K382]

Anhang

Seite	Meilenstein	Alter (gilt für 50 % der Kinder)	Körperliche Fähigkeiten				Sonstige Fähigkeiten	Bedeutung des Meilensteins
			Rückenlage	Bauchlage	Hand/Fuß	Reflexe		
81	**1. Das erste Lächeln**	Ab 6. Woche	„Fechterstellung" zwei Wochen lang, bis 6. Woche primitives Strampeln, keine differenzierte Bewegung	Erste Stützfunktion, Händchen locker gefaustet, Unterarmstütz wird geprobt	Greifreflex an Händen und Füßen lässt nach	Such-, Saug- Schluckreflex, Hand-greif-, Fußgreifreflex, Puppenaugenphänomen, Schreitreaktion, Moro, Fechterstellung (ATNR), Bauerreaktion, Babinski	Kind nimmt deutlich Kontakt zu seiner Umwelt auf	Das erste Lächeln ist ein wichtiges Zeichen für die geistige und soziale Entwicklung
89	**2. Beginnende Kopfkontrolle**	6.–8. Woche	Rückenlage stabiler, Hände öffnen sich zum Spielen, „Bewegungssturm", wenn etwas nicht erreicht wird	Hand-Mund-Koordination, Kopf kann kurz gehalten werden	Hand-Hand-Koordination beginnt	–	Kind kann bis zu 3 Sek. mit den Augen fixieren	Neugierde entsteht durch das Sehen und ist der erste Initiator zur Aufrichtung aus der Bauchlage
98	**3. Symmetrischer Ellenbogenstütz**	Ende 3. Monat	Kind liegt gerade, erarbeitet „Haltungshintergrund", Symmetrie der kindlichen Bewegung, Hüfte und Knie in 90°-Stellung	Symmetrischer Ellenbogenstütz, Kopfkontrolle zunehmend sicherer	Greifreflex verringert sich, Füße öfter in sog. Supinationsstellung (Fußsohlen zeigen zueinander)	Die meisten frühkindlichen Reaktionen (Reflexe) sind nicht mehr auslösbar	Kind kann Spielzeug mit den Augen verfolgen, kann Blickkontakt halten	Am korrekt ausgeführten symmetrischen Ellenbogenstütz kann man erkennen, ob die motorische Entwicklung gut gestartet ist
107	**4. Einzel-Ellenbogenstütz**	Ende 4. Monat	Entwicklung der Greifaktivität, Spielzeug kann mit einer Hand gehalten werden und wird zum Mund geführt, erste Drehversuche zur Seite	Beine gestreckt, symmetrischer Ellenbogenstütz, Kind kann gleichzeitig den Arm abheben und greifen (Einzel-Ellenbogenstütz)	Entwicklung der Feinmotorik, Hemmung des Greifreflexes, bewusste Wahl der rechten oder linken Hand	Handgreifreflex erloschen	Kind spielt mit dem Speichel und dem Lippenschluss	Der Einzel-Ellenbogenstütz in Bauchlage macht es möglich, dass das Kind nach einem vor ihm liegenden Gegenstand greifen kann. Das erste Greifen in Rückenlage kommt zum gleichen Zeitpunkt

Seite	Meilenstein	Alter (gilt für 50 % der Kinder)	Körperliche Fähigkeiten				Sonstige Fähigkeiten	Bedeutung des Meilensteins
			Rückenlage	Bauchlage	Hand/Fuß	Reflexe		
114	**5. Greifen aus und über die Mitte**	Ende 5. Monat	Kann Arme und Beine gleichzeitig in die Höhe halten, Rückenlage wird wieder instabiler, erste Versuche, sich auf den Bauch zu drehen	Unreifer Handstütz, Finger noch eingeschlagen, will nach interessanten Dingen greifen	Greifen mit der Daumenseite („radiales" Greifen), auch die Füße greifen, Fuß-Fuß-Koordination	–	Kind kann fremde und bekannte Gesichter unterscheiden	Ein Gegenstand kann nun aus der Mitte gegriffen werden und wechselt die Hand. Dies ist die Voraussetzung für das spätere Drehen
122	**6. Symmetrischer Handstütz**	Ende 6. Monat	Spielt mit den Füßen, kann sich durch Anheben der Beine über die Seite auf den Bauch drehen, etwas später gelingt es auch zurück	Symmetrischer (reifer) Handstütz, Hände ganz geöffnet, Kopf kann längere Zeit gehalten werden	Reifer Handstütz, Hände dabei ganz geöffnet	Abstützreaktion, Optikofazialis- und Akustikofazialis-Reaktion sind ein Leben lang vorhanden. STNR (Symmetrisch Tonischer Nackenreflex) bis 9. Monat, ATNR (Asymmetrischer Tonischer Nackenreflex) nicht mehr auslösbar	Entwicklung Kurzzeitgedächtnis, Kind sucht verstecktes Spielzeug; die ersten zwei Zähnchen kommen	Dem Handstütz auf die vollständig geöffneten Hände kommt eine große Bedeutung zu, mit ihr beginnt die Aufrichtung und Fortbewegung, das Drehen vom Rücken auf den Bauch
134	**7. Das Robben**	Ende 7. Monat	Kontrollierter Drehvorgang (Drehen kann unterbrochen werden), Zwergensitz	Robben durch Umstellung des symmetrischen Ellenbogenstützes in den wechselnden Einzel-Ellenbogenstütz, mit geringem Beineinsatz, Pivoting, Kind bewegt sich durch das „Rocking" langsam Richtung Krabbeln	Unreifer Pinzettengriff	–	Ab diesem Meilenstein für ca. 3 Monate Fremdeln und Trennungsangst	Mit der Fortbewegung des Robbens entdeckt das Kind seinen Raum und das gleichzeitige Fremdeln …

(*Forts*)

Seite	Meilenstein	Alter (gilt für 50 % der Kinder)	Körperliche Fähigkeiten				Sonstige Fähigkeiten	Bedeutung des Meilensteins
			Rückenlage	Bauchlage	Hand/Fuß	Reflexe		
			Aufrichtung und Fortbewegung					
141	**8. Schräger Sitz**	Ende 8. Monat	Entwicklung des Schrägen Sitzes über den Vierfüßlerstand oder aus dem Zwergensitz, dann unreifer Langsitz, Knie noch angewinkelt, beide Hände frei zum Spiel	Aktives Robben durch die ganze Wohnung, Vierfüßlerstand	Echter Pinzettengriff	–	Kind kann selbstständig essen, Mutter kann sich kurz in einen anderen Raum begeben, ohne dass Verlassenheitsängste entstehen	Der Schräge Sitz ist die Grundposition für alle weiteren Bewegungsschritte in die Aufrichtung und in die Fortbewegung. Er macht die Hände frei zum Entdecken und Betrachten eines Spielzeugs
148	**9. Krabbeln**	9.–10. Monat	Ringsitz (unreifer Langsitz), reifer Langsitz (Beine gestreckt), Seitsitz, Fersensitz	Erst unreifes Krabbeln, d. h. Hände sind noch nicht vollständig auf, Füße teilweise von der Unterlage abgehoben	Die Entfaltung der Wirbelsäule und die Entwicklung des Schultergürtels ist die Voraussetzung für die feinmotorische Entwicklung der Hand	STNR nicht mehr auslösbar	Silbensprache, Kind beginnt nachzuahmen	Das Krabbeln ist eine neue schnelle Fortbewegungsart; die Orientierung geht nach vorne/oben. Es ist Zeichen der gesunden Entwicklung und sollte nicht fehlen
158	**10. Halbkniestand**	Ende 10. Monat	Kind richtet sich aus der Krabbelposition auf, Hochziehen in den Halbkniestand, Ausgangsposition für den richtigen Stand. Hochziehen in den Stand	Hält sich mit beiden Händen fest, plumpst noch häufig auf den Po, reifes Krabbeln	Kann zwei Gegenstände gleichzeitig halten. Zangengriff, Daumenkuppe zielt auf Zeigefingerkuppe für genaueres Greifen	–	Backenzähne zeigen sich, „Papa", „Mama" noch nicht personenbezogen	Die Füße übernehmen beim Halbkniestand zum ersten Mal das Gewicht des Körpers

Seite	Meilenstein	Alter (gilt für 50 % der Kinder)	Körperliche Fähigkeiten				Sonstige Fähigkeiten	Bedeutung des Meilensteins
			Rückenlage	Bauchlage	Hand/Fuß	Reflexe		
			Aufrichtung und Fortbewegung					
167	**11. Freier Stand**	9.–11. –14. Monat	Stand an Wand oder Regal stabiler, versucht schon eine Hand loszulassen und den Oberkörper dabei zu drehen, seitliches Gehen an Wand oder Tischkante	Freier Stand zufällig, erster freier Schritt	Koordiniertes Greifen, versucht Ball zu fangen	–	„Mama" und „Papa" werden personenbezogen eingesetzt	Der freie Stand ist der letzte Schritt zur Aufrichtung. In den ersten gehaltenen seitlichen Schritten (Küstenschifffahrt) werden die Fußgewölbe angelegt
178	**12. Der erste Schritt**	13.–14. Monat	Die ersten Schritte sind noch unsicher, das Kind versucht sich zwischendurch immer wieder festzuhalten, Schultern anfangs noch hochgezogen	In den nächsten Wochen und Monaten wird der Gang immer sicherer, die Aufrichtung immer freier. Damit können auch der Oberkörper, Arme und Hände absichtsbestimmter (z. B. zum Spiel) eingesetzt werden	Gegenstände werden immer zweckbestimmter eingesetzt, Entwicklung der kognitiven Fähigkeiten über das „Begreifen"	Fußgreifreflex und Babinski nicht mehr auslösbar	Passiver Wortschatz vergrößert sich, Trotzphase beginnt	Mit den ersten Schritten wird das Krabbeln abgelöst. Es ist die höchste Aufrichtung der menschlichen Entwicklung

Elternfragen

Mein Kind ist 4 Wochen alt und schaut immer zur gleichen Seite. Muss ich handeln?

Sobald Sie bemerken, dass Ihr Baby seine – in den ersten Wochen natürliche – asymmetrische Haltung nicht verändert, sollten Sie den Kinderarzt/die -ärztin aufsuchen.

Einseitigkeiten können verschiedene Ursachen haben und müssen gleich korrigiert werden. In den ersten Wochen ist die korrekte Lagerung des Neugeborenen auf dem Rücken, der Seite und dem Bauch wichtig (➤ Kap. 2.2). Sie können sich die korrekten Lagerungen auch nochmal von Ihrer Hebamme zeigen lassen.

Können Fußfehlstellungen oder Kopfasymmetrien verwachsen?

„Verwachsen" tut sich grundsätzlich nichts. Im Gegenteil, Einseitigkeiten, die sich in den ersten 4 Wochen nicht aufheben, werden sogar bis ins Erwachsenenleben mitgenommen. Denn Asymmetrien können Fehlhaltungen und Muskeldysbalancen zur Folge haben. Wenn Sie Auffälligkeiten im Säuglingsalter feststellen, ziehen Sie den Kinderarzt/die -ärztin, die Hebamme oder den/die Physiotherapeut/-in zu Rate.

Ab wann darf ich mein Neugeborenes im Tuch/Trage tragen?

Wir persönlich empfehlen das Tragen im Tuch bzw. in der Trage ab dem Erreichen der Kopfkontrolle, dies entspricht der 8. Woche nach dem errechneten Geburtstermin. Dann ist die Halswirbelsäule aufgerichtet, die Atemwege sind frei und der Kopf kann aktiv gedreht werden. Das Kind ist bis dahin so leicht und zart, dass man es noch auf dem Arm tragen und sich ihm voll zuwenden kann.

Trageberater/-innen empfehlen das Tragen ab dem ersten Tag. Wenn man die Tragebedingungen sorgfältig an die Bedürfnisse des Neugeborenen anpasst, spricht nichts dagegen.

Ab welchem Alter dürfen große Geschwister das Baby bedenkenlos tragen?

Wenn sie sich ihrer Verantwortung bewusst sind. Ein Sturz aus noch so geringer Höhe kann für den Säugling zeitlebens Folgen haben und Schuldgefühle beim Geschwisterkind auslösen. Dasselbe gilt für das Herumreichen des Babys bei Familienfeiern.

Das Baby war die ersten Tage getrennt von der Mutter. Hat die Bindung gelitten?

Tritt ein Notfall während oder nach der Geburt bei Kind oder Mutter auf, so kommt es zur Trennung. Dies ist unerwartet und ein Schock für die Eltern. Das Kind verkraftet die Trennung unbeschadet. Liebevolle Hände nehmen sich dem Neugeborenen an. Durch die Känguru-Technik wird während dem Krankenhausaufenthalt die Bindung zwischen Kind und Eltern aufgebaut. Dabei liegt das Neugeborene Haut an Haut auf der Mutter oder dem Vater, umschlungen durch ein Wickeltuch. In erster Linie ist es wichtig, die Notsituation mit Hilfe des Fachpersonals zu überwinden. Die Bindung kommt.

Mein Kind, 6 Wochen alt, fährt sehr ungern mit dem Kinderwagen. Es schreit und nimmt die Arme dabei nach oben. Was kann ich tun?

Das klingt so, als hätte Ihr Baby nicht genug seitlichen Halt. Vielleicht wird es beim Fahren zu sehr hin- und hergeschaukelt und kann sich nicht stabilisieren. Abhilfe schafft eine seitliche Lagerung mit zwei Handtuchrollen. Diese geben dem Kind seine Stabilität zurück. Ein zusammengeknülltes Handtuch kann unter den Beinen platziert werden. So liegt der Rücken flacher auf und das Baby hat ausreichend Halt.

Mein Kind liebt die Bauchlage überhaupt nicht. Ist es denn so wichtig, dass die Kinder auf dem Bauch liegen?

Ja, die Bauchlage ist eine wichtige Position für das Kind. Aus der Bauchlage startet die Bewegungsentwicklung. Ihr Baby lernt dabei, seine Unterarme in die Unterlage zu stemmen und den Kopf zu heben. Wichtige Muskeln wie die Bauchmuskeln und die Schulterblattmuskulatur werden durch die Bauchlage gekräftigt. Koordination, Ausdauer, Kraft und Gleichgewicht werden gerade in dieser Position optimal angesprochen. Die Bauchlage ist die erste Stufe zur aktiven Aufrichtung des Körpers, danach folgen alle Fortbewegungsmuster. Die Bauchlage können Sie Ihrem Baby in jedem Meilenstein spielerisch nahebringen (➤ Kap. 2.2.3).

Zahnt mein Kind bei Fieber?

Manchmal könnte man schon den Eindruck gewinnen, dass das Kind ab der 8. Woche bis weit über das 1. Lebensjahr hinaus zahnt. Sobald es dem Kind nicht gut geht, meint die ganze Welt „das Kind zahnt." Fatal wird es, wenn Fieber mit im Spiel ist. Fieber ist immer ein Alarmsignal und kann schnell lebensbedrohlich werden, wenn das Kind zu wenig Flüssigkeit aufnimmt. Bei hohem Fieber muss grundsätzlich ärztlicher Rat eingeholt werden, auch bei Fieber, das über zwei Tage andauert, sowie bei Durchfall und zu geringer Flüssigkeitsaufnahme. Nicht immer zahnt das Kind bei Fieber.

Wie kann ich mein Kind in seiner Bewegungsentwicklung besonders fördern?

Indem Sie Ihr Kind gut beobachten und ihm Zeit lassen, vieles selbst zu entdecken. Im vorliegenden Buch finden Sie viele Tipps im Umgang mit Ihrem Kind, aber auch konkrete „Übungen", die eher als Spielideen für das Miteinander verstanden werden sollen. Nach dem Wickeln, wenn Ihr Baby satt und ausgeruht ist – meistens am Vormittag – ist es aufmerksam und kommt spielerisch zu neuen Entwicklungsschritten. Probieren Sie aus, welche Spielideen Ihrem Kind Spaß machen. Kinder bringen auch viele eigene Ideen mit, die Sie übernehmen können. Wiederholungen der Übungen sind für Babys niemals langweilig; das Gegenteil ist der Fall, denn das Kind freut sich, wenn ihm die Übungen immer sicherer gelingen. Mit jedem Entwicklungsschritt werden neue Bewegungsspiele interessant, an denen Sie sich gemeinsam erfreuen können.

Auch das Tragen im Tragetuch oder in der Tragehilfe ist entwicklungsfördernd. Durch das Tragen nimmt das Kind die Bewegungen der Mutter besonders intensiv wahr. Wird das Kind anschließend auf der Unterlage abgelegt, wirken die Bewegungen nach. Dies nennt man motorisches Lernen.

Wie kann ich mein Kind beim Drehen, Sitzen, Krabbeln, Stehen oder Laufen unterstützen und was sollte ich lassen? Was ist „schlimm" daran, das Baby hinzusetzen bevor es das selbst kann?

Wählen Sie den Meilenstein in ➤ Kap. 4 aus, in dem sich gerade Ihr Kind befindet, und lassen Sie sich durch die reichhaltigen Spieleideen inspirieren. Gerne können Sie Spielanregungen aus vorhergegangenen Meilensteinen integrieren.

Bevor ein Kind in den Hochstuhl kommt oder aufgesetzt wird, muss das Kind alleine den Weg in das Sitzen geschafft haben. Dies gilt auch für das Stehen und Gehen. Es ist der Weg, der in die Aufrichtung führt. Das sich alleine Aufsetzen, das selbstständige Hochziehen in den Stand und die Ausführung des ersten Schritts sind im inneren Bewegungsplan des Kindes verankert. Es bestärkt die Selbstwirksamkeit und das Selbstbewusstsein. Ein Vorwegnehmen stört diesen Plan, kann den Bewegungsfluss stoppen, und es wird länger dauern, bis das Kind zum freien Laufen kommt. Das Eingreifen in diesen Plan kann sogar Folgen für die Schule haben, denn das motorische Lernen im 1. Lebensjahr ist die Voraussetzung für das geistige Lernen in den folgenden Jahren. Motorik und Lernen gehören untrennbar zusammen.

Wie lernt mein Kind schlafen?

Das ist ein großes Thema, das fast alle Eltern beschäftigt. Es gibt zahlreiche Bücher, die Methoden zum Schlafenlernen vorstellen. Sicher ist, dass jedes Kind sein individuelles Schlafmuster hat und früher oder später durchschlafen wird. Bis dahin brauchen die Eltern Geduld.

Nur zwei Dinge seien hier erwähnt, die zu einem guten Schlaf beitragen. Achten Sie darauf, Ihr Baby nicht zu überreizen. Zu viel Besuch, zu viele Aktionen und Eindrücke wirken nach und können den Schlaf stören. In manchen Fällen lässt auch der Hunger das Kind nicht durchschlafen. Es hat sich zudem bewährt, kein Nachtlicht im Schlafzimmer brennen zu lassen, da das Licht die Tiefschlafphase stört.

Sobald ich mein Kind am Abend in sein Bettchen lege, schreit es, auch wenn es zuvor bei mir auf dem Arm eingeschlafen ist. Was kann ich tun?

In den Wintermonaten ist das Bettchen manchmal ausgekühlt, wenn es im frischen Schlafzimmer steht. Das ist eigentlich kein Problem, denn bei frischer Luft lässt es sich besser schlafen. Allerdings kann der Wärmeunterschied das Kind zum Erwachen bringen. Abhilfe schafft ein warmes Kirschkernkissen, mit dem das Bettchen zuvor erwärmt werden kann. Achten Sie auf einen Transfer „in Zeitlupe“, dann schläft Ihr Kind ruhig weiter.

Mein Kind ist ein Spuck-Kind. Kann ich etwas dagegen tun?

Spucken ist ein Schutzmechanismus, damit der Magen bei zu viel Nahrung nicht überbläht. Der Mageneingang ist zu Beginn der Entwicklung noch nicht so fest verschlossen, daher kann auch bei kleinen Lagewechseln Milch herausgespuckt werden.

Spuck-Kinder trägt man am besten in aufrechter Position. Die Magensäure steigt dann weniger in der Speiseröhre nach oben. Ein Keilkissen unter der Matratze am Kopfende kann Abhilfe beim Schlafen schaffen.

Das große Spucken reguliert sich bei den meisten Kindern mit dem Beginn der Breinahrung. Ist die Spuckmenge recht groß und nimmt das Kind nicht zu, sollten Sie Ihren Kinderarzt/Ihre -ärztin informieren.

Mein Kind will sich schon aufsetzen und hebt in Rückenlage seinen Kopf. Soll ich meinem Kind helfen?

Ihr Kind ist neugierig und versucht, seine Neugierde zu stillen. Es wäre verkehrt, es hochzuziehen und passiv hinzusetzen. Das aktive Hinsetzen erfolgt in vielen Schritten über die Rotationsbewegung und nicht über das Hochziehen. Wenn Ihr Kind in Rückenlage seinen Kopf anhebt, helfen Sie ihm besser, sich umzudrehen, dann kann es altersgemäß in Bauchlage die Welt erkunden.

Ich übe das Sitzen mit meinem Kind, indem es sich an meinen Fingern hochzieht. Ist das in Ordnung?

Der Kinderarzt/die -ärztin führt einen solchen Test bei den U-Untersuchungen durch. Er hält das Baby an den Händen, lässt es sich zum Sitz hochziehen und beurteilt dadurch die Wirbelsäulenentwicklung des Kindes. Dieser Test ist aber keine Sitz-Übung für zu Hause. Denn das Sitzen erfolgt über das Stützen und nicht über das Ziehen. Durch das gerade Hochziehen werden die falschen Muskeln trainiert, welche das Kind nicht zum aktiven Hinsetzen benötigt. Keiner von uns setzt sich aus der Rückenlage gerade auf.

Meine Nachbarin erzählte mir stolz, dass ihr Kind das Krabbeln ausgelassen hat und gleich gelaufen ist. Ist das gut?

Kinder, die nicht krabbeln, haben einen wichtigen Meilenstein ausgelassen. Das ist keine besondere Fähigkeit, sondern eher ein Hinweis darauf, dass die vorangegangenen Meilensteine in ihrer Qualität nicht korrekt ausgeführt wurden. Außerdem bleibt das Krabbeln häufig dann aus, wenn in die Entwicklung eingegriffen wurde, z. B. das Kind zu früh passiv hingesetzt oder mit ihm zu früh das Laufen geübt wurde. Das Krabbeln ist ein sehr wichtiger Meilenstein; freuen Sie sich über jeden Monat, den Ihr Kind mehr krabbelt, auch dann noch, wenn es eigentlich schon läuft.

Beim Krabbeln ist die Hand-Augen-Koordination gefordert; der ständige Wechsel von Fern- und Nahsehen werden in besonderer Weise geübt. Der Blick wandert ständig zwischen den Händen und dem Raum hin und her. Für die spätere Schule ist dies eine bedeutende Fähigkeit. Denn beim Krabbeln haben die Hände zu den Augen den gleichen Abstand wie später die Hand auf dem Blatt Papier zu den Augen. Die Augen müssen sich in die Ferne auf die Tafel richten und sofort das Geschriebene auf dem Blatt erkennen können. Beim Fehlen dieser Eigenschaft verschwimmt das Geschriebene, wodurch sich

Fehler einschleichen und Kopfschmerzen entstehen können.

Durch das Krabbeln bekommt das Kind ein Gefühl für Raum und Zeit, außerdem verfeinert sich das Hören. Hören, Sehen und Handeln werden miteinander verbunden. Über den Tastsinn an den Händen und den Druck auf den Boden spürt das Kind sich selbst und bekommt ein Gefühl für den Raum, den Untergrund. Feine Rotationsbewegungen in der Wirbelsäule, diagonale seitliche Bewegungen im Rumpf, gegenläufige Bewegungen des Becken- und Schultergürtels verfeinern den Rhythmus der Bewegung und das Bewegungsgefühl des Kindes.

Durch das Krabbeln lernt das Kind sich im Sitzen aufrecht zu halten und später still sitzen zu können. Die Rumpfmuskulatur wird durch das Krabbeln gekräftigt. Das Kind bekommt ein Gefühl für Arme und Oberkörper, Becken und Beine. Später Fahrrad zu fahren und Schwimmen zu lernen fällt den Kindern leicht, wenn sie gekrabbelt sind.

Zudem werden durch das Krabbeln die letzten frühkindlichen Reflexe gelöscht, und die Halte- und Stellreaktionen des Körpers können sich nun ausbilden.

Also: Unseres Erachtens ist das Krabbeln ein wichtiges Ziel in der Bewegungsentwicklung! Ein Anliegen dieses Buches ist es, dass Kindern ausreichend Zeit für ihre natürliche Entwicklung eingeräumt wird, zu der naturgemäß das Krabbeln gehört.

Muss jedes Kind erst Robben, dann krabbeln, dann laufen? Was ist, wenn Baby etwas „überspringt"?

Die Reihenfolge kann verschieden sein. Robben kann ein Kind auslassen, das ist kein Problem. Das Drehen vom Rücken auf den Bauch steht immer am Anfang der Fortbewegung. Um sich in den Stand hochzuziehen, braucht das Kind den Vierfüßlerstand bzw. muss den Streckimpuls in den Beinen überwunden haben. Alleine aus der Bauchlage heraus kann es die Aufrichtung in den Stand nicht schaffen. Ob das Kind zuerst sitzt, krabbelt oder sich in den Stand hochzieht spielt keine Rolle. Nur ohne Hilfe muss es sein. Die weiteren Meilensteine werden von alleine folgen. Krabbelt ein Kind nicht, so bleibt die Frage, ob das freie Laufen forciert wurde.

Mein Kind krabbelt nicht, es bewegt sich auf dem Po rutschend nach vorne. Ist das auch ein Meilenstein?

Nein, das ist kein Meilenstein, sondern eine ungewöhnliche Fortbewegungsart, die häufig durch zu frühes Hingesetztwerden entsteht. Das Kind traut sich nicht, die Hände zum Abstützen auf den Boden zu stemmen. Es hat nicht erfahren, wie weit der Abstand zum Boden ist, da es sich nicht selbst in die Krabbelposition gebracht hat. Das zu früh – passiv – sitzende Kind beginnt, sich auf dem Po vorwärts zu bewegen. Das Problem ist, dass sich die Beckenschaufeln durch diese Fortbewegung unterschiedlich entwickeln und in späteren Jahren eine Wirbelsäulenfehlstellung entstehen kann.

Mein Kind hat eine lustige Art, sich fortzubewegen: Es läuft auf den Knien. Soll ich das unterbinden?

Bei den „Knieläufern" fehlt oft die Hüftstreckung zum aufrechten Gang. Häufig liegt die Ursache an den überbeweglichen Fußgelenken. Aber auch die Knie zeigen eine Überstreckungstendenz, dies wird im Langsitz sichtbar. Für das aufrechte Laufen fehlt die notwendige Stabilität der Fußgelenke. Um überbewegliche Gelenke auszugleichen, sind häufig die Hüftgelenke in ihren Bewegungsmöglichkeiten eingeschränkt. Wenn Ihr Kind häufig auf den Knien läuft, sollte der Kinderarzt/die -ärztin befragt werden.

Mein Kind krabbelt nicht, aber es kommt gut durch die ganze Wohnung, indem es wie ein Häschen hüpft. Wie schaffe ich es, dass es krabbelt, oder ist es dafür schon zu spät?

Beim „Häschenhüpfen" fehlt die wechselnde Bewegung in den Hüftgelenken. Meistens ist auch das freie Sitzen nicht möglich, die Aufrichtung des Beckens fehlt. Die Rückenmuskulatur ist verstärkt ausgebildet, es fehlt die Balance zwischen vorderer und hinterer Rumpfmuskulatur. Die Kinder fallen beim Sitzen nach hinten um. Auch die Kinder, die wie Häschen hüpfen, sollten dem Kinderarzt/der-ärztin vorgestellt werden.

Wann darf mein Kind in den Hochstuhl? Und ist das Halten auf dem Schoß schon „sitzen“?

Das Kind darf in den Hochstuhl, wenn es sich selbst aufsetzen kann. Aber es darf – gut gehalten – auf Ihrem Schoß sitzen und dort seine Mahlzeit einnehmen. Dabei hat es ausreichend Stabilität und sackt nicht in sich zusammen.

Sind Kinder, welche schon vor dem 1. Geburtstag laufen, besonders intelligent?

Nein, der Meilenstein „freies Laufen“ hat nichts mit Intelligenz zu tun. Kleine, schlanke Kinder haben häufiger weniger Gewicht der Schwerkraft entgegenzubringen. Es fällt ihnen daher in manchen Fällen leichter, sich frühzeitig aufzurichten. Dagegen sind andere Kinder wiederum geschickt mit ihren Händen, mit ihren Fingern. Manche können sehr gut lautieren und Silben formen. Die Fähigkeiten variieren, jedes Kind geht seinen eigenen Weg.

Lernt mein Kind schneller laufen, wenn ich mit ihm das Laufen übe oder ein Gehfrei benutze?

Im Gegenteil, die Kinder laufen meistens verzögert und gehen danach auf den Zehenspitzen. Das falsche Gangmuster kann 8 Jahre bestehen bleiben, bis die Kinder ihre Füße korrekt abrollen. Fußfehlstellungen sind häufig die Folge.

Die Kinder müssen sich den freien Gang selbst erarbeiten, nur dann werden die Quer- und Längsgewölbe der Füße gebildet und die Fußmuskeln gekräftigt. Das Gleichgewicht braucht seine Zeit zur Entwicklung. Bevor das Kind vorwärtsläuft, muss es sich erst vom Boden hochdrücken, danach geht es im seitlichen Gang weiter. Vom Halbkniestand zum freien Laufen kann es noch gut 3 Monate dauern, bis der erste Schritt erfolgt. Behalten Sie Geduld.

Kann ein Kind zu früh laufen lernen?

Ein Kind läuft, wenn es soweit ist. Laufen bedeutet immer freies Laufen und stoppen können. Laufen an der Hand oder mit einem Gehwägelchen ist noch kein freies Laufen.

Manche wenige, eher kleine, zarte Kinder können mit 10 Monaten laufen. Die meisten Kinder lernen das freie Laufen zwischen 13½ und 16 Monaten. Bis zum 18. Monat muss man sich keine Sorgen machen. Nach dieser Zeit, immer unter Berücksichtigung des errechneten Geburtstermins, sollte man den Arzt oder die Ärztin zu Rate ziehen.

Welches Besteck, ab wann?

Die Beikost beginnt häufig zwischen dem 4. und 6. Monat. Da die Konsistenz zuerst eher flüssig und fein püriert ist, empfiehlt sich ein kleiner Löffel. Ein Metalllöffel fühlt sich kalt bzw. nach Erwärmen durch die Speise eher warm an, ein Plastiklöffel dagegen bleibt von der Temperatur neutral. Man merkt schnell, welchen Löffel das Kind bevorzugt.

Ist der Würgreflex überwunden, fängt das Kind an zu kauen; dann können dem Kind weich gekochtes Gemüse und Nudeln angeboten werden. In kleinen Stücken wird das Kind mit seinen Händen das angebotene Gemüse ergreifen und zum Mund führen. Die Zahnleiste zerdrückt die Speise. Dieser Prozess muss gelernt werden, weshalb man beim Essen immer in der Nähe des Kindes bleiben muss, denn es könnte sich noch verschlucken. Gefahr besteht bei Trauben, Beeren, rohem Apfel und Karotte. Nahrung muss so weich sein, dass sie sich leicht zerdrücken lässt.

Mein Kind muss zum Essen immer motiviert werden. Wie vermittle ich ihm Freude beim Essen?

Haben Sie Geduld; essen Sie wenn möglich in Gemeinschaft und in entspannter Atmosphäre, das macht neugierig auf unbekannte Speisen, und der Wunsch zum Probieren erwacht (➤ Kap. 4.10).

Was soll ich dem Baby anziehen? Woran erkenne ich, wenn es ihm zu warm oder zu kalt ist?

Dies ist tatsächlich eine der schwierigsten Fragen. Das Kind darf nicht überwärmen und es darf ihm auch nicht zu kalt sein. Eine Faustregel sagt: Immer eine Schicht mehr als die, die man selbst trägt. Das passt allerdings nicht immer, v. a. wenn man selbst eher verfroren oder erhitzt ist. Auch können verschiedene Kleidungsmaterialien unterschiedlich wärmen. Am besten fragt man sich selbst, ob man sich selbst in der Situation mit genau dieser Kleidung wohl fühlen würde. Zu enge Kleidung, Kunstfasern, drei Paar enge Socken wärmen ein Kind eher nicht.

Ein spielendes Kind in einer warmen Wohnung braucht weniger Kleidung als ein Kind, das auf seiner Spieldecke liegt. Im Sommer kann ein Body vollkommen ausreichen, einem anderen Kind kann dies schon wieder zu kalt sein. Beobachten Sie Ihr Kind und fühlen Sie seine Hände. Mit lockerer, passender Kleidung aus Naturfasern machen sie erst einmal nichts falsch.

Wie schützt man die Füße im Winter gegen Kälte?

Schuhe braucht das Kind erst wenn es läuft. Vorher kann man dem Kind je nach Witterung warme Überzieher über die Socken ziehen, das gilt v. a. für die Zeit draußen im Kinderwagen oder in der Trage. Im warmen Fußsack des Kinderwagens reichen bei kaltem Wetter auch doppelte Strümpfe.

Adressen

Bundesarbeitsgemeinschaft Elterninitiativen e. V.
Langenscheidtstraße 9
10827 Berlin
Tel.: 030/286 108 13
info@bage.de
www.bage.de

Bundesarbeitsgemeinschaft (BAG) Mehr Sicherheit für Kinder e. V.
Christian-Lassen-Str. 11a
53117 Bonn
Tel.: 0228/688 34-0
Eltern-Hotline: 0228/688 34–34
info@kindersicherheit.de
www.kindersicherheit.de

Bundesverband selbstständiger Physiotherapeuten IFK e. V.
Gesundheitscampus-Süd 33
44801 Bochum
Tel.: 0234/977 45-0
ifk@ifk.de
www.ifk.de

Deutsche Liga für das Kind
Charlottenstr. 65
10117 Berlin
Tel.: 030/28 59 99–70
post@liga-kind.de
www.liga-kind.de

Deutscher Bundesverband für Logopädie
Augustinusstr. 11a
50226 Frechen
Tel.: 02234/379 53-0
info@dbl-ev.de
www.dbl-ev.de

Deutscher Kinderschutzbund Bundesverband e. V.
Bundesgeschäftsstelle
Kalckreuthstraße 4
10777 Berlin
Tel.: 030/21 48 09-0
info@kinderschutzbund.de
www.dksb.de

Die Trageschule® e. K.
Krügerstr. 7
01326 Dresden
Tel.: 0351/31 41 71 83
info@trageschule-dresden.de
www.trageschule-dresden.de

Erste Hilfe:
www.erste-hilfe-fuer-kinder.de
www.kinderaerzte-im-netz.de

Evangelische Landesarbeitsgemeinschaft der Familien-Bildungsstätten in Württemberg (LEF)
Büchsenstr. 37/1
70174 Stuttgart
Tel.: 0711/22 93 63–462
info@eaew.de
https://www.eaew.de/

Internationale Vojta Gesellschaft e. V.
Wellersbergstraße 60
57072 Siegen
Tel.: 0271/30 38 39–99
info@vojta.com
www.vojta.com

Kindernetzwerk e. V. für Kinder, Jugendliche und (junge) Erwachsene mit chronischen Krankheiten und Behinderungen
Benzstr. 2
63741 Aschaffenburg
Tel.: 06021/45 44-0 und 0180/521 37 39
info@kindernetzwerk.de
www.kindernetzwerk.de

La Leche Liga Deutschland e. V.
Holbeinstr. 19
14612 Falkensee
Tel.: 03322/4291 747
info@lalecheliga.de
www.lalecheliga.de

PEKiP e. V.
Brunhildenstr. 42D
42287 Wuppertal
info@pekip.de
www.pekip.de

Verband alleinerziehender Mütter und Väter (VAMV) Bundesverband e. V.
Hasenheide 70
10967 Berlin
Tel.: 030/69 59 78-6
kontakt@vamv.de
www.vamv.de

Vereinigung der Bobath-Therapeuten Deutschlands e. V.
c/o StEBS GmbH
Seerain 32
74933 Neidenstein
Tel.: 07263/60 999 63
sekretariat@bobath-vereinigung.de
www.bobath-vereinigung.de

Vereinigung für interdisziplinäre Frühförderung e. V.
Bundesgeschäftsstelle
c/o KelCon GmbH
Tauentzienstr. 1
D-10789 Berlin
Tel.: 030/679 66 88 503
geschaeftstelle@fruehfoerderung-viff.de
www.fruehfoerderung-viff.de

Zentralverband der Physiotherapeuten/Krankengymnasten (ZVK) e. V.
Deutzer Freiheit 72–74
50679 Köln
Tel.: 0221/98 10 27-0
info@physio-deutschland.de
www.zvk.org

Zwergensprache GmbH
Schkeuditzer Str. 10
04420 Markranstädt
Tel.: 034205/45078
info@babyzeichensprache.com
www.zwergensprache.com

Literatur

Ambühl-Stamm D. *Früherkennung von Bewegungsstörungen beim Säugling.* Neuromotorische Untersuchung und Diagnostik. München: Urban & Fischer, 1999.

Bäcker-Braun K. *Kluge Babys – schlaue Kinder.* München: Don Bosco, 2009.

Dick A, Weitbrecht WU, Lindroth M. *Prävention von Entwicklungsstörungen bei Frühgeborenen.* München: Pflaum, 1999.

Eugster G. *Babyernährung gesund und richtig.* 3.A. München: Elsevier, 2015.

Holzt R. *Therapie- und Alltagshilfen.* 2. A. München: Pflaum, 2004.

Kienzle-Müller B, Hartz S, Höwer U. *Babys im Gleichgewicht.* München: Elsevier, 2017.

König V. *Was dein Baby dir sagen möchte.* München, Hannover: Humboldt, 2019.

Largo R.H. *Babyjahre.* 7. A. München: Piper, 2019.

Lommel E. *Handling und Behandlung auf dem Schoß.* 3. A. München: Pflaum, 2002.

Orth H. *Das Kind in der Vojta-Therapie.* 3. A. München: Elsevier, 2017.

Pickler E, Tardos A. *Lasst mir Zeit: Die selbständige Bewegungsentwicklung des Kindes bis zum freien Gehen.* 5. A. München: Pflaum, 2018.

Renz-Polster H. *Kinder verstehen. Born to be wild.* 12. A. München: Kösel, 2022.

Söller A. *Zeig, was du kannst: Die Behandlung von Säuglingen und Kindern nach dem Bobath-Konzept.* 2. A. München: Pflaum, 2017.

Stemme G v, Eickstedt D, Laage-Gaupp A. *Die frühkindliche Bewegungsentwicklung.* 2. A. Düsseldorf: Verlag Selbstbestimmtes Leben, 2012.

Urmoneit I. *Wie wir fühlen, denken und handeln.* Lörrach: Litfor, 2022.

Vojta V. *Die zerebralen Bewegungsstörungen im Säuglingsalter: Frühdiagnose und Frühtherapie.* 8. A. Stuttgart: Thieme, 2008.

Vojta V, Schweizer-Völker E. *Die Entdeckung der idealen Motorik.* München: Pflaum, 2009.

Zukunft-Huber B. *Der kleine Fuß ganz groß.* 4. A. München: Elsevier, 2021.

Register